《中国中草药志》编写委员会

主　任

　　刘昌孝　天津中医药大学，教授，中国工程院院士
　　肖培根　中国医学科学院药用植物研究所，研究员，中国工程院院士

副主任

　　任　海　中国科学院华南植物园，研究员

委　员（以姓名汉语拼音为序）

　　段金廒　国家中医药管理局，教授
　　高文远　天津大学，教授
　　果德安　中国科学院上海药物研究所，研究员
　　李成文　河南中医药大学，教授
　　李楚源　广州医药集团有限公司，教授级高级工程师
　　李天祥　天津中医药大学，教授
　　林什全　广东森霖造绿有限公司，高级工程师
　　刘昌孝　天津中医药大学，教授，中国工程院院士
　　刘全儒　北京师范大学，教授
　　刘永利　河北省药品医疗器械检验研究院，主任药师
　　马　琳　天津中医药大学，教授
　　马双成　中国食品药品检定研究院，研究员
　　彭　成　成都中医药大学，教授
　　任　海　中国科学院华南植物园，研究员
　　王发国　中国科学院华南植物园，研究员
　　魏建和　中国医学科学院药用植物研究所，研究员
　　夏伦祝　安徽中医药大学，教授
　　肖培根　中国医学科学院药用植物研究所，研究员，中国工程院院士
　　叶华谷　中国科学院华南植物园，研究员
　　叶文才　暨南大学，教授
　　曾飞燕　中国科学院华南植物园，高级工程师
　　张铁军　天津药物研究院，研究员

国家出版基金项目
NATIONAL PUBLICATION FOUNDATION

中国中草药志 4

叶华谷　李楚源　叶文才　曾飞燕　主编

化学工业出版社
·北京·

内容简介

本书以图文结合的形式，收录我国野生及栽培的药物共 412 种，主要从药物资源的利用角度，介绍了每种药物的科名、中文名、中药拉丁名、别名、动植物拉丁名、基原、形态特征、生长环境、地理分布、采集加工、药材性状、性味归经、功能主治、用法用量等，有些种类还有附方和附注。为了安全起见，在一些有毒植物的性味功能后面标明"有大毒""有小毒""有毒"等字样，提醒读者慎用。

本书可供药物研究、教育、资源开发利用及科普等领域人员参考使用。

图书在版编目（CIP）数据

中国中草药志. 4/ 叶华谷等主编. —北京：化学工业出版社，2022.5
ISBN 978-7-122-40793-1

Ⅰ.①中⋯　Ⅱ.①叶⋯　Ⅲ.①中药志　Ⅳ.①R281.4

中国版本图书馆 CIP 数据核字（2022）第 024931 号

责任编辑：李　丽　刘　军
文字编辑：赵爱萍
责任校对：杜杏然
装帧设计：关　飞

出版发行：化学工业出版社
　　　　　（北京市东城区青年湖南街 13 号　邮政编码 100011）
印　　装：中煤（北京）印务有限公司
787mm×1092mm　1/16　印张 38$\frac{1}{2}$　字数 960 千字
2022 年 9 月北京第 1 版第 1 次印刷

购书咨询：010-64518888　　　　售后服务：010-64518899
网　　址：http://www.cip.com.cn
凡购买本书，如有缺损质量问题，本社销售中心负责调换。

定　　价：298.00 元　　　　　　　　　　　版权所有　违者必究

本书编写人员名单

主编

叶华谷　李楚源　叶文才　曾飞燕

副主编

刘芳芳　刘源源　林什全　王发国　叶育石　李健容

编写人员（以姓名汉语拼音为序）

白国华	蔡京津	蔡明慧	陈海山	陈洪源	陈玉笋
段士民	范春林	范小静	付　琳	付绍智	谷海燕
管开云	黄晓芳	黄　娅	黄志海	贾　晗	康　宁
李策宏	李成文	李楚源	李海涛	李健容	李如良
李仕裕	李书渊	李小杰	李泽贤	廖文波	廖宇杰
林什全	刘芳芳	刘　梅	刘晓峰	刘源源	卢　野
鲁　松	马　羚	聂丽云	秦新生	全　健	申明亮
孙尚传	唐秀娟	王德勤	王发国	王果平	王　俊
王喜勇	魏雪莹	夏　静	肖　波	徐　蕾	杨　毅
叶华谷	叶文才	叶育石	叶　赟	易思荣	尹林克
余碧莲	余小玲	曾飞燕	张凤秋	张慧晔	张秋颖
张树鹏	张晓琦	朱吉彬	朱　强	邹　滨	

序

中医药学以整体观念为指导，追求人与自然和谐共生，倡导养生保健、个体化诊疗，中医药在防治常见病、多发病、慢性病及重大疾病中的疗效和作用日益得到国际社会的认可和接受。例如，青蒿素的发现及后续药物的研制成功，挽救了全球数百万人的生命，屠呦呦研究员也因为发现青蒿素，获得了诺贝尔生理学或医学奖，表明中医药为人类健康作出卓越贡献。

很高兴参与到中国科学院华南植物园、广州医药集团有限公司、暨南大学等专家团队中，与化学工业出版社、德国施普林格·自然集团合作出版发行《中国中草药志（1～5）》中英文版。该著作力求以全球视野来系统介绍近 2200 种中国中草药的形态特征、药理药性、功能主治、用法用量、生境分布等，同时结合当代科研成果，希望能为中草药资源保护和科学利用提供参考。希望通过该著作的出版能让世界更好地认识和了解中医药，更好地共同为全世界人民的健康努力。

中医学、西医学两种医学体系不同，但目的是共同的，就是维护健康、解除病痛。我对利用现代科学研究手段（分子生物学等）分析中草药的有效成分及作用机制非常感兴趣，希望越来越多的科研机构和企业努力促进中医药传统思维与现代科技融合发展，用更为科学的手段展现中医药的疗效。

为此，愿向读者推荐该系列著作，乐之为序。

中国工程院院士，天津中医药大学教授

2022 年 1 月

前言

中医药学包含着中华民族几千年的健康养生理念及其实践经验，是中华文明的一个瑰宝，凝聚着中国人民和中华民族的博大智慧。中华民族使用中草药防病治病历史悠久，中药资源是中药产业和中医药事业发展的重要物质基础，也是我们国家的战略性资源，数千年来为中华民族健康繁衍生息作出重要贡献。中医药的传承与发展有赖于丰富的中药资源的支撑。

随着健康观念和医学模式的转变，中医药在防治常见病、多发病、慢性病及重大疾病中的疗效和作用日益得到国际社会的认可和接受，中医药已传播到180余个国家和地区。屠呦呦研究员因发现青蒿素获得2015年诺贝尔生理学或医学奖，充分表明中医中药为人类健康作出卓越贡献。历史上，中医药为抗击疫病作出过重要贡献；如今，中医药又为新冠肺炎疫情防控作出突出贡献。在此次抗击疫情中，中医中药参与的广度和深度都是空前的，取得的效果也是显著的。近年来，我国在中草药资源筛选与挖掘、鉴定、栽培繁育、抗病毒的药理、炮制和临床应用、新药研发等方面获得了很好的进展，取得了丰硕的成果。

为了更好地传承和发展中医药文化，主要作者们历尽艰辛，跋山涉水，足迹遍布大江南北，在原植物生境拍摄了大量的高清原色图片，生动地反映了植物不同生长期的原貌，并为近千种常用中药材拍摄了高清晰度的药材图片，科学地呈现了药材的显著鉴别特征，并查阅大量文献，系统介绍近2200种中国中草药的别名、基原、形态特征、生境、分布、采集加工、药材性状、性味归经、功能主治、用法用量、注意、附方和附注等，厘清近似种及易混淆种的区别要点。

本套书全面收集了中国中草药资源，包括藻类、菌类、蕨类、种子植物、树脂类、动物类到矿物类，以图文并茂的形式展现中国主要的中草药资源，通俗易懂、科普性强。本套书力求以全球视野来描述中草药的生境分布和历史沿革，同时结合当代科研成果，可为中草药资源保护和科学利用提供参考。英文版已与国际著名科技图书出版集团——德国施普林格·自然集团（Springer Nature）签订了合作出版协议，并入选2019年度"丝路书香工程"，具有重要的学术价值和国际影响力。

本套书以深入浅出、形象生动的方式阐述我国常用中草药资源，有助于弘扬中医药文化，促进形成符合"治未病"理念的健康工作方式和生活方式，坚定树立中医药是中华优秀传统文化瑰宝这一文化自信。同时，书中科普的特色中草药植物资源，可教育带动各地民众、企业在当地种植中草药，为实施乡村振兴战略、脱贫攻坚、乡村绿色发展规划作出贡献，并可产生良好的社会效益和经济效益。

编者

2022年1月

凡例

1. 本套书共五卷，共收录近 2200 味常见中草药。按生物进化顺序，从低等到高等的顺序排列，分别为藻类、菌类、苔藓、蕨类、裸子植物、被子植物、树脂类、动物、矿物共 9 大类。同一类的则按生物进化顺序排列，被子植物按哈钦松系统排列，属、种按字母顺序排列。

2. 本套书以中草药的正名或习用名为辞目，按顺序列有：正名（中文名和拉丁学名及拉丁中药名）、别名、基原、形态特征、生境、分布、采集加工、药材性状、性味归经（有些不太常用中药未列归经）、功能主治、用法用量、注意、附注、附方 14 个条目，资料不全的条目从略，通用药材有药材性状描述，有些中草药没有药材性状描述。

3. 本套书中的物种拉丁名主要以《中国植物志》（中文版）和《中华人民共和国药典》为标准，各物种学名没有紧跟分类学上新名称的变化而变化。

4. 本套书物种拉丁名的属名、种名用斜体；药材拉丁名用大写正体；别名放在中括号中，属名、种名用斜体排版，以示区别。

5. 本套书中绝大多数中草药为单一来源，但也有部分药材为多来源，对多来源的种类在图片中标注明种类名称，单一来源的则不标注。

6. 药材性状条目下，对于多来源的药材品种按来源分别叙述，但也有少量区别不明显的未分别叙述。

7. 凡有毒性的中草药，均在性味归经条目内注明。非毒性的药材则不再标注。

8. 用法先列内服法，后列外用法，除另有规定外，用法系指水煎服。剂量以克为单位，如无特别说明，书中用量均为成人 1 日量，应用时需要灵活掌握，但对有毒性的药物用量则须慎重。

9. 本套书附有中文名索引和拉丁名索引。

10. 本套书附方仅供读者参考，需要时须咨询中医师，在中医辨证论治后使用。

目录

4 被子植物门 / 001

- 4.129 茜草科 / 002
  - 4.129.1 水团花 / 002
  - 4.129.2 水杨梅 / 003
  - 4.129.3 山石榴 / 004
  - 4.129.4 风箱树 / 006
  - 4.129.5 弯管花 / 007
  - 4.129.6 咖啡 / 008
  - 4.129.7 流苏子 / 009
  - 4.129.8 虎刺 / 010
  - 4.129.9 狗骨柴 / 011
  - 4.129.10 香果树 / 013
  - 4.129.11 拉拉藤 / 014
  - 4.129.12 四叶拉拉藤 / 015
  - 4.129.13 小叶猪殃殃 / 016
  - 4.129.14 栀子 / 017
  - 4.129.15 狭叶栀子 / 019
  - 4.129.16 金草 / 020
  - 4.129.17 耳草 / 021
  - 4.129.18 广州耳草 / 022
  - 4.129.19 剑叶耳草 / 023
  - 4.129.20 黄毛耳草 / 024
  - 4.129.21 脉耳草 / 025
  - 4.129.22 伞房花耳草 / 026
  - 4.129.23 白花蛇舌草 / 028
  - 4.129.24 牛白藤 / 030
  - 4.129.25 粗毛耳草 / 031
  - 4.129.26 松叶耳草 / 032
  - 4.129.27 纤花耳草 / 033
  - 4.129.28 粗叶耳草 / 034
  - 4.129.29 龙船花 / 035
  - 4.129.30 粗叶木 / 037
  - 4.129.31 巴戟天 / 039
  - 4.129.32 百眼藤 / 041
  - 4.129.33 羊角藤 / 043
  - 4.129.34 大叶白纸扇 / 044
  - 4.129.35 广东玉叶金花 / 045
  - 4.129.36 玉叶金花 / 046
  - 4.129.37 乌檀 / 048
  - 4.129.38 薄叶新耳草 / 050
  - 4.129.39 广州蛇根草 / 051
  - 4.129.40 蛇根草 / 052
  - 4.129.41 短小蛇根草 / 053
  - 4.129.42 四川蛇根草 / 054
  - 4.129.43 臭鸡矢藤 / 055
  - 4.129.44 鸡矢藤 / 057
  - 4.129.45 毛鸡屎藤 / 059
  - 4.129.46 香港大沙叶 / 060
  - 4.129.47 九节 / 061
  - 4.129.48 蔓九节 / 063
  - 4.129.49 茜草 / 065
  - 4.129.50 柄花茜草 / 067
  - 4.129.51 多花茜草 / 069
  - 4.129.52 六月雪 / 070
  - 4.129.53 白马骨 / 071
  - 4.129.54 鸡仔木 / 073
  - 4.129.55 假桂乌口树 / 074
  - 4.129.56 白花苦灯笼 / 075
  - 4.129.57 钩藤 / 076
  - 4.129.58 假钩藤 / 081
  - 4.129.59 水锦树 / 082
- 4.130 忍冬科 / 083
  - 4.130.1 糯米条 / 083
  - 4.130.2 淡红忍冬 / 084
  - 4.130.3 山银花 / 085
  - 4.130.4 金银花 / 089
  - 4.130.5 短柄忍冬 / 091
  - 4.130.6 皱叶忍冬 / 092
  - 4.130.7 唐古特忍冬 / 093
  - 4.130.8 毛花忍冬 / 094
  - 4.130.9 华西忍冬 / 095
  - 4.130.10 接骨草 / 096
  - 4.130.11 接骨木 / 097
  - 4.130.12 短序荚蒾 / 099
  - 4.130.13 水红木 / 100
  - 4.130.14 荚蒾 / 101
  - 4.130.15 南方荚蒾 / 102
  - 4.130.16 珊瑚树 / 104
  - 4.130.17 蝴蝶戏珠花 / 106
  - 4.130.18 茶荚蒾 / 107
- 4.131 败酱科 / 108
  - 4.131.1 甘松 / 108
  - 4.131.2 败酱 / 110
- 4.132 川续断科 / 113
  - 4.132.1 续断 / 113
- 4.133 菊科 / 115
  - 4.133.1 下田菊 / 115
  - 4.133.2 胜红蓟 / 117
  - 4.133.3 珠光香青 / 119
  - 4.133.4 牛蒡子 / 121
  - 4.133.5 黄花蒿 / 123
  - 4.133.6 奇蒿 / 125
  - 4.133.7 艾叶 / 126
  - 4.133.8 茵陈 / 128
  - 4.133.9 青蒿 / 131
  - 4.133.10 五月艾 / 132
  - 4.133.11 牡蒿 / 133
  - 4.133.12 白苞蒿 / 134
  - 4.133.13 野艾蒿 / 136
  - 4.133.14 魁蒿 / 138

4.133.15　白舌紫菀 / 140	4.133.54　佩兰 / 201	4.133.93　多花麻花头 / 262
4.133.16　紫菀 / 142	4.133.55　泽兰 / 203	4.133.94　豨莶草 / 263
4.133.17　苍术 / 144	4.133.56　野马追 / 205	4.133.95　水飞蓟 / 267
4.133.18　白术 / 146	4.133.57　大吴风草 / 207	4.133.96　华蟹甲 / 268
4.133.19　婆婆针 / 148	4.133.58　牛膝菊 / 208	4.133.97　一枝黄花 / 269
4.133.20　金盏银盘 / 150	4.133.59　大丁草 / 210	4.133.98　苣荬菜 / 271
4.133.21　鬼针草 / 152	4.133.60　毛大丁草 / 211	4.133.99　花叶滇苦菜 / 272
4.133.22　三叶鬼针草 / 154	4.133.61　鹿角草 / 213	4.133.100　苦苣菜 / 273
4.133.23　狼把草 / 155	4.133.62　宽叶鼠麴草 / 214	4.133.101　绢毛苣 / 274
4.133.24　艾纳香 / 156	4.133.63　鼠麴草 / 215	4.133.102　金纽扣 / 275
4.133.25　台北艾纳香 / 157	4.133.64　细叶鼠麴草 / 217	4.133.103　漏卢 / 277
4.133.26　见霜黄 / 158	4.133.65　多茎鼠麴草 / 218	4.133.104　黄花合头菊 / 279
4.133.27　六耳铃 / 160	4.133.66　紫背三七 / 219	4.133.105　兔儿伞 / 280
4.133.28　千头艾纳香 / 161	4.133.67　白子菜 / 221	4.133.106　万寿菊 / 281
4.133.29　大头艾纳香 / 162	4.133.68　菊三七 / 223	4.133.107　孔雀草 / 282
4.133.30　柔毛艾纳香 / 164	4.133.69　向日葵 / 225	4.133.108　蒲公英 / 283
4.133.31　长圆叶艾纳香 / 166	4.133.70　泥胡菜 / 227	4.133.109　锡金蒲公英 / 285
4.133.32　鹤虱 / 167	4.133.71　羊耳菊 / 228	4.133.110　狗舌草 / 286
4.133.33　烟管头草 / 168	4.133.72　土木香 / 230	4.133.111　湿生狗舌草 / 287
4.133.34　金挖草 / 169	4.133.73　金沸草 / 232	4.133.112　肿柄菊 / 288
4.133.35　红花 / 170	4.133.74　马兰 / 234	4.133.113　款冬花 / 290
4.133.36　鹅不食草 / 172	4.133.75　六棱菊 / 236	4.133.114　夜香牛 / 292
4.133.37　菊苣 / 174	4.133.76　臭灵丹草 / 238	4.133.115　毒根斑鸠菊 / 293
4.133.38　大蓟 / 175	4.133.77　稻槎菜 / 239	4.133.116　咸虾花 / 295
4.133.39　线叶蓟 / 177	4.133.78　黄瓜菜 / 240	4.133.117　茄叶斑鸠菊 / 297
4.133.40　小蓟 / 178	4.133.79　蜂斗菜 / 242	4.133.118　蟛蜞菊 / 299
4.133.41　藤菊 / 179	4.133.80　翅果菊 / 243	4.133.119　麻叶蟛蜞菊 / 301
4.133.42　芙蓉菊 / 180	4.133.81　翅茎风毛菊 / 245	4.133.120　卤地菊 / 302
4.133.43　野菊 / 181	4.133.82　木香 / 247	4.133.121　苍耳子 / 303
4.133.44　菊花 / 183	4.133.83　三角叶风毛菊 / 249	4.133.122　黄鹌菜 / 305
4.133.45　鱼眼菊 / 185	4.133.84　黑毛雪兔子 / 250	4.134　龙胆科 / 307
4.133.46　墨旱莲 / 186	4.133.85　天山雪莲花 / 251	4.134.1　罗星草 / 307
4.133.47　地胆草 / 188	4.133.86　丽江风毛菊 / 253	4.134.2　喉毛花 / 309
4.133.48　白花地胆头 / 190	4.133.87　水母雪兔子 / 254	4.134.3　天蓝龙胆 / 310
4.133.49　小一点红 / 192	4.133.88　羌塘雪兔子 / 255	4.134.4　秦艽 / 311
4.133.50　一点红 / 194	4.133.89　星状雪兔子 / 256	4.134.5　五岭龙胆 / 316
4.133.51　球菊 / 196	4.133.90　麻叶千里光 / 257	4.134.6　华南龙胆 / 318
4.133.52　一年蓬 / 197	4.133.91　千里光 / 258	4.134.7　龙胆 / 319
4.133.53　华泽兰 / 199	4.133.92　华麻花头 / 260	4.134.8　莕菜 / 323

4.134.9　獐牙菜 / 325	4.138.15　蓝花参 / 378	4.142.4　月光花 / 425
4.134.10　当药 / 327	4.139　半边莲科 / 379	4.142.5　打碗花 / 426
4.134.11　黄秦艽 / 328	4.139.1　半边莲 / 379	4.142.6　旋花 / 427
4.135　报春花科 / 330	4.139.2　江南山梗菜 / 381	4.142.7　菟丝子 / 428
4.135.1　莲叶点地梅 / 330	4.139.3　线萼山梗菜 / 383	4.142.8　日本菟丝子 / 430
4.135.2　点地梅 / 331	4.139.4　铜锤玉带草 / 385	4.142.9　马蹄金 / 431
4.135.3　广西过路黄 / 332	4.140　紫草科 / 386	4.142.10　丁公藤 / 432
4.135.4　泽珍珠菜 / 333	4.140.1　斑种草 / 386	4.142.11　土丁桂 / 434
4.135.5　金钱草 / 335	4.140.2　琉璃草 / 387	4.142.12　蕹菜 / 435
4.135.6　延叶珍珠菜 / 337	4.140.3　粗糠树 / 388	4.142.13　五爪金龙 / 436
4.135.7　灵香草 / 339	4.140.4　厚壳树 / 389	4.142.14　七爪龙 / 437
4.135.8　大叶过路黄 / 341	4.140.5　大尾摇 / 390	4.142.15　厚藤 / 438
4.135.9　星宿菜 / 342	4.140.6　紫草 / 391	4.142.16　篱栏网 / 440
4.135.10　落地梅 / 344	4.140.7　盾果草 / 393	4.142.17　盒果藤 / 442
4.135.11　羽叶点地梅 / 345	4.140.8　紫丹 / 394	4.142.18　飞蛾藤 / 443
4.136　白花丹科 / 346	4.140.9　附地菜 / 395	4.142.19　大果飞蛾藤 / 444
4.136.1　毛蓝雪花 / 346	4.141　茄科 / 396	4.143　玄参科 / 446
4.136.2　黄花矶松 / 347	4.141.1　曼陀罗 / 396	4.143.1　毛麝香 / 446
4.136.3　二色补血草 / 349	4.141.2　天仙子 / 397	4.143.2　球花毛麝香 / 448
4.136.4　白花丹 / 351	4.141.3　单花红丝线 / 399	4.143.3　金鱼草 / 450
4.137　车前科 / 353	4.141.4　枸杞子 / 400	4.143.4　假马齿苋 / 451
4.137.1　车前子 / 353	4.141.5　地骨皮 / 402	4.143.5　来江藤 / 452
4.137.2　长叶车前 / 355	4.141.6　黑果枸杞 / 404	4.143.6　黑草 / 453
4.137.3　大车前 / 356	4.141.7　锦灯笼 / 406	4.143.7　胡麻草 / 455
4.137.4　小车前 / 358	4.141.8　苦蘵 / 407	4.143.8　毛地黄 / 456
4.138　桔梗科 / 359	4.141.9　小酸浆 / 408	4.143.9　野胡麻 / 457
4.138.1　展枝沙参 / 359	4.141.10　灯笼果 / 409	4.143.10　洪连 / 458
4.138.2　杏叶沙参 / 360	4.141.11　少花龙葵 / 410	4.143.11　紫苏草 / 459
4.138.3　川藏沙参 / 361	4.141.12　光白英 / 411	4.143.12　大叶石龙尾 / 460
4.138.4　石沙参 / 362	4.141.13　野茄 / 412	4.143.13　长蒴母草 / 462
4.138.5　长柱沙参 / 363	4.141.14　刺天茄 / 413	4.143.14　狭叶母草 / 463
4.138.6　南沙参 / 364	4.141.15　白英 / 414	4.143.15　泥花草 / 464
4.138.7　大花金钱豹 / 366	4.141.16　茄 / 416	4.143.16　刺齿泥花草 / 465
4.138.8　土党参 / 367	4.141.17　龙葵 / 417	4.143.17　母草 / 466
4.138.9　桃叶金钱豹 / 368	4.141.18　水茄 / 418	4.143.18　旱田草 / 467
4.138.10　鸡蛋参 / 369	4.141.19　龙珠 / 419	4.143.19　通泉草 / 468
4.138.11　羊乳 / 370	4.142　旋花科 / 420	4.143.20　疗齿草 / 469
4.138.12　脉花党参 / 372	4.142.1　心萼薯 / 420	4.143.21　泡桐 / 470
4.138.13　党参 / 373	4.142.2　白鹤藤 / 422	4.143.22　拟斗叶马先蒿 / 471
4.138.14　桔梗 / 376	4.142.3　银背藤 / 424	4.143.23　粗管马先蒿 / 472

| 4.143.24 罗氏马先蒿 / 473
| 4.143.25 毛盔马先蒿 / 474
| 4.143.26 地黄 / 475
| 4.143.27 野甘草 / 477
| 4.143.28 玄参 / 478
| 4.143.29 北刘寄奴 / 480
| 4.143.30 独脚金 / 481
| 4.143.31 单色蝴蝶草 / 483
| 4.143.32 蓝猪耳 / 484
| 4.143.33 紫萼蝴蝶草 / 485
| 4.143.34 北水苦荬 / 486
| 4.143.35 直立婆婆纳 / 487
| 4.143.36 长果婆婆纳 / 488
| 4.143.37 毛果婆婆纳 / 489
| 4.143.38 细叶婆婆纳 / 490
| 4.143.39 婆婆纳 / 491
| 4.143.40 水苦荬 / 492
| 4.143.41 四方麻 / 493
| 4.143.42 腹水草 / 494
| 4.144 列当科 / 495
| 4.144.1 野菰 / 495
| 4.144.2 肉苁蓉 / 497
| 4.144.3 沙苁蓉 / 499
| 4.144.4 齿鳞草 / 500
| 4.144.5 列当 / 501
| 4.145 苦苣苔科 / 502
| 4.145.1 芒毛苣苔 / 502
| 4.145.2 旋蒴苣苔 / 503
| 4.145.3 牛耳朵 / 505
| 4.145.4 蚂蝗七 / 506
| 4.145.5 卷丝苣苔 / 507
| 4.145.6 东南长蒴苣苔 / 508
| 4.145.7 降龙草 / 509

4.145.8 厚叶蛛毛苣苔 / 510
4.145.9 蛛毛苣苔 / 511
4.146 紫葳科 / 513
4.146.1 凌霄花 / 513
4.146.2 梓树 / 515
4.146.3 鸡肉参 / 516
4.146.4 藏波罗花 / 517
4.146.5 木蝴蝶 / 518
4.146.6 菜豆树 / 520
4.146.7 硬骨凌霄 / 521
4.147 胡麻科 / 522
4.147.1 芝麻 / 522
4.148 爵床科 / 524
4.148.1 老鼠簕 / 524
4.148.2 虾蟆花 / 526
4.148.3 穿心莲 / 527
4.148.4 白接骨 / 529
4.148.5 假杜鹃 / 530
4.148.6 鳄嘴花 / 531
4.148.7 鸭嘴花 / 532
4.148.8 小驳骨 / 533
4.148.9 圆苞杜根藤 / 534
4.148.10 爵床 / 535
4.148.11 大驳骨 / 537
4.148.12 红丝线 / 539
4.148.13 九头狮子草 / 541
4.148.14 白鹤灵芝草 / 543
4.148.15 孩儿草 / 545
4.148.16 南板蓝根 / 547
4.148.17 球穗马蓝 / 549
4.148.18 四子马蓝 / 550
4.149 马鞭草科 / 551
4.149.1 木紫珠 / 551

4.149.2 紫珠 / 552
4.149.3 短柄紫珠 / 553
4.149.4 华紫珠 / 554
4.149.5 白棠子树 / 555
4.149.6 杜虹花 / 557
4.149.7 老鸦糊 / 559
4.149.8 枇杷叶紫珠 / 560
4.149.9 广东紫珠 / 561
4.149.10 大叶紫珠 / 562
4.149.11 裸花紫珠 / 563
4.149.12 红紫珠 / 564
4.149.13 兰香草 / 565
4.149.14 蒙古莸 / 567
4.149.15 三花莸 / 568
4.149.16 臭牡丹 / 569
4.149.17 灰毛大青 / 571
4.149.18 大青 / 573
4.149.19 白花灯笼 / 575
4.149.20 广东大青 / 576
4.149.21 苦树 / 577
4.149.22 赪桐 / 579
4.149.23 重瓣臭茉莉 / 581
4.149.24 臭茉莉 / 582
4.149.25 三对节 / 583
4.149.26 马缨丹 / 585
4.149.27 过江藤 / 587
4.149.28 臭黄荆 / 588
4.149.29 豆腐柴 / 589
4.149.30 狐臭柴 / 590
4.149.31 假马鞭 / 591
4.149.32 马鞭草 / 592

参考文献 / 594

中文名索引 / 595

拉丁名索引 / 599

4 被子植物门

4.129 茜草科

4.129.1 水团花

ADINAE PILULIFERAE RADIX SEU CAULIS ET FOLIUM

【别名】水杨梅

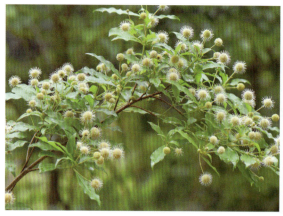
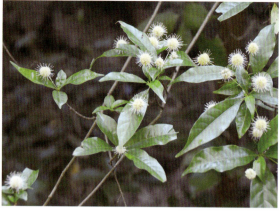

【基原】来源于茜草科 Rubiaceae 水团花属 Adina 水团花 Adina pilulifera（Lam.）Franch. ex Drake 的全株入药。

【形态特征】小乔木，高达 5m；顶芽不明显，由开展的托叶疏松包裹。叶对生，厚纸质，椭圆形至椭圆状披针形，长 4~12cm，宽 1.5~3cm，顶端短尖至渐尖而钝头，基部钝或楔形，有时渐狭窄，叶面无毛，背面无毛或有时被稀疏短柔毛；侧脉 6~12 对，脉腋窝陷有稀疏的毛；叶柄长 2~6mm，无毛或被短柔毛；托叶 2 裂，早落。头状花序明显腋生，极稀顶生，直径不计花冠 4~6mm，花序轴单生，不分枝；小苞片线形至线状棒形，无毛；总花梗长 3~4.5cm，中部以下有轮生小苞片 5 枚；花萼管基部有毛，上部有疏散的毛，萼裂片线状长圆形或匙形；花冠白色，窄漏斗状，花冠管被微柔毛，花冠裂片卵状长圆形；雄蕊 5 枚，花丝短，着生花冠喉部；子房 2 室，每室有胚珠多数，花柱伸出，柱头小，球形或卵球形。果序直径 8~10mm；小蒴果楔形，长 2~5mm；种子长圆形，两端有狭翅。花期 6~7 月。

【生境】生于山谷疏林下或旷野路旁、溪涧水畔。

【分布】海南、广东、广西、湖南、江西、福建、浙江、江苏、安徽、贵州、云南。日本、越南也有分布。

【采集加工】夏、秋采收，将全株切片晒干。

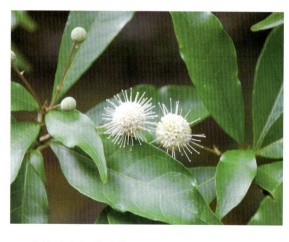

【性味归经】味苦、涩，性凉。

【功能主治】清热解毒，散瘀止痛。根：治感冒发热，腮腺炎，咽喉肿痛，风湿疼痛。花、果：治细菌性痢疾，急性肠胃炎，阴道滴虫。叶、茎皮：治跌打损伤，骨折，疖肿，皮肤湿疹。

【用法用量】15~30g，水煎服。

4.129.2　水杨梅

ADINAE FRUCTUS

【别名】水石榴、小叶团花、白消木、鱼串鳃

【基原】来源于茜草科 Rubiaceae 水团花属 *Adina* 水杨梅 *Adina rubella* Hance 的带花果序入药。

【植物特征】落叶灌木。高 1~3m。小枝细长，红褐色，被柔毛。叶对生，近无柄，膜质，卵状披针形至卵状椭圆形，长 2.5~4cm，宽 8~12mm，顶端常渐尖，基部近圆形或阔楔尖，全缘，干时略背卷，两面脉上被疏柔毛或上面近无毛；托叶小而且早落。花夏季开放，紫红色，近无柄，集成顶生或有时腋生、具长梗、直径 1.5~2cm 的圆球形头状花序；萼管被稀疏短柔毛，裂片 5 片，匙形或匙状棒形；花冠长 3~5mm，裂片近三角形。果序圆球状，直径 8~12mm；蒴果卵状楔形，长 3~4mm。花、果期 5~12 月。

【生境】生于低海拔疏林中或旷地。

【分布】我国长江以南各地。朝鲜也有分布。

【采集加工】9~11 月果实未完全成熟时采摘果序，晒干。

【药材性状】本品呈球形，形似杨梅，直径 0.3~1cm。表面棕黄色，粗糙。轻搓之蒴果即脱落，露出球形坚硬的果序轴；蒴果楔形，长 3~4mm，淡黄色，顶端有棕色 5 裂的萼檐，裂片刺状，内有种子数粒；花朵偶见。气微，味苦涩。以个大、完整、色棕黄者为佳。

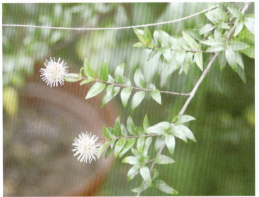

【性味归经】味苦、涩，性凉。归肺、大肠经。

【功能主治】清热解毒，散瘀止痛。治感染发热，咽喉肿痛，腮腺炎，风湿骨痛，细菌性痢疾，肝炎，急性胃肠炎，阴道滴虫病。

【用法用量】9~15g，水煎服。

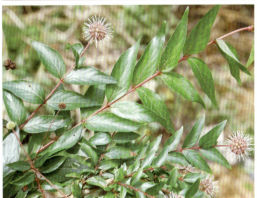

【附方】① 治痢疾：a. 水杨梅全株 30g，水煎服，每日 3 次。b. 花、果序 15g，水煎服，每日 3 次。c. 水杨梅片，每片含干浸膏 0.25g，每次 4~6 片，餐后温开水送服，每日 3 次。小儿酌减。

② 治牙龈肿痛：水杨梅、茅莓根各 12g，山芝麻、两面针各 9g，生石膏 30g，水煎服。

③ 治阴道滴虫：a. 水杨梅花、果序制成 20% 的流浸膏涂阴道。b. 用水杨梅浸膏片 3g，塞入阴道内。

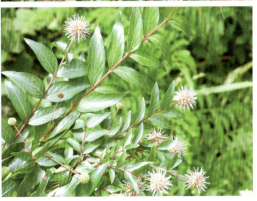

4.129.3　山石榴

CATUNAREGAMIS SPINOSAE FRUCTUS

【别名】猪肚勒、假石榴、刺子、山蒲桃

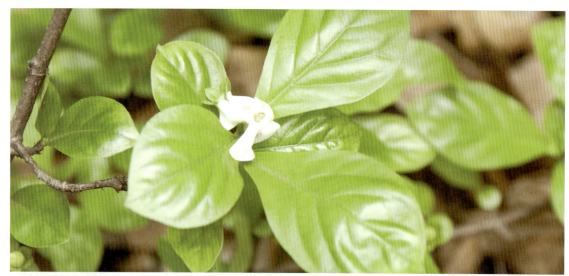

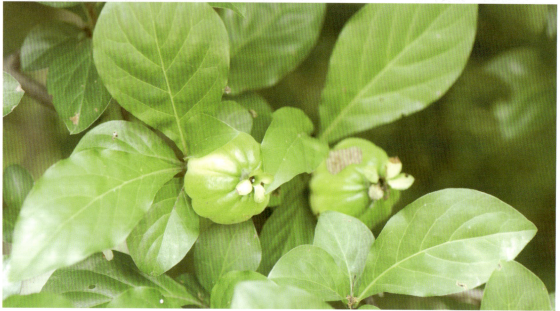

【基原】来源于茜草科 Rubiaceae 山石榴属 Catunaregam 山石榴 Catunaregam spinosa (Thunb.) Tirveng. [Randia spinosa (Thunb.) Poir.] 的根、叶、果实入药。

【形态特征】有刺灌木或小乔木。高1~10m，有时攀援状；多分枝，枝粗壮，嫩枝有时有疏毛；刺腋生，对生，粗壮，长1~5cm。叶纸质或近革质，对生或簇生于抑发的侧生短枝上，倒卵形或长圆状倒卵形，少为卵形至匙形，长1.8~11.5cm，宽1~5.7cm，顶端钝或短尖，基部楔形或下延，两面无毛或有糙伏毛，或沿中脉和侧脉有疏硬毛，背面脉腋内常有短束毛，边缘常有短缘毛；侧脉纤细，4~7对；叶柄长2~8mm，有疏柔毛或无毛；托叶膜质，卵形，顶端芒尖，长3~4mm，脱落。花单生或2~3朵簇生于具叶、抑发的侧生短枝的顶部；花梗长2~5mm，被棕褐色长柔毛；萼管钟形或卵形，长 3.5~7mm，宽 4~5.5mm，外面被棕褐色长柔毛，檐部稍扩大，顶端 5 裂，裂片广椭圆形，顶端尖，长 5~8mm，宽 3~6mm，具 3 脉，外面被棕褐色长柔毛，内面被短硬毛；花冠初时白色，后变为淡黄色，钟状，外面密被绢毛，冠管较阔，长约 5mm，喉部有疏长柔毛，花冠 5 裂片，卵形或卵状长圆形，长 6~10mm，宽约 5.5mm，顶端圆；花药线状长圆形，伸出，长约 3mm；子房 2 室，每室有胚珠多颗，花柱

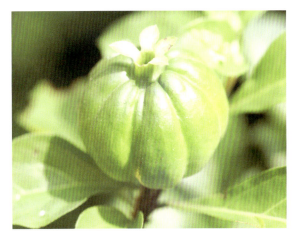

长约 4mm，柱头纺锤形，顶端线 2 裂，长约 2mm。浆果大，球形，直径 2~4cm，无毛或有疏柔毛，顶部有宿存的萼裂片，果皮常厚；种子多数。花期 3~6 月；果期 5 月至翌年 1 月。

【生境】生于丘陵旷野灌丛中，亦栽培作绿篱。

【分布】台湾、广东、海南、澳门、香港、广西、云南。印度尼西亚、马来西亚、越南、老挝、柬埔寨、泰国、缅甸、孟加拉国、尼泊尔、印度、巴基斯坦、斯里兰卡、非洲东部也有分布。

【采集加工】果实，成熟时采收，晒干；夏、秋季采叶，鲜用或晒干；根，全年均可采，洗净，切段，鲜用或晒干。

【性味归经】味苦、涩，性凉；有毒。

【功能主治】散瘀消肿。治跌打瘀肿，鲜根捣烂酒炒外敷。

【用法用量】外用鲜品捣烂敷患处（本品只作外用，不可内服）。

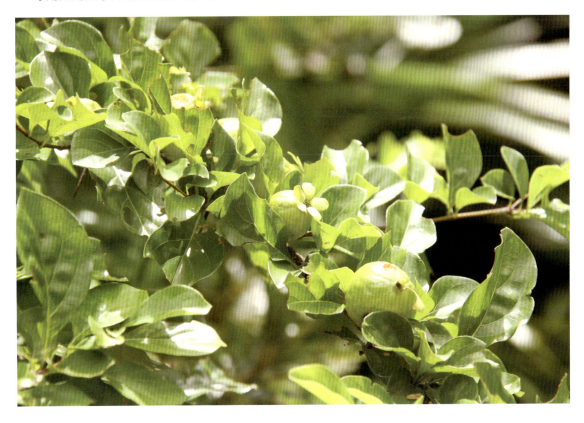

4.129.4 风箱树

CEPHALANTHI TETRANDRI CAULIS ET FLOS

【别名】假杨梅、珠花树、水壳木、马烟树

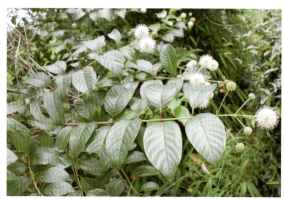
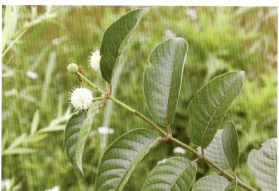

【基原】来源于茜草科 Rubiaceae 风箱树属 Cephalanthus 风箱树 Cephalanthus tetrandrus (Roxb.) Ridsd et Badh. F. [Nauclea tetrandra Roxb.] 的根、叶和花序入药。

【形态特征】落叶灌木或小乔木。高 1~5m；嫩枝近四棱柱形，被短柔毛，老枝圆柱形，褐色，无毛。叶对生或轮生，近革质，卵形至卵状披针形，长 10~15cm，宽 3~5cm，顶端短尖，基部圆形至近心形，叶面无毛至疏被短柔毛，背面无毛或密被柔毛；侧脉 8~12 对，脉腋常有毛窝；叶柄长 5~10mm，被毛或近无毛；托叶阔卵形，长 3~5mm，顶部骤尖，常有一黑色腺体。头状花序不计花冠直径 8~12mm，顶生或腋生，总花梗长 2.5~6cm，不分枝或有 2~3 分枝，有毛；小苞片棒形至棒状匙形；花萼管长 2~3mm，疏被短柔毛，基部常有柔毛，萼裂片 4 片，顶端钝，密被短柔毛，边缘裂口处常有黑色腺体 1 枚；花冠白色，花冠管长 7~12mm，外面无毛，内面有短柔毛，花冠裂片长圆形，裂口处通常有 1 枚黑色腺体；柱头棒形，伸出于花冠外。果序直径 10~20mm；坚果长 4~6mm，顶部有宿存萼檐；种子褐色，具翅状苍白色假种皮。花期春末夏初。

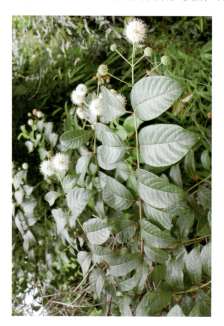

【生境】生于略荫蔽的水沟旁或溪畔和湿地上。

【分布】海南、广东、广西、湖南、福建、江西、浙江、台湾。印度、孟加拉国、缅甸、泰国、老挝、越南北部也有分布。

【采集加工】夏、秋季采收，根、叶、花序晒干。

【性味归经】味苦，性凉。

【功能主治】根：清热解毒，散瘀止痛，止血生肌，祛痰止咳。叶：清热解毒。花序：清热利湿。根：治流行性感冒，上呼吸道感染，咽喉肿痛，肺炎，咳嗽，睾丸炎，腮腺炎，乳腺炎。外用治跌打损伤（或用根皮浸酒 1~2 天，焙干研末敷，可止血止痛），疖肿，骨折。花序：治肠炎，细菌性痢疾。叶：外用治跌打损伤，骨折。

【用法用量】根 15~30g，花序 15~20 个，水煎服。外用根皮和叶适量，捣烂敷患处。

4.129.5 弯管花

CHASSALIAE CURVIFLORAE RADIX

【别名】柴沙利、假九节木

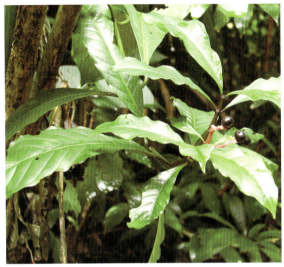
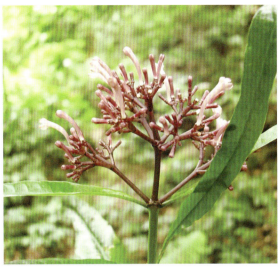

【基原】来源于茜草科 Rubiaceae 弯管花属 Chassalia 弯管花 Chassalia curviflora Thwaites 的根入药。

【形态特征】直立小灌木，高 1~2m，通常全株被毛。叶膜质，长圆状椭圆形或倒披针形，长 10~20cm，宽 2.5~7cm，顶端渐尖或长渐尖，基部楔形，边全缘，干时黄绿色；侧脉每边 8~10 条，纤细，上面清楚可见；叶柄长 1~4cm，无毛；托叶宿存，阔卵形或三角形，长 4~4.5mm，短尖或钝，全缘或浅 2 裂，基部短合生。聚伞花序多花，顶生，长 3~7cm，总轴和分枝稍压扁，带紫红色；苞片小，披针形；花近无梗，3 型：花药伸出而柱头内藏，柱头伸出而花药内藏，柱头和花药均伸出；萼倒卵形，长 1~1.5mm，檐部 5 浅裂，裂片长不及 0.5mm，短尖；花冠管弯曲，长 10~15mm，内外均有毛，裂片 4~5 枚，卵状三角形，长约 2mm，顶部肿胀，具浅沟。核果扁球形，长 6~7mm，平滑或分核间有浅槽。花期春夏季间。

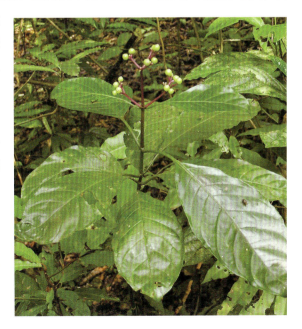

【生境】生于低海拔森林中湿地上。

【分布】海南、广东、广西、云南、西藏。中南半岛余部、印度、不丹、斯里兰卡、孟加拉国、加里曼丹岛也有分布。

【采集加工】夏、秋季采收，将根晒干。

【性味归经】味辛、苦，性寒。

【功能主治】清热解毒，祛风湿。治风湿，肺炎咳嗽，耳疾，眼疾，咽喉肿痛。

【用法用量】6~15g，水煎服。

4.129.6 咖啡

COFFEAE ARABICAE SEMEN

【别名】小粒咖啡

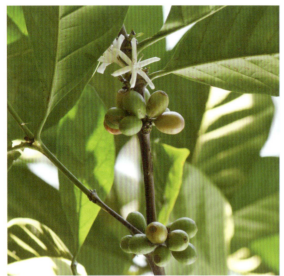
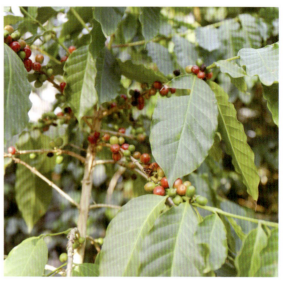

【基原】来源于茜草科 Rubiaceae 咖啡属 Coffea 咖啡 Coffea arabica L. 的种子入药。

【形态特征】小乔木或大灌木，高 5~8m。叶薄革质，卵状披针形或披针形，长 6~14cm，宽 3.5~5cm，顶端长渐尖，渐尖部分长 10~15mm，基部楔形或微钝，罕有圆形，全缘或呈浅波形，两面无毛，背面脉腋内有或无小窝孔；中脉在叶片两面均凸起，侧脉每边 7~13 条；叶柄长 8~15mm；托叶阔三角形，生于幼枝上部的顶端锥状长尖或芒尖，生于老枝上的顶端常为突尖，长 3~6mm。聚伞花序数个簇生于叶腋内，每个花序有花 2~5 朵，无总花梗或具极短总花梗；花芳香，有长 0.5~1mm 的花梗；苞片基部多少合生，二型，其中 2 枚阔三角形，长和宽近相等，另 2 枚披针形，长为宽的 2 倍，叶形；萼管管形，长 2.5~3mm，萼檐截平或具 5 小齿；花冠白色，长度因品种而异，一般长 10~18mm，顶部常 5 裂，罕有 4 或 6 裂，裂片常长于花冠管，顶端常钝；花药伸出冠管外，长 6~8mm；花柱长 12~14mm，柱头 2 裂，长 3~4mm。浆果成熟时阔椭圆形，红色，长 12~16mm，直径 10~12mm，外果皮硬膜质，中果皮肉质，有甜味；种子背面凸起，腹面平坦，有纵槽，长 8~10mm，直径 5~7mm。花期 3~4 月。

【生境】栽培。

【分布】我国广东、海南、台湾、福建、广西、贵州、云南和四川都有栽培。原产埃塞俄比亚。

【采集加工】秋、冬季采收种子晒干。

【性味归经】味苦、涩，性平。

【功能主治】助消化，兴奋，利尿。治消化不良，小便不利。

【用法用量】1~3g，水煎服。

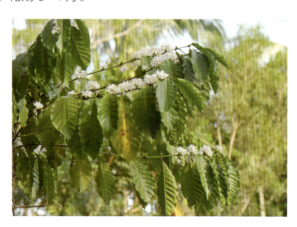

4.129.7 流苏子

COPTOSAPELTAE DIFFUSAE RADIX

【别名】牛老药、牛老药藤、凉藤、棉陂藤、臭沙藤

【基原】来源于茜草科 Rubiaceae 流苏子属 Coptosapelta 流苏子 Coptosapelta diffusa (Champ. ex Benth.) Van Steenis 的根入药。

【形态特征】攀援灌木。长 2~5m；枝多数，圆柱形，节明显，被柔毛或无毛，幼嫩时密被黄褐色倒伏的硬毛。叶坚纸质至革质，卵形、卵状长圆形至披针形，长 2~9.5cm，宽 0.8~3.5cm，顶端短尖、渐尖至尾状渐尖，基部圆形，干时黄绿色，叶面稍光亮，两面无毛或稀被长硬毛，中脉在两面均有疏长硬毛，边缘无毛或有疏睫毛；侧脉 3~4 对；叶柄长 2~5mm，有硬毛，稀无毛；托叶披针形，长 3~7mm，脱落。花单生于叶腋，常对生；花梗纤细，长 3~18mm，无毛或有柔毛，常在上部有 1 对长约 1mm 的小苞片；花萼长 2.5~3.5mm，无毛或有柔毛，萼管卵形，檐部 5 裂，裂片卵状三角形，长 0.8~1mm；花冠白色或黄色，高脚碟状，外面被绢毛，长 1.2~2cm，冠管圆筒形，长 0.8~1.5cm，宽约 1.5mm，内面上部有柔毛，裂片 5 枚，长圆形，长 4~6mm，宽约 1.5mm，内面中部有柔毛，开放时反折；雄蕊 5 枚，花丝短，花药线状披针形，长 3.5~4mm，伸出；花柱长约 13mm，无毛，柱头纺锤形，长 2.5~3mm，伸出。蒴果稍扁球形，中间有 1 浅沟，直径 5~8mm，长 4~6mm，淡黄色，果皮硬，木质，顶有宿存萼裂片，果柄纤细，长可达 2cm；种子多数，近圆形，薄而扁，棕黑色，直径 1.5~2mm，边缘流苏状。花期 5~7 月；果期 5~12 月。

【生境】生于海拔 100~1000m 的山地或丘陵的林中或灌丛中。

【分布】安徽、浙江、江西、福建、台湾、湖北、湖南、广东、香港、广西、四川、贵州、云南。日本也有分布。

【采集加工】夏、秋季采收，根晒干。

【性味归经】味辛、苦，性凉。

【功能主治】祛风除湿，止痒。治湿疹瘙痒，皮炎，荨麻疹，风湿痹痛，疮疥。

【用法用量】6~15g，水煎服。

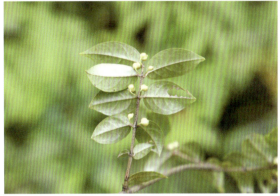

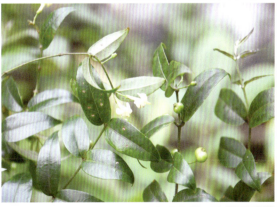

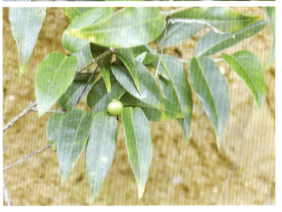

4.129.8　虎刺

DAMNACANTHI INDICI HERBA

【别名】绣花针、黄脚鸡

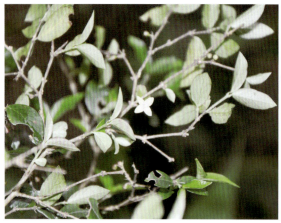
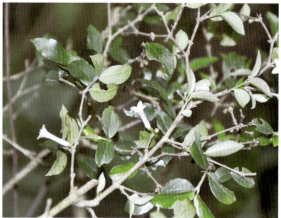

【基原】来源于茜草科 Rubiaceae 虎刺属 Damnacanthus 虎刺 Damnacanthus indicus Gaertn. f. 的全株入药。

【形态特征】常绿具刺灌木，高达 1m；根肉质，常呈念珠状；小枝密被短硬毛，节上具长达 2cm 的针状刺。托叶三角状，顶端 2~4 浅裂；叶对生，大小叶对相间排列，卵形、心形或圆形，长达 2.5cm，顶短尖，基部圆形或心形，全缘；侧脉每边 3~4；叶柄极短或近无柄。花通常 1~2 朵生于叶腋，具短梗；花萼阔钟形，4 裂，裂片三角形或钻形，宿存；花冠白色，长约 10mm，冠管长约 6.5mm，檐部 4 裂，裂片椭圆形；雄蕊 4。着生于冠管上。子房下位。核果球形，成熟时红色。

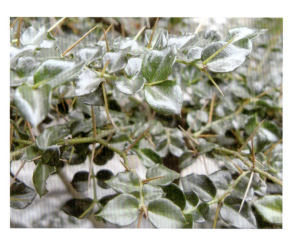

【生境】生于山地、水旁疏密林中。

【分布】西藏、云南、贵州、四川、广西、广东、湖南、湖北、江苏、安徽、浙江、江西、福建、台湾等地。印度北部和日本也有分布。

【采集加工】全年均可采挖，除去杂质，洗净，晒干。

【药材性状】本品根呈圆柱形，常呈念珠状，暗棕色。茎圆柱形，基部直径可达 1cm，表面灰白色或黑棕色；质硬，不易折断，断面不整齐，皮部薄，木部灰白色，有髓；小枝生有多数长针刺，刺长 1~1.5cm。叶对生，有短柄；叶片卵圆形，长 1~2cm，宽 0.5~1cm，革质。气微，味微苦、甘。以根多、粗壮者为佳。

【性味归经】味甘、苦，性平。归肝、肺经。

【功能主治】祛风除湿，活络，止痛。治风湿痹痛，痰饮喘咳，肺痈，水肿，血瘀经闭，湿热黄疸，小儿疳积，风湿关节痛，牙周炎，结膜炎，咽喉炎，腰痛，跌打损伤。

【用法用量】9~15g，水煎服。

4.129.9 狗骨柴

DIPLOSPORAE DUBIAE RADIX

【别名】狗骨仔、青凿树、三萼木

【基原】来源于茜草科 Rubiaceae 狗骨柴属 *Diplospora* 狗骨柴 *Diplospora dubia*（Lindl.）Masam. 的根入药。

【形态特征】灌木或乔木，高 1~12m。叶革质，少为厚纸质，卵状长圆形、长圆形、椭圆形或披针形，长 4~19.5cm，宽 1.5~8cm，顶端短渐尖、骤然渐尖或短尖，尖端常钝，基部楔形或短尖、全缘而常稍背卷，有时两侧稍偏斜，两面无毛，干时常呈黄绿色而稍有光泽；侧脉纤细，5~11 对，在两面稍明显或稀在下面稍凸起；叶柄长 4~15mm；托叶长 5~8mm，下部合生，顶端钻形，内面有白色柔毛。花腋生密集成束或组成具总花梗、稠密的聚伞花序；总花梗短，有短

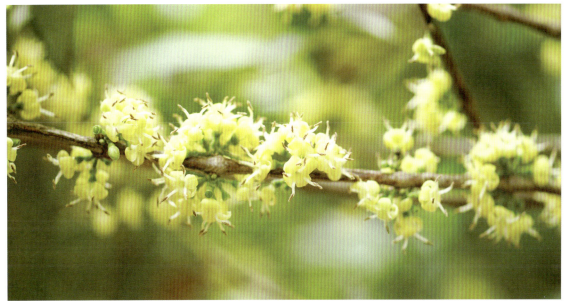

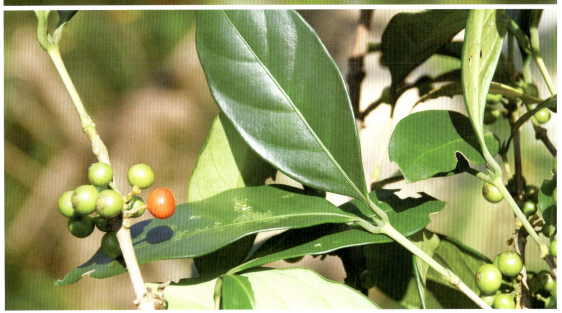

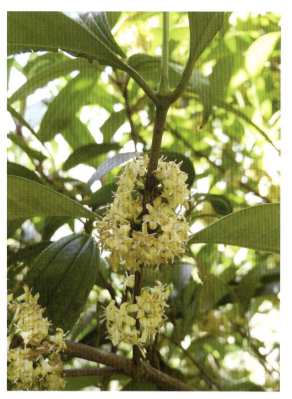

柔毛；花梗长约 3mm，有短柔毛；萼管长约 1mm，萼檐稍扩大，顶部 4 裂，有短柔毛；花冠白色或黄色，冠管长约 3mm，花冠裂片长圆形，约与冠管等长，向外反卷；雄蕊 4 枚，花丝长 2~4mm，与花药近等长；花柱长约 3mm，柱头 2 分枝，线形，长约 1mm。浆果近球形，直径 4~9mm，有疏短柔毛或无毛，成熟时红色，顶部有萼檐残迹；果柄纤细，有短柔毛，长 3~8mm；种子 4~8 颗，近卵形，暗红色，直径 3~4mm，长 5~6mm。花期 4~8 月；果期 5 月至翌年 2 月。

【生境】生于山坡、山谷沟边丘陵、旷野的林中或灌丛中。

【分布】广东、海南、江苏、安徽、浙江、江西、福建、台湾、湖南、香港、广西、四川、云南。日本、越南也有分布。

【采集加工】夏、秋采收，根切片晒干。

【性味归经】味苦，性凉。

【功能主治】清热解毒，消肿散结。治瘰疬，背痈，头疖，跌打损伤。

【用法用量】30~60g，水煎服。

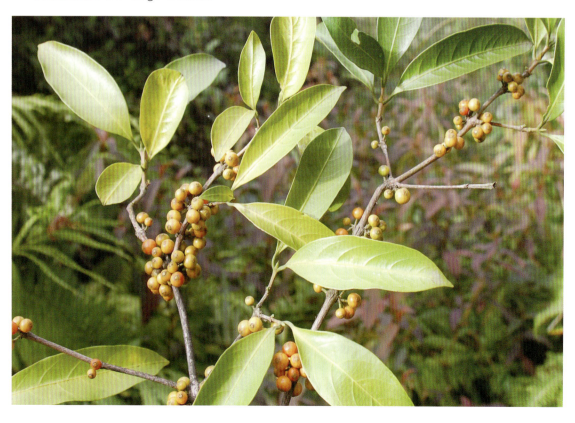

4.129.10　香果树

EMMENOPTERYIS HENRYI RADIX ET CORTEX

【别名】丁木、大叶水桐子、水冬瓜

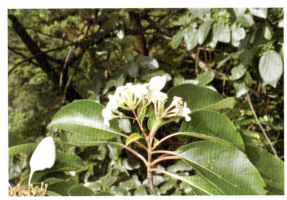
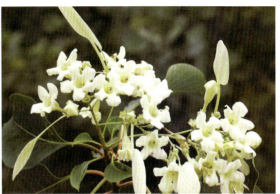

【基原】来源于茜草科 Rubiaceae 香果树属 Emmenopterys 香果树 Emmenopterys henryi Oliver 的根和树皮入药。

【形态特征】落叶大乔木，高达 30m，胸径达 1m；树皮灰褐色，鳞片状；小枝有皮孔，粗壮，扩展。叶纸质或革质，阔椭圆形、阔卵形或卵状椭圆形，长 6~30cm，宽 3.5~14.5cm，顶端短尖或骤然渐尖，稀钝，基部短尖或阔楔形，全缘，上面无毛或疏被糙伏毛，下面较苍白，被柔毛或仅沿脉上被柔毛，或无毛而脉腋内常有簇毛；侧脉 5~9 对，在下面凸起；叶柄长 2~8cm，无毛或有柔毛；托叶大，三角状卵形，早落。圆锥状聚伞花序顶生；花芳香，花梗长约 4mm；萼管长约 4mm，裂片近圆形，具缘毛，脱落，变态的叶状萼裂片白色、淡红色或淡黄色，纸质或革质，匙状卵形或广椭圆形，长 1.5~8cm，宽 1~6cm，有纵平行脉数条，有长 1~3cm 的柄；花冠漏斗形，白色或黄色，长 2~3cm，被黄白色茸毛，裂片近圆形，长约 7mm，宽约 6mm；花丝被茸毛。蒴果长圆状卵形或近纺锤形，长 3~5cm，径 1~1.5cm，无毛或有短柔毛，有纵细棱；种子多数，小而有阔翅。花期 6~8 月；果期 8~11 月。

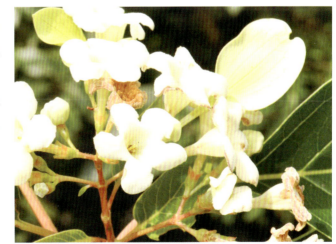

【生境】生于山谷、疏林。

【分布】陕西、甘肃、江苏、安徽、浙江、江西、广东、福建、河南、湖北、湖南、广西、四川、贵州、云南。

【采集加工】夏、秋采收，根、树皮晒干。

【性味归经】味甘、辛，性微温。

【功能主治】温中和胃，降逆止呕。治反胃，呕吐。

【用法用量】6~15g，水煎服。

4.129.11 拉拉藤

GALII APARINIS HERBA

【别名】猪殃殃

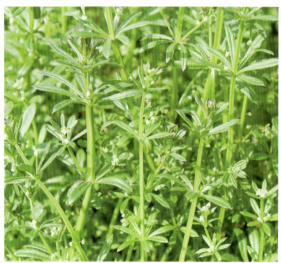
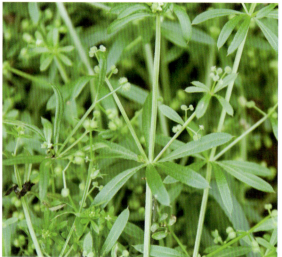

【基原】来源于茜草科 Rubiaceae 拉拉藤属 Galium 拉拉藤 Galium aparine L. var. echinospermum（Wallr.）Cuf. 的全草入药。

【形态特征】多枝、蔓生或攀援状草本，通常高 30~90cm；茎有 4 棱角；棱上、叶缘、叶脉上均有倒生的小刺毛。叶纸质或近膜质，6~8 片轮生，稀为 4~5 片，带状倒披针形或长圆状倒披针形，长 1~5.5cm，宽 1~7mm，顶端有针状凸尖头，基部渐狭，两面常有紧贴的刺状毛，常萎软状，干时常卷缩，1 脉，近无柄。聚伞花序腋生或顶生，少至多花，花小，4 数，有纤细的花梗；花萼被钩毛，萼檐近截平；花冠黄绿色或白色，辐状，裂片长圆形，长不及 1mm，镊合状排列；子房被毛，花柱 2 裂至中部，柱头头状。果干燥，有 1 个或 2 个近球状的分果爿，直径达 5.5mm，肿胀，密被钩毛，果柄直，长可达 2.5cm，较粗，每一爿有 1 颗平凸的种子。花期 3~7 月；果期 4~11 月。

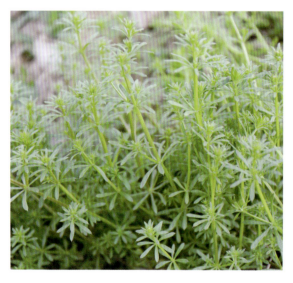

【生境】生于路旁或草地。

【分布】我国华南、西南至西北广布。日本、朝鲜、俄罗斯、印度、尼泊尔、巴基斯坦、欧洲余部、非洲、美洲北部等地区均有分布。

【采集加工】春、夏采收，将全草晒干。

【性味归经】味苦，性凉。

【功能主治】凉血解毒，利尿消肿。治慢性阑尾炎，痈疮，乳腺癌，胸胁痛，跌打伤，尿道炎，血尿，蛇虫咬伤，小儿阴茎水肿。

【用法用量】15~30g，水煎服。

4.129.12 四叶拉拉藤
GALII BUNGEI HERBA

【别名】四叶葎、四叶七、小锯锯藤、红蛇儿、天良草、蛇舌癀

【基原】来源于茜草科 Rubiaceae 拉拉藤属 Galium 四叶拉拉藤 Galium bungei（Blume）Steud. 的全草入药。

【形态特征】多年生丛生直立草本，高5~50cm，有红色丝状根；茎有4棱，不分枝或稍分枝，常无毛或节上有微毛。叶纸质，4片轮生，叶形变化较大，常在同一株内上部与下部的叶形均不同，卵状长圆形、卵状披针形、披针状长圆形或线状披针形，长0.6~3.4cm，宽2~6mm，顶端尖或稍钝，基部楔形，中脉和边缘常有刺状硬毛，有时两面亦有糙伏毛，1脉，近无柄或有短柄。聚伞花序顶生和腋生，稠密或稍疏散，总花梗纤细，常3歧分枝，再形成圆锥状花序；花小；花梗纤细，长1~7mm；花冠黄绿色或白色，辐状，直径1.4~2mm，无毛，花冠裂片卵形或长圆形，长0.6~1mm。果爿近球状，直径1~2mm，通常双生，有小疣点、小鳞片或短钩毛，稀无毛；果柄纤细，常比果长，长可达9mm。花期4~9月；果期5月至翌年1月。

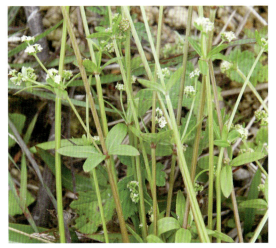

【生境】生于山谷湿地、荒地或水田边。

【分布】以长江中下游地区及华北地区较常见。日本、朝鲜也有分布。

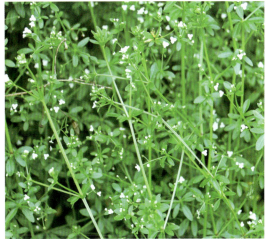

【采集加工】春、夏采收，将全草晒干。

【性味归经】味甘，性平。

【功能主治】清热解毒，利尿，止血，消食。治痢疾，尿路感染，小儿疳积，带下病，咯血。外用治蛇头疔。

【用法用量】15~30g，水煎服。外用适量，鲜草捣烂敷患处。

【附方】治小儿疳积：四叶葎根30g，研成细粉，分成6包。取上药粉1包盛于碗内，用烧开的甜酒冲兑，加盖，稍冷却，连药粉于早晨空腹时服下，连服5包，第6包粉用猪肝30g蒸服。一般服一个疗程而愈。

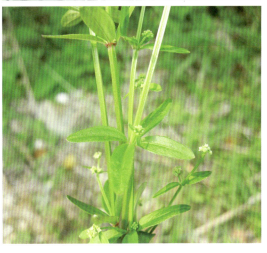

4.129.13 小叶猪殃殃

GALII TRIFIDI HERBA

【别名】三瓣猪殃殃

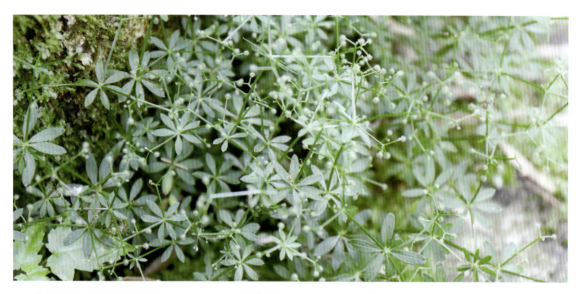

【基原】来源于茜草科 Rubiaceae 拉拉藤属 Galium 小叶猪殃殃 Galium trifidum L. 的全草入药。

【形态特征】多年生丛生草本，高15~50cm；茎纤细，具4角棱，多分枝，常交错纠结，近无毛。叶小，纸质，通常4片或有时5~6片轮生，倒披针形，有时狭椭圆形，长3~14mm，宽1~4mm，顶端圆或钝，很少近短尖，基部渐狭，无毛或近无毛，有时在边缘有极微小的倒生刺毛，1脉，近无柄。聚伞花序腋生和顶生，不分枝或少分枝，通常长1~2cm，亦有时长达3.5cm，通常有花3或4朵；总花梗纤细；花小，直径约2mm；花梗纤细，长1~8mm；花冠白色，辐状，花冠裂片3片，稀4片，卵形，长约1mm，宽约0.8mm；雄蕊通常3枚；花柱长约0.5mm，顶部2裂。果小，果爿近球状，双生或有时单生，直径1~2.5mm，干时黑色，光滑无毛；果柄纤细而稍长，长2~10mm。花、果期3~8月。

【生境】生于旷野、沟边、山地林下草坡灌丛、沼泽地。

【分布】黑龙江、吉林、辽宁、内蒙古、河北、山西、江苏、安徽、浙江、江西、福建、台湾、湖南、广东、广西、四川、贵州、云南、西藏。日本、朝鲜、欧洲、美洲北部也有分布。

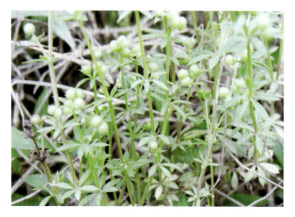

【采集加工】春、夏采收，全草鲜用。

【性味归经】味甘、酸，性平。

【功能主治】清热解毒，活血化瘀，通经活络，利尿消肿。治胃脘痛，贫血，流产，跌打损伤，痈疮。

【用法用量】15~30g，水煎服。外用适量，鲜草捣烂敷患处。

4.129.14　栀子

GARDENIAE FRUCTUS

【别名】黄栀子、黄枝子、黄果树、山栀子、红枝子

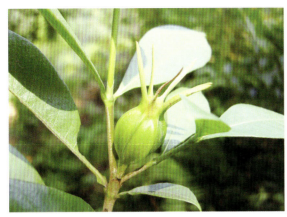 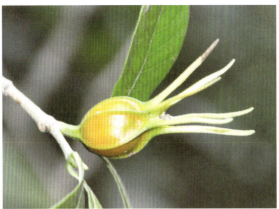

【基原】来源于茜草科 Rubiaceae 栀子属 Gardenia 栀子 Gardenia jasminoides Ellis 的成熟果实入药。

【形态特征】灌木，高达 3m；嫩枝常被短毛，枝圆柱形，灰色。叶对生，革质，稀为纸质，少为 3 枚轮生，叶形多样，通常为长圆状披针形、倒卵状长圆形、倒卵形或椭圆形，长 3~25cm，宽 1.5~8cm，顶端渐尖、骤然长渐尖或短尖而钝，基部楔形或短尖，两面常无毛，叶面亮绿，背面色较暗；侧脉 8~15 对，在下面凸起，在上面平；叶柄长 0.2~1cm；托叶膜质。花芳香，通常单朵生于枝顶，花梗长 3~5mm；萼管倒圆锥形或卵形，长 8~25mm，有纵棱，萼檐管形，膨大，顶部 5~8 裂，通常 6 裂，裂片披针形或线状披针形，长 10~30mm，宽 1~4mm，结果时增长，宿存；花冠白色或乳黄色，高脚碟状，喉部有疏柔毛，冠管狭圆筒形，长 3~5cm，宽 4~6mm，顶部 5~8 裂，通常 6 裂，裂片广展，倒卵形或倒卵状长圆形，长 1.5~4cm，宽 0.6~2.8cm；花丝极短，花药线形，长 1.5~2.2cm，伸出；花柱粗厚，长约 4.5cm，柱头纺锤形，伸出，长 1~1.5cm，宽 3~7mm，子房直径约 3mm，黄色，平滑。果卵形、近球形、椭圆形或长圆形，黄色或橙红色，长 1.5~7cm，直径 1.2~2cm，有翅状纵棱 5~9 条，顶部的宿存萼片长达 4cm，宽达 6mm；种子多数，扁，近圆形而稍有棱角，长约 3.5mm，宽约 3mm。花期 3~7 月；果期 5 月至翌年 2 月。

【生境】生于山野间或水沟边，也有庭园栽培。

【分布】我国南部和中部各地。日本、朝鲜、越南、老挝、柬埔寨、印度、尼泊尔、巴基斯坦、太平洋其他岛屿、美洲北部均有分布。

【采集加工】夏、秋采收，将果实晒干。

【药材性状】本品呈长卵圆形或椭圆形，长 1.5~3.5cm，直径 1~1.5cm。表面红黄色或棕红色，具 6 条翅状纵棱，棱间有 1 条明显的纵脉纹，并有分枝。顶端残存萼片，基部稍尖，有残留果梗。果皮薄而脆，略有光泽，内表面色较浅，有光泽，具 2~3 条隆起的假隔膜。种子多数，扁卵圆形，集结成团，深红色或红黄色，表面有细小疣状突起。气微，味微酸而苦。

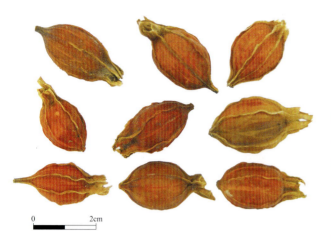

【性味归经】味苦，性寒。归心、肺、三焦经。

【功能主治】泻火解毒，清热利湿，凉血散瘀。治热病高热，心烦不眠，实火牙痛，口舌生疮，鼻衄，吐血，结膜炎，疮疡肿痛，黄疸性肝炎，尿血，蚕豆病。外用治外伤出血，扭挫伤。

【用法用量】3~9g，水煎服。外用适量，研末敷患处。

【附方】① 治跌打损伤：a.栀子250g，当归、桃仁、红花各150g，面粉、凡士林各250g，醋500ml。前四药共研细末，将面粉放锅内加水在火上搅成糊状，倒入药粉搅匀，再加凡士林、醋调匀即成。外敷患处，每日1次。b.栀子250g，红花30g，大黄、姜黄各150g，土鳖虫30g。共研细粉，白酒调敷患处。每日换药1次。

② 治四肢扭挫伤：栀子，捣碎，研成粗粉，用量以能包扎全部伤面、栀子粉厚约0.2cm为准。把栀子粉在温水中调成糊状，加入少许75%酒精，平摊于纱布上，包扎伤处。3~5天更换1次，如血肿明显者2天更换1次。如有脱臼应先整复后再用，如有骨折不宜敷用。

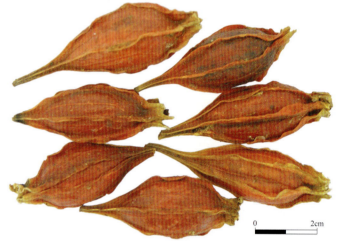

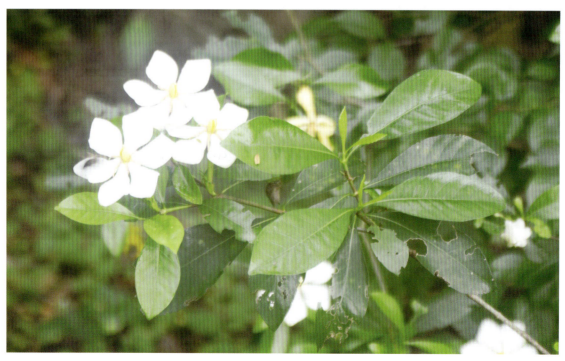

4.129.15 狭叶栀子

GARDENIAE STENOPHYLLAE RADIX ET FRUCTUS

【别名】野白蝉、花木

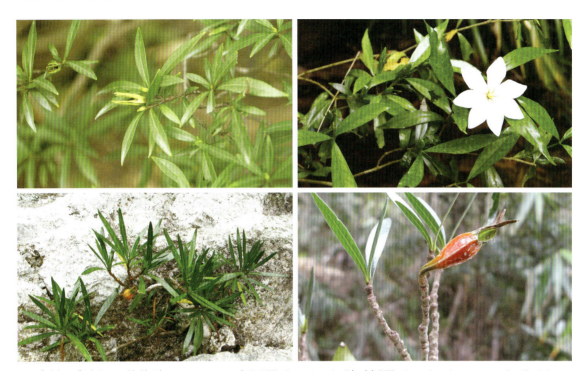

【基原】来源于茜草科 Rubiaceae 栀子属 Gardenia 狭叶栀子 Gardenia stenophylla Merr. 的果实和根入药。

【形态特征】灌木，高 0.5~3m；小枝纤弱。叶薄革质，狭披针形或线状披针形，长 3~12cm，宽 0.4~2.3cm，顶端渐尖而尖端常钝，基部渐狭，常下延，两面无毛；侧脉纤细，9~13 对，在下面略明显；叶柄长 1~5mm；托叶膜质，长 7~10mm，脱落。花单生于叶腋或小枝顶部，芳香，盛开时直径达 4~5cm，具长约 5mm 的花梗；萼管倒圆锥形，长约 1cm，萼檐管形，顶部 5~8 裂，裂片狭披针形，长 1~2cm，结果时增长；花冠白色，高脚碟状，冠管长 3.5~6.5cm，宽 3~4mm，顶部 5~8 裂，裂片盛开时外反，长圆状倒卵形，长 2.5~3.5cm，宽 1~1.5cm，顶端钝；花丝短，花药线形，伸出，长约 1.5cm；花柱长 3.5~4cm，柱头棒形，顶部膨大，长约 1.2cm，伸出。果长圆形，长 1.5~2.5cm，直径 1~1.3cm，有纵棱或有时棱不明显，成熟时黄色或橙红色，顶部有增大的宿存萼裂片。花期 4~8 月；果期 5 月至翌年 1 月。

【生境】生于溪涧边。

【分布】香港、广东、广西、海南、安徽、浙江。越南也有分布。

【采集加工】夏、秋采收，果实、根晒干。

【性味归经】味苦，性寒。归心、肺经。

【功能主治】凉血消炎，清热解毒。治黄疸，鼻衄，肾炎水肿，感冒高热，菌痢，乳腺炎，淋巴结核，尿血，烧、烫伤，跌打，流脑，疮疡肿痛，咯血，吐血。

【用法用量】果实 3~9g，根 30~60g，水煎服。

4.129.16 金草

HEDYOTIS ACUTANGULAE HERBA

【别名】锐棱耳草

【基原】来源于茜草科 Rubiaceae 耳草属 Hedyotis 金草 Hedyotis acutangula Champ. ex Benth. [Oldenlandia acutangula (Champ. ex Benth.) O. Kuntze] 的全草入药。

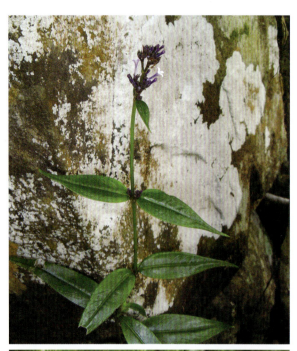

【形态特征】直立、无毛、通常亚灌木状草本。高 25~60cm，基部木质；茎方柱形，有 4 棱或具翅。叶对生，无柄或近无柄，革质，卵状披针形或披针形，长 5~12cm，宽 1.5~2.5cm，顶端短尖或短渐尖，基部圆形或楔形；中脉明显，侧脉和网脉均不明显；托叶卵形或三角形，长 3~5mm，干后常外反，全缘或具小腺齿。聚伞花序复作圆锥花序式或伞房花序式排列，顶生，分枝具棱或具翅；苞片披针形，广展；花 4 数，白色，无梗，萼管陀螺形，长约 1mm，萼檐裂片卵形，比萼管短；花冠长约 5mm，冠管长 2.2~3mm，喉部略扩大，中部以上被茸毛；花冠裂片卵状披针形，稍短于管或与管等长；雄蕊生于冠管喉部，内藏，无花丝或花丝极短，花药线状长圆形，两端截平；花柱与花冠近等长，被粉末状柔毛，柱头 2 裂，裂片近椭圆形，粗糙。蒴果倒卵形，长 2~2.5mm，直径 1~1.2mm，顶部平或微凸，宿存萼檐裂片长约 0.5mm，成熟时开裂为 2 个果爿，果爿腹部直裂，内有种子数粒；种子近圆形，具棱，干后黑色。花期 5~8 月。

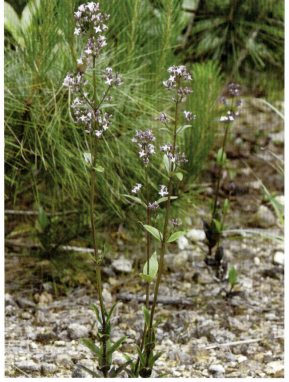

【生境】生于山坡、灌丛中。

【分布】广东、海南、香港。越南也有分布。

【采集加工】夏、秋季采收，将全草晒干。

【性味归经】味甘，性凉。

【功能主治】清热解毒，凉血，利尿。治肝胆肿大，喉痛，咳嗽，小便不利，淋沥赤浊。

【用法用量】20~30g，水煎服。

4.129.17　耳草

HEDYOTIS AURICULARIAE HERBA

【别名】鲫鱼胆草、节节花

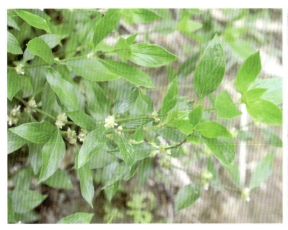 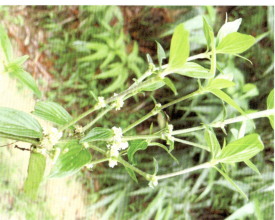

【基原】来源于茜草科 Rubiaceae 耳草属 Hedyotis 耳草 Hedyotis auricularia L. [Oldenlandia auricularia（L.）F. Muell.] 的全草入药。

【形态特征】多年生、近直立或平卧的粗壮草本。高 30~100cm；小枝被短硬毛，罕无毛，幼时近方柱形，老时呈圆柱形，通常节上生根。叶对生，近革质，披针形或椭圆形，长 3~8cm，宽 1~2.5cm，顶端短尖或渐尖，基部楔形或微下延，叶面平滑或粗糙，背面常被粉末状短毛；侧脉每边 4~6 条，与中脉成锐角斜向上伸；叶柄长 2~7mm 或更短；托叶膜质，被毛，合生成一短鞘，顶部 5~7 裂，裂片线形或刚毛状。聚伞花序腋生，密集成头状，无总花梗；苞片披针形，微小；花无梗或具长 1mm 的花梗；萼管长约 1mm，通常被毛，萼檐裂片 4，披针形，长 1~1.2mm，被毛；花冠白色，管长 1~1.5mm，外面无毛，里面仅喉部被毛，花冠 4 裂片，长 1.5~2mm，广展；雄蕊生于冠管喉部，花丝极短，花药突出，长圆形，比花丝稍短；花柱长 1mm，被毛，柱头 2 裂，裂片棒状，被毛。果球形，直径 1.2~1.5mm，疏被短硬毛或近无毛，成熟时不开裂，宿存萼檐裂片长 0.5~1mm；种子每室 2~6 粒，种皮干后黑色，有小窝孔。花期 3~8 月。

【生境】生于草地、林缘和灌丛中。

【分布】我国华南和西南各地。印度、斯里兰卡、尼泊尔、缅甸、越南、马来西亚、菲律宾、澳大利亚也有分布。

【采集加工】夏、秋季采收，将全草晒干。

【性味归经】味苦，性凉。

【功能主治】凉血消肿，清热解毒。治感冒发热，肺热咳嗽，喉痛，急性结膜炎，肠炎，痢疾；蛇咬伤，跌打损伤，疮疖痈肿，乳腺炎，湿疹。

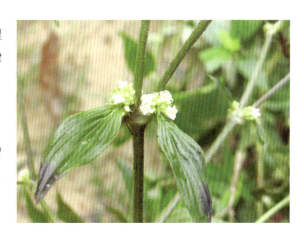

【用法用量】9~15g，水煎服。外用适量鲜叶捣烂敷患处，或煎水洗。

4.129.18　广州耳草

HEDYOTIS CANTONIENSIS HERBA

【别名】甜草、野甘草

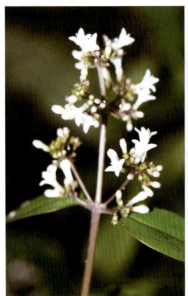 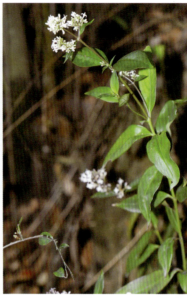 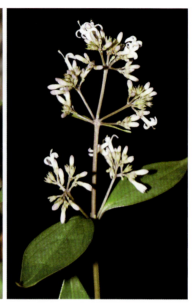

【基原】来源于茜草科 Rubiaceae 耳草属 Hedyotis 广州耳草 Hedyotis cantoniensis How ex Ko 的全草入药。

【形态特征】亚灌木，高 30~60cm，全株无毛；茎近圆柱形，淡禾秆色，节间距离 1~2cm；枝和小枝近圆柱形，有条纹。叶对生，薄革质，卵形或长圆状椭圆形，长 3~7cm，宽 1~3cm，两端短尖；中脉在上面下陷，在下面凸起，侧脉极不明显；托叶三角形，长 2~3mm，基部合生，全缘，顶部有细小腺齿。聚伞花序排成狭而短的圆锥花序式，顶生或在小枝的上部腋生，长和宽 1~3cm；花 4 数，具短梗；花萼长 2~2.5mm，萼管球形，萼檐裂片三角形，略短于管；花冠长 5~6mm，裂片长圆状披针形，渐尖，比冠管短；雄蕊生于冠管喉部，伸出冠管外，花丝长 2mm，花药狭长圆形，长 1.1mm；花柱长 2.2mm，柱头棒形，2 裂，粗糙。蒴果球形，连萼檐裂片长 2~2.5mm，干后表皮有网状脉纹，成熟时开裂为 2 果爿，果爿腹部直裂，内有种子多粒；种子具棱。花期 4~8 月。

【生境】生于山坡的疏林下。

【分布】广东、江西。

【采集加工】夏、秋季采收，晒干备用。

【性味归经】味甘，性温。

【功能主治】清热解毒。治黄疸性肝炎，外伤出血，慢性阑尾炎，小儿疳积。

【用法用量】9~15g，水煎服。

【附方】① 治外伤出血：广州耳草叶、山胡椒叶各适量，晒干研末，麻油调敷。

② 治小儿疳积：广州耳草 15g、白马骨 20g、鸡蛋一个，水煎，服汤食蛋。

4.129.19 剑叶耳草

HEDYOTIS CAUDATIFOLIAE HERBA

【别名】披针形耳草、少年红、长尾耳草、千年茶、铁扫把

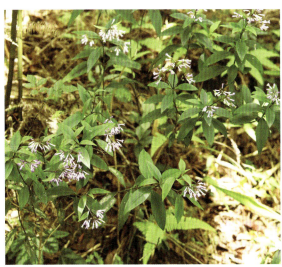
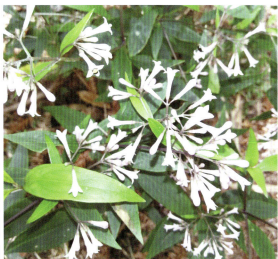

【基原】来源于茜草科 Rubiaceae 耳草属 Hedyotis 剑叶耳草 Hedyotis caudatifolia Merr. et Metcalf 的全草入药。

【形态特征】亚灌木，高 30~90cm，全株无毛。叶对生，革质，披针形，叶面绿色，背面灰白色，长 6~13cm，宽 1.5~3cm，顶部尾状渐尖，基部楔形或下延；叶柄长 10~15mm；侧脉每边 4 条，纤细，不明显；托叶阔卵形，短尖，长 2~3mm，全缘或具腺齿。聚伞花序排成疏散的圆锥花序式；苞片披针形或线状披针形，短尖；花 4 数，具短梗；萼管陀螺形，长约 3mm，萼檐裂片卵状三角形，与萼等长，短尖；花冠白色或粉红色，长 6~10mm，内面被长柔毛，冠管管形，喉部略扩大，长 4~8mm，裂片披针形，无毛或内面被硬毛；花柱与花冠等长或稍长，伸出或内藏，无毛，柱头 2 枚，略被细小硬毛。蒴果长圆形或椭圆形，连宿存萼檐裂片长 4mm，直径约 2mm，光滑无毛，成熟时开裂为 2 果爿，果爿腹部直裂，内有种子数粒；种子小，近三角形，干后黑色。花期 5~6 月。

【生境】生于丛林下较干旱的草地上。

【分布】广东、广西、福建、江西、浙江、湖南。

【采集加工】夏、秋采收，将全草晒干。

【性味归经】味甘，性平。

【功能主治】润肺止咳，消积，止血。治支气管炎，咯血，小儿疳积，跌打肿痛，外伤出血。

【用法用量】9~15g，水煎服。外用鲜品捣烂敷患处。

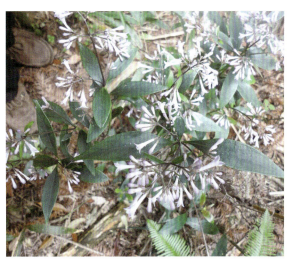

4.129.20　黄毛耳草

HEDYOTIDIS CHRYSOTRICHAE HERBA

【别名】石打穿、金毛耳草、拖地莲、白头走马仔、细种节节花

【基原】来源于茜草科 Rubiaceae 耳草属 Hedyotis 黄毛耳草 Hedyotis chrysotricha (Palib.) Merr. [Oldenlandia chrysotricha Palib.] 全草入药。

【形态特征】多年生披散草本，高约 30cm，基部木质，被金黄色硬毛。叶对生，具短柄，薄纸质，阔披针形、椭圆形或卵形，长 20~28mm，宽 10~12mm，顶端短尖或凸尖，基部楔形或阔楔形，叶面疏被短硬毛，背面被浓密黄色茸毛，脉上被毛更密；侧脉每边 2~3 条，极纤细，仅在下面明显；叶柄长 1~3mm；托叶短合生，上部长渐尖，边缘具疏小齿，被疏柔毛。聚伞花序腋生，有花 1~3 朵，被金黄色疏柔毛，近无梗；花萼被柔毛，萼管近球形，长约 13mm，萼檐裂片披针形，比管长；花冠白或紫色，漏斗形，长 5~6mm，外面被疏柔毛或近无毛，内面有髯毛，上部深裂，裂片线状长圆形，顶端渐尖，与冠管等长或略短；雄蕊内藏，花丝极短或缺；花柱中部有髯毛，柱头棒形，2 裂。果近球形，直径约 2mm，被扩展硬毛，宿存萼檐裂片长 1~1.5mm，成熟时不开裂，内有种子数粒。花期几乎全年。

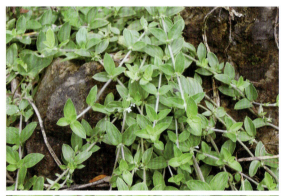

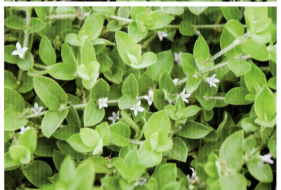

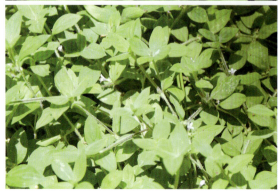

【生境】生于山谷杂木林下或山坡灌木丛中。

【分布】广西、广东、福建、江西、江苏、浙江、湖北、湖南、安徽、贵州、云南、台湾。

【采集加工】夏、秋采收，将全草晒干。

【性味归经】味苦，性凉。

【功能主治】清热利湿，消肿解毒。治肠炎，痢疾，急性黄疸性肝炎，小儿急性肾炎，乳糜尿，功能性子宫出血，咽喉肿瘤。外用治毒蛇、蜈蚣咬伤，跌打损伤，外伤出血，疔疮肿毒。

【用法用量】15~60g，水煎服。外用适量鲜品捣烂敷患处。

【附方】① 治胃肠炎：黄毛耳草、檵木嫩枝叶各 60g，车前草、铁扫帚各 30g。水煎服。

② 治急性传染性肝炎：黄毛耳草、地柏枝各 30g，蒲公英、紫金牛、白茅根各 15g。水煎服。

③ 治乳糜尿：黄毛耳草 30g，金樱子根 15g，车前草、贯众各 9g。水煎服。

4.129.21 脉耳草

HEDYOTIS COSTATAE HERBA

【别名】肝炎草

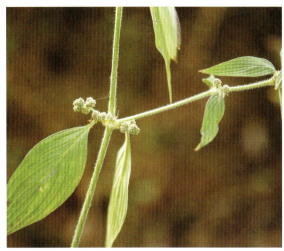
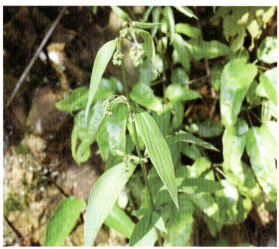

【基原】来源于茜草科 Rubiaceae 耳草属 Hedyotis 脉耳草 Hedyotis costata（Roxb.）Kurz. 的全草入药。

【形态特征】多年生披散草本，高 30~50cm，除花和果被短毛外，全部被干后变金黄色的疏毛；嫩枝方柱形，老时近圆柱形。叶对生，膜质，披针形或椭圆状披针形，长 5~8cm，宽 1.5~2.8cm，顶端渐尖，基部楔形而下延；侧脉每边 4~5 条，纤细，明显，与中脉成锐角斜向上伸；叶柄长 5~10mm；托叶膜质，基部合生，上部分裂成数条长 3~5mm 的针状刺。聚伞花序密集呈头状，单个腋生或数个排成总状花序式，有钻形、长达 1mm 的苞片；总花梗长 5~12mm；花 4 数，罕有 5 数，芳香，无梗或具极短的梗；萼管陀螺状，长 0.5mm，萼檐裂片披针形，长约 1mm；花冠管状，白色或紫色，长 2.2~2.5mm，管长 1.2~1.5mm，喉部以上被毛，花冠裂片长椭圆形，长约 1mm，渐尖；雄蕊与花冠裂片同数，着生于冠管喉部，花丝极短，花药椭圆形、略扁，伸出；花柱长 1.2~1.5mm，中部以上被毛，柱头 2 裂，裂片线形。果近球形，直径 1~1.5mm，成熟时不开裂，宿存萼檐裂片三角形，广展，长 0.5mm；种子每室 3~4 粒，三棱形，干后黑色。花、果期 7~11 月。

【生境】生于低海拔山谷林缘或草坡旷地上。

【分布】广东、香港、海南、广西、云南。热带亚洲余部、中南半岛余部、印度尼西亚、菲律宾、印度也有分布。

【采集加工】夏、秋季采收，将全草晒干。

【性味归经】味微苦、辛，性温。

【功能主治】清热除湿，消炎接骨。治疟疾，肝炎，结膜炎，风湿骨痛，骨折，外伤出血。

【用法用量】10~15g，水煎服。

【附方】① 治疟疾：脉耳草 15g，斑鸠占 12g，红稗 15g，水煎服。

② 治肝炎：脉耳草 15g，水煎服。

4.129.22　伞房花耳草

HEDYOTIS CORYMBOSAE HERBA

【别名】水线草

【基原】来源于茜草科 Rubiaceae 耳草属 *Hedyotis* 伞房花耳草 *Hedyotis corymbosa*（L.）Lam. 全草入药。

【形态特征】一年生柔弱披散草本，高 10~40cm；茎和枝方柱形，无毛或棱上疏被短柔毛，分枝多。叶对生，近无柄，膜质，线形，长 1~2cm，宽 1~3mm，顶端短尖，基部楔形，干时边缘背卷，两面略粗糙或叶面的中脉上有极稀疏短柔毛；中脉在上面下陷；托叶膜质，鞘状，长

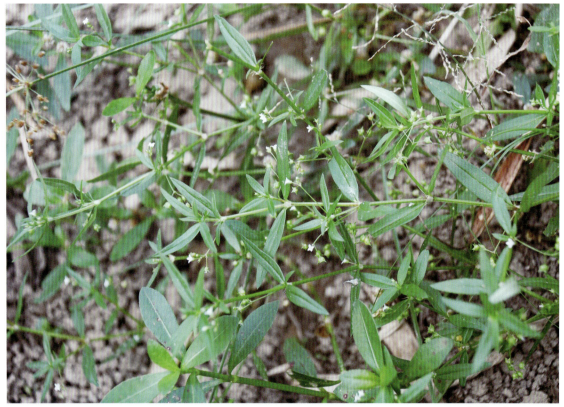

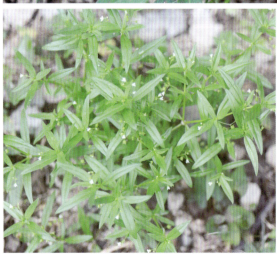
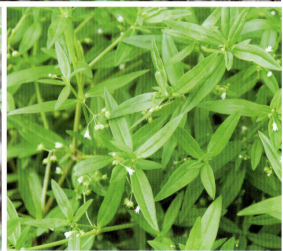

1~1.5mm，顶端有数条短刺。花序腋生，伞房花序式排列，有花 2~4 朵，罕有退化为单花，具纤细如丝、长 5~10mm 的总花梗；苞片微小，钻形，长 1~1.2mm；花 4 数，有纤细、长 2~5mm 的花梗；萼管球形，被极稀疏柔毛，基部稍狭，直径 1~1.2mm，萼檐裂片狭三角形，长约 1mm，具缘毛；花冠白色或粉红色，管形，长 2.2~2.5mm，喉部无毛，花冠裂片长圆形，短于冠管；雄蕊生于冠管内，花丝极短，花药内藏，长圆形，长 0.6mm，两端截平；花柱长 1.3mm，中部被疏毛，柱头 2 裂，裂片略阔，粗糙。蒴果膜质，球形，直径 1.2~1.8mm，有不明显纵棱数条，顶部平，宿存萼檐裂片长 1~1.2mm，成熟时顶部室背开裂；种子每室 10 粒以上，有棱，种皮平滑，干后深褐色。花、果期几乎全年。

【生境】生于海拔 100~400m 的水田、湿润地。

【分布】香港、广东、海南、广西、福建、浙江、贵州、四川。亚洲其他热带地区、非洲、美洲也有分布。

【采集加工】夏、秋采收，将全草晒干。

【性味归经】味甘，淡，性微凉。

【功能主治】清热解毒，利尿消肿，活血止痛。治阑尾炎，肝炎，泌尿系感染，支气管炎，扁桃体炎，喉炎，跌打损伤。外用治疮疖痈肿，毒蛇咬伤。

【用法用量】15~30g，水煎服。外用鲜品捣烂敷患处。

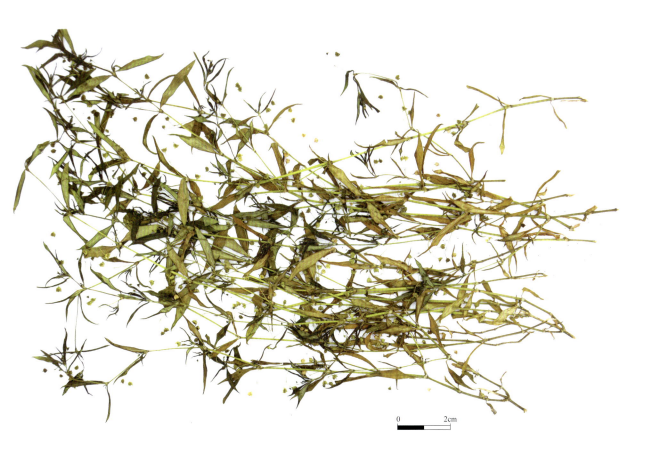

4.129.23　白花蛇舌草

HEDYOTIDIS DIFFUSAE HERBA

【别名】蛇舌草、蛇舌癀、蛇针草、蛇总管、二叶葎、蛇脷草

【基原】来源于茜草科 Rubiaceae 耳草属 Hedyotis 白花蛇舌草 Hedyotis diffusa Willd. [Oldenlandia diffusa（Willd.）Roxb.] 的全草入药。

【形态特征】一年生披散草本，高 20~50cm；茎稍扁，从基部开始分枝。叶对生，无柄，膜质，线形，长 1~3cm，宽 1~3mm，顶端短尖，边缘干后常背卷，上面光滑，下面有时粗糙；中脉在上面下陷，侧脉不明显；托叶长 1~2mm，基部合生，顶部芒尖。花 4 数，单生或双生于叶腋；花梗略粗壮，长 2~5mm，罕无梗或偶有长达 10mm 的花梗；萼管球形，长 1.5mm，萼檐裂片长圆状披针形，长 1.5~2mm，顶部渐尖，具缘毛；花冠白色，管形，长 3.5~4mm，冠管长 1.5~2mm，喉部无毛，花冠裂片卵状长圆形，长约 2mm，顶端钝；雄蕊生于冠管喉部，花丝长 0.8~1mm，花药突出，长圆形，与花丝等长或略长；花柱长 2~3mm，柱头 2 裂，裂片广展，有乳头状凸点。蒴果膜质，扁球形，直径 2~2.5mm，宿存萼檐裂片长 1.5~2mm，成熟时顶部室背

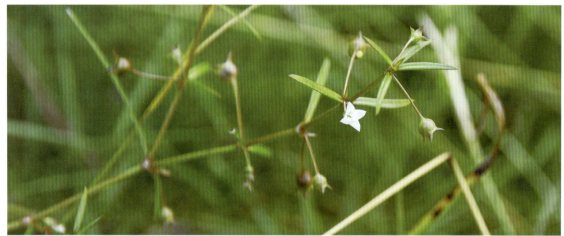

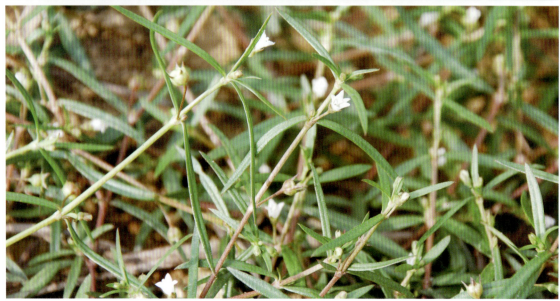

开裂；种子每室约 10 粒，具棱，干后深褐色，有深而粗的窝孔。花期春季。

【生境】生于田埂和潮湿的旷地上。

【分布】广东、香港、广西、海南、安徽、云南。热带亚洲余部，西至尼泊尔，日本也有分布。

【采集加工】夏、秋采收，将全草晒干。

【性味归经】味甘、淡，性凉。

【功能主治】清热解毒，利尿消肿，活血止痛。治肺热喘咳，扁桃体炎，咽喉炎，阑尾炎，痢疾，盆腔炎，恶性肿瘤，肝炎，泌尿系感染，跌打损伤。外用治疮疖痈肿，毒蛇咬伤。

【用法用量】15~60g，水煎服。外用适量，捣烂敷患处。

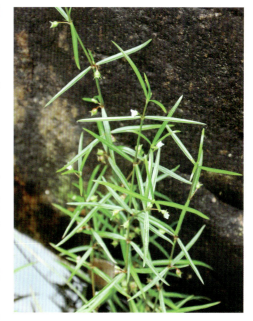

【附方】① 治胃癌、食管癌、直肠癌：白花蛇舌草 60g，薏苡仁 30g，黄药子 9g，乌药、龙葵各 3g，乌梅 6g，田三七 1.5g。水煎服，每日 1 剂。

② 治胃癌：白花蛇舌草、白茅根各 45g，薏苡仁 30g，红糖 90g。水煎，分 3 次服，每日 1 剂。

③ 治阑尾炎：a. 单纯性阑尾炎，发病在 1~2 天以内者，白花蛇舌草 30~60g，水煎服，每日 1~2 剂。b. 重症全身症状明显者，白花蛇舌草、海金沙藤、野菊花各 30~60g。水煎服。第一天服 3 剂，以后每日 1 剂。c. 白花蛇舌草、紫花地丁、大血藤各 30g，水煎，一天分 3 次服。

④ 治慢性盆腔炎：白花蛇舌草 30g，两面针、当归各 9g，穿破石、五指毛桃各 15g。水煎服，每日 1 剂，连服 3~4 周。

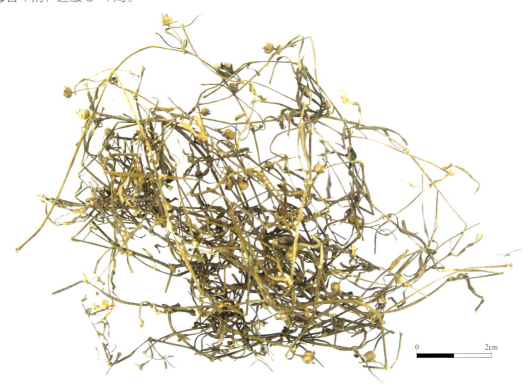

4.129.24　牛白藤

HEDYOTIS HEDYOTIDEAE HERBA

【别名】广花耳草、土五加皮、涂藤头、牛奶藤、土加藤

【基原】来源于茜草科 Rubiaceae 耳草属 Hedyotis 牛白藤 Hedyotis hedyotidea（DC.）Merr. [Oldenlandia hedyotidea（DC.）Hand.-Mazz.] 的根、藤、叶入药。

【形态特征】草质藤本。长 3~5m，触之有粗糙感；嫩枝方柱形，被粉末状柔毛，老时圆柱形。叶对生，膜质，长卵形或卵形，长 4~10cm，宽 2.5~4cm，顶端短尖或短渐尖，基部楔形或钝，叶面粗糙，背面被柔毛；侧脉每边 4~5 条，柔弱斜向上伸，在上面下陷，在下面微凸；叶柄长 3~10mm，上面有槽；托叶长 4~6mm，顶部截平，有 4~6 条刺状毛。花序腋生和顶生，由 10~20 朵花集聚而成一伞形花序；总花梗长 2.5cm 或稍过之，被微柔毛；花 4 数，有长约 2mm 的花梗；花萼被微柔毛，萼管陀螺形，长约 1.5mm，萼檐裂片线状披针形，长约 2.5mm，短尖，外反，在裂隙处常有 2~3 条不很明显的刺毛；花冠白色，管形，长 10~15mm，裂片披针形，长 4~4.5mm，外反，外面无毛，里面被疏长毛；雄蕊二型，内藏或伸出，在长柱花中内藏，在短柱花中突出；花丝基部具须毛，花药线形，基部 2 裂；柱头 2 裂，裂片长 1mm，被毛。蒴果近球形，长约 3mm，直径 2mm，宿存萼檐裂片外反，成熟时室间开裂为 2 果爿，果爿腹部直裂，顶部高出萼檐裂片；种子数粒，微小，具棱。花期 4~7 月。

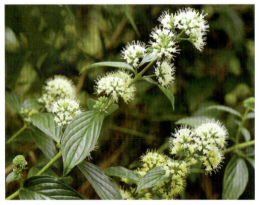

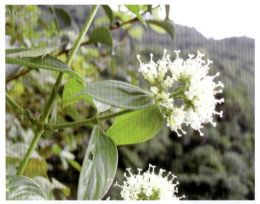

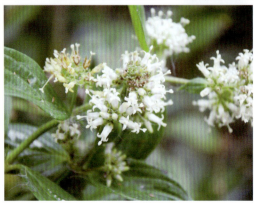

【生境】生于沟谷、灌丛或丘陵坡地。

【分布】广东、广西、云南、贵州、福建、台湾。越南也有分布。

【采集加工】夏、秋季采收，根、藤、叶晒干。

【性味归经】味甘、淡，性凉。

【功能主治】根、藤：祛风活络，消肿止血。叶：清热祛风。根、藤：治风湿关节痛，痔疮出血，疮疖痈肿，跌打损伤。叶：治感冒，肺热咳嗽，肠炎。外用治湿疹，皮肤瘙痒，带状疱疹。

【用法用量】15~30g，水煎服。叶外用适量，煎水洗患处。

【附方】治风湿性关节炎、腰肌劳损：牛白藤 30g，两面针 30g，石胡荽 30g，宽筋藤 60g，蟾酥 4.5g，没药、乳香各 6g。熬成膏药，制成 300 贴，每周一贴，敷患处。

4.129.25 粗毛耳草

HEDYOTIS MELLII HERBA

【别名】卷毛耳草、腰消竹

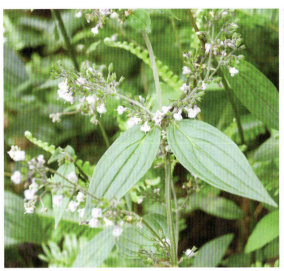
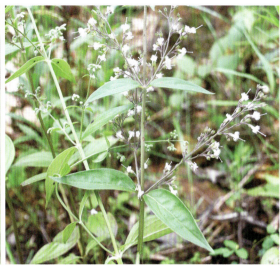

【基原】来源于茜草科 Rubiaceae 耳草属 Hedyotis 粗毛耳草 Hedyotis mellii Tutch. 的全草入药。

【形态特征】直立粗壮草本。高 30~90cm；茎和枝近方柱形，幼时被毛，老时光滑，干后暗黄色。叶对生，纸质，卵状披针形，长 5~9cm，有时过之，两面均被疏短毛；侧脉每边 3~4 条，明显，与中脉成锐角向上伸出；托叶阔三角形，被毛，顶端锥尖或 3 裂，两侧的裂片短，边全缘或具长疏齿，齿端具黑色腺点。花序顶生和腋生，为聚伞花序，多花，稠密，排成圆锥花序式，连同总花梗长 3~10cm；总花梗长 2~5cm，有狭小的苞片；花 4 数，与花梗均被干后呈黄褐色短硬毛；萼管杯形，长约 3mm，萼檐裂片卵状披针形，短尖；花冠长 6~7mm，冠管短，长 2~2.5mm，里面被茸毛，花冠裂片披针形，长 4~4.5mm，顶端外反；花丝下部被长柔毛，花药长圆形，罕有伸出冠管外；花柱无毛，长突出，柱头头状，微 2 裂。蒴果椭圆形，疏被短硬毛，长约 3mm，脆壳质，成熟时开裂为两个果爿，果爿腹部直裂；种子数粒，具棱，黑色。花期 6~7 月。

【生境】生于山地丛林、山坡上。

【分布】广东、广西、福建、江西、湖南。

【采集加工】夏、秋季采收，将全草晒干。

【性味归经】味甘，性平。

【功能主治】清热健胃，解毒，祛风，止血。治腰痛，消化不良，小儿伤食发热，痢疾，毒蛇咬伤，疮疖肿毒，乳腺炎，创伤出血。

【用法用量】9~15g，水煎服。外用鲜品捣烂敷患处。

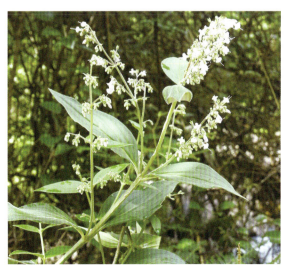

4.129.26　松叶耳草

HEDYOTIS PINIFOLIAE HERBA

【别名】了哥舌

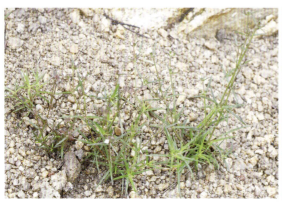
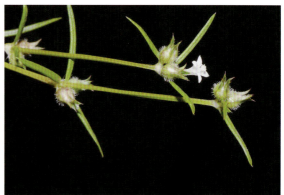

【基原】来源于茜草科 Rubiaceae 耳草属 Hedyotis 松叶耳草 Hedyotis pinifolia Wall. ex G. Don 的全草入药。

【形态特征】柔弱多分枝披散草本。高 10~25cm；枝纤细，锐四棱柱形，干时黑褐色。叶丛生，很少对生，无柄，坚硬而挺直，线形，长 12~25mm，宽 1~2mm，顶端短尖，边缘干时背卷，两面粗糙，很少被毛；中脉在上面压入，侧脉不明显；托叶下部合生成短鞘，顶部分裂成长短不等的数条刺毛。团伞花序有花 3~10 朵，顶生和腋生，无总花梗；苞片披针形，长 3~4mm，被疏毛和具缘毛；花 4 数，具长 0.8~1mm 的花梗；萼管倒圆锥形，长 1~1.5mm，被疏硬毛，萼檐下部管状，长达 2mm，裂片钻形，长约 1mm，长渐尖，具缘毛；花冠管状，长 8~8.5mm，管长 4~4.2mm，裂片长圆形；雄蕊着生于冠管喉部，花丝长约 2mm，花药伸出，长圆形，两端钝，

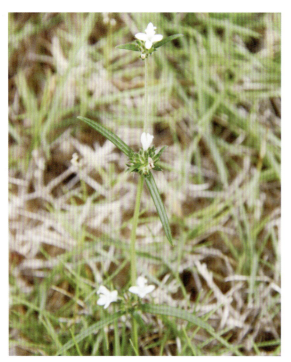

比花丝短 2/3；花柱长 9mm，柱头 2 裂，裂片线形，长约 1mm，广展，内弯。蒴果近卵形，长 2.5~3mm，直径 1.5~2mm，中部以上被疏硬毛，成熟时仅顶部开裂，宿存萼檐裂片长 1~1.2mm；种子每室数粒，具棱，干后浅褐色。花期 5~8 月。

【生境】生于丘陵、旷地或海滩砂地上。

【分布】香港、广东、海南、广西、云南。印度、尼泊尔、泰国、老挝、越南、柬埔寨、马来西亚也有分布。

【采集加工】夏、秋季采收，将全草晒干。

【性味归经】味甘、淡，性凉。

【功能主治】清热止血，散结消肿。治潮热，小儿疳积。

【用法用量】10~15g，水煎服。

4.129.27 纤花耳草

HEDYOTIS TENELLIFLORAE HERBA

【别名】虾子草、鸡口舌

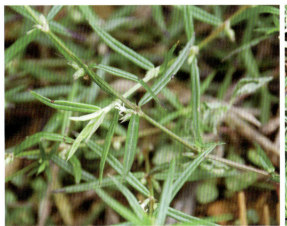
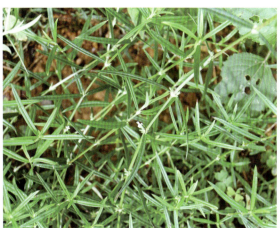

【基原】来源于茜草科 Rubiaceae 耳草属 Hedyotis 纤花耳草 Hedyotis tenelliflora Bl. 的全草入药。

【形态特征】柔弱披散多分枝草本。高15~40cm，全株无毛；枝的上部方柱形，有4锐棱，下部圆柱形。叶对生，无柄，薄革质，线形或线状披针形，长2~5cm，宽2~4mm，顶端短尖或渐尖，基部楔形，微下延，边缘干后反卷，叶面变黑色，密被圆形、透明的小鳞片，背面光滑，颜色较淡；中脉在上面压入，侧脉不明显；托叶长3~6mm，基部合生，略被毛，顶部撕裂，裂片刚毛状。花无梗，1~3朵簇生于叶腋内，有针形、长约1mm、边缘有小齿的苞片；萼管倒卵状，长约1mm，萼檐4裂片，线状披针形，长约1.8mm，具缘毛；花冠白色，漏斗形，长3~3.5mm，冠管长约2mm，裂片长圆形，长1~1.5mm，顶端钝；雄蕊着生于冠管喉部，花丝长约1.5mm，花药伸出，长圆形，两端钝，比花丝略短；花柱长约4mm，柱头2裂，裂片极短。蒴果卵形或近球形，长2~2.5mm，直径1.5~2mm，宿存萼檐裂片仅长1mm，成熟时仅顶部开裂；种子每室多数，微小。花期4~11月。

【生境】生于山谷两旁坡地或田埂上。

【分布】香港、广东、广西、海南、江西、浙江、云南。印度、越南、马来西亚、菲律宾、柬埔寨也有分布。

【采集加工】夏、秋季采收，将全草晒干。

【性味归经】味苦，性寒。

【功能主治】清热解毒，祛瘀止痛。治肺热咳嗽，慢性肝炎，鼓胀，肠痈，赤白痢下，痢疾，跌打损伤，毒蛇咬伤。

【用法用量】15~30g，水煎服。外用鲜品捣烂敷患处。

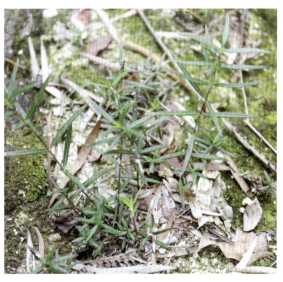

4.129.28 粗叶耳草

HEDYOTIS VERTICILLATAE HERBA

【别名】节节花

【基原】来源于茜草科 Rubiaceae 耳草属 Hedyotis 粗叶耳草 Hedyotis verticillata（L.）Lam. [H. hispida Retz.] 的全草入药。

【形态特征】一年生披散草本。高 25~30cm；枝常平卧，上部方柱形，下部近圆柱形，密被或疏被短硬毛。叶对生，具短柄或无柄，纸质或薄革质，椭圆形或披针形，长 2.5~5cm，宽 6~20mm，顶端短尖或渐尖，基部楔形或钝，两面均被短硬毛，触之刺手，干后边缘反卷；无侧脉，仅具中脉 1 条，中脉在上面压入；托叶略被毛，基部与叶柄合生成鞘，顶部分裂成数条刺毛，刺毛长 3~4mm。团伞花序腋生，无总花梗，有披针形、长 3~4mm 的苞片；花无花梗；萼管倒圆锥形，长约 1mm，被硬毛，萼檐 4 裂片，披针形，长 1~1.5mm；花冠白色，近漏斗形，除花冠裂片顶端有髯毛外无毛，长 3.8~4mm，冠管长约 2mm，顶部 4 裂，裂片披针形，长 1.8~2mm；雄蕊生于冠管喉部，花丝长约 2mm，花药伸出，长圆形，两端钝，长仅 1mm；花柱长 4~4.5mm，顶端膨大，头状，粗糙。蒴果卵形，长 1.5~2.5mm，直径 1.5~2mm，被硬毛，成熟时仅顶部开裂，冠以长 1.5~2.5mm 的宿存萼檐裂片；种子每室多数，具棱，干时浅褐色。花期 3~11 月。

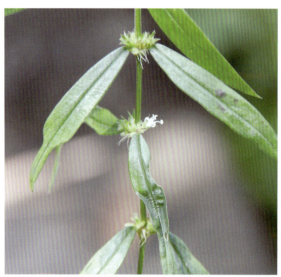

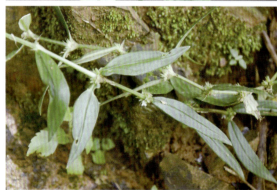

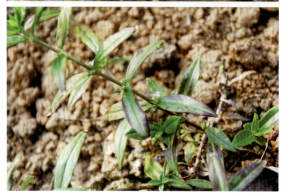

【生境】生于低海拔至中海拔丘陵地带的草丛或路旁、疏林下。

【分布】香港、广东、海南、广西、云南、贵州、浙江。日本、印度、尼泊尔、泰国、老挝、柬埔寨、越南、马来西亚、印度尼西亚也有分布。

【采集加工】夏、秋季采收，将全草晒干。

【性味归经】味苦，性凉。

【功能主治】清热解毒，消肿止痛。治小儿麻痹症（瘫痪），感冒发热咽喉痛，胃肠炎。外用治蛇咬伤，蜈蚣咬伤，狗咬伤。

【用法用量】15~30g，水煎服。外用适量捣烂敷伤口。

4.129.29 龙船花

IXORAE CHINENSIS HERBA

【别名】百日红、映山红、红缨树

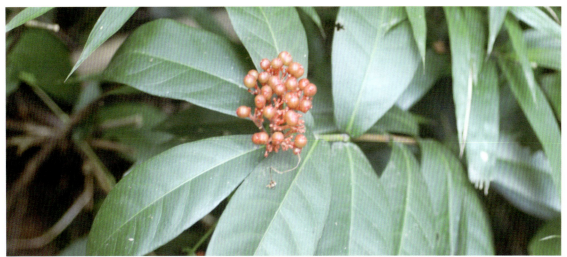

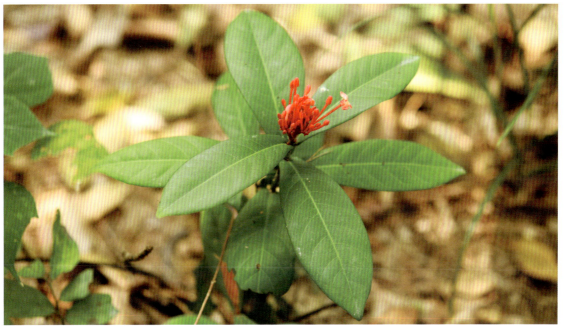

【基原】来源于茜草科 Rubiaceae 龙船花属 *Ixora* 龙船花 *Ixora chinensis* Lam. 的根、茎、花入药。

【形态特征】灌木。高 0.8~2m，无毛；小枝初时深褐色，有光泽，老时呈灰色，具线条。叶对生，披针形、长圆状披针形至长圆状倒披针形，长 6~13cm，宽 3~4cm，顶端钝或圆形，基部短尖或圆形；中脉在上面扁平成略凹入，在下面凸起，侧脉每边 7~8 条，纤细，明显，近叶缘处彼此联结，横脉松散，明显；叶柄极短而粗或无；托叶长 5~7mm，基部阔，合生成鞘形，顶端长渐尖，渐尖部分成锥形，比鞘长。花序顶生，多花，具短总花梗；总花梗长 5~15mm，与分枝均呈红色，罕有被粉状柔毛，基部常有小型叶 2 枚承托；苞片和小苞片微小，生于花托基部的成对；

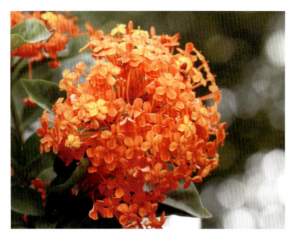

花有花梗或无；萼管长 1.5~2mm，萼檐 4 裂，裂片极短，长 0.8mm，短尖或钝；花冠红色或红黄色，盛开时长 2.5~3cm，顶部 4 裂，裂片倒卵形或近圆形，扩展或外反，长 5~7mm，宽 4~5mm，顶端钝或圆形；花丝极短，花药长圆形，长约 2mm，基部 2 裂；花柱短，伸出冠管外，柱头 2，初时靠合，盛开时叉开，略下弯。果近球形，双生，中间有 1 沟，成熟时红黑色；种子长、宽 4~4.5mm，上面凸，下面凹。花期 5~7 月。

【生境】散生于疏林下、灌丛中或旷野路旁。

【分布】香港、广东、海南、广西、福建、台湾。越南、菲律宾、马来西亚、印度尼西亚也有分布。

【采集加工】夏、秋季采收，全株切段晒干。

【性味归经】味苦、涩，性凉。

【功能主治】散瘀止血，调经，降压。根、茎：治肺结核咯血，胃痛，风湿关节痛，跌打损伤。花：治月经不调，闭经，高血压病。

【用法用量】根、茎 15~30g，花 9~15g，水煎服。

【注意】孕妇忌服。

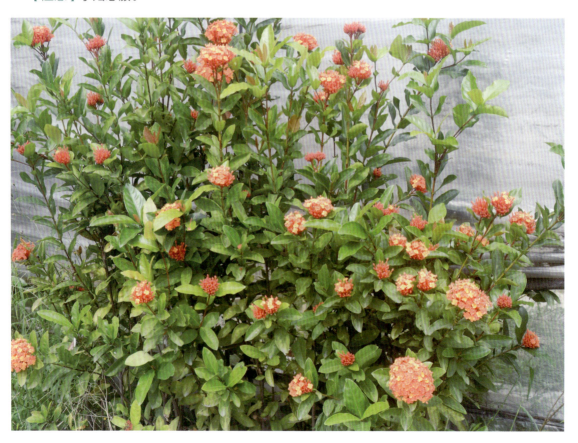

4.129.30 粗叶木

LASIANTHI CHINENSIS RADIX

【别名】粗叶树、木鸡屎藤、树鸡屎藤、鸡屎木

【基原】来源于茜草科 Rubiaceae 粗叶木属 *Lasianthus* 粗叶木 *Lasianthus chinensis* Benth. 的根入药。

【形态特征】灌木或小乔木。高 2~6m；枝和小枝均粗壮，被褐色短柔毛。叶薄革质或厚纸质，通常为长圆形或长圆状披针形，很少椭圆形，长 12~25cm，宽 2.5~6cm，顶端常骤尖或有时近

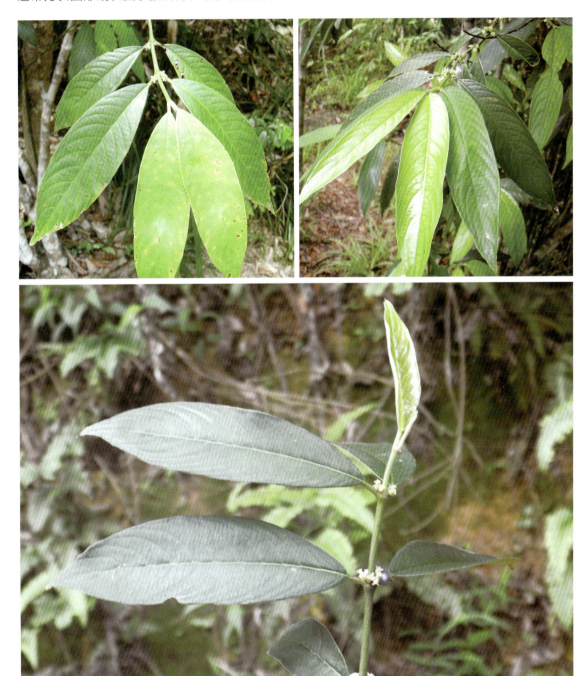

短尖,基部阔楔形或钝,叶面无毛或近无毛,干时变黑色或黑褐色,微有光泽,背面中脉、侧脉和小脉上均被较短的黄色短柔毛;中脉粗大,侧脉每边9~14条;叶柄粗壮,长8~12mm,被黄色茸毛;托叶三角形,长约2.5mm,被黄色茸毛。花无梗,常3~5朵簇生叶腋,无苞片;萼管卵圆形或近阔钟形,长4~4.5mm,密被茸毛,萼檐通常4裂,裂片卵状三角形,长约1mm,很少达1.5mm,下弯,边缘内折,里面无毛;花冠通常白色,有时带紫色,近管状,被茸毛,管长8~10mm,喉部密被长柔毛,裂片5~6枚,披针状线形,长4~5mm,顶端内弯,有一长约1mm的刺状长喙;雄蕊6枚,生冠管喉部,花丝极短,花药线形,长约1.8mm;子房6室,花柱长6~7mm,柱头线形,长1.5~2mm。核果近卵球形,直径6~7mm,成熟时蓝色或蓝黑色,通常有6个分核。花期5月;果期9~10月。

【生境】生于山谷溪畔或湿润疏林下。

【分布】广东、香港、海南、福建、台湾、广西、云南。越南、泰国、马来西亚也有分布。

【采集加工】夏、秋季采收,根切片晒干。

【性味归经】味甘、涩,性平。

【功能主治】补肾活血,行气,驱风,止痛。治风湿腰痛,骨痛。

【用法用量】90~120g,水煎服。

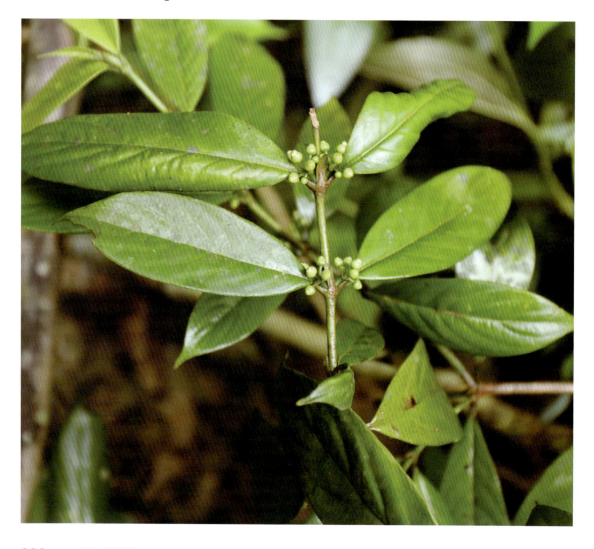

4.129.31 巴戟天

MORINDAE OFFICINALIS RADIX

【别名】鸡肠风、鸡眼藤、黑藤钻、兔仔肠、三角藤、糠藤

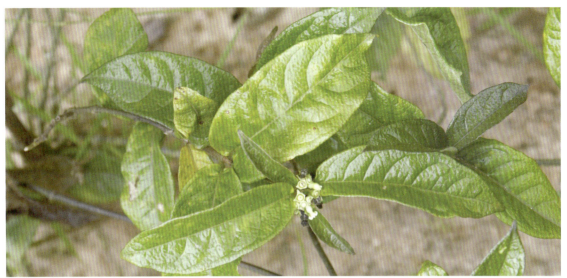

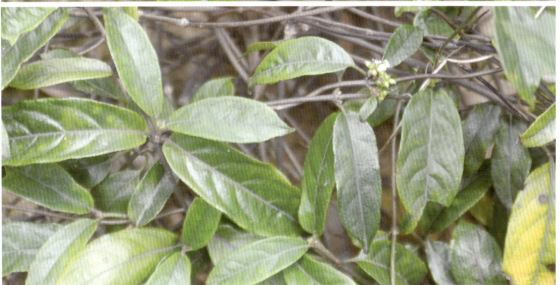

【基原】来源于茜草科 Rubiaceae 巴戟天属 Morinda 巴戟天 Morinda officinalis How 的肉质根入药。

【形态特征】藤本。肉质根不定位缢缩，根肉略紫红色，干后紫蓝色。叶薄或稍厚，纸质，干后棕色，长圆形、卵状长圆形或倒卵状长圆形，长 6~13cm，宽 3~6cm，顶端急尖或具小短尖，基部钝、圆或楔形，边全缘，叶面初时被稀疏、紧贴长粗毛，后变无毛，中脉线状隆起，多少被刺状毛，背面无毛或中脉处被疏短粗毛，脉腋有短束毛或无毛；侧脉每边（4）5~7；叶柄长 4~11mm，下面密被短粗毛；托叶长 3~5mm，顶端截平，干膜质，易碎落。顶生头状花序 3~7 个排成伞形花序状；总花梗长 5~10mm，被短柔毛，基部常具卵形或线形总苞片 1；有花 4~10 朵；花（2）3（4）基数；花萼倒圆锥状，顶端具波状齿 2~3，外侧一齿特大，三角状披针形；

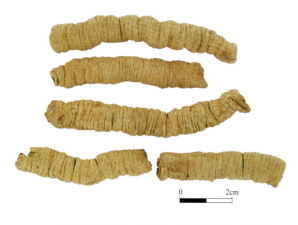

花冠白色，近钟状，稍肉质，长 6~7mm，冠管长 3~4mm，顶端收狭呈壶状，通常 3 裂，有时 4 裂或 2 裂；雄蕊与花冠裂片同数，着生于裂片侧基部，花丝极短，花药背着，长约 2mm；花柱短，棒状，自顶端 2 裂至中部或近基部，裂片等长或不等长，子房（2）3（4）室，每室有胚珠 1 颗。聚合果红色，扁球形或近球形，直径 5~11mm；核果具分核（2）3（4）个；分核三棱形；种子黑色，略呈三棱形，无毛。花期 5~6 月；果期 10~11 月。

【生境】野生或栽培，生于林缘或疏林下。

【分布】福建、广东、海南、广西。中南半岛余部也有分布。

【采集加工】全年均可采挖，洗净，除去须根，晒至六七成干，轻轻捶扁，备用。

【药材性状】本品呈扁圆柱形，略弯曲，长短不等，直径 5~20mm。表面灰黄色或暗灰色，具纵纹和横裂纹，有的皮部横向断离露出木部；质韧，断面皮部厚，紫色或淡紫色，易与木部剥离；木部坚硬，黄棕色或黄白色，直径 1~5mm。气微，味甘而微涩。

【性味归经】味辛、甘，性微温。归肾、肝经。

【功能主治】补肾阳，强筋骨，祛风湿。治肾虚阳痿，小腹冷痛，风寒湿痹，腰膝酸软，神经衰弱，宫寒不孕，早泄遗精，月经不调。

【用法用量】3~10g，水煎服。

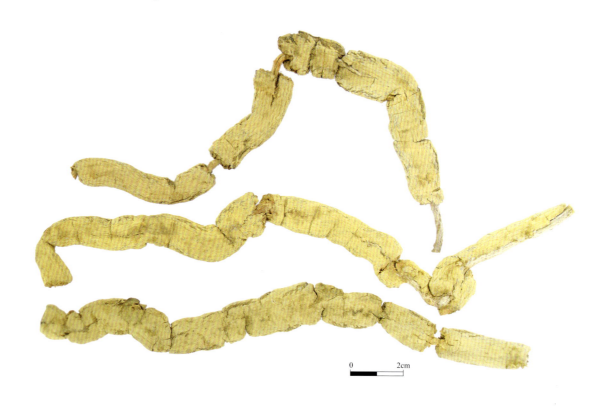

4.129.32　百眼藤

MORINDAE PARVIFOLIAE HERBA

【别名】鸡眼藤、小叶巴戟天、五眼子

【基原】来源于茜草科 Rubiaceae 巴戟天属 Morinda 百眼藤 Morinda parvifolia Bartl. et DC. 的全株入药。

【形态特征】攀援、缠绕或平卧藤本。嫩枝密被短粗毛或绣毛、粗柔毛，老枝棕色或稍紫蓝色，具细棱。叶形多变，生旱阳裸地者叶为倒卵形至倒卵圆形，具大小二型叶，生疏阴旱裸地者叶为线状披针形至线形，攀援于灌木者叶为倒卵状披针形、倒披针形、倒卵状长圆形或线状长圆形，长2~5（7）cm，宽0.3~3cm，顶端急尖、渐尖或具小急尖，基部楔形，边全缘或具疏缘毛，叶面初时被稍密粗毛，后被疏颗粒状短粗毛或无毛，中脉通常被颗粒状短毛，背面初时被柔毛，后变无毛，中脉通常被短硬毛，侧脉在叶面不明显，背面明显，每边3~4(6)条；托叶筒状，干膜质，长2~4mm，顶端截平，每边常具刚毛状伸出物1~2。顶生头状花序（2）3~9个排成伞形花序状；总花梗长0.6~2.5cm，被短细毛，基部常具钻形或线形总苞片1；头状花序球形或稍呈圆锥状，罕呈柱状，直径5~8mm，具花3~15（17）朵，花4~5基数；花萼上部环状，顶常具1~3针状或波状齿，有时无齿，背面常具毛状或钻状苞片1；花冠白色，长6~7mm，管部内面无毛，顶部4~5裂，裂片长圆形，顶端钩状内折，内面中部以下至喉部密被髯毛；雄蕊与花冠裂片同数，着生于裂片侧基部，花药长圆形，长1.5~2mm，外露，花丝长1.8~3mm；花柱外伸，柱头长圆形，2裂，外反，或无花柱，柱头圆锥状，子房2~4室，每室有胚珠1颗。聚花果橙红色

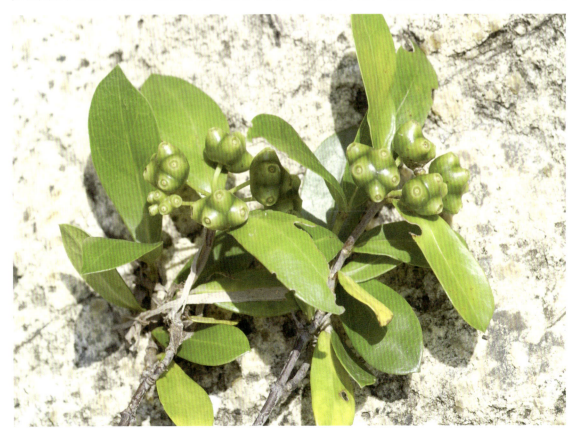

至橘子红色，近球形，直径 6~15mm，核果具分核 2~4 个；分核三棱形；种子角质，无毛。花期 4~6 月；果期 7~8 月。

【生境】生于丘陵地带。

【分布】香港、广东、海南、江西、福建、台湾、广西。菲律宾、越南也有分布。

【采集加工】夏、秋采收，全株晒干备用。

【性味归经】味甘，性凉。

【功能主治】清热利湿，化痰止咳，散瘀止痛。治感冒咳嗽，支气管炎，百日咳，腹泻，跌打损伤，腰肌劳损，湿疹。

【用法用量】15~30g，水煎服。

【附方】治支气管炎、百日咳：百眼藤 30g。水煎服。

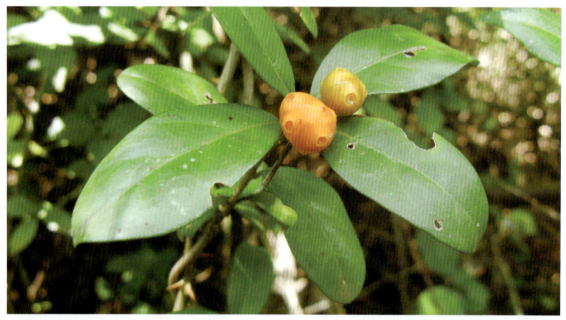

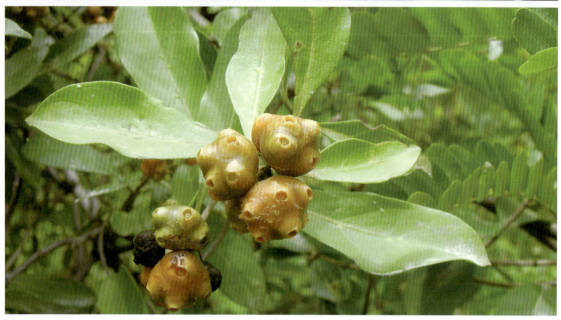

4.129.33　羊角藤

MORINDAE UMBELLATAE RADIX SEU CAULIS ET FDIUM

【别名】乌苑藤、假巴戟天

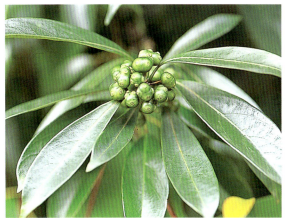
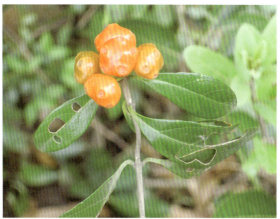

【基原】来源于茜草科 Rubiaceae 巴戟天属 Morinda 羊角藤 Morinda umbellata L. 的根或全株入药。

【形态特征】藤本。叶纸质或革质，倒卵形、倒卵状披针形或倒卵状长圆形，长 6~9cm，宽 2~3.5cm，顶端渐尖或具小短尖，基部渐狭或楔形，全缘，叶面常具蜡质，光亮，无毛，背面淡棕黄色或禾秆色；中脉通常两面无毛，罕被粒状细毛，侧脉每边 4~5 条，斜升，无毛或有时下面具粒状疏细毛；叶柄长 4~6mm，常被不明显粒状疏毛；托叶筒状，干膜质，长 4~6mm，顶截平。花序 3~11 伞状排列于枝顶；花序梗长 4~11mm，被微毛；头状花序直径 6~10mm，具花 6~12 朵；花 4~5 基数，无花梗；各花萼下部彼此合生，上部环状，顶端平，无齿；花冠白色，稍呈钟状，长约 4mm，檐部 4~5 裂，裂片长圆形，顶部向内钩状弯折，外面无毛，内面中部以下至喉部密被髯毛，管部宽，长与直径均约 2mm，无毛；雄蕊与花冠裂片同数，着生于裂片侧基部，花药长约 1.2mm，花丝长约 1.5mm；花柱通常不存在，柱头圆锥状，常二裂，着生于子房顶或子房顶凹洞内，子房下部与花萼合生，2~4 室，每室胚珠 1 颗，着生于隔膜下部。果序梗长 5~13mm；聚花核果由 3~7 花发育而成，成熟时红色，近球形或扁球形，直径 7~12mm。花期 6~7 月；果熟期 10~11 月。

【生境】生于丘陵地带。

【分布】我国西南部至东南部。印度、斯里兰卡、菲律宾也有分布。

【采集加工】全年可采，鲜用或晒干。

【性味归经】味甘，性凉。

【功能主治】祛风除湿，止痛，止血。治胃痛，风湿关节痛；叶外用治创伤出血。

【用法用量】15~30g，水煎服。外用鲜品捣烂敷患处。

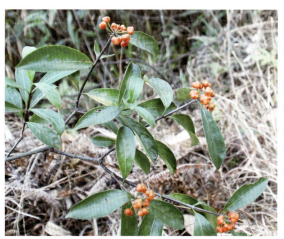

4.129.34 大叶白纸扇

MUSSAENDAE ESQUIROLII RAMUS ET FOLIUM

【别名】贵州玉叶金花

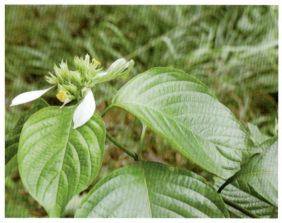
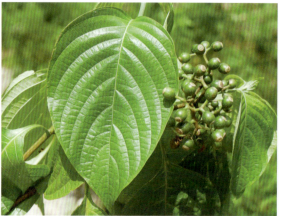

【基原】来源于茜草科 Rubiaceae 玉叶金花属 Mussaenda 大叶白纸扇 Mussaenda esquirolii Lévl. 的枝和叶入药。

【形态特征】攀援灌木，高 1~3m。叶对生，薄纸质，阔卵形或阔椭圆形，长 10~20cm，宽 5~10cm，顶端骤渐尖或短尖，基部楔形或圆形，叶面淡绿色，背面浅灰色，幼嫩时两面有稀疏贴伏毛，脉上毛较稠密，老时两面均无毛；侧脉 9 对，向上拱曲；叶柄长 1.5~3.5cm，有毛；托叶卵状披针形，常 2 深裂或浅裂，短尖，长 8~10mm，外面疏被贴伏短柔毛。聚伞花序顶生，有花序梗，花疏散；苞片托叶状，较小，小苞片线状披针形，渐尖，长 5~10mm，被短柔毛；花梗长约 2mm；花萼管陀螺形，长约 4mm，被贴伏的短柔毛，萼裂片近叶状，白色，披针形，长渐尖或短尖，长达 1cm，宽 2~2.5mm，外面被短柔毛；花叶倒卵形，短渐尖，长 3~4cm，近无毛，柄长 5mm；花冠黄色，花冠管长 1.4cm，上部略膨大，外面密被贴伏短柔毛，膨大部内面密被棒状毛，花冠裂片卵形，有短尖头，长 2mm，基部宽 3mm，外面有短柔毛，内面密被黄色小疣突；

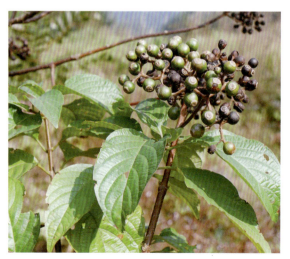

雄蕊着生于花冠管中部，花药内藏；花柱无毛，柱头 2 裂，略伸出花冠外。浆果近球形，直径约 1cm。花期 5~7 月；果期 7~10 月。

【生境】生于低山林下。

【分布】广东、广西、江西、贵州、湖南、湖北、四川、安徽、福建和浙江。

【采集加工】夏、秋季采收，枝、叶晒干。

【性味归经】味苦、微甘，性凉。

【功能主治】清热解毒，利湿。治疮疖，咽喉炎，痢疾，小便不利，无名肿毒。

【用法用量】10~30g，水煎服。

4.129.35 广东玉叶金花

MUSSAENDAE KWANGTUNGENSIS RADIX

【基原】来源于茜草科 Rubiaceae 玉叶金花属 Mussaenda 广东玉叶金花 Mussaenda kwangtungensis Li 的根入药。

【形态特征】攀援灌木，高 1~2.5m；枝褐色，小枝圆柱形，褐色，被灰色短柔毛。叶对生，薄纸质，披针状椭圆形，长 7~8cm，宽 2~3cm，顶端长渐尖，基部渐狭窄，两面均被稀疏短柔毛或近无毛，但在两面脉上有较密的柔毛；侧脉 4~6 对，向上弧曲，两面均明显；叶柄长约 5mm，密被短柔毛；托叶 2 全裂，裂片线形，长 1.5~2mm，被短柔毛，早落。聚伞花序顶生，略分枝，紧密，总花梗长约 5mm，被短柔毛；花近无梗，花萼管长圆形，长 2~2.5mm，被短柔毛，萼裂片线形，长 3~3.5mm，密被短柔毛；花叶长椭圆状卵形，长 3.5~5cm，宽 1.5~2.5cm，顶端短尖，基部楔形，有纵脉 5 条，柄长 1.5cm；花冠黄色，花冠管长约 4cm，宽 1mm，向上略膨大，外面有短柔毛，内面的上部密被黄色棒形毛，花冠裂片卵形，渐尖，长 5mm，外面密被柔毛，里面密生黄色小疣突；雄蕊内藏，花药长 5mm；花柱极短，长 3mm，柱头 2 裂。花期 5~9 月。

【生境】生于路旁、田野、旷野。

【分布】广东、香港、广西、湖南。

【采集加工】夏、秋季采收，根切段晒干。

【性味归经】味辛，性微温。

【功能主治】清热解毒，散热解表。治外感发热。

【用法用量】15~20g，水煎服。

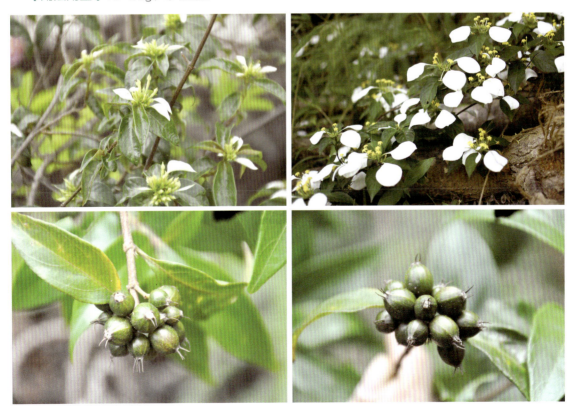

4.129.36　玉叶金花

MUSSAENDAE PUBESCENTIS RADIX ET CAULIS

【别名】白纸扇、山甘草、凉口茶、仙甘藤、蝴蝶藤、凉藤子

【基原】来源于茜草科 Rubiaceae 玉叶金花属 Mussaenda 玉叶金花 Mussaenda pubescens W.T. Ait. 的茎和根入药。

【形态特征】攀援灌木，嫩枝被贴伏短柔毛。叶对生或轮生，膜质或薄纸质，卵状长圆形或卵状披针形，长5~8cm，宽2~2.5cm，顶端渐尖，基部楔形，叶面近无毛或疏被毛，背面密被短柔毛；叶柄长3~8mm，被柔毛；托叶三角形，长5~7mm，深2裂，裂片钻形，长4~6mm。聚伞花序顶生，密花；苞片线形，有硬毛，长约4mm；花梗极短或无梗；花萼管陀螺形，长3~4mm，被柔毛，萼裂片线形，通常比花萼管长2倍以上，基部密被柔毛，向上毛渐稀疏；花叶阔椭圆形，

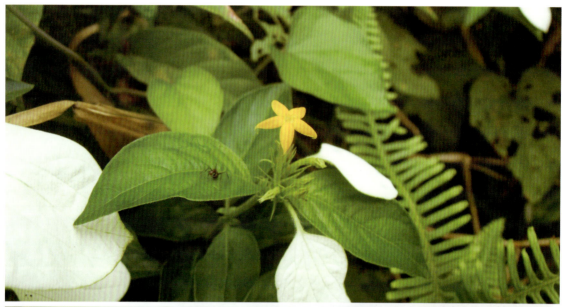

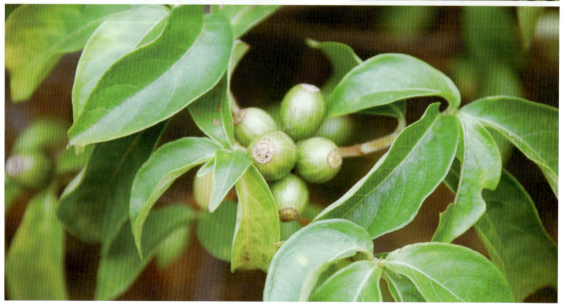

长 2.5~5cm，宽 2~3.5cm，有纵脉 5~7 条，顶端钝或短尖，基部狭窄，柄长 1~2.8cm，两面被柔毛；花冠黄色，花冠管长约 2cm，外面被贴伏短柔毛，内面喉部密被棒形毛，花冠裂片长圆状披针形，长约 4mm，渐尖，内面密生金黄色小疣突；花柱短，内藏。浆果近球形，长 8~10mm，直径 6~7.5mm，疏被柔毛，顶部有萼檐脱落后的环状疤痕，干时黑色，果柄长 4~5mm，疏被毛。花期 6~7 月。

【生境】生于灌丛、沟谷或村旁。

【分布】海南、广东、香港、广西、福建、湖南、江西、浙江、台湾。

【采集加工】夏、秋季采收，茎、根晒干。

【性味归经】味甘、淡，性凉。

【功能主治】清热解暑，凉血解毒。治中暑，感冒，支气管炎，扁桃体炎，咽喉炎，肾炎水肿，肠炎，子宫出血，毒蛇咬伤。

【用法用量】15~30g，水煎服。

【附方】① 预防中暑：玉叶金花藤 30g，水煎，当茶饮。

② 治感冒、发热、咳嗽：感冒冲服剂，每次服 1 包（9g），每天 2 次。

③ 治感冒、中暑：玉叶金花藤、牡荆叶各等量，制茶，加薄荷少许，泡水饮用。

④ 治湿热小便不利：玉叶金花藤 30g，鲜金银花藤 60g，车前草 30g。水煎服。

⑤ 治暑湿腹泻：玉叶金花藤 60g，大叶桉 18g，水煎。每日 1 剂，分 3 次服。

⑥ 治子宫出血：玉叶金花根 15g，水煎服或鲜嚼食汁。

4.129.37　乌檀

NAUCLEAE OFFICINALIS CORTEX ET CAULIS

【别名】胆木、山熊胆、熊胆树、树黄柏

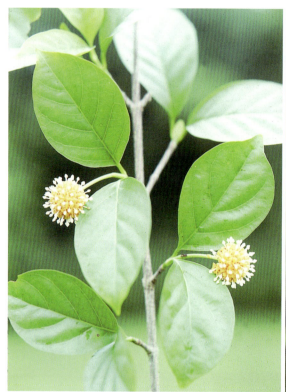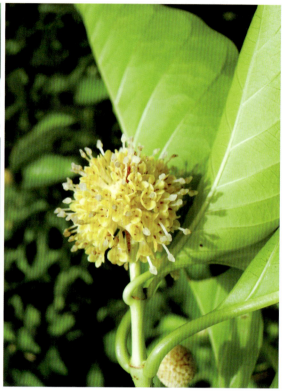

【基原】来源于茜草科 Rubiaceae 乌檀属 Nauclea 乌檀 Nauclea officinalis（Pirre ex Pitard）Merr. et Chun 的树枝条、树干、树皮入药。

【形态特征】乔木。高 4~15m；小枝纤细，光滑；顶芽倒卵形。叶纸质，椭圆形，稀倒卵形，长 7~9cm，宽 3.5~5cm，顶端渐尖，略钝头，基部楔形，干时叶面深褐色，背面浅褐色；侧脉 5~7 对，纤细，近叶缘处联结，两面微隆凸；叶柄长 10~15mm；托叶早落，倒卵形，长 6~10mm，顶端圆。头状花序单个顶生；总花梗长 1~3cm，中部以下的苞片早落。果序中的小果融合，成熟时黄褐色，直径 9~15mm，表面粗糙；种子长 1mm，椭圆形，一面平坦，一面拱凸，种皮黑色有光泽，有小窝孔。花期夏季。

【生境】生于山地杂木林中。

【分布】香港、广东、海南、广西、云南。越南、柬埔寨、老挝、泰国、马来西亚、印度尼西亚也有分布。

【采集加工】夏、秋季采收，树枝条、树干、树皮切片晒干。

【性味归经】味苦，性寒。

【功能主治】清热解毒，消肿止痛。治感冒发热，急性扁桃体炎，咽喉炎，支气管炎，肺炎，泌尿系感染，肠炎，胆囊炎。外用治乳腺炎、痈疖脓肿。

【用法用量】15~30g，水煎服。外用适量鲜品捣烂外敷或煎水洗患处。

【附方】① 治上呼吸道感染：胆木注射液，每毫升相当于生药1g，每次肌内注射2ml，每日1次。

② 治钩端螺旋体病：a.胆木注射液（每毫升含胆木的乙醇提取物3g），每8小时肌内注射1次，每次2~3ml，用至体温正常后2~3天。有出血倾向者加紫珠草30g，水煎，1日分3次服。b.胆木合剂：胆木、大青叶、地胆草、紫珠草各60~90g（小儿酌减），加水3碗，煎成1碗，分3次口服。在口服胆木合剂的同时可加用胆木注射液。

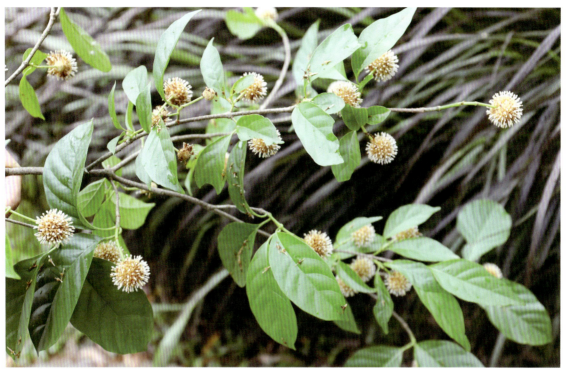

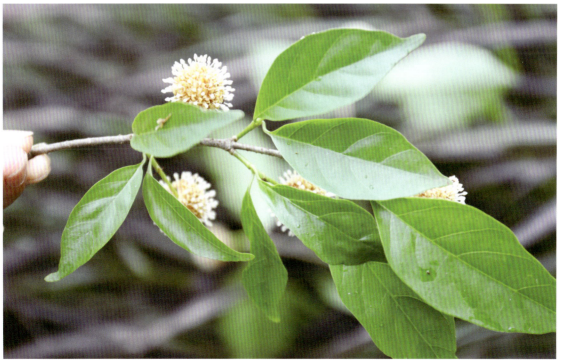

4.129.38 薄叶新耳草

NEANOTIS HIRSUTAE HERBA

【基原】来源于茜草科 Rubiaceae 新耳草属 Neanotis 薄叶新耳草 Neanotis hirsuta（L. f.）W. H. Lewis 的全草入药。

【形态特征】匍匐草本，下部常生不定根；茎柔弱，具纵棱。叶卵形或椭圆形，长 2~4cm，宽 1~1.5cm，顶端短尖，基部下延至叶柄，两面被毛或近无毛；叶柄长 4~5mm；托叶膜质，基部合生，宽而短，顶部分裂成刺毛状。花序腋生或顶生，有花 1 至数朵，常聚集成头状，有长 5~10mm、纤细、不分枝的总花梗；花白色或浅紫色，近无梗或具极短的花梗；萼管管形，萼檐裂片线状披针形，顶端外反，比萼管略长；花冠漏斗形，长 4~5mm，裂片阔披针形，顶端短尖，比冠管短；花柱略伸出，柱头 2 浅裂。蒴果扁球形，直径 2~2.5mm，顶部平，宿存萼檐裂片长约 1.2mm；种子微小，平凸，有小窝孔。花、果期 7~10 月。

【生境】生于林下或溪旁湿地上。

【分布】香港、云南、江苏、浙江、湖南、广东、江西。印度、日本、印度尼西亚也有分布。

【采集加工】夏、秋季采收，将全草晒干。

【性味归经】味辛、苦，性寒。

【功能主治】清热明目，祛痰利尿。治目赤肿痛，尿频尿痛。

【用法用量】10~15g，水煎服。

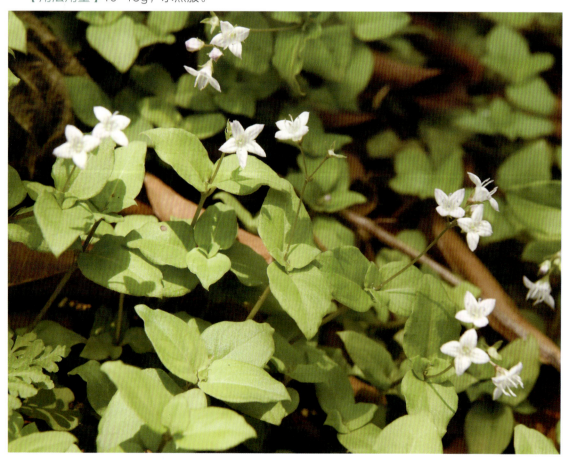

4.129.39 广州蛇根草

OPHIORRHIZAE CANTONENSIS HERBA

【基原】来源于茜草科 Rubiaceae 蛇根草属 *Ophiorrhiza* 广州蛇根草 *Ophiorrhiza cantonensis* Hance 的根状茎入药。

【形态特征】多年生草本，高达 60cm。叶纸质，长圆状椭圆形、卵状长圆形或长圆状披针形，长 10~15cm，顶端渐尖或骤然渐尖，基部楔形或渐狭，全缘，两面无毛或上面散生稀疏短糙毛；侧脉每边 9~12 条；叶柄长 1.5~4cm，压扁。花序顶生，圆锥状或伞房状，通常极多花，疏松，总花梗长 2~7cm；花二型，花柱异长。长柱花：花梗长 0.5~1.5mm 或近无梗，密被短柔毛；萼被短柔毛，萼管陀螺状，长 1.3~1.5mm，宽约 2mm，有 5 直棱，裂片 5 枚，近三角形，长 0.4~0.5mm，钝头；花冠白色或微红，干时变黄色或有时变淡红色，近管状，冠管长通常 1~1.2cm，偶有达 1.5cm，喉部稍扩大，里面中部有一环白色长柔毛，裂片 5 枚，近三角形，长 3~4mm；雄蕊 5 枚；花盘高凸，2 全裂；花柱与冠管近等长，柱头多少露出管口之外，2 裂，裂片圆卵形，薄或稍粗厚，长 1~1.5mm。短柱花：花萼、花冠和花盘均同长柱花；雄蕊生花冠喉部下方，花丝长约 2.5mm，花药与花丝近等长，顶部露出管口之外；花柱长约 3.5mm，柱头裂片披针形，长约 3mm。蒴果僧帽状，长 3~4mm，宽 7~9mm，近无毛；种子很多，细小而有棱角。花期冬、春；果期春、夏。

【生境】生于海拔 350~1100m 的密林下沟谷边。

【分布】香港、广东、海南、广西、湖南、云南、贵州、四川。

【采集加工】秋季采收，洗净，除去须根，鲜用和晒干。

【性味归经】味苦，性寒。

【功能主治】清肺止咳，镇静安神，消肿止痛。治劳伤咳嗽，霍乱吐泻，神志不安，月经不调，跌打损伤。

【用法用量】9~15g，水煎服。外用鲜品捣烂敷患处。

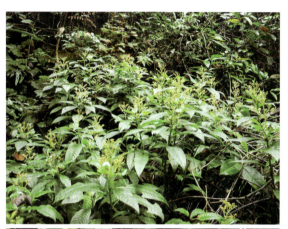

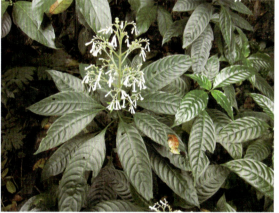

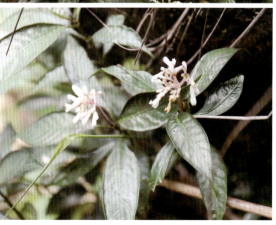

4.129.40 蛇根草

OPHIORRHIZAE JAPONICAE HERBA

【别名】血和散、雪里梅、四季花

【基原】来源于茜草科 Rubiaceae 蛇根草属 *Ophiorrhiza* 蛇根草 *Ophiorrhiza japonica* Bl. 的全草入药。

【形态特征】草本。高 20~40cm。叶片纸质，卵形、椭圆状卵形或披针形，有时狭披针形，长通常 4~8cm，宽 1~3cm，顶端渐尖或短渐尖，基部楔形或近圆钝，叶面淡绿色，背面变红色，有时两面变红色，亦有两面变绿黄色的，通常两面光滑无毛，背面中脉和侧脉上被柔毛；中脉在上面近平坦，下面压扁，侧脉每边 6~8 条；叶柄压扁，长通常 1~2cm，有时可达 3cm 或过之，无毛或被柔毛；托叶脱落，未见。花序顶生，有花多朵，总梗长通常 1~2cm，多少被柔毛，分枝通常短，螺状；花二型，花柱异长。长柱花：花梗长 1~2mm，常被短柔毛；萼近无毛或被短柔毛，萼管近陀螺状，长约 1.3mm，宽约 1.4mm，有 5 棱，裂片三角形或近披针形，长 0.7~1.2mm；花冠白色或粉红色，近漏斗形，外面无毛，管长 1~1.3cm，喉部扩大，里面被短柔毛，裂片 5，三角状卵形，长 2.5~3mm，顶端内弯；雄蕊 5；花柱长 9~11mm，被疏柔毛，柱头 2 裂，裂片近圆形或阔卵形，长约 1mm，不伸出。短柱花：花萼和花冠同长柱花；雄蕊生喉部下方，花丝长 2~2.5mm，花药长 2.5mm，不伸出；花柱长约 3mm，柱头裂片披针形，长约 3mm。蒴果近僧帽状，长 3~4mm，宽 7~9mm，近无毛。花期冬、春季；果期春、夏季。

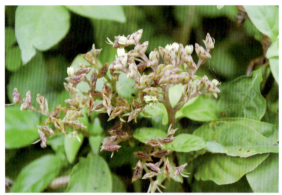

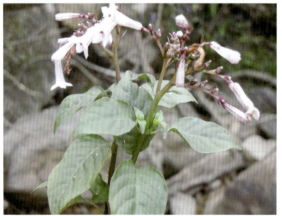

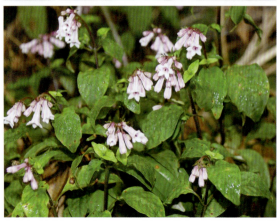

【生境】生于密林下或溪畔、沟旁岩石上。

【分布】香港、广东、广西、贵州、云南、四川、湖北、湖南、江西、浙江、福建、安徽、台湾、陕西。日本、越南也有分布。

【采集加工】夏、秋季采收，将全草晒干。

【性味归经】味淡，性平。

【功能主治】止咳祛痰，活血调经。治肺结核咯血，气管炎，月经不调。外用治扭挫伤。

【用法用量】15~30g，水煎服。外用适量鲜品捣烂敷患处。

4.129.41　短小蛇根草

OPHIORRHIZAE PUMILAE RADIX ET FOLIUM

【别名】白花蛇根草、荷包草、鸡冠草、小蛇根草

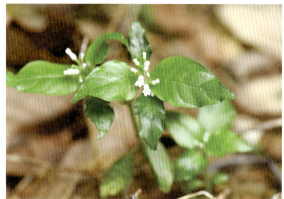
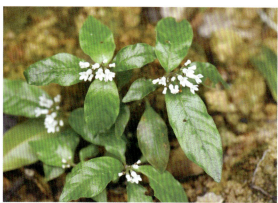

【基原】来源于茜草科 Rubiaceae 蛇根草属 Ophiorrhiza 短小蛇根草 Ophiorrhiza pumila Champ. ex Benth. 的根和叶入药。

【形态特征】矮小草本。通常高 10cm，有时可达 30cm；茎和分枝均稍肉质，干时灰色或灰黄色，微有纵皱纹，多少被柔毛。叶纸质，卵形、披针形、椭圆形或长圆形，长 2~5.5cm，宽 1~2.5cm，顶端钝或圆钝，基部楔尖，常多少下延，叶面灰绿色或深灰褐色，近无毛或散生糙伏毛，背面苍白，被极密的糙硬毛状柔毛，或仅上面被毛；中脉在下面阔而扁，侧脉每边 5~8 条，纤细；叶柄长通常 0.5~1.5cm，被柔毛；托叶早落。花序顶生，多花，总梗长约 1cm，和螺状的分枝均被短柔毛；花一型，花柱同长；花梗长 0.5~1.5mm，小苞片小而早落或无小苞片；萼小，被短硬毛，管长约 1.2mm，有 5 直棱，萼裂片近三角形，长约 0.6mm；花冠白色，近管状，全长约 5mm，外面被短柔毛，冠管基部稍膨胀，里面喉部有一环白色长毛，花冠裂片卵状三角形，长 1.2~1.5mm，背面无明显的棱；雄蕊生冠管中部，花丝长 1.5~2mm，花药近线形，长约 1mm，伸出管口之外；花柱长 3.5~4mm，被硬毛，柱头 2 裂，裂片卵形，长 0.8~1mm，稍粗厚，与花药近等高。蒴果僧帽状或略呈倒心状，长 2~2.5mm，宽 6~7mm，干时褐黄色，被短硬毛。花期早春。

【生境】生于海拔 150~800m 的山谷溪边林中、草丛岩石上。

【分布】香港、广东、广西、湖南、江西、福建、台湾。越南也有分布。

【采集加工】夏、秋季采收，根、叶晒干。

【性味归经】味苦、微涩，性凉。

【功能主治】消炎，清热，润肠通便，和血平肝。治肺结核咯血，气管炎，百日咳，尿血，痔疮出血，痢疾，热滞腹痛，咽喉肿痛，扁桃体炎，疳积，牙龈肿痛，赤眼，风湿痛，水火伤，疔痈。

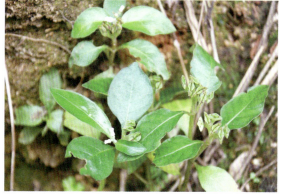

【用法用量】15~30g，水煎服。

4.129.42 四川蛇根草

OPHIORRHIZAE SICHUANENSIS HERBA

【基原】来源于茜草科 Rubiaceae 蛇根草属 Ophiorrhiza 四川蛇根草 Ophiorrhiza sichuanensis Lo 的全草入药。

【形态特征】多年生草本；茎下部匍匐，节上生根，上部斜升，近无毛或被微柔毛。叶厚纸质，阔椭圆形，长 1.5~5cm，宽 1.2~3.2cm，顶端钝或短尖，基部圆或楔尖，边缘有不规则的齿，两面无毛；叶柄长 0.8~2cm；托叶钻状，长 1.5~2mm，渐尖。聚伞花序顶生，有花 1~2 朵；小苞片线形，长 4~6mm，着生在花梗近基部；花梗纤细，长 6~8mm；萼管陀螺状，长约 2.5mm，宽约 3mm，有 5 棱，裂片 5，线形，长 3.5~4mm，稍钝头；花冠紫红色，漏斗状，长 3.2~3.5cm，外面无毛，喉部扩大，直径 8mm，里面被白色长柔毛，裂片 5，阔卵状三角形，长约 6mm，基部宽约 6mm；雄蕊 5，着生在冠管中部，花丝长约 1mm，花药线形，长约 2.2mm；子房 2 室，花柱长 12~13mm，柱头长约 0.8mm，2 裂，裂片粗厚。花期 4 月；果期 6 月。

【生境】生于海拔 1200~1600m 的林缘或林下岩石边。

【分布】四川雷波和重庆金佛山。

【采集加工】春、夏季采集全草，去除杂质，晒干。

【性味归经】味淡，性平。

【功能主治】清热解毒，消肿止痛，活血调经。治肺痨咯血、劳伤吐血、咳嗽痰喘、大便下血、月经不调、吐泻、跌打损伤等。

【用法用量】10~15g，水煎服。

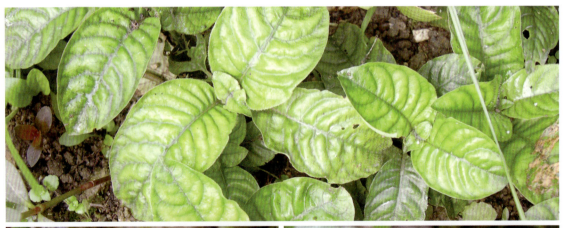

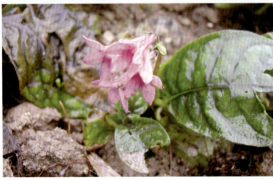
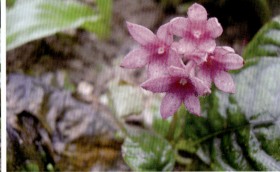

4.129.43 臭鸡矢藤

PAEDERIAE FOETIDAE HERBA

【别名】鸡屎藤、牛皮冻、解暑藤、狗屁藤、臭藤

【基原】来源于茜草科 Rubiaceae 鸡矢藤属 *Paederia* 臭鸡矢藤 *Paederia foetida* L. 的根或全株入药。

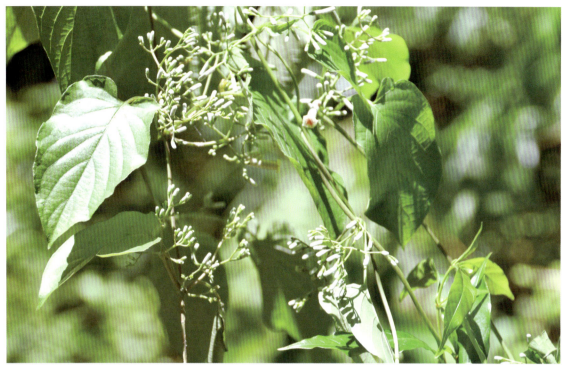

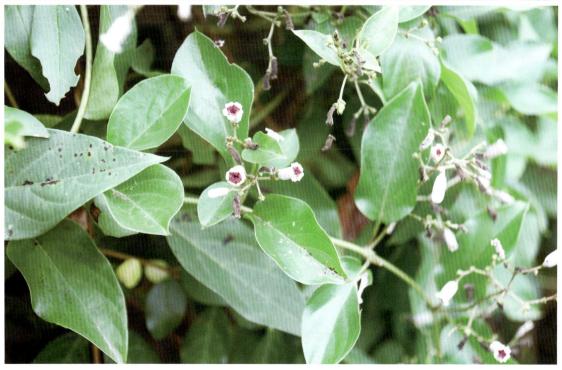

【形态特征】藤本。无毛或被柔毛。叶对生，膜质，卵形或披针形，长 5~10cm，宽 2~4cm，顶端短尖或削尖，基部浑圆，有时心状，叶上面无毛，在下面脉上被微毛；侧脉每边 4~5 条，在上面柔弱，在下面突起；叶柄长 1~3cm；托叶卵状披针形，长 2~3mm，顶部 2 裂。圆锥花序腋生或顶生，长 6~18cm，扩展；小苞片微小，卵形或锥形，有小睫毛；花有小梗，生于柔弱的三歧常作蝎尾状的聚伞花序上；花萼钟形，萼檐裂片钝齿形；花冠紫蓝色，长 12~16mm，通常被茸毛，裂片短。果阔椭圆形，压扁，长和宽 6~8mm，光亮，顶部冠以圆锥形的花盘和微小宿存的萼檐裂片；小坚果浅黑色，具 1 阔翅。花期 5~6 月。

【生境】常缠绕于灌木林中的灌木上。

【分布】海南、广西、广东、福建。越南、印度也有分布。

【采集加工】夏、秋季采收，将根或全株切段，晒干。

【性味归经】味甘、微苦，性平。

【功能主治】祛风利湿，消食化积，止咳，止痛。治风湿筋骨痛，跌打损伤，外伤性疼痛，肝胆、胃肠绞痛，黄疸性肝炎，肠炎，痢疾，消化不良，小儿疳积，肺结核咯血，支气管炎，放射反应引起的白细胞减少症，农药中毒。外用治皮炎，湿疹，疮疡肿毒。

【用法用量】15~30g，水煎服。外用鲜品捣烂敷患处。

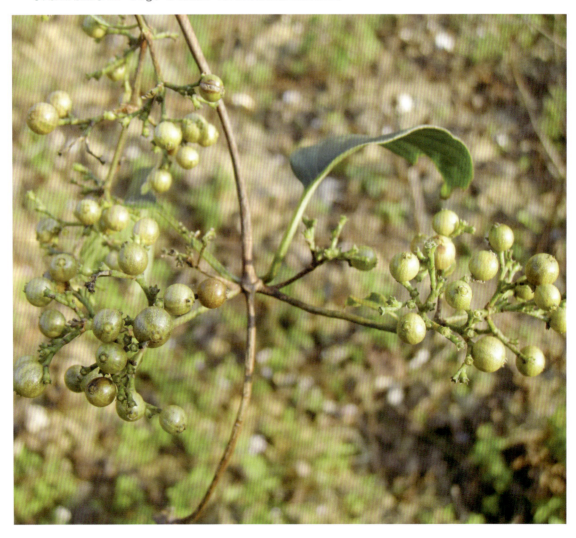

4.129.44 鸡矢藤

PAEDERIAE HERBA

【别名】鸡屎藤、牛皮冻、解暑藤、狗屁藤、臭藤

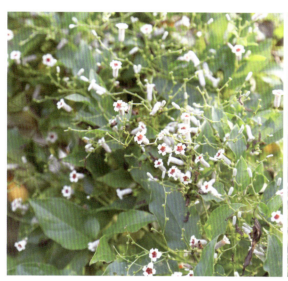
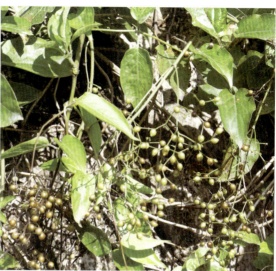

【基原】来源于茜草科 Rubiaceae 鸡矢藤属 Paederia 鸡矢藤 Paederia scandens（Lour.）Merr. 的根或全株入药。

【形态特征】藤本。茎长 3~5m，无毛或近无毛。叶对生，纸质或近革质，形状变化很大，卵形、卵状长圆形至披针形，长 5~10cm，宽 1~5cm，顶端急尖或渐尖，基部楔形或近圆或截平，有时浅心形，两面无毛或近无毛，有时背面脉腋内有束毛；侧脉每边 4~6 条，纤细；叶柄长 1.5~7cm；托叶长 3~5mm，无毛。圆锥花序式的聚伞花序腋生和顶生，扩展，分枝对生，末次分枝上着生的花常呈蝎尾状排列；小苞片披针形，长约 2mm；花具短梗或无；萼管陀螺形，长 1~1.2mm，萼檐裂片 5 枚，裂片三角形，长 0.8~1mm；花冠浅紫色，管长 7~10mm，外面被粉末状柔毛，里面被茸毛，顶部 5 裂，裂片长 1~2mm，顶端急尖而直，花药背着，花丝长短不齐。果球形，成熟时近黄色，有光泽，平滑，直径 5~7mm，顶部冠以宿存的萼檐裂片和花盘；小坚果无翅，浅黑色。花期 5~7 月。

【生境】常缠绕于灌木林中的灌木上。

【分布】我国长江以南各地。越南、印度也有分布。

【采集加工】夏、秋季采收，将根或全株切段晒干。

【性味归经】味甘、微苦，性平。

【功能主治】祛风利湿，消食化积，止咳，止痛。治风湿筋骨痛，跌打损伤，外伤性疼痛，胃肠绞痛，黄疸性肝炎，肠炎，痢疾，消化不良，小儿疳积，肺结核咯血，支气管炎，放射反应引起的白细胞减少症，农药中毒。外用治皮炎，湿疹，疮疡肿毒。

【用法用量】15~30g，水煎服。外用鲜品捣烂敷患处。

【附方】① 治慢性气管炎：a. 鸡矢藤、山薄茶、猪小肠各 30g，水煎服，5~7 天为 1 个疗程。b. 鸡矢藤 30g，百部 15g，枇杷叶 9g，水煎，加盐少许内服。

② 治有机磷农药中毒：鸡矢藤 90g，绿豆 30g，水煎成 3 大杯，先服 1 大杯，每隔 2~3 小时服 1 次。服药后有呕吐或腹泻反应。

③ 治各种疼痛：鸡矢藤注射液，每次肌注 2~5ml，4 小时 1 次。

④ 治皮肤溃疡久不收口：鲜鸡矢藤叶或嫩芽适量（视病变范围而定），捣烂搽患处，每次搽 5min，每日 2~3 次，连用 7 天。

⑤ 治疖肿、蜂窝织炎：鸡矢藤 60g，小飞扬 30g。将鸡矢藤、小飞扬研成粗末，浸泡于 95% 乙醇中，24 小时后过滤，制成复方鸡矢藤酒 100ml。将药液浸湿纱布，持续湿敷患部。

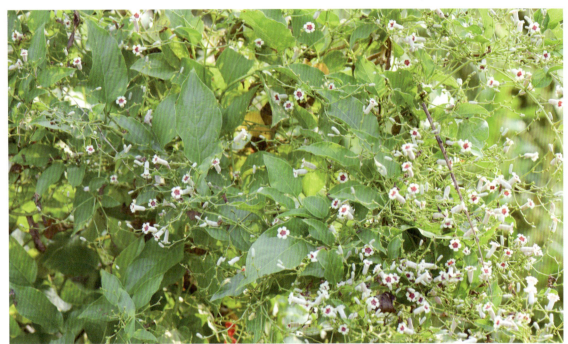

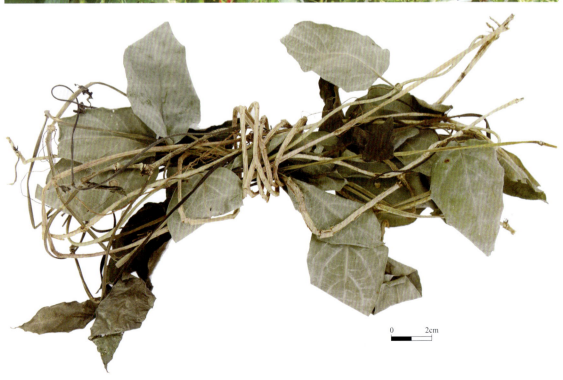

4.129.45 毛鸡屎藤

PAEDERIAE SCANDENTIS HERBA

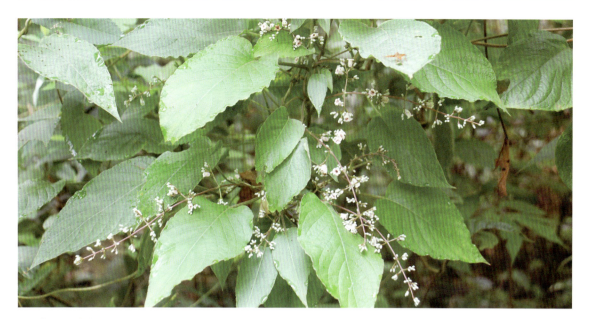

【基原】来源于茜草科 Rubiaceae 鸡矢藤属 Paederia 毛鸡矢藤 Paederia scandens (Lour.) Merr. var. tomentosa (Bl.) Hand.-Mazz. 的根或全株入药。

【形态特征】藤本。茎长 3~5m，小枝被柔毛或茸毛。叶对生，纸质或近革质，形状变化很大，卵形、卵状长圆形至披针形，长 5~10cm，宽 1~5cm，顶端急尖或渐尖，基部楔形或近圆或截平，有时浅心形，叶上面被柔毛或无毛，背面被小茸毛或近无毛；侧脉每边 4~6 条，纤细；叶柄长 1.5~7cm；托叶长 3~5mm，无毛。圆锥花序式的聚伞花序腋生和顶生，花序常被小柔毛，分枝对生，末次分枝上着生的花常呈蝎尾状排列；小苞片披针形，长约 2mm；花具短梗或无；萼管陀螺形，长 1~1.2mm，萼檐裂片 5 枚，裂片三角形，长 0.8~1mm；花冠浅紫色，管长 7~10mm，花冠外面常有海绵状白毛，顶部 5 裂，裂片长 1~2mm，顶端急尖而直，花药背着，花丝长短不齐。果球形，成熟时近黄色，有光泽，平滑，直径 5~7mm，顶部冠以宿存的萼檐裂片和花盘；小坚果无翅，浅黑色。花期夏、秋季。

【生境】生于海拔 200~1000m 的山地、丘陵、旷野林中、林缘或灌丛。

【分布】广东、香港、海南、广西、云南、江西。

【采集加工】夏、秋季采收，将根或全株切段晒干。

【性味归经】味酸、甘，性平。

【功能主治】清热解毒，祛痰止咳，理气化积，活血化瘀。治偏正头痛，湿热黄疸，肝炎，痢疾，食积饱胀，跌打损伤，咳嗽，中暑，六六六和滴滴涕及氨水中毒。外用拔毒消肿。

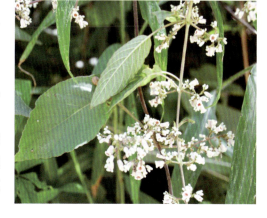

【用法用量】10~15g，水煎服。外用鲜叶捣烂敷患处。

4.129.46　香港大沙叶

PAVETTAE HONGKONGENSIS HERBA

【别名】茜木、广东大沙叶、大叶满天星

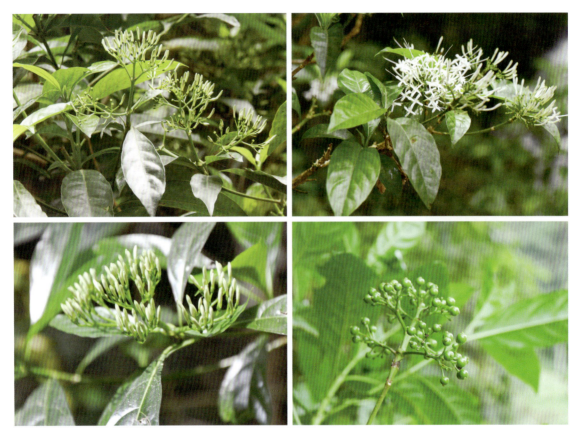

【基原】来源于茜草科 Rubiaceae 大沙叶属 Pavetta 香港大沙叶 Pavetta hongkongensis Bremek. 的根、叶或全株入药。

【形态特征】灌木或小乔木。高 1~4m；叶对生，膜质，长圆形至椭圆状倒卵形，长 8~15cm，宽 3~6.5cm，顶端渐尖，基部楔形，叶面无毛，背面近无毛或沿中脉上和脉腋内被短柔毛；侧脉每边约 7 条，在叶片上面平坦，在下面凸起；叶柄长 1~2cm；托叶阔卵状三角形，长约 3mm，外面无毛，里面有白色长毛，顶端急尖。花序生于侧枝顶部，多花，长 7~9cm，直径 7~15cm；花具梗，梗长 3~6mm；萼管钟形，长约 1mm，萼檐扩大，在顶部不明显 4 裂，裂片三角形；花冠白色，冠管长约 15mm 或长些，外面无毛，里面基部被疏柔毛；花丝极短，花药突出，线形，长约 4mm，花开时部分旋扭；花柱长约 35mm，柱头棒形，全缘。果球形，直径约 6mm。花期 3~4 月。

【生境】生于山谷灌丛中。

【分布】香港、广东、海南、广西、云南。越南也有分布。

【采集加工】夏、秋季采收，根、叶或全株切片晒干。

【性味归经】味苦，性寒。

【功能主治】清热解暑，活血祛瘀。治中暑，感冒发热，肝炎，跌打损伤。

【用法用量】15~30g，水煎服。

4.129.47　九节

PSYCHOTRIAE ASIATICAE RADIX ET FOLIUM

【别名】山大颜、九节木、山打大刀

【基原】来源于茜草科 Rubiaceae 九节属 *Psychotria* 九节 *Psychotria asiatica* Wall. [*P. rubra* (Lour.) Poir.] 的根和叶入药。

【形态特征】灌木或小乔木，高达 5m。叶对生，纸质或革质，长圆形、椭圆状长圆形或倒披针状长圆形，稀长圆状倒卵形，有时稍歪斜，长 5~23.5cm，宽 2~9cm，顶端渐尖、急渐尖或短尖而尖头常钝，基部楔形，全缘，鲜时稍光亮，干时常呈暗红色或叶面淡绿色，背面褐红色，中脉和侧脉在上面凹下，在下面凸起，脉腋内常有束毛，侧脉 5~15 对，弯拱向上，近叶缘处不明显联

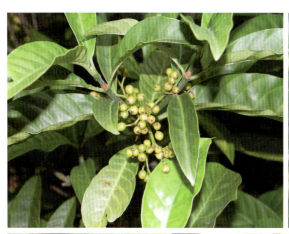
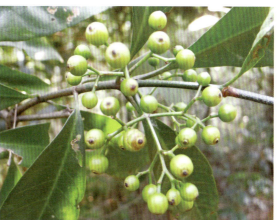
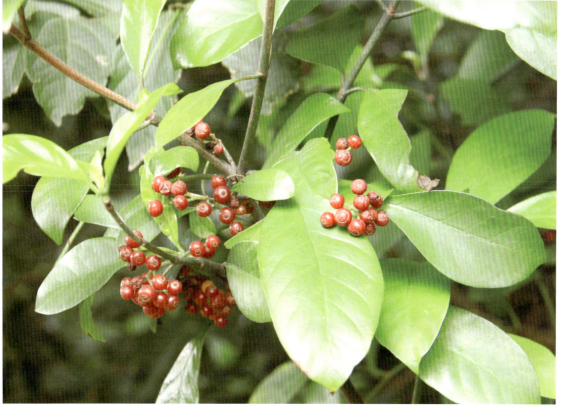

结；叶柄长 0.7~5cm，无毛或极稀有极短的柔毛；托叶膜质，短鞘状，顶部不裂，长 6~8mm，宽 6~9mm，脱落。聚伞花序通常顶生，无毛或极稀有极短的柔毛，多花，总花梗常极短，近基部三分歧，常成伞房状或圆锥状，长 2~10cm，宽 3~15cm；花梗长 1~2.5mm；萼管杯状，长约 2mm，宽约 2.5mm，檐部扩大，近截平或具不明显的 5 齿裂；花冠白色，冠管长 2~3mm，宽约 2.5mm，喉部被白色长柔毛，花冠裂片近三角形，长 2~2.5mm，宽约 1.5mm，开放时反折；雄蕊与花冠裂片互生，花药长圆形，伸出，花丝长 1~2mm；柱头 2 裂，伸出或内藏。核果球形或宽椭圆形，长 5~8mm，直径 4~7mm，有纵棱，红色；果柄长 1.5~10mm；小核背面凸起，具纵棱，腹面平而光滑。花、果期全年。

【生境】常生于山地林中。

【分布】海南、广东、香港、广西、云南、福建、湖南、贵州、台湾。越南、老挝、柬埔寨、马来西亚、印度也有分布。

【采集加工】夏、秋季采收，根、叶晒干。

【性味归经】味苦，性寒。

【功能主治】清热解毒，消肿拔毒。治白喉，扁桃体炎，咽喉炎，痢疾，肠伤寒，胃痛，风湿骨痛。叶：外用治跌打肿痛，外伤出血，毒蛇咬伤，疮疡肿毒，下肢溃疡。

【用法用量】根 15~30g，鲜嫩叶 30~90g，水煎服。叶外用适量，鲜品捣烂敷患处。

【附方】① 治白喉：九节鲜嫩叶。1 岁以内 36g，1~3 岁 72g，4~5 岁 90g，6~10 岁 150g，水煎，分 4 次服。

② 治下肢溃疡：九节嫩叶，沸水烫过使叶较软，如溃疡面腐肉多，用叶背向溃疡面贴；如溃疡面干净，照上法用叶面向溃疡面贴。每日早晚各换药一次。

③ 治肠伤寒：九节根、叶晒干研粉。成人每次服 2~3g（儿童 0.5g），每日 3 次。

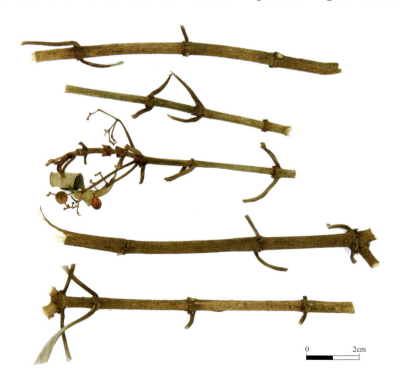

4.129.48 蔓九节

PSYCHOTRIAE SERPENTIS HERBA

【别名】匍匐九节、穿根藤

【基原】来源于茜草科 Rubiaceae 九节属 *Psychotria* 蔓九节 *Psychotria serpens* L. 的全株入药。

【形态特征】多分枝、攀援或匍匐藤本，常以气根攀附于树干或岩石上。叶对生，纸质或革质，叶形变化很大，年幼植株的叶多呈卵形或倒卵形，年老植株的叶多呈椭圆形、披针形、倒披针形或倒卵状长圆形，长 0.7~9cm，宽 0.5~3.8cm，顶端短尖、钝或锐渐尖，基部楔形或稍圆，边全缘而有时稍反卷，干时苍绿色或暗红褐色，背面色较淡，侧脉 4~10 对，纤细，不明显

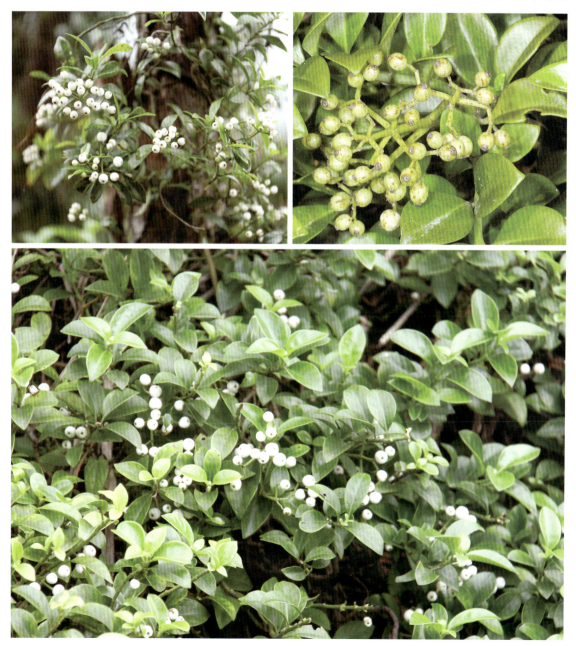

或在下面稍明显；叶柄长1~10mm，无毛或有秕糠状短柔毛；托叶膜质，短鞘状，顶端不裂，长2~3mm，宽2~5mm，脱落。聚伞花序顶生，有时被秕糠状短柔毛，常三歧分枝，圆锥状或伞房状，长1.5~5cm，宽1~5.5cm，总花梗长达3cm，少至多花；苞片和小苞片线状披针形，苞片长达2mm，小苞片长约0.7mm，常对生；花梗长0.5~1.5mm；花萼倒圆锥形，长约2.5mm，檐部扩大，顶端5浅裂，裂片三角形，长约0.5mm；花冠白色，冠管与花冠裂片近等长，长1.5~3mm，花冠裂片长圆形，喉部被白色长柔毛；花丝长约1mm，花药长圆形，长约0.8mm。浆果状核果球形或椭圆形，具纵棱，常呈白色，长4~7mm，直径2.5~6mm；果柄长1.5~5mm；小核背面凸起，具纵棱，腹面平而光滑。花期4~6月；果期全年。

【生境】常以气根攀附于树上或石上。

【分布】香港、广东、海南、广西、浙江、福建、台湾。日本、朝鲜、越南、柬埔寨、老挝、泰国也有分布。

【采集加工】夏、秋季采收，全株晒干。

【性味归经】味涩、微甘，性微温。

【功能主治】祛风止痛，舒筋活络。治风湿性关节炎，腰痛，四肢痛，腰肌劳损，跌打损伤后功能障碍。

【用法用量】15~30g，水煎服。

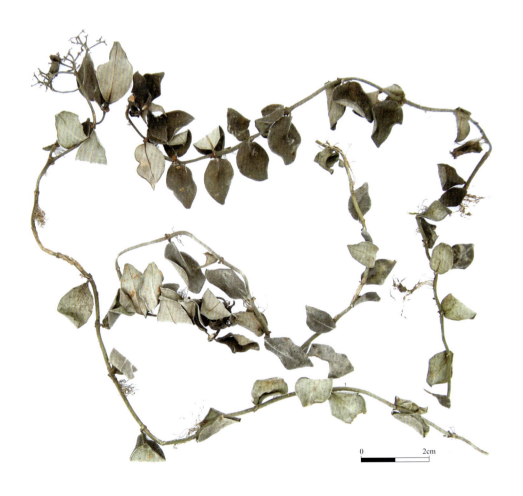

4.129.49 茜草

RUBIAE RADIX ET RHIZOMA

【别名】伏茜草

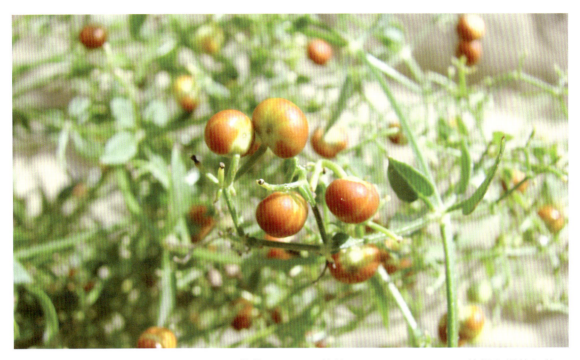

【基原】来源于茜草科 Rubiaceae 茜草属 Rubia 茜草 Rubia cordifolia L. 的根和根茎入药。

【形态特征】草质攀援藤木,长通常1.5~3.5m;根状茎和其节上的须根均红色;茎数至多条,从根状茎的节上发出,细长,方柱形,有4棱,棱上生倒生皮刺,中部以上多分枝。叶通常4片轮生,纸质,披针形或长圆状披针形,长0.7~3.5cm,顶端渐尖,有时钝尖,基部心形,边缘有齿状皮刺,两面粗糙,脉上有微小皮刺;基出脉3条,极少外侧有1对很小的基出脉。叶柄长通常1~2.5cm,有倒生皮刺。聚伞花序腋生和顶生,多回分枝,有花10余朵至数十朵,花序和分枝均细瘦,有微小皮刺;花冠淡黄色,干时淡褐色,盛开时花冠檐部直径3~3.5mm,花冠裂片近卵形,微伸展,长约1.5mm,外面无毛。果球形,直径通常4~5mm,成熟时橘黄色。花期8~9月;果期9~10月。

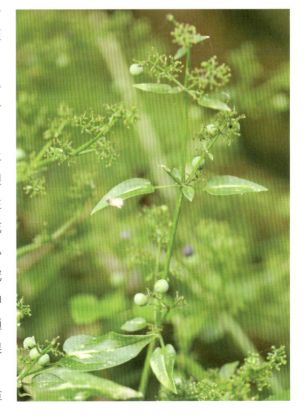

【生境】生于林缘、灌丛、路旁、山坡及草

地等处。

【分布】黑龙江、辽宁、吉林、内蒙古、河北、山西、陕西、宁夏、甘肃、四川、新疆、西藏。朝鲜、日本和俄罗斯远东地区也有分布。

【采集加工】春、秋季采挖根及根茎，除去泥土，切段，洗净，晒干，生用或炒炭用。

【药材性状】本品根茎呈结节状，丛生粗细不等的根。根呈圆柱形，略弯曲，长10~25cm，直径2~10mm；表面红棕色或暗棕色，具细纵皱纹和少数细根痕；皮部脱落处呈黄红色。质脆，易折断，断面平坦，皮部狭，紫红色，木部宽广，浅黄红色，导管孔多数。气微，味微苦，久嚼刺舌。

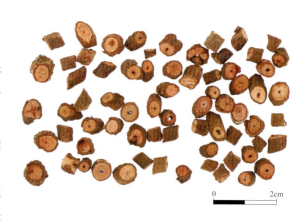

【性味归经】味苦，性寒。归肝经。

【功能主治】凉血，祛瘀，止血，通经。治便血、尿血、衄血、血崩、经闭、水肿、跌打损伤、肝炎、黄疸、痈肿、疔疮、荨麻疹、疱疹、瘀滞肿痛、慢性气管炎、风湿关节痛、神经性皮炎等。

【用法用量】5~10g，水煎服。

【注意】脾胃虚寒及无瘀滞者忌服。

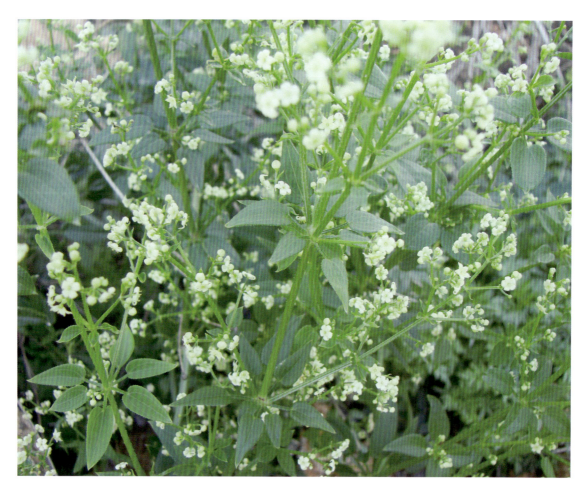

4.129.50 柄花茜草

RUBIAE PODANTHAE RADIX ET CAULIS

【基原】来源于茜草科 Rubiaceae 茜草属 Rubia 柄花茜草 Rubia podantha Diels 的根和根茎入药。

【形态特征】草质攀援藤本；茎和分枝稍呈四棱形，棱上有倒生小皮刺，有时被糙毛。叶4片轮生，纸质、狭披针形或披针形，顶端短尖或渐尖，基部心形；基出脉3~5条，最外侧的2条常纤细，且伸至叶片中部消失；叶柄有直棱和倒生皮刺，长1~5cm。花序腋生和顶生，聚伞花序排成圆锥花序，主轴和分枝均有直棱，被短糙毛或近无毛，通常比叶长；小苞片披针形或近卵形，长3~5mm，渐尖或短尖，

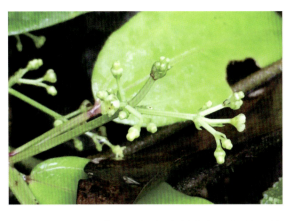

多少被糙毛，很少近无毛；萼管近球形，径约0.8mm，近无毛；花冠紫红色或黄白色，杯状，外面通常稍被短硬毛，冠管高0.8~1mm，裂片5，卵形至披针形，长约1mm，有时达1.5mm，强烈反折，顶端尾尖至短渐尖，有3脉，里面密被小乳突。浆果球形，单生或孪生，直径4~5mm，

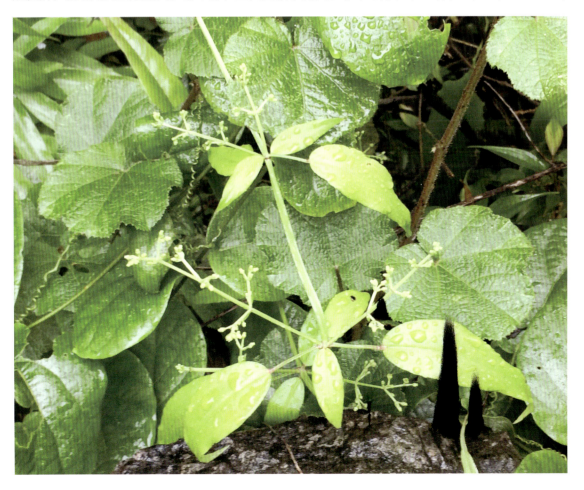

成熟时黑色。花期 4~6 月；果期 6~9 月。

【生境】生于海拔 1000~3000m 的林缘、疏林中或草地上。

【分布】广西、四川和云南。

【采集加工】秋、冬季采集，洗净，切段，晒干。

【性味归经】味苦，性寒。

【功能主治】清热解毒，凉血止血，活血祛瘀，祛风除湿。治痢疾，腹痛，泄泻，吐血，崩漏下血，风湿骨痛，跌打肿痛，外伤出血。

【用法用量】6~15g，水煎服。

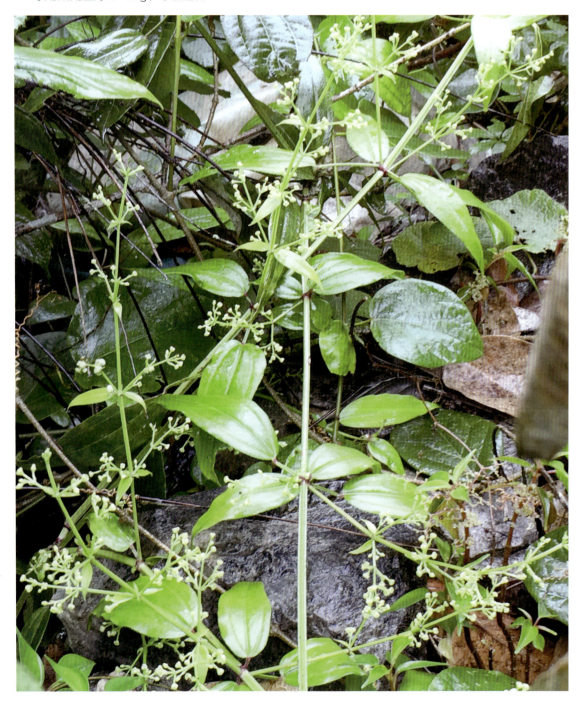

4.129.51　多花茜草

RUBIAE WALLICHIANAE RADIX

【别名】红丝线、三爪龙

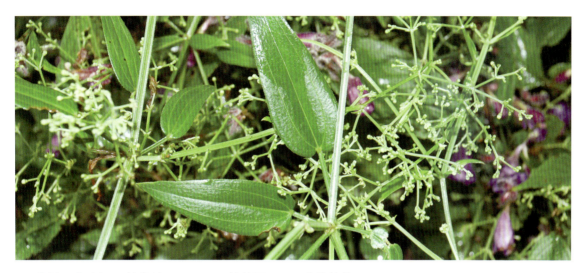

【基原】来源于茜草科 Rubiaceae 茜草属 Rubia 多花茜草 Rubia wallichiana Decne. [R. cordifolia auct. non L.] 的根入药。

【形态特征】草质攀援藤本。长 1~3m。茎、枝均有 4 钝棱角，棱上生有乳突状倒生短刺或短刺不明显，无毛或有时节上被短毛。叶 4（6）片轮生，极薄，纸质至近膜质，披针形，偶有卵状披针形，长通常 2~7cm，宽通常 0.5~2.5cm，顶端渐尖或长渐尖，基部圆心形或近圆形，边缘通常有微小、齿状短皮刺毛，叶面无毛或多少粗糙，背面干后变苍白，无毛，中脉上常有短小皮刺；基出脉 5 条，最外侧的 2 条纤细且不很明显；叶柄长 1~6cm，很少更长，稍纤细，生有倒生皮刺。花序腋生和顶生，由多数小聚伞花序排成圆锥花序式，长 1~5cm 或更长，有时多个结成腋生、带叶的大型圆锥花序，总梗稍粗壮，有 4 直棱，近无毛；小苞片披针形，长 2~3.5mm；花梗纤细，长 3~4mm，结果时伸长；萼管近球形，浅 2 裂，干时黑色，花冠紫红色、绿黄色或白色，辐状，冠管很短，裂片披针形，长 1.3~1.5mm，顶端渐尖，尖头常变硬。浆果球形，直径 3.5~4mm，单生或孪生，黑色。

【生境】生于低海拔灌木丛中。

【分布】海南、广东、香港、湖南、广西、四川、云南、江西、西藏。亚洲其余热带地区，南至澳大利亚也有分布。

【采集加工】夏、秋季采收，根晒干。

【性味归经】味苦，性寒。

【功能主治】凉血止血，活血祛瘀。治衄血、吐血、便血，崩漏，月经不调，经闭腹痛，风湿关节痛，肝炎。外用治肠炎，跌打损伤，疖肿，神经性皮炎。

【用法用量】3~9g，水煎服。外用适量，研粉调敷或煎水洗患处。

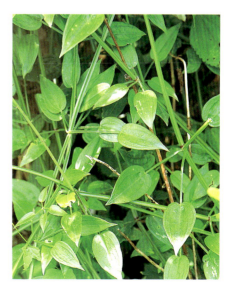

4.129.52 六月雪

SERISSAE JAPONICAE HERBA

【别名】白马骨

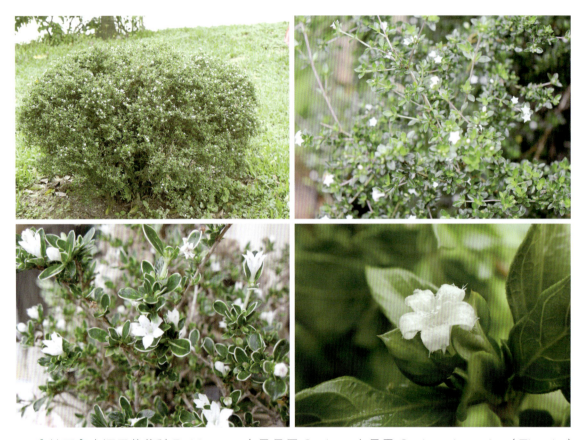

【基原】来源于茜草科 Rubiaceae 白马骨属 Serissa 六月雪 Serissa japonica (Thunb.) Thunb. [S. foetida (L. f.) Lam.] 的全株入药。

【形态特征】小灌木。高 60~90cm，有臭气。叶革质，卵形至倒披针形，长 6~22mm，宽 3~6mm，顶端短尖至长尖，边全缘，无毛；叶柄短。花单生或数朵丛生于小枝顶部或腋生，有被毛、边缘浅波状的苞片；萼檐裂片细小、锥形、被毛；花冠淡红色或白色，长 6~12mm，裂片扩展，顶端 3 裂；雄蕊突出冠管喉部外；花柱长，突出，柱头 2 枚，直，略分开。花期 5~7 月。

【生境】生于溪边、林缘或灌丛中。

【分布】香港、广东、广西、四川、云南、江苏、安徽、江西、浙江、福建。日本、越南也有分布。

【采集加工】夏、秋季采收，全株晒干。

【性味归经】味淡、微辛，性凉。

【功能主治】疏风解表，清热除湿，舒筋活络。治感冒，咳嗽，牙痛，急性扁桃体炎，咽喉炎，急、慢性肝炎，肠炎，痢疾，小儿疳积，高血压头痛，偏头痛，风湿性关节炎，白带病；茎烧灰点眼治目翳。

【用法用量】15~30g，水煎服。

4.129.53 白马骨

SERISSAE SERISSOIDIS HERBA

【别名】满天星、路边姜、天星木、路边荆、鸡骨柴

【基原】来源于茜草科 Rubiaceae 白马骨属 Serissa 白马骨 Serissa serissoides（DC.）Druce 的全株入药。

【形态特征】小灌木。通常高达 1m；枝粗壮，灰色，被短毛，后毛脱落变无毛，嫩枝被微柔毛。叶通常丛生，薄纸质，倒卵形或倒披针形，长 1.5~4cm，宽 0.7~1.3cm，顶端短尖或近短尖，基部收狭成一短柄，除下面被疏毛外，其余无毛；侧脉每边 2~3 条，上举，在叶片两面均凸起，小脉疏散不明显；托叶具锥形裂片，长 2mm，基部阔，膜质，被疏毛。花无梗，生于小枝顶部，有苞片；苞片膜质，斜方状椭圆形，长渐尖，长约 6mm，具疏散小缘毛；花托无毛；萼檐裂片 5 枚，坚挺延伸呈披针状锥形，极尖锐，长 4mm，具缘毛；花冠管长 4mm，外面无毛，喉部被毛，裂片 5 枚，长圆状披针形，长 2.5mm；花药内藏，长 1.3mm；花柱柔弱，长约 7mm，2 裂，裂片长 1.5mm。花期 4~6 月。

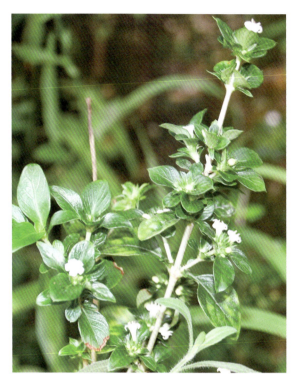

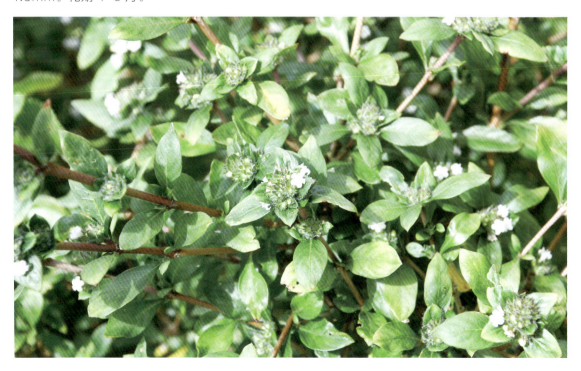

【生境】生于林中或灌丛中。

【分布】江苏、安徽、浙江、江西、福建、台湾、湖北、广东、香港、广西。日本也有分布。

【采集加工】夏、秋季采收，全株晒干。

【性味归经】味淡、微辛，性凉。

【功能主治】疏风解表，清热除湿，舒筋活络。治感冒，咳嗽，牙痛，急性扁桃体炎，咽喉炎，急、慢性肝炎，肠炎，痢疾，小儿疳积，高血压头痛，偏头痛，风湿性关节炎，白带病；茎烧灰点眼治目翳。

【用法用量】15~30g，水煎服。

【附方】① 治感冒：白马骨、凤尾草、筋骨草各30g，水煎服。

② 治流行性感冒：白马骨、千里光、土牛膝、白茅根各15g，留兰香3g。水煎，分2次服，每日1剂。

③ 治急性黄疸性肝炎：白马骨30g，山栀根30g，紫金牛15g。水煎服，每日1剂。

④ 治牙科炎症（牙周炎、牙龈炎、冠周炎、牙髓炎）：白马骨、蒲公英、犁头草各15g，威灵仙9g。水煎2次，早晚各服1次。

⑤ 治急性角膜炎、角膜云翳：a. 白马骨根去粗皮，取二层皮，加奶适量，捣烂取汁，再用纱布过滤，滴眼，每日3~5次，每次1~2滴。b. 六月雪根去粗皮，烧灰存性，轻轻敲下表层白灰，其余部分去掉，用新笔蘸白灰点在云翳上，半小时后再用毛笔轻轻扫除，每日1~2次，至云翳退净为止。

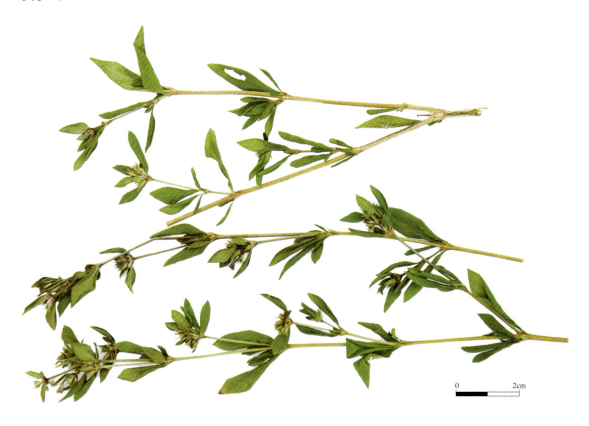

4.129.54　鸡仔木

SINOADINAE RACEMOSAE HERBA

【别名】水冬瓜

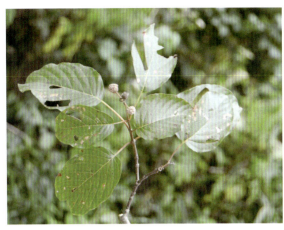
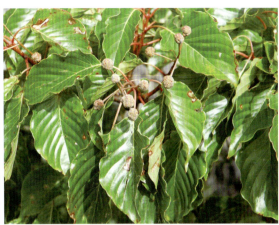

【基原】来源于茜草科 Rubiaceae 鸡仔木属 Sinoadina 鸡仔木 Sinoadina racemosa (Sieb. et Zucc.) Ridsd. [Adina racemosa (Sieb. et Zucc.) Miq.] 的根、茎和叶入药。

【形态特征】半常绿或落叶乔木。高 4~12m；未成熟的顶芽金字塔形或圆锥形；树皮灰色，粗糙；小枝无毛。叶对生，薄革质，宽卵形、卵状长圆形或椭圆形，长 9~15cm，宽 5~10cm，顶端短尖至渐尖，基部心形或钝，有时偏斜，叶面无毛，间或有稀疏的毛，背面无毛或有白色短柔毛；侧脉 6~12 对，无毛或有稀疏的毛，脉腋窝陷无毛或有稠密的毛；叶柄长 3~6cm，无毛或有短柔毛；托叶 2 裂，裂片近圆形，跨褶，早落。头状花序不计花冠直径 4~7mm，常约 10 个排成聚伞状圆锥花序式；花具小苞片；花萼管密被苍白色长柔毛，萼裂片密被长柔毛；花冠淡黄色，长 7mm，外面密被苍白色微柔毛，花冠裂片三角状，外面密被细绵毛状微柔毛。果序直径 11~15mm；小蒴果倒卵状楔形，长 5mm，有稀疏的毛。花、果期 5~12 月。

【生境】生于山地林中。

【分布】四川、云南、贵州、湖南、广东、广西、台湾、浙江、江苏、安徽等地。日本、泰国和缅甸也有分布。

【采集加工】夏、秋季采收，根、茎、叶晒干。

【性味归经】味微苦，性凉。

【功能主治】清热解毒，利尿，消肿，散瘀止痛。治感冒，流感，腮腺炎，咽喉炎，痢疾，胃痛，疝气，关节炎，疖肿，跌打损伤，骨折，皮肤湿疹，水肿，小便不利。

【用法用量】15~20g，水煎服。

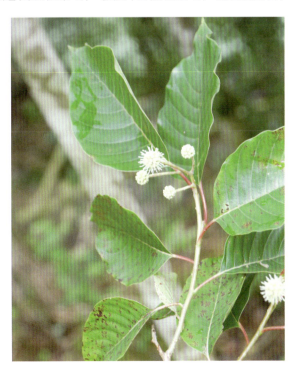

4.129.55　假桂乌口树

TARENNAE ATTENUATAE HERBA

【别名】树节

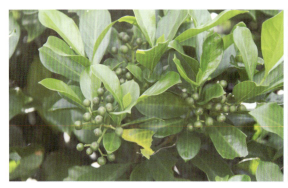
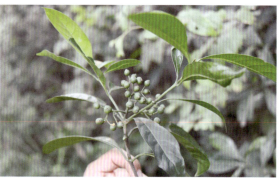

【基原】来源于茜草科 Rubiaceae 乌口树属 Tarenna 假桂乌口树 Tarenna attenuata（Voigt）Hutchins 的全株入药。

【形态特征】灌木或乔木。高 1~8m。叶纸质或薄革质，长圆状披针形、长圆状倒卵形、倒披针形或倒卵形，长 4.5~15cm，宽 1.5~6cm，顶端渐尖或骤然短渐尖，基部楔形或短尖，全缘，有时略背卷，干时变黑褐色，两面无毛，或有时在下面脉腋内有短毛，叶面稍光亮；中脉在上面常凹入，侧脉纤细，5~10 对；叶柄长 0.5~1.5cm；托叶长 5~8mm，基部合生，上部渐尖。伞房状的聚伞花序顶生，长 2.5~5cm，宽 4~6cm，三歧分枝，分枝稍密，总花梗较短；苞片和小苞片小，钻形，宽约 1.5mm；花具长 2~5mm 的花梗或几无花梗；萼管陀螺形，长约 2mm，裂片极小，长约 0.5mm，三角形，顶端稍短尖；花冠白色或淡黄色，冠管长 2~2.5mm，喉部有柔毛，顶部 5 裂，裂片长圆形，长约 5mm，开放时外反；雄蕊 5 枚，伸出花冠，花丝短，长约 1mm，花药线状长圆形，长约 5mm；花柱无毛或有毛，长约 8mm，柱头伸出，长约 6mm，胚珠每室 1 颗。浆果近球形，直径 5~7mm，成熟时紫黑色，顶部有宿存的花萼；种子 2 颗。花期 4~12 月；果期 5 月至翌年 1 月。

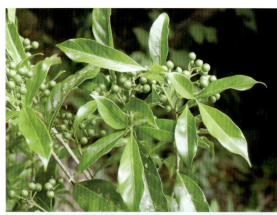
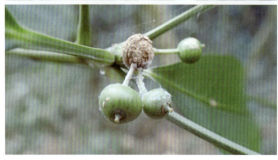

【生境】生于海拔 15~1000m 的旷野、丘陵、山地、沟边的林中或灌丛。

【分布】香港、广东、海南、广西、云南。印度、越南、柬埔寨也有分布。

【采集加工】夏、秋季采收，全株晒干。

【性味归经】味辛、酸、微苦，性微温。

【功能主治】祛风消肿，散瘀止痛。治跌打损伤，风湿痛，蜂窝织炎，脓肿，胃肠绞痛。

【用法用量】15~20g，水煎服。

4.129.56 白花苦灯笼

TARENNAE MOLLISSIMAE RADIX ET FOLIUM

【别名】密毛乌口树、毛达仑木

【基原】来源于茜草科 Rubiaceae 乌口树属 Tarenna 白花苦灯笼 Tarenna mollissima (Hook. et Arn.) Rob. 的根和叶入药。

【形态特征】灌木或小乔木，高 1~6m，全株密被灰色或褐色柔毛或短茸毛，但老枝毛渐脱落。叶纸质，披针形、长圆状披针形或卵状椭圆形，长 4.5~25cm，宽 1~10cm，顶端渐尖或长渐尖，基部楔尖、短尖或钝圆，干后变黑褐色；侧脉 8~12 对；叶柄长 0.4~2.5cm；托叶长 5~8mm，卵状三角形，顶端尖。伞房状的聚伞花序顶生，长 4~8cm，多花；苞片和小苞片线形；花梗长 3~6mm；萼管近钟形，长约 2mm，裂片 5 枚，三角形，长约 0.5mm；花冠白色，长 1.2cm，喉部密被长柔毛，裂片 4 或 5 枚，长圆形，与冠管近等长或稍长，开放时外反；雄蕊 4 或 5 枚，花丝长 1~1.2mm，花药线形，长约 5mm；花柱中部被长柔毛，柱头伸出，胚珠每室多颗。果近球形，直径 5~7mm，被柔毛，黑色，有种子 7~30 颗。花期 5~7 月；果期 5 月至翌年 2 月。

【生境】生于山谷林下、溪边或灌丛中。

【分布】香港、广东、海南、广西、浙江、江西、福建、湖南、贵州、云南。越南也有分布。

【采集加工】夏、秋采收，将根、叶晒干。

【性味归经】味甘、苦，性凉。

【功能主治】清热解毒，滋阴降火。治肺结核咯血，潮热，急性扁桃体炎，感冒发热，咳嗽，热性胃痛，疝气痛，坐骨神经痛，枪伤，疮疖肿痛。

【用法用量】15~20g，水煎服。

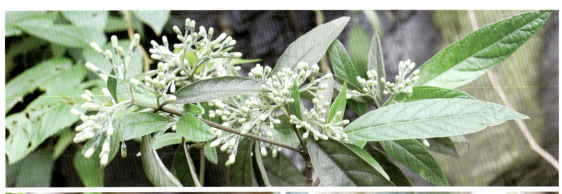

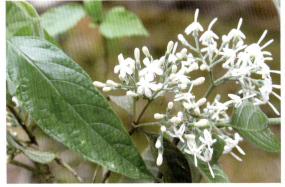
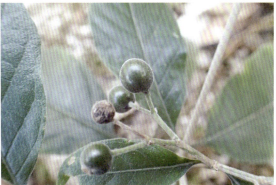

4.129.57 钩藤

UNCARIAE RAMULUS CUM UNCIS

【别名】倒吊风藤、台湾风藤

【基原】来源于茜草科 Rubiaceae 钩藤属 Uncaria 毛钩藤 Uncaria hirsuta Havil.、大叶钩藤 Uncaria macrophylla Wall.、钩藤 Uncaria rhynchophylla（Miq.）Miq. ex Havil.、白钩藤 Uncaria sessilifructus Roxb. 和华钩藤 Uncaria sinensis（Oliv.）Havil. 的钩或带钩的茎枝入药。

【形态特征】A. 毛钩藤：藤本，嫩枝纤细，圆柱形或略具 4 棱角，被硬毛。叶革质，卵形或椭圆形，长 8~12cm，宽 5~7cm，顶端渐尖，基部钝，叶面稍粗糙，被稀疏硬毛，背面被稀疏或稠密糙伏毛。侧脉 7~10 对，下面具糙伏毛，脉腋窝陷有黏液毛；叶柄长 3~10mm，有毛；托叶阔卵形，深 2 裂至少达 2/3，外面被疏散长毛，内面无毛，基部有黏液毛，裂片卵形，有时具长渐尖的顶部。头状花序不计花冠直径 20~25mm，单生叶腋，总花梗具一节，苞片长 10mm，或成单聚伞状排列，总花梗腋生，长 2.5~5cm；小苞片线形至匙形；花近无梗，花萼管长 2mm，外面密被短柔毛，萼裂片线状长圆形，密被毛；花冠淡黄或淡红色，花冠管长 7~10mm，外面有短柔毛，花冠裂片长圆形，外面有密毛；花柱伸出冠喉外；柱头长圆状棒形。果序直径 45~50mm；小蒴果纺锤形，长 10~13mm，有短柔毛。花、果期 1~12 月。

【生境】生于山谷林下、溪畔或灌丛中。

【分布】台湾、福建、广西、贵州。

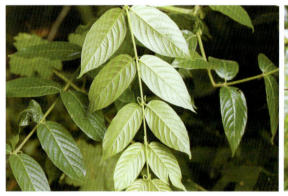
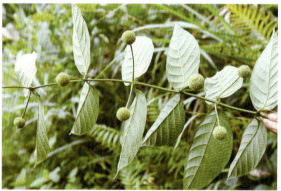

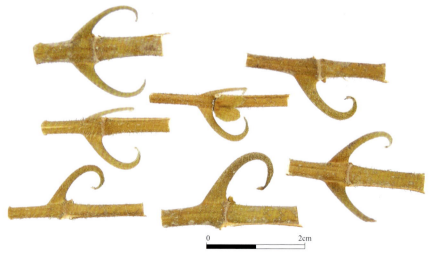

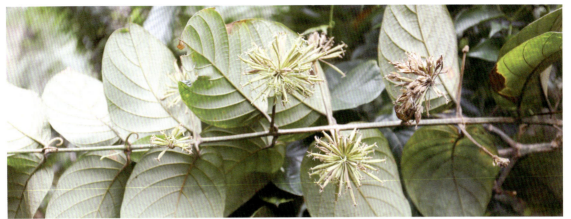

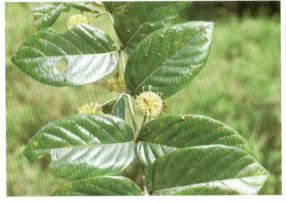
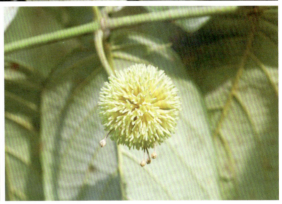

【形态特征】B. 大叶钩藤：大藤本，嫩枝方柱形或略有棱角，疏被硬毛。叶对生，近革质，卵形或阔椭圆形，长 10~16cm，宽 6~12cm，顶端短尖或渐尖，基部圆、近心形或心形，叶面仅脉上有黄褐色毛，背面被稀疏至稠密的黄褐色硬毛，脉上毛更密；叶脉上面微凹陷，侧脉 6~9 对，脉腋有窝陷；叶柄长 3~10mm，无毛或疏被短柔毛；托叶卵形，深 2 裂达全长 1/2 或 2/3，裂片狭卵形，外面被短柔毛，内面无毛或疏被短柔毛，基部内面具黏液毛。头状花序单生叶腋，总花梗长 3~7cm；头状花序不计花冠直径 15~20mm，花序轴有稠密的毛，无小苞片；花梗长 2~5mm；花萼管漏斗状，长 2~3mm，被淡黄褐色绢状短柔毛，萼裂片线状长圆形，长 3~4mm，被短柔毛；花冠管长 9~10mm，外面被苍白色短柔毛，花冠裂片长圆形，长 2mm，外面被短柔毛；花柱长约 6mm，伸出冠管外，柱头长圆形。果序直径 8~10cm；小蒴果长约 20mm，有苍白色短柔毛，宿存萼裂片线形，星状辐射，果柄长 12~18mm；种子长 6~8mm（连翅），两端有白色膜质的翅，仅一端的翅 2 深裂。花期夏季。

【生境】生于次生林中，常攀援于林冠上。

【分布】云南、广西、广东、香港、海南。印度、不丹、孟加拉国、缅甸、泰国北部、老挝、越南也有分布。

【形态特征】C. 钩藤：大藤本；嫩枝较纤细，方柱形或略有 4 棱角，无毛。叶纸质，椭圆形或椭圆状长圆形，长 5~12cm，宽 3~7cm，两面均无毛，干时褐色或红褐色，背面有时有白粉，顶端短尖或骤尖，基部楔形至截形，有时稍下延；侧脉 4~8 对，脉腋窝陷有黏液毛；叶柄长 5~15mm，无毛；托叶狭三角形，深 2 裂达全长 2/3，外面无毛，里面无毛或基部具黏液毛，裂片线形至三角状披针形。头状花序不计花冠直径 5~8mm，单生叶腋，总花梗具一节，苞片微小，或

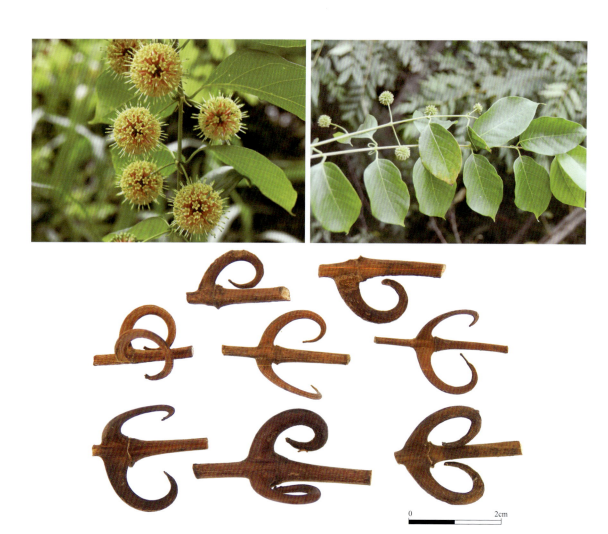

成单聚伞状排列，总花梗腋生，长 5cm；小苞片线形或线状匙形；花近无梗；花萼管疏被毛，萼裂片近三角形，长 0.5mm，疏被短柔毛，顶端锐尖；花冠管外面无毛，或具疏散的毛，花冠裂片卵圆形，外面无毛或略被粉状短柔毛，边缘有时有纤毛；花柱伸出冠喉外，柱头棒形。果序直径 10~12mm；小蒴果长 5~6mm，被短柔毛，宿存萼裂片近三角形，长 1mm，星状辐射。花、果期 5~12 月。

【生境】生于山谷、溪边或湿润灌丛中。

【分布】福建、江西、湖南、湖北、广西、贵州等地。日本也有分布。

【形态特征】D. 白钩藤：大藤本；嫩枝较纤细，略有 4 棱角或方柱形，微被短柔毛。叶近革质，卵形、椭圆形或椭圆状长圆形，长 8~12cm，宽 4~6.5cm，顶端短尖或渐尖，基部圆至楔形，两面均无毛，叶背常有蜡被，干时常为粉白色；侧脉 4~7 对，叶背脉上无毛或疏被短柔毛，脉腋有窝陷，其中有黏液毛；叶柄长 5~10mm，无毛；托叶窄三角形，深 2 裂达全长 2/3 以上，外面无毛或疏被短柔毛，内面基部有黏液毛，裂片窄三角形。头状花序不计花冠直径 5~10mm，单生叶腋，总花梗具一节，或成单聚伞状排列，总花梗腋生，长达 15cm；小苞片线形或有时近匙形；花无梗；花萼管长 1~2mm，外面有稠密苍白色毛，萼裂片长圆形，顶端钝，长 1mm，通常有稀疏或稠密短柔毛；花冠黄白色，高脚碟状，花冠管长 6~10mm，外面无毛或被疏柔毛，花冠裂片长圆形，长 2mm，外面有明显苍白色或金黄色的绢毛；花柱伸出冠喉外，柱头长棒形。果序直径

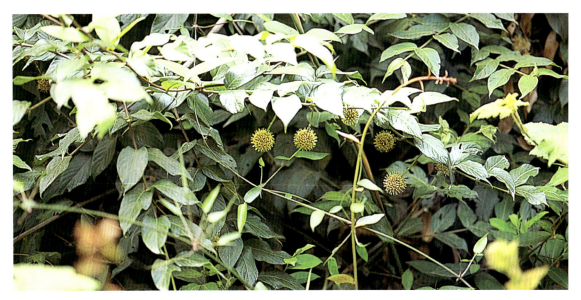

25~35mm；小蒴果纺锤形，长 10~14mm，微被短柔毛，宿存萼裂片舌状，长约 1mm，略呈星状展开。花、果期 3~12 月。

【生境】生于中等海拔的山地疏林中或湿润次生林下。

【分布】广西、云南。印度、孟加拉国、不丹、缅甸、尼泊尔、越南北部及老挝也有分布。

【形态特征】E. 华钩藤：藤本，嫩枝较纤细，方柱形或有 4 棱角，无毛。叶薄纸质，椭圆形，长 9~14cm，宽 5~8cm，顶端渐尖，基部圆或钝，两面均无毛。头状花序单生叶腋，总花梗具一节，节上苞片微小，或成单聚伞状排列，总花梗腋生，长 3~6cm；头状花序不计花冠直径 10~15mm，花序轴有稠密短柔毛；小苞片线形或近匙形；花近无梗，花萼管长约 2mm，外面有苍白色毛，萼裂片线状长圆形，长约 1.5mm，有短柔毛；花冠管长 7~8mm，无毛或有稀少微柔毛，花冠裂片外面有短柔毛；花柱伸出冠喉外，柱头棒状。果序直径 20~30mm；小蒴果长 8~10mm，有短柔毛。花、果期 6~10 月。

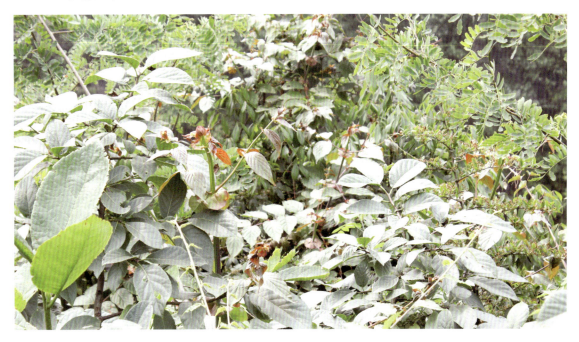

【生境】生于中等海拔的山地疏林中或湿润次生林下。

【分布】四川、广西、云南、湖北、重庆、贵州、湖南、陕西、甘肃。

【采集加工】秋、冬二季采收，去叶，切段，晒干。

【药材性状】本品呈圆柱形或近方形，长2~3cm，直径2~5mm。表面红棕色至紫红色，有细纵纹，光滑无毛；黄绿色至灰褐色者有的可见白色点状皮孔，被黄褐色柔毛。多数枝节上对生两个向下弯曲的钩，或仅一侧有钩，另一侧为突起的疤痕；钩略扁或稍圆，顶端细尖，基部较阔；钩基部的枝上可见叶柄脱落后的窝点状痕迹和环状的托叶痕。质坚韧，断面黄棕色，皮部纤维性，髓部黄白色或中空。气微，味淡。

【性味归经】味甘，性凉。归肝、心包经。

【功能主治】清热平肝，息风定惊。治小儿高热抽搐，成年人高血压，小儿惊啼，感冒夹惊，妊娠子痫，头痛眩晕。

【用法用量】3~12g，后下，水煎服。

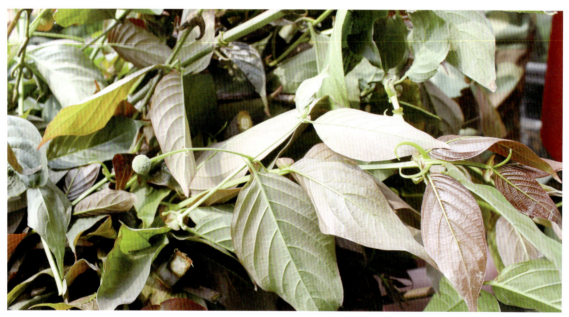

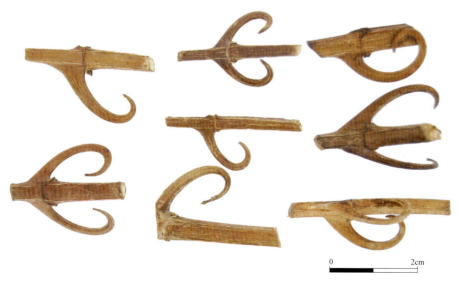

4.129.58 假钩藤

UNCARIAE RHYNCHOPHYLLOIDIS CAULIS CUM UNCIS

【别名】侯钩藤、钩藤

【基原】来源于茜草科 Rubiaceae 钩藤属 Uncaria 假钩藤 Uncaria rhynchophylloides How 的带钩的茎枝入药。

【形态特征】藤本,长达 13m;嫩枝方柱形,无毛,干时常黑色;钩刺长约 1cm,无毛。叶薄纸质,卵形或椭圆状卵形,长 6~9cm,宽 3~4.5cm,顶端渐尖,基部钝圆,稀楔形,两面均无毛,干时黑褐色;侧脉 5 对;脉腋窝陷有黏液毛;叶柄长 5~7mm,无毛;托叶 2 深裂,裂片三角形,长 3~4mm,脱落。头状花序不计花冠直径 11mm,单生叶腋,总花梗具一节,长 10mm,苞片微小,或成单聚伞状排列,总花梗腋生,长 5~7cm;小苞片线形或线状匙形;花近无梗;花萼管倒圆锥状圆筒形,长 3~4mm,密被棕黄色紧贴长硬毛,萼裂片长圆形,密被金黄色绢毛,长 1.5mm,顶端钝圆;花冠管细长,长 12mm,外面无毛或具疏散的毛,花冠裂片倒卵形或长圆状倒卵形,长 2~2.5mm,宽 1~1.5mm,外面无毛或略被粉状短柔毛;雄蕊着生于冠喉部,花丝短,花药长圆形,长约 2mm,顶端尖锐,基部具 2 骤尖;花柱伸出冠喉外,柱头棒形,长约 2mm。果序直径 16~20mm;小蒴果无柄,倒卵状椭圆形,长 8~10mm,宽 3~3.5mm,被紧贴黄色长柔毛,有宿存萼裂片。花、果期 5~12 月。

【生境】生于海拔 90~600m 处的山地和丘陵的林中、林缘或灌丛。

【分布】广东、广西。

【采集加工】夏、秋采收,将带钩的茎枝和根晒干。

【性味归经】味甘、苦,性凉。归肝、心包经。

【功能主治】祛风,清热,镇痉。茎钩:治小儿高热,惊厥,抽搐,小儿夜啼,风热头痛,头晕目眩,高血压病,神经性头痛。根:治风湿关节痛,跌打损伤。

【用法用量】茎钩 6~15g;根 15~30g,水煎服。

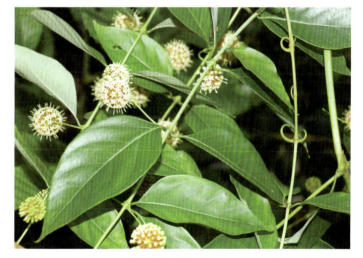

【附方】① 治神经性头痛:假钩藤 60g,加水煎取药汁约 100ml,冷却备用。用直流电游子导入(额枕法或眼枕法),每日 1 次,10 次为一个疗程。

② 治高血压病:a. 假钩藤 12g,桑叶、菊花、夏枯草各 9g,水煎服。b. 假钩藤、美人蕉根、紫苏各 24g,豨莶草 12g,共研细粉,炼蜜为丸,每丸重 6g,每服 1 丸,每日 3 次。

4.129.59 水锦树

WENDLANDIAE RADIX ET FOLIUM

【别名】猪血木、饭汤木

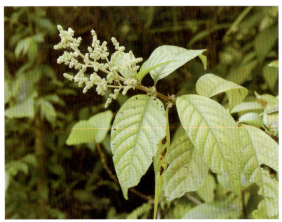
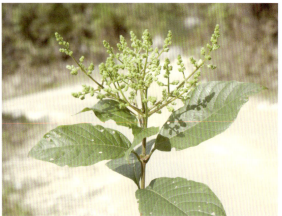

【基原】来源于茜草科 Rubiaceae 水锦树属 *Wendlandia* 水锦树 *Wendlandia uvariifolia* Hance 的根、叶入药。

【形态特征】灌木或乔木，高 2~15m；小枝被锈色硬毛。叶纸质，宽椭圆形、长圆形、卵形或长圆状披针形，长 7~26cm，宽 4~14cm，顶端短渐尖或骤然渐尖，基部楔形或短尖，叶面散生短硬毛，稍粗糙，在脉上有锈色短柔毛，背面密被灰褐色柔毛；侧脉 8~12 对，弯拱向上，近边缘处消失或与小横脉联结，在下面凸起；叶柄长 0.5~3.5cm，密被锈色短硬毛；托叶宿存，有硬毛，基部宽，上部扩大呈圆形，反折，宽约 2 倍于小枝。圆锥状的聚伞花序顶生，被灰褐色硬毛，分枝广展，多花；小苞片线状披针形，被柔毛；花小，无花梗，常数朵簇生；花萼长 1.5~2mm，密被灰白色长硬毛，萼裂片卵状三角形；花冠漏斗状，白色，长 3.5~4mm，外面无毛，喉部有白色硬毛，裂片长约 1mm，开放时外反，远比冠管短；花药椭圆形，长约 0.8mm，稍伸出，花丝很短；花柱与花冠近等长或稍长，柱头 2 裂，常伸出。蒴果小，球形，直径 1~2mm，被短柔毛。花期 1~5 月；果期 4~10 月。

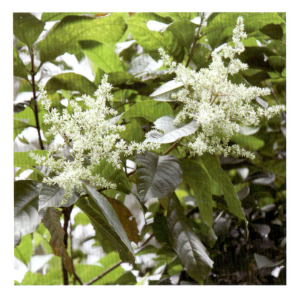

【生境】生于林下或溪边。

【分布】海南、广东、香港、台湾、广西、贵州、云南。越南也有分布。

【采集加工】夏、秋采收，将根、叶晒干。

【性味归经】味微苦，性凉。

【功能主治】祛风除湿，散瘀消肿，止血生肌。根：治风湿性关节炎，跌打损伤。叶：外用治外伤出血，疮疡溃烂久不收口。

【用法用量】根 12~15g，水酒各半煎服。叶用鲜品捣烂外敷，疮疡溃烂者并可水煎外洗。

4.130 忍冬科

4.130.1 糯米条

ABELIAE CHINENSIS RADIX ET FRUCTUS

【别名】白花树

【基原】来源于忍冬科 Caprifoliaceae 糯米条属 Abelia 糯米条 Abelia chinensis R. Br. 的根和花入药。

【形态特征】落叶多分枝灌木，高达 2m；嫩枝纤细，红褐色，被短柔毛，老枝树皮纵裂。叶三枚轮生或二枚对生，圆卵形至椭圆状卵形，长 2~5cm，宽 1~3.5cm，顶端急尖或长渐尖，基部圆或心形，长边缘有稀疏圆锯齿，叶面初时疏被短柔毛，背面基部主脉及侧脉密被白色长柔毛，花枝上部叶向上逐渐变小。聚伞花序生于小枝上部叶腋，由多数花序集合成一圆锥状花簇，总花梗被短柔毛，果期光滑；花芳香，具 3 对小苞片；小苞片长圆形或披针形，具睫毛；萼筒圆柱形，被短柔毛，稍扁，具纵条纹，萼檐 5 裂，裂片椭圆形或倒卵状长圆形，长 5~6mm，果期变红色；花冠白色至红色，漏斗状，长 1~1.2cm，为萼齿的一倍，外面被短柔毛，裂片 5 枚，圆卵形；雄蕊着生于花冠筒基部，花丝细长，伸出花冠筒外；花柱细长，柱头圆盘形。果实具宿存而略增大的萼裂片。

【生境】生于林下、灌丛或溪边，亦有庭园栽培。

【分布】香港、广东、广西、湖北、湖南、四川、贵州、云南、浙江、江西、福建、台湾。

【采集加工】夏、秋采收，将花、根晒干。

【性味归经】味苦，性寒。

【功能主治】清热解毒，凉血止血。治暑热泄泻，痢疾，对口疮，小儿疳积，热毒斑疹，痄腮，龋齿，衄血，咯血，吐血，便血，流行性感冒，跌打损伤，刀伤出血。

【用法用量】6~15g，水煎服。外用煎水洗患处。

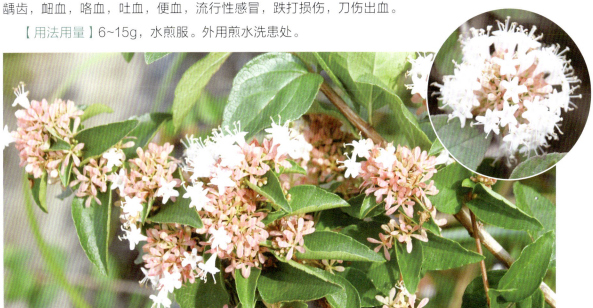

4.130.2 淡红忍冬

LONICERAE ACUMINATAE FLOS

【别名】巴东忍冬

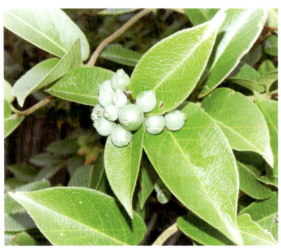
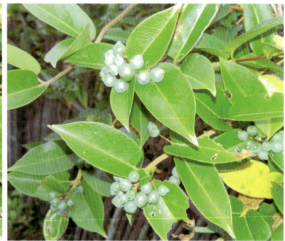

【基原】来源于忍冬科 Caprifoliaceae 忍冬属 Lonicera 淡红忍冬 Lonicera acuminata Wall. [L. henryi Hemsl.] 的花蕾入药。

【形态特征】藤本；嫩枝、叶柄和总花梗被卷曲、棕黄色长短不等的糙毛，有时散生短腺毛。叶纸质或革质，卵状长圆形、卵状椭圆形或披针形，长 4~8.5cm，宽 2~3cm，顶端渐尖或急尖，基部圆形或近心形，两面疏被糙毛或仅上面中脉有棕黄色短糙伏毛，有缘毛；叶柄长 3~5mm。双花生于叶腋或在小枝上部集聚成具叶的伞房花序；总花梗长 5~18mm；苞片钻形或线形，稍较萼管短或超过；小苞片阔卵形或倒卵形，长 1~1.5mm，顶端钝或微凹，有缘毛。花黄白色，有红晕；萼管长 2.5~3mm，无毛或稍被短糙毛，萼齿卵形或卵状披针形，长 1~1.5mm，无毛或仅有缘毛；花冠二唇形，长 1.5~2.4cm，常被短糙毛和散生腺毛，管基部有囊，上唇直立，裂片卵圆形，下唇反曲；雄蕊稍伸出花柱外；花柱下部有糙毛。果卵球形，直径 6~7mm，蓝黑色。花期 4 月；果期 11 月。

【生境】生于山谷、山坡、路旁。

【分布】陕西、甘肃、安徽、浙江、江西、福建、台湾、湖北、湖南、广西、四川、贵州、云南、西藏。缅甸、苏门答腊、爪哇、巴厘、菲律宾也有分布。

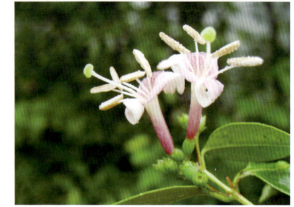

【采集加工】夏季采收花蕾晒干。

【性味归经】味甘，性寒。归脾、胃、小肠、膀胱经。

【功能主治】清热解毒，疏散风热，凉血止痢。治痈肿疔疮、咽喉肿痛、乳痈肠痈、感冒、血痢。

【用法用量】3~10g，水煎服。

4.130.3 山银花

LONICERAE FLOS

【别名】金银花、土银花

【基原】来源于忍冬科 Caprifoliaceae 忍冬属 *Lonicera* 华南忍冬 *Lonicera confusa*（Sweet）DC.、菰腺忍冬 *Lonicera hypoglauca* Miq. 和灰毡毛忍冬 *Lonicera macranthoides* Hand.-Mazz. 的花蕾或带初开的花入药。

【形态特征】A. 华南忍冬：藤本；嫩枝、叶柄、总花梗、萼管和苞片均密被灰黄色卷曲短柔毛，有时疏生腺毛。叶纸质，卵形或卵状长圆形，长 3~6（7）cm，宽 2~4cm，顶端急尖，有时具短尖头，基部圆形、截平或心形，嫩叶两面均被短柔毛，老时上面除中脉被毛外，无毛；下面密被短柔毛，干时边缘稍背卷，被缘毛；侧脉每边 3~4 条，叶柄长 5~8mm。双花腋生或生于小枝顶端，有时于侧脉上密聚成具叶的短总状花序，有明显的总苞片；总花梗长 2~8mm；苞片披针形，长 1~2mm；小苞片卵形或卵圆形，长 1mm，密被短柔毛，花白色，干后变黄色；花冠 2 唇形，长 3.2~5cm，管直或稍弯，外面多少被倒生短柔毛和腺毛，唇瓣较管短；雄蕊和花柱突出花冠外，花丝无毛。果椭圆形或近圆形，

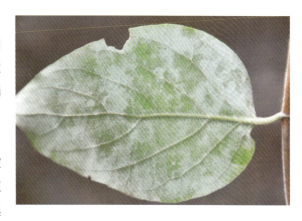

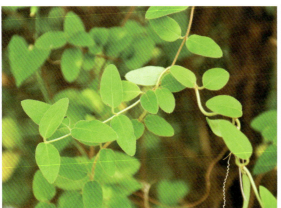

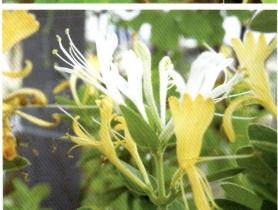

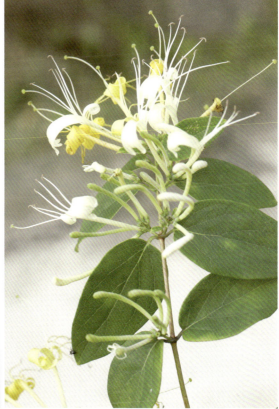

长 6~10mm，熟时黑色。花期 4~5 月及 9~10 月（开 2 次花）；果期 8~10 月。

【生境】生于海拔 800m 的山地灌丛中及平原旷野。

【分布】香港、广东、海南、广西。越南、尼泊尔也有分布。

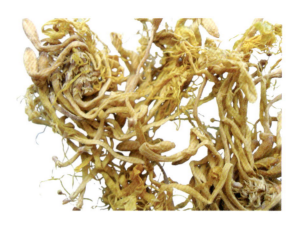

【形态特征】B. 菰腺忍冬：藤本；嫩枝、叶柄及总花梗均密被稍弯曲的黄褐色短柔毛和糙毛。叶纸质，卵形或椭圆状卵形，长 6~9cm，宽 2.5~3.5cm，顶端渐尖或急尖，基部圆形或心形，两侧稍不等，叶面中脉和下面密被淡黄色稍弯曲的短柔毛和糙毛，有无柄或具柄的黄色或橘红色的蘑菇状腺体；侧脉 4~5 对；叶柄长 5~12mm。双花腋生或聚集于侧枝顶端或小枝上部成具叶的总状花序；总花梗长 5~20mm；苞片线状披针形，长约 3mm，被短糙毛和缘毛；小苞片卵圆形或卵形，长约 1mm，有缘毛。花白色，后变黄色，萼筒被毛或无毛，长约 3mm，萼齿三角状披针形或长三角形，长 1.5~2mm，被缘毛；花冠二唇形，长 3.5~4cm，管较唇瓣稍长，被倒生微柔毛及散生腺体；雄蕊和花柱突出花冠外。果近球形，直径约 8mm，熟时黑色，具白粉。花期 4~5 月；果期 10~11 月。

【生境】生于海拔 200~700m 的山地、山谷灌丛或疏林中。

【分布】广东、广西、四川、贵州、云南。日本也有分布。

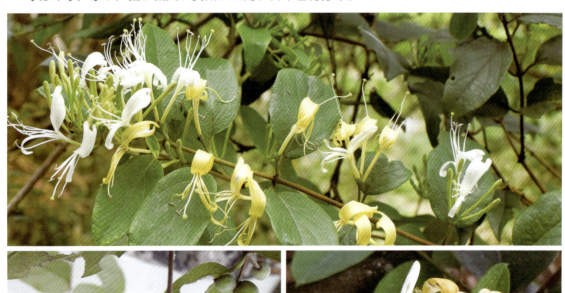

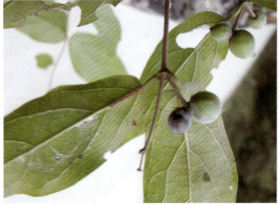
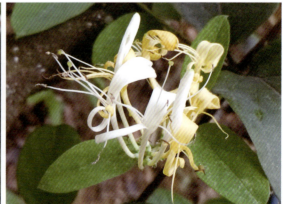

【形态特征】C. 灰毡毛忍冬：藤本；小枝幼嫩时被毡毛状糙伏毛，有时兼具腺毛。叶革质，卵形、椭圆形或卵状披针形，长 5~14cm，宽 2~4.5cm，顶端急尖或渐尖，基部圆形或微心形，边全缘，稍背卷，叶面无毛或仅中脉有毛，背面密被白色或灰黄色毡毛状糙伏毛，毛之间无空隙，散生橘黄色腺毛；侧脉 5~6 对；叶柄长 6~10mm，密被毡毛状糙伏毛。双花生于小枝上部叶腋，排成总状花序，此花序再组成具叶的圆锥花序；总花梗长 1~5mm，连同苞片和小苞片以及萼齿均密被细毡毛和缘毛；苞片披针形或线状披针形，长 2~4mm，小苞片卵形或卵状三角形，长约为萼管的 1/2；花白色或淡黄色；萼管长约 2mm，常有蓝白色粉，无毛或被毛或仅上部被毛；萼齿三角形或钻形，长 1~2mm；花冠二唇形，长 3.5~5cm；外面被糙伏毛，有时兼具橘黄色腺毛，管纤细，与唇瓣等长或较长，内被糙伏毛，上唇卵形，4 裂，近等长，两侧裂片深裂达 8mm，中间两裂片间浅裂约 4mm，下唇线状倒披针形，反卷；雄蕊和花柱均伸出花冠外，无毛。果球形，直径 6~10mm，成熟时黑色，常有蓝白色粉。花期 6~7 月；果期 10~11 月。

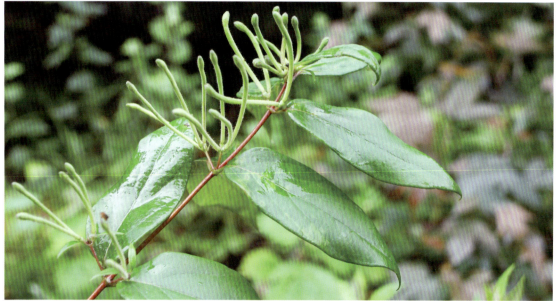

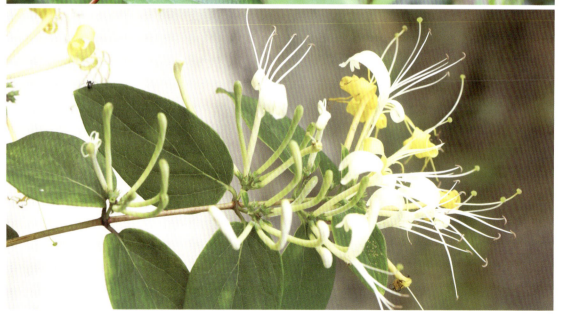

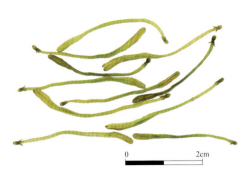

【生境】生于海拔 300~1200m 的山谷、山坡、路旁灌丛中或疏林中。

【分布】贵州、安徽、浙江、江西、福建、湖北、湖南、广东、广西、四川。

【采集加工】夏、秋采收，花蕾晒干备用。

【药材性状】A. 华南忍冬：呈棒状而稍弯曲，长 1.6~3.5cm，直径 0.5~2mm。萼筒和花冠密被灰白色毛，子房被毛。

B. 菰腺忍冬：呈棒状而稍弯曲，长 2.5~4.5cm，上部直径约 2mm，下部直径约 1mm，表面绿棕色至黄白色，总花梗集结成簇，开放者花冠裂片不及全长之半。质稍硬，手捏之稍有弹性。气清香。味微苦甘。

C. 灰毡毛忍冬：呈棒状而稍弯曲，长 3~4.5cm，直径 0.8~2mm。表面黄色至黄绿色，无毛或疏被毛，顶端 5 裂，裂片长三角形，被毛，开放者花冠下唇反转，花柱无毛。

【性味归经】味甘，性寒。归肺、心、胃经。

【功能主治】清热解毒，疏散风热，凉血止痢。治痈肿疔疮，喉痹，丹毒，热毒血痢，风热感冒，温热发病。

【用法用量】6~15g，水煎服。

【附方】① 治感冒：（银翘散）山银花、连翘各 12g，竹叶 15g，荆芥穗 6g，薄荷、甘草各 3g，淡豆豉 9g，牛蒡子、桔梗各 11g，芦根 18g。共研粗末，每次 18g，水煎服。

② 治钩端螺旋体病：a. 预防：山银花、连翘各 30g，白茅根 60g，黄芩 18g，藿香 12g。在接触疫水期内，每日 1 剂，3 次煎服。b. 治疗：上方减白茅

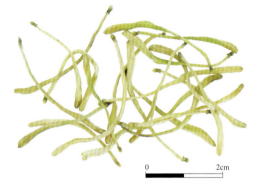

根 30g，加栀子 15g、淡竹叶（或竹叶卷心）12g，通草 9g。加水 500ml，煎沸半小时，取煎液，加冷开水至 600ml。在发热期间，每服 100ml。每隔 4 小时服 1 次。退热后，可每隔 6 小时 1 次，每次服 150ml，连服 3~5 天以巩固疗效。

③ 治急性单纯性阑尾炎：山银花 60~90g，蒲公英 30~60g，甘草 9~15g。每日 1 剂，早晚两次服。

④ 治出血性麻疹：山银花、紫草、赤芍、牡丹皮、生地黄各 9g，生甘草 9~15g；水煎服。

⑤ 治外科化脓性疾患：山银花注射液，肌内注射，每 4~6 小时 1 次，每次 2~4ml。用时加入 2%普鲁卡因 1~2ml。

⑥ 治宫颈糜烂：山银花粗粉 1000g，40%酒精 1500ml。先浸 48 小时后，滤液煎至 400ml。每日 1~2 次，外搽局部。7~12 天为一疗程。

4.130.4 金银花
LONICERAE JAPONICAE FLOS

【别名】忍冬藤、土银花、双花、二花、二宝花

【基原】来源于忍冬科 Caprifoliaceae 忍冬属 *Lonicera* 金银花 *Lonicera japonica* Thunb. 的花蕾或带初开的花入药。

【形态特征】藤本；嫩枝暗红褐色，密被开展的土黄色糙毛，有时兼具腺毛。叶纸质，卵形或椭圆状卵形，稀倒卵形或卵状披针形，长3~6cm，宽1.5~4cm，顶端急尖或钝，基部圆形或阔楔形，稀近心形，有缘毛，嫩叶通常两面密被土黄色短糙毛，以后毛渐脱落，叶面除叶脉被毛外，无

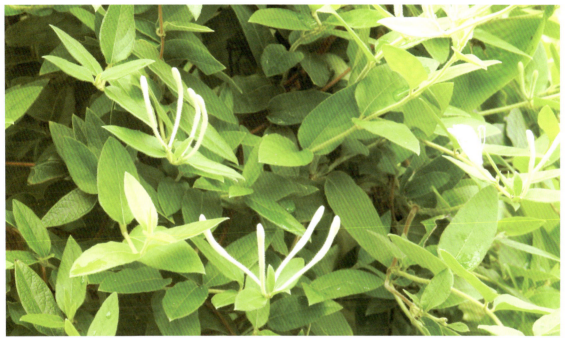

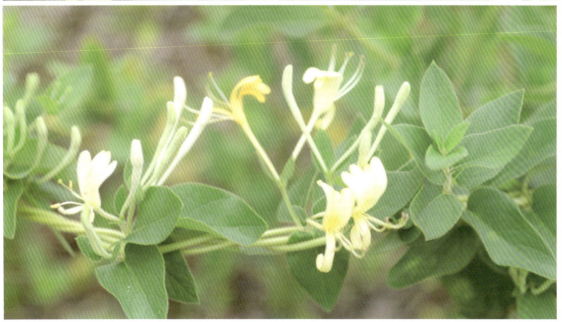

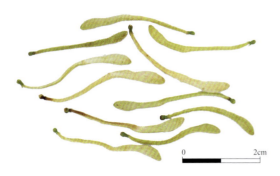

毛，背面被毛较稀疏或有时生于小枝下部的叶常无毛，侧脉 3~5 对；叶柄长 4~8mm，密被短柔毛。双花生于小枝上部叶腋，常在小枝上密聚成总状聚伞花序；总花梗长 2~4cm，密被短柔毛及散生腺毛；苞片、小苞片和萼裂片均密被短柔毛及腺毛；苞片叶状，长 2~3cm，小苞片卵形或圆形，长约 1.5mm。花芳香，白色，干后变黄色；萼管长约 2mm，无毛，萼管卵状三角形或长三角形；花冠二唇形，长 3~4.5cm，管稍长于裂片，外面被倒生、开展的糙毛和腺毛，上唇裂片顶端钝，下唇线形，反曲；雄蕊和花柱均突出花冠外。果球形，直径 6~7mm，蓝黑色，有光泽。花期 4~6 月和 8~9 月（二次开花）；果期 10~11 月。

【生境】生于路旁、山坡灌丛或疏林中。

【分布】我国北起辽宁，西至陕西，南达广西，西南至云南、贵州等地均有分布。日本和朝鲜也有分布。

【采集加工】夏初花开放前采收，花蕾、花晒干。

【性味归经】味甘，性寒。归肺、心、胃经。

【功能主治】清热解毒，疏散风热，凉血止痢。治上呼吸道感染，流行性感冒，扁桃体炎，急性乳腺炎，大叶性肺炎，肺脓疡，细菌性痢疾，钩端螺旋体病，急性阑尾炎，痈疖脓肿，丹毒，外伤感染，宫颈糜烂。

【用法用量】6~15g，水煎服。

【附方】① 治感冒：（银翘散）金银花、连翘各 12g，竹叶 15g，荆芥穗 6g，薄荷、甘草各 3g，淡豆豉 9g，牛蒡子、桔梗各 11g，芦根 18g。共研粗末，每次 18g，水煎服。

② 治钩端螺旋体病：a. 预防：金银花、连翘各 30g，白茅根 60g，黄芩 18g，藿香 12g。在接触疫水期内，每日 1 剂，分 3 次煎服。b. 治疗：上方减白茅根 30g，加栀子 15g、淡竹叶（或竹叶卷心）12g、通草 9g。加水 500ml，煎沸半小时，取煎液，加冷开水至 600ml。在发热期间，每服 100ml。每隔 4h 服 1 次。退热后，可每隔 6 小时服 1 次，每次服 150ml，连服 3~5 天以巩固疗效。

③ 治急性单纯性阑尾炎：金银花 60~90g，蒲公英 30~60g，甘草 9~15g。每日 1 剂，早晚 2 次分服。

④ 治出血性麻疹：金银花、紫草、赤芍、牡丹皮、生地黄各 9g，生甘草 9~15g。水煎服。

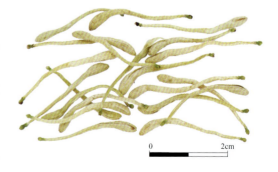

⑤ 治外科化脓性疾患：金银花注射液，肌内注射，每 4~6 小时注射 1 次，每次 2~4ml。用时加入 2% 普鲁卡因 1~2ml。

⑥ 治子宫颈糜烂：金银花粗粉 1000g，40% 酒精 1500ml。先浸 48 小时后，滤液煎至 400ml。每日 1~2 次，外搽局部。7~12 天为 1 个疗程。

4.130.5　短柄忍冬
LONICERAE PAMPANINII FLOS

【基原】来源于忍冬科 Caprifoliaceae 忍冬属 *Lonicera* 短柄忍冬 *Lonicera pampaninii* Lévl. 的花蕾入药。

【形态特征】藤本；幼枝和叶柄密被土黄色卷曲的短糙毛，后变紫褐色而无毛。叶有时 3 片轮生，薄革质，长圆状披针形、狭椭圆形至卵状披针形，长 3~10cm，顶端渐尖，有时急窄而具短尖头，基部浅心形，两面中脉有短糙毛，下面幼时常疏生短糙毛，边缘略背卷，有疏缘毛；叶柄短，长 2~5mm。双花数朵集生于幼枝顶端或单生于幼枝上部叶腋，芳香；总花梗极短或几无；苞片、小苞片和萼齿均有短糙毛；苞片狭披针形至卵状披针形，有时呈叶状，长 5~15mm；小苞片圆卵形或卵形，长为萼筒的 1/2~2/3；萼筒长不到 2mm，萼齿卵状三角形至长三角形，比萼筒短，外面有短糙伏毛，有缘毛；花冠白色而常带微紫红色，后变黄色，二唇形，长 1.5~2cm，外面密被倒生短糙伏毛和腺毛，唇瓣略短于筒，上下唇均反曲；雄蕊和花柱略伸出，花丝基部有柔毛，花药长约 2mm；花柱无毛。果实圆形，蓝黑色或黑色，直径 5~6mm。花期 5~6 月，果熟期 10~11 月。

【生境】生于海拔 150~800m 的林下或灌丛中。

【分布】安徽、浙江、江西、福建、湖北、湖南、广东、广西、四川、贵州、云南。

【采集加工】夏、秋采收花蕾晒干。

【性味归经】味甘、微苦，性寒。归脾、胃、小肠、膀胱经。

【功能主治】清热解毒。治感冒，咳嗽，咽喉炎。

【用法用量】3~9g，水煎服。

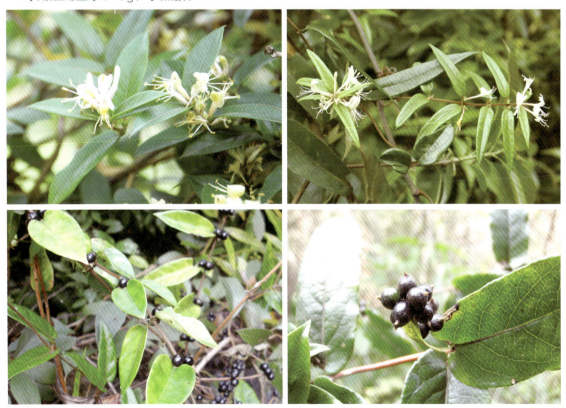

4.130.6 皱叶忍冬

LONICERAE RHYTIDOPHYLLAE FLOS

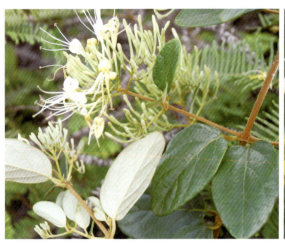
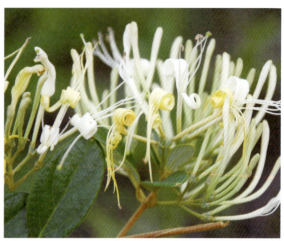

【基原】来源于忍冬科 Caprifoliaceae 忍冬属 Lonicera 皱叶忍冬 Lonicera rhytidophylla Hand.-Mazz. [L. reticulata Champ.] 的花入药。

【形态特征】常绿藤本，幼枝、叶柄和花序均被由短糙毛组成的黄褐色毡毛。叶革质，宽椭圆形、卵形、卵状长圆形至长圆形，长 3~10cm，顶端近圆形或钝而具短凸尖，基部圆至宽楔形，少有截形，边缘背卷，叶面叶脉显著凹陷而呈皱纹状，除中脉外几无毛，下面有由短柔毛组成的白色毡毛，干后变黄白色；叶柄长 8~15mm。双花成腋生小伞房花序，或在枝端组成圆锥状花序，总花梗基部常具苞状小形叶；苞片条状披针形，长 2~3mm，与萼筒等长或稍超过，连同小苞片和萼齿均密生短糙毛和缘毛；小苞片狭卵形至圆卵形，顶稍尖，比萼筒短或近等长；萼筒卵圆形，长约 2mm，无毛或有时多少有短糙毛，粉蓝色，萼齿钻形，长 1~2mm，顶稍尖；花冠白色，后变黄色，长 2.5~3.5（4.5）cm，外面密生紧贴的倒生短糙伏毛，并多少夹有具短柄的腺毛，二唇形，唇瓣内下方和筒内有柔毛，上唇直立，下唇反折；雄蕊稍超出花冠，花丝无毛或内侧有一行稀疏白毛，花药长 2.5~3mm；花柱伸出，无毛，柱头粗大。果实蓝黑色，椭圆形，长 7~8mm。花期 6~7 月；果期 10~11 月。

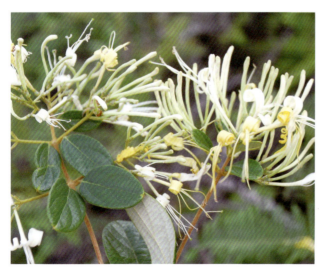

【生境】生于海拔 400~600m 的山谷、溪边、路旁灌丛中。

【分布】香港、广东、广西、江西、福建、湖南。

【采集加工】夏、秋采收花蕾晒干。

【性味归经】味甘、微苦，性寒。

【功能主治】清热解毒。治痈肿疔疮，喉痹，丹毒，热毒血痢，风热感冒，温热发病。

【用法用量】6~15g，水煎服。

4.130.7　唐古特忍冬

LONICERAE TANGUTICAE RADIX

【别名】矮金银花、鬼脸刺、陇塞忍冬

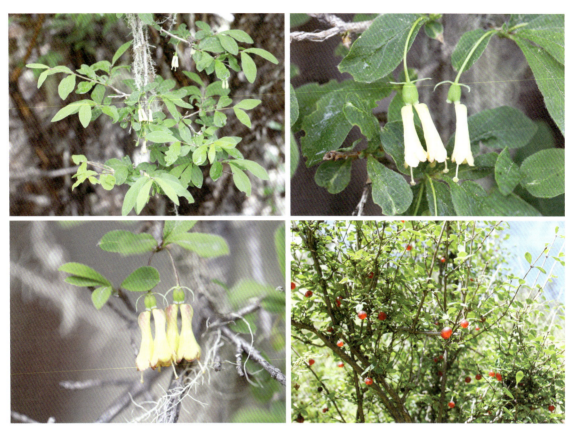

【基原】来源于忍冬科 Caprifoliaceae 忍冬属 Lonicera 唐古特忍冬 Lonicera tangutica Maxim. 的根入药。

【形态特征】落叶灌木。高达 2~4m。叶纸质，倒披针形至矩圆形，顶端钝，基部渐窄，长 1~4cm，两面被短糙毛；叶柄长 2~3mm。总花梗生于幼枝下方叶腋，稍弯垂，长 1.5~3cm；小苞片长为萼筒的 1/5~1/4；相邻两萼筒中部以上至全部合生，椭圆形或矩圆形，长 2~4mm，无毛，萼檐杯状，顶端具三角形齿；花冠白色、黄白色或有淡红晕，筒状漏斗形，长 10~13mm，筒基部具浅囊，裂片近直立，卵圆形，长 2~3mm；雄蕊着生花冠筒中部，花药内藏；花柱高出花冠裂片。果实红色，直径 5~6mm；种子淡褐色，卵圆形或矩圆形，长 2~2.5mm。花期 5~6 月；果期 7~8 月。

【生境】生于海拔 1600~3900m 的山坡草地、溪边灌丛中或混交林下。

【分布】陕西、宁夏、甘肃、青海、湖北、四川、云南和西藏。

【采集加工】秋季采集树根，去除粗皮，洗净，切片晒干。

【性味归经】味淡，性微寒。

【功能主治】清热解毒，截疟。治疗子痈、气喘、疮疖、痈肿等。

【用法用量】10~15g，水煎服。

4.130.8　毛花忍冬

LONICERAE TRICHOSANTHAE RAMUS ET FOLIUM

【基原】来源于忍冬科 Caprifoliaceae 忍冬属 *Lonicera* 毛花忍冬 *Lonicera trichosantha* Bur. et Franch. 的枝叶入药。

【形态特征】落叶灌木。高 3~5m。枝水平开展。叶纸质，下面绿白色，矩圆形至倒卵状矩圆形，长 2~6cm，顶端钝，基部圆，两面疏生短柔毛。总花梗长 2~6mm，短于叶柄，果时增长；苞片条状披针形，与萼筒近等长；小苞片近圆卵形，长约 2mm，顶端截形，基部联合；相邻两萼筒分离，长约 2mm，萼檐钟形，长 1.5~2mm，萼齿三角形；花冠黄色，长 12~15mm，唇形，筒长约 4mm，有浅囊，外被短糙伏毛和腺毛，上唇裂片浅圆形，下唇矩圆形，长 8~10mm；花丝生于花冠喉部，花柱长约 1cm，柱头盘状。果实橙红色至红色，圆形，直径 6~8mm。花期 5~7 月；果期 8 月。

【生境】生于海拔 2700~4100m 的林下、林缘、河边或田边的灌丛中。

【分布】四川、甘肃、云南、西藏和陕西等地。

【采集加工】春、夏季枝叶繁茂未开化时采收，切段，晒干。

【性味归经】味甘、淡，性微寒。

【功能主治】清热解毒。治肺病、眼病、培根病、痢疾、毒疮及疔疮等。

【用法用量】10~15g，水煎服。

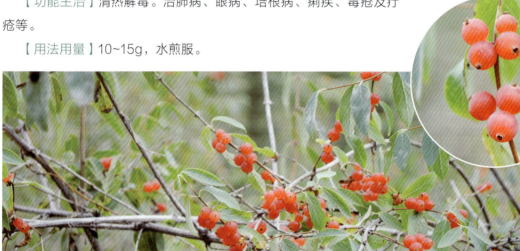

4.130.9　华西忍冬

LONICERAE WEBBIANAE FLOS

【别名】裂叶忍冬、绿紫忍冬

【基原】来源于忍冬科 Caprifoliaceae 忍冬属 *Lonicera* 华西忍冬 *Lonicera webbiana* Wall. ex DC. 的花蕾入药。

【形态特征】落叶灌木。高 3~4m。叶卵状椭圆形至卵状披针形，长 4~9cm，顶端渐尖，基部圆。苞片条形，长 2~5mm；小苞片卵形至矩圆形，长不足 1mm；相邻两萼筒分离；萼齿波状；花冠紫红色，长约 1cm，唇形，外面有疏短柔毛，筒甚短，基部较细，具浅囊，上唇直立，具圆裂，下唇比上唇长约 1/3，反曲；雄蕊长约等于花冠，花丝和花柱下半部有柔毛。果实先红色后转黑色，圆形，直径约 1cm；种子椭圆形，长 5~6mm，有细凹点。花期 5~6 月；果期 8~9 月。

【生境】生于海拔 1800~4000m 的针阔叶混交林、山坡灌丛中或草坡上。

【分布】山西、陕西、宁夏、甘肃、青海、江西、湖北、重庆、四川、云南和西藏。欧洲东南部、阿富汗至不丹也有分布。

【采集加工】5~6 月开花季节采集近开放的花蕾，除去杂质，晒干。

【性味归经】味甘、淡，性寒。

【功能主治】祛风，清热，解毒。治感冒、咳嗽、咽喉肿痛、目赤肿痛、肺痈、乳痈、湿疮等。

【用法用量】9~15g，水煎服。

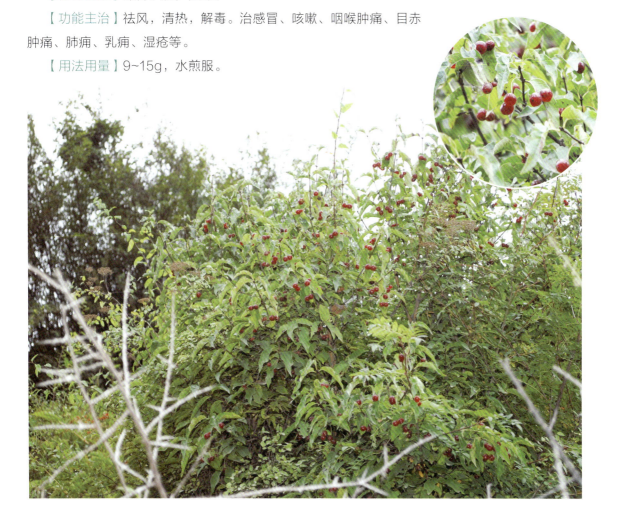

4.130.10　接骨草

SAMBUCI CHINENSIS HERBA

【别名】陆英、走马箭、走马风、八棱麻、八里麻、臭草、朔藋

【基原】来源于忍冬科 Caprifoliaceae 接骨木属 Sambucus 接骨草 Sambucus chinensis Lindl. [S. javanica Blume] 的根、茎、叶入药。

【形态特征】高大草本或亚灌木。高 1~2m；茎有棱条，髓部白色。羽状复叶的托叶叶状或有时退化成蓝色的腺体；小叶 2~3 对，互生或对生，狭卵形，长 6~13cm，宽 2~3cm，嫩时上面被疏长柔毛，顶端长渐尖，基部钝圆，两侧不等，边缘具细锯齿，近基部或中部以下边缘常有 1 或数枚腺齿；顶生小叶卵形或倒卵形，基部楔形，有时与第一对小叶相连，小叶无托叶，基部一对小叶有时有短柄。复伞形花序顶生，大而疏散，总花梗基部托以叶状总苞片，分枝 3~5 出，纤细，被黄色疏柔毛；杯形不孕性花不脱落，可孕性花小；萼筒杯状，萼齿三角形；花冠白色，仅基部联合，花药黄色或紫色；子房 3 室，花柱极短或几无，柱头 3 裂。果实红色，近圆形，直径 3~4mm；核 2~3 粒，卵形，长 2.5mm，表面有小疣状突起。花期 4~5 月；果熟期 8~9 月。

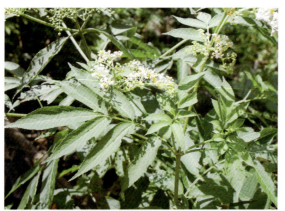

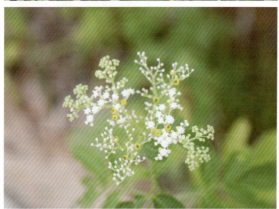

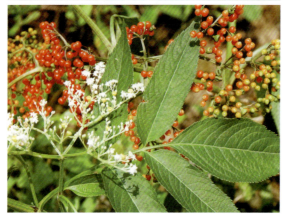

【生境】生于海拔 300~1000m 的山坡林下沟边和草丛中。

【分布】陕西、甘肃、江苏、安徽、浙江、江西、福建、台湾、河南、湖北、湖南、广东、广西、四川、贵州、云南、西藏。日本也有分布。

【采集加工】夏、秋季采收，全株晒干。

【性味归经】味甘、微苦，性平。

【功能主治】根：散瘀消肿，祛风活络。茎、叶：利尿消肿，活血止痛。根：治跌打损伤，扭伤肿痛，骨折疼痛，风湿性关节痛。茎、叶：治肾炎水肿，腰膝酸痛。外用治跌打肿痛。

【用法用量】30~60g，水煎服。外用适量鲜品，捣烂敷患处。

【附方】① 治跌打损伤：接骨草根 60g（鲜品加倍），水煎服。另取鲜叶适量捣烂敷伤处。

② 治慢性气管炎：鲜接骨草茎、叶 120g。水煎 3 次，浓缩，为 1 日量，分 3 次服。10 天为 1 个疗程。

4.130.11　接骨木

SAMBUCI WILLIAMSII HERBA

【别名】木蒴藋、续骨草、九节风

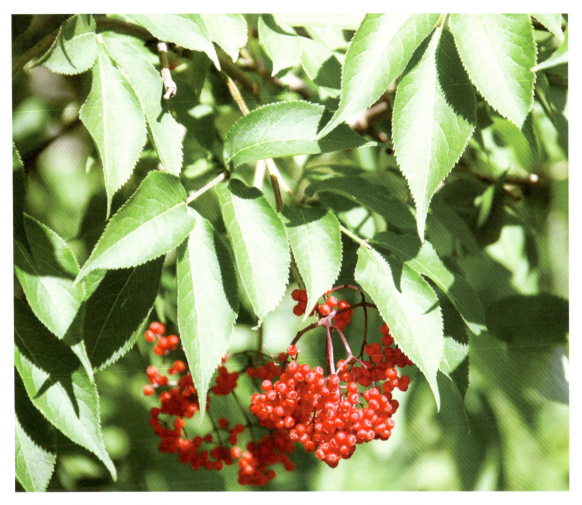

【基原】来源于忍冬科 Caprifoliaceae 接骨木属 *Sambucus* 接骨木 *Sambucus williamsii* Hance 的全株入药。

【形态特征】落叶灌木或小乔木。高 5~6m；老枝淡红褐色，具明显的长椭圆形皮孔，髓部淡褐色。羽状复叶有小叶 2~3 对，有时仅 1 对或多达 5 对，侧生小叶片卵圆形、狭椭圆形至倒长圆状披针形，长 5~15cm，宽 1.2~7cm，顶端尖、渐尖至尾尖，边缘具不整齐锯齿，基部楔形或圆形，有时心形，两侧不对称，最下一对小叶有时具长 0.5cm 的柄，顶生小叶卵形或倒卵形，顶端渐尖或尾尖，基部楔形，具长约 2cm 的柄，初时小叶上面及中脉被稀疏短柔毛，后光滑无毛，叶搓揉后有臭气；托叶狭带形，或退化成带蓝色的突起。花与叶同出，圆锥形聚伞花序顶生，长 5~11cm，宽 4~14cm，具总花梗，花序分枝多成直角开展，有时被稀疏短柔毛，随即光滑无毛；花小而密；萼筒杯状，长约 1mm，萼齿三角状披针形，稍短于萼筒；花冠蕾时带粉红色，开后白色或淡黄色，筒短，裂片长圆形或长卵圆形，长约 2mm；雄蕊与花冠裂片等长，开展，花丝基部稍肥大，花药黄色；子房 3 室，花柱短，柱头 3 裂。果实红色，极少蓝紫黑色，卵圆形或近圆形，直径 3~5mm；分核 2~3 枚，卵圆形至椭圆形，长 2.5~3.5mm，略有皱纹。花期 4~5 月；果期 9~10 月。

【生境】生于海拔 200~800m 的山坡、灌丛、沟边、路旁、宅边。

【分布】海南、广东、福建、湖北、湖南、广西、四川、贵州、云南、黑龙江、吉林、辽宁、河北、山西、陕西、甘肃、山东、江苏、安徽、浙江、河南。

【采集加工】夏、秋季采收，晒干。

【性味归经】味甘、苦，性平。

【功能主治】接骨续筋，祛风利湿，活血止血。治风湿痹痛，痛风，大骨节病，急慢性肾炎，风疹，跌打损伤，骨折肿痛，外伤出血。

【用法用量】15~30g，水煎服。外用鲜品捣烂敷患处。

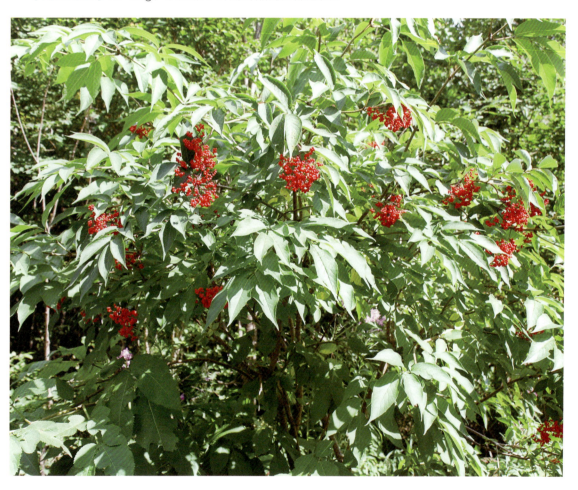

4.130.12 短序荚蒾

VIBURNI BRACHYBOTRYI RADIX ET FOLIUM

【别名】短球荚蒾、球花荚蒾

【基原】来源于忍冬科 Caprifoliaceae 荚蒾属 Viburnum 短序荚蒾 Viburnum brachybotryum Hemsl. 的根和叶入药。

【形态特征】常绿灌木或小乔木。高可达 8m；幼枝、芽、花序、萼、花冠外面、苞片和小苞片均被黄褐色簇状毛。叶革质，倒卵形、倒卵状长圆形或长圆形，长 7~20cm，顶端渐尖或急渐尖，基部宽楔形至近圆形，边缘自基部 1/3 以上疏生尖锯齿，有时近全缘，叶面深绿色有光泽，背面散生黄褐色簇状毛或近无毛，侧脉 5~7 对，弧形，近缘前互相网结，上面略凹陷，连同中脉下面明显凸起，小脉横列，下面明显；叶柄长 1~2cm，初时散生簇状毛，后变无毛。圆锥花序通常尖形，顶生或常有一部分生于腋出、无叶的退化短枝上，成假腋生状，直立或弯垂，长 5~11（22）cm，宽 2.5~8.5（15）cm；苞片和小苞片宿存；花雌雄异株，生于序轴的第二至第三级分枝上，无梗或有短梗；萼筒筒状钟形，长约 1.5mm，萼齿卵形，顶钝，长约 1mm；花冠白色，辐状，直径 4~5（6）mm，筒极短，裂片开展，卵形至长圆状卵形，顶钝，长约 1.5mm，为筒的 2 倍；雄蕊花药黄白色，宽椭圆形；柱头头状，3 裂，远高出萼齿。果实鲜红色，卵圆形，顶端渐尖，基部圆形，长约 1cm，直径约 6mm；常有毛；核卵圆形或长卵形，稍扁，顶端渐尖，长约 8mm，直径约 5mm，有 1 条深腹沟。花期 1~3 月；果熟期 7~8 月。

【生境】生于海拔 400~1000m 的山谷密林或山坡灌丛中。

【分布】江西、湖北、湖南、广东、广西、四川、贵州、云南。

【采集加工】夏、秋季采收，根、叶晒干。

【性味归经】味苦，性凉。

【功能主治】清热，祛风除湿，收敛止泻。治肠炎，痢疾，风湿关节痛，跌打损伤。

【用法用量】9~15g，水煎服。外用鲜品捣烂敷患处。

4.130.13 水红木

VIBURNI CYLINDRICI RADIX

【别名】狗肋巴、斑鸠石、斑鸠柘、炒面叶

【基原】来源于忍冬科 Caprifoliaceae 荚蒾属 Viburnum 水红木 Viburnum cylindricum Buch.-Ham. ex D. Don. 的根入药。

【形态特征】小乔木。高达 8~15m；枝带红色或灰褐色，散生小皮孔，小枝无毛或初时被簇状短毛。冬芽有 1 对鳞片。叶革质，椭圆形至长圆形或卵状长圆形，长 8~16cm，顶端渐尖或急渐尖，基部渐狭至圆形，全缘或中上部疏生少数钝或尖的不整齐浅齿，通常无毛，下面散生带红色或黄色微小腺点（有时扁化而类似鳞片），近基部两侧各有 1 至数个腺体，侧脉 3~5（18）对，弧形；叶柄长 1~3.5（5）cm，无毛或被簇状短毛。聚伞花序伞形式，顶圆形，直径 4~10（18）cm，无毛或散生簇状微毛，连同萼和花冠有时被微细鳞腺，总花梗长 1~6cm，第一级辐射枝通常 7 条，苞片和小苞片早落，花通常生于第三级辐射枝上；萼筒卵圆形或倒圆锥形，长约 1.5mm，有微小腺点，萼齿极小而不显著；花冠白色或有红晕，钟状，长 4~6mm，有微细鳞腺，裂片圆卵形，直立，长约 1mm；雄蕊高出花冠约 3mm，花药紫色，长圆形，长 1~1.8mm。果实先红色后变蓝黑色，卵圆形，长约 5mm；核卵圆形，扁，长约 4mm；直径 3.5~4mm，有 1 条浅腹沟和 2 条浅背沟。花期 6~10 月；果熟期 10~12 月。

【生境】生于山坡疏林或灌丛中。

【分布】甘肃、湖北、湖南、广东、广西、四川、贵州、云南、西藏。印度、尼泊尔、中南半岛余部也有分布。

【采集加工】夏、秋季采收，根晒干。

【性味归经】味苦，性寒。

【功能主治】祛风除湿，活血通络，解毒。治跌打损伤，风湿筋骨痛，胃痛，肝炎，尿道感染，小儿肺炎，支气管炎。

【用法用量】15~30g，水煎服。

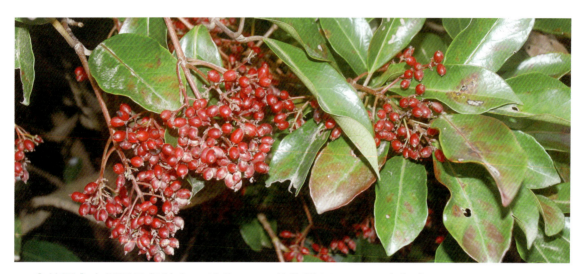

4.130.14　荚蒾

VIBURNI DILATATI RADIX ET CAULIS

【别名】酸汤杆、苦柴子

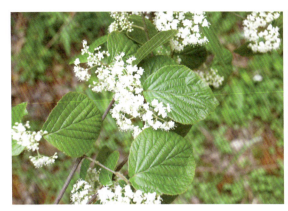
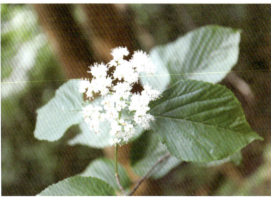

【基原】来源于忍冬科 Caprifoliaceae 荚蒾属 Viburnum 荚蒾 Viburnum dilatatum Thunb. 的根、枝和叶入药。

【形态特征】落叶灌木。高 1.5~3m；当年小枝连同芽、叶柄和花序均密被土黄色或黄绿色开展的小刚毛状粗毛及簇状短毛，老时毛可弯伏，毛基有小瘤状突起，二年生小枝暗紫褐色，被疏毛或几无毛，有凸起的垫状物。叶纸质，宽倒卵形、倒卵形或宽卵形，长 3~10（13）cm，顶端急尖，基部圆形至钝形或微心形，有时楔形，边缘有牙齿状锯齿，齿端突尖，叶面被叉状或简单伏毛，背面被带黄色叉状或簇状毛，脉上毛尤密，脉腋集聚簇状毛，有带黄色或近无色的透亮腺点，虽脱落仍留有痕迹，近基部两侧有少数腺体，侧脉 6~8 对，直达齿端，上面凹陷，下面明显凸起；叶柄长（5）10~15mm；无托叶。复伞形式聚伞花序稠密，生于具 1 对叶的短枝之顶，直径 4~10cm，果时毛多少脱落，总花梗长 1~2（3）cm，第一级辐射枝 5 条，花生于第三至第四级辐射枝上，萼和花冠外面均有簇状糙毛；萼筒狭筒状，长约 1mm，有暗红色微细腺点，萼齿卵形；花冠白色，辐状，直径约 5mm，裂片圆卵形；雄蕊明显高出花冠，花药小，乳白色，宽椭圆形；花柱高出萼齿。果实红色，椭圆状卵圆形，长 7~8mm；核扁，卵形，长 6~8mm，直径 5~6mm，有 3 条浅腹沟和 2 条浅背沟。花期 5~6 月；果熟期 9~11 月。

【生境】生于林下或灌丛中。

【分布】河南、湖北、湖南、广东、广西、四川、贵州、云南。日本、朝鲜也有分布。

【采集加工】夏、秋季采收，根、枝、叶晒干。

【性味归经】枝、叶：味酸，性微寒。根：味辛、涩，性微寒。

【功能主治】枝、叶：清热解毒，疏风解表。治疗疮发热，风热感冒。外用治过敏性皮炎。根：祛瘀消肿。治淋巴结炎（丝虫病引起），跌打损伤。

【用法用量】15~30g，水煎或水酒各半煎服。

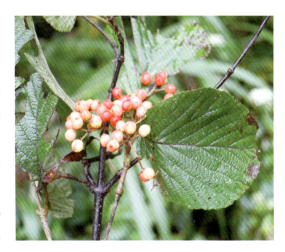

4.130.15 南方荚蒾

VIBURNI FORDIAE RADIX

【别名】火柴木、火斋、满山红、疮伴木

【基原】来源于忍冬科 Caprifoliaceae 荚蒾属 Viburnum 南方荚蒾 Viburnum fordiae Hance 的根、茎入药。

【形态特征】小乔木。高可达 5m；幼枝、芽、叶柄、花序、萼和花冠外面均被由暗黄色或黄褐色簇状毛组成的茸毛。叶纸质至厚纸质，宽卵形或菱状卵形，长 4~8cm，顶端钝或短尖至短渐尖，基部圆形至截形或宽楔形，稀楔形，边缘基部除外常有小尖齿，叶面有时散生具柄的红褐色微小腺体，初时被簇状或叉状毛，后仅脉上有毛，稍光亮，背面毛较密，无腺点，侧脉 5~8 对，直达齿

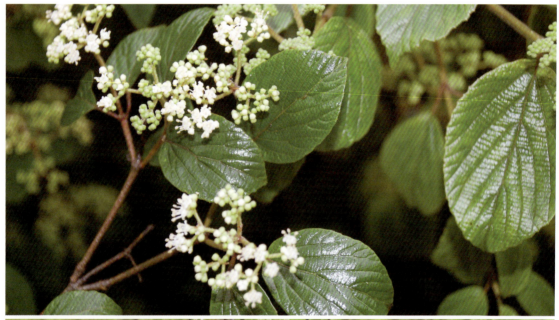

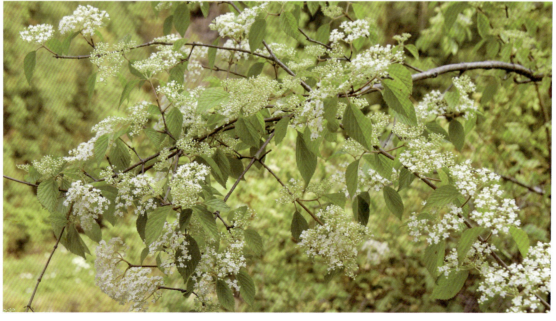

端，上面略凹陷，下面凸起；壮枝上的叶带革质，常较大，基部较宽，下面被茸毛，边缘疏生浅齿或几全缘，侧脉较少；叶柄长 5~15mm，有时更短；无托叶。复伞形式聚伞花序顶生或生于具 1 对叶的侧生小枝之顶，直径 3~8cm，总花梗长 1~3.5cm 或极少近于无，第一级辐射枝通常 5 条，花生于第三至第四级辐射枝上；萼筒倒圆锥形，萼齿钝三角形；花冠白色，辐状，直径 4~5mm，裂片卵形，长约 1.5mm，比筒长；雄蕊与花冠等长或略超出，花药小，近圆形；花柱高出萼齿，柱头头状。果实红色，卵圆形，长 6~7mm；核扁，长约 6mm，直径约 4mm，有 2 条腹沟和 1 条背沟。花期 4~5 月；果熟期 10~11 月。

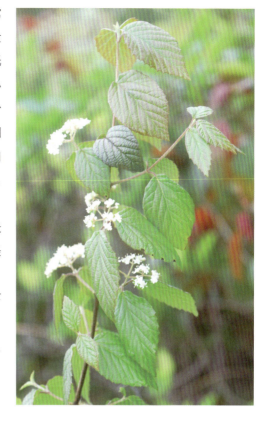

【生境】生于海拔 200~800m 的山谷、山坡林下或灌丛中。

【分布】广东、广西、福建、云南、湖南、安徽、浙江、江西、贵州。

【采集加工】夏、秋季采收，根、茎切片，晒干。

【性味归经】味苦，性凉。

【功能主治】祛风清热，散瘀活血。治感冒，发热，月经不调。外用治肥大性脊椎炎，风湿痹痛，跌打骨折。

【用法用量】9~15g，水煎服。外用浸酒外搽患处。

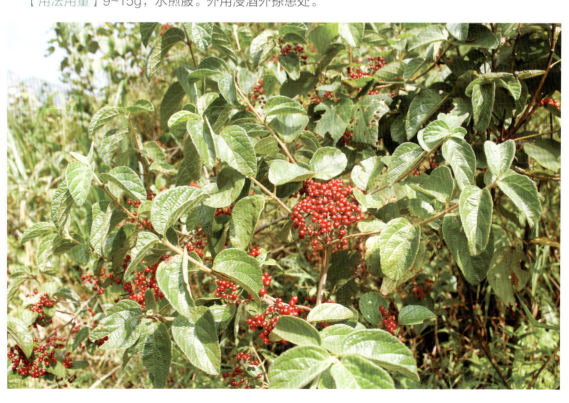

4.130.16　珊瑚树

VIBURNI ODORATISSIMI RADIX ET CORTEX

【别名】沙糖木、香柄树、麻油香、早禾树

【基原】来源于忍冬科 Caprifoliaceae 荚蒾属 *Viburnum* 珊瑚树 *Viburnum odoratissimum* Ker.-Gawl. 的树皮、根入药。

【形态特征】小乔木。高达 10m。叶革质，椭圆形至长圆形或长圆状倒卵形至倒卵形，有时近圆形，长 7~20cm，顶端短尖至渐尖而钝头，有时钝形至近圆形，基部宽楔形，稀圆形，边缘上部有不规则浅波状锯齿或近全缘，上面深绿色有光泽，两面无毛或脉上散生簇状微毛，背面有时散生暗红色微腺点，脉腋常有集聚簇状毛和趾蹼状小孔，侧脉 5~6 对，弧形，近缘前互相网结，连同中脉下面凸起而显著；叶柄长 1~2cm，无毛或被簇状微毛。圆锥花序顶生或生于侧生短枝上，

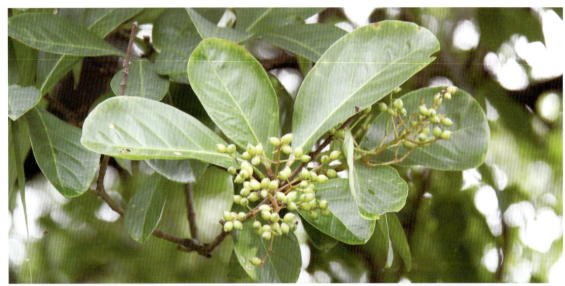

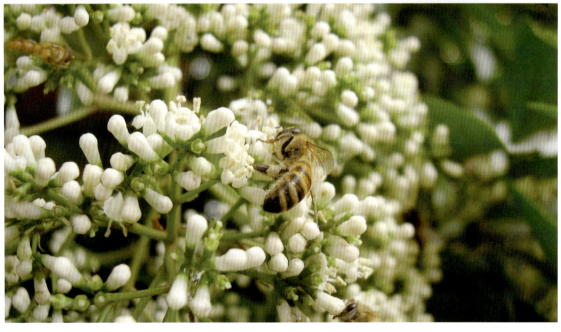

宽尖塔形，长 5~13.5cm，宽 4~6cm，无毛或散生簇状毛，总花梗长可达 10cm，扁，有淡黄色小瘤状突起；苞片长不足 1cm，宽不及 2mm；花芳香，通常生于序轴的第二至第三级分枝上，无梗或有短梗；萼筒筒状钟形，长 2~2.5mm，无毛，萼檐碟状，齿宽三角形；花冠白色，后变黄白色，有时微红，辐状，直径约 7mm，筒长约 2mm，裂片反折，圆卵形，顶端圆，长 2~3mm；雄蕊略超出花冠裂片，花药黄色，长圆形，长近 2mm；柱头头状，不高出萼齿。果实先红色后变黑色，卵圆形或卵状椭圆形，长约 8mm，直径 5~6mm。花期 4~5 月；果熟期 7~9 月。

【生境】生于疏林或灌丛中。

【分布】海南、广东、香港、广西、台湾、福建、湖南。印度、缅甸、泰国、越南也有分布。

【采集加工】夏、秋季采收，树皮、根切片晒干。

【性味归经】味辛，性温。

【功能主治】清热祛湿，通经活络，拔毒生肌。治感冒，风湿，跌打肿痛，骨折。

【用法用量】根 9~15g，树皮 30~60g，水煎服。外用鲜品捣烂敷患处。

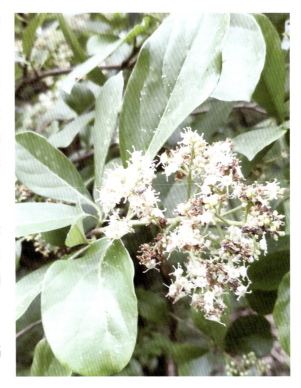

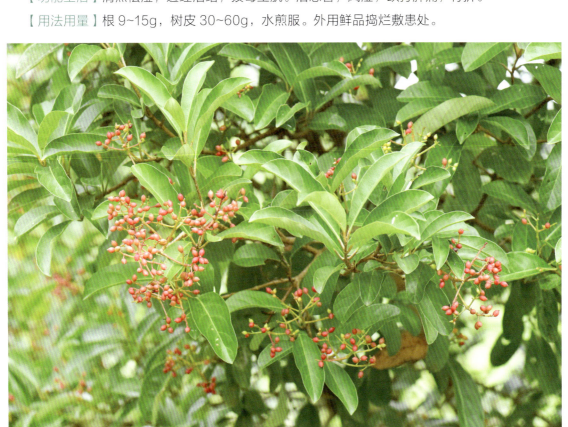

4.130.17 蝴蝶戏珠花

VIBURNI PLICATI RADIX ET CAULIS

【别名】蝴蝶花、蝴蝶树、蝴蝶荚蒾

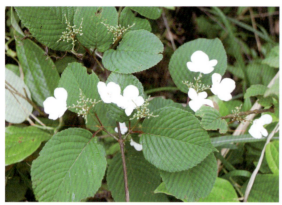
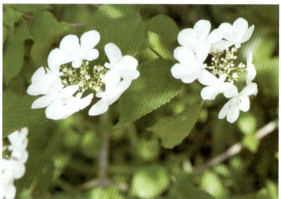

【基原】来源于忍冬科 Caprifoliaceae 荚蒾属 *Viburnum* 蝴蝶戏珠花 *Viburnum plicatum* Thunb. var. *tomentosum*（Thunb.）Miq. 的根、茎入药。

【形态特征】落叶灌木。高达 3m；当年小枝浅黄褐色，四角状，被由黄褐色簇状毛组成的茸毛，二年生小枝灰褐色或灰黑色，稍具棱角或否，散生圆形皮孔，老枝圆筒形，近水平状开展。冬芽有 1 对披针状三角形鳞片。叶较狭，宽卵形或长圆状卵形，有时椭圆状倒卵形，两端有时渐尖，背面常带绿白色，侧脉 10~17 对。花序直径 4~10cm，外围有 4~6 朵白色、大型的不孕花，具长花梗，花冠直径达 4cm，不整齐 4~5 裂；中央可孕花直径约 3mm，萼筒长约 15mm，花冠辐状，黄白色，裂片宽卵形，长约等于筒，雄蕊高出花冠，花药近圆形。果实先红色后变黑色，宽卵圆形或倒卵圆形，长 5~6mm，直径约 4mm；核扁，两端钝形，有 1 条上宽下窄的腹沟，背面中下部还有 1 条短的隆起之脊。花期 4~5 月；果熟期 8~9 月。

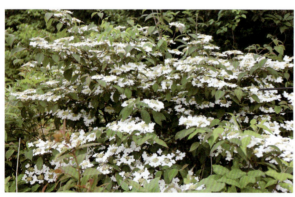

【生境】生于海拔 300~500m 的山坡、山谷混交林内及沟谷旁灌丛中。

【分布】陕西、安徽、浙江、江西、福建、台湾、河南、湖北、湖南、广西、广东、四川、贵州、云南。日本也有分布。

【采集加工】夏、秋季采收，根、茎切片，晒干。

【性味归经】味酸、辛、苦，性温。

【功能主治】清热解毒，健脾消积，祛风除湿。治疮毒，淋巴结炎，小儿疳积，风湿痹痛，跌打损伤。

【用法用量】3~9g，水煎服。

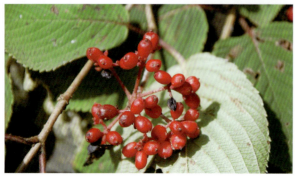

4.130.18 茶荚蒾

RADIX VIBURNI SETIGERI

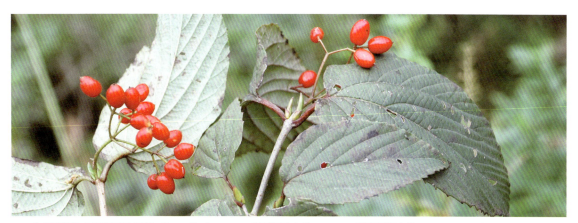

【基原】来源于忍冬科 Caprifoliaceae 荚蒾属 Viburnum 茶荚蒾 Viburnum setigerum Hance 的根入药。

【形态特征】落叶灌木，高 1.5~3.5m。叶纸质或薄革质，卵状长圆形或卵状披针形，稀卵形，长 7~12cm，宽 3~5.5cm，顶端渐尖，基部圆形或阔楔形，边缘除基部外具疏离尖齿，齿尖稍向上弯，叶面初时被毛，背面仅中脉和侧脉被浅黄色直长纤毛，近基部两侧有少数黑色腺斑；侧脉每边 6~8 条；叶柄长 1~2cm，灰黑色，近无毛或被长纤毛。聚伞花序排成复伞形花序式，无毛或被长纤毛，直径 2.5~4cm，常弯垂；总花梗长 1~2.5cm，第一级辐射枝 4~5 条；花生于第二和第三级辐射枝上；花梗长达 5mm 或无梗；萼管筒状，长约 1.5mm，无毛和无腺点，萼齿卵形，长约 0.5mm，花冠辐状，直径 4~6mm，白色，干后黑色或暗褐色，无毛，裂片卵形，长约 2.5mm，较管长；雄蕊与花冠近等长；花柱不高过萼齿。果序常下垂，果球形或卵球形，长 9~11mm，熟时红色；果核卵圆形，压扁，长 8~10mm，宽 5~7mm，凹凸不平，腹面稍凹入，背面稍隆起，沟槽不明显。花期 4~5 月；果期 9~10 月。

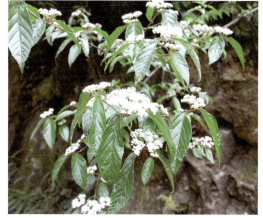

【生境】生于海拔 200~1000m 的山谷、溪涧旁疏林或山坡灌丛中。

【分布】广东、湖南、云南、四川、湖北、陕西。

【采集加工】夏、秋采收，根晒干。

【性味归经】味微苦，性平。

【功能主治】清热利湿，活血化瘀。治小便淋浊，肺痈，咳吐脓血，热瘀经闭。

【用法用量】15~30g，水煎服。

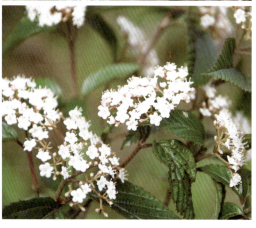

4.131 败酱科

4.131.1 甘松

NARDOSTACHYOS RADIX ET RHIZOMA

【别名】甘松香

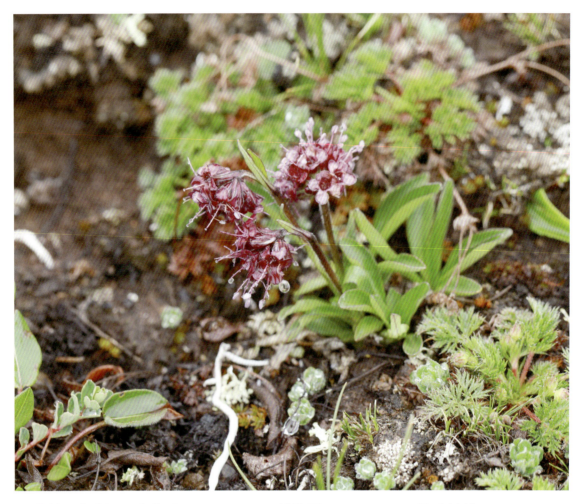

【基原】来源于败酱科 Valerianaceae 甘松属 Nardostachys 匙叶甘松 Nardostachys jatamansi DC. 的根和根茎入药。

【形态特征】多年生草本。高 5~50cm。根状茎木质、粗短，有粗长主根，密被叶鞘纤维，有烈香。叶丛生，长匙形或线状倒披针形，长 3~25cm，宽 0.5~2.5cm；花茎旁出，茎生叶 1~2 对，下部的椭圆形至倒卵形，基部下延成柄，上部的倒披针形至披针形，无柄。聚伞性头状花序顶生，直径 1.5~2cm，花序基部有 4~6 片披针形总苞，每花基部有窄卵形至卵形苞片 1，与花近等长。花萼 5 裂，果时增大。花冠紫红色，钟形，长 4.5~9mm，裂片 5，宽卵形至长圆形，长 2~3.8mm，花冠筒里面有白毛；雄蕊与花冠裂片近等长；花柱与雄蕊近等长，柱头头状。瘦果倒卵形，长约 4mm，被毛。花期 6~8 月；果期 9~10 月。

【生境】生于海拔 2600~5000m 的高山灌丛、草地。

【分布】四川、云南和西藏。印度、尼泊尔、不丹也有分布。

【采集加工】春、秋季采挖，除去泥沙及杂质，晒干或阴干。

【药材性状】本品略呈圆锥形,多弯曲,长 5~18cm。根状茎短小,上端有茎、叶残基,呈狭长的膜质片状或纤维状。外层黑棕色,内层棕色或黄色。根单一或数条交结、分枝或并列,直径 3~10mm。表面棕褐色,皱缩,有细根和须根。质松脆,易折断,断面粗糙,皮部深棕色,常成裂片状,木部黄白色。气特异,味苦而辛,有清凉感。

【性味归经】味辛、微甘,性温。归脾、胃经。

【功能主治】理气止痛,开郁醒脾。外用祛湿消肿。治脘腹胀满,食欲不振,呕吐;外用治牙痛、脚肿等。

【用法用量】4~6g,水煎服。外用适量,泡汤漱口或煎汤洗脚或研末敷患处。

【附方】① 治痰眩:半夏曲、天南星各 100g,甘松 50g,陈皮 75g。上药为细末,水煮面和为丸,如梧桐子大。每服二十丸,食后生姜汤送服。

② 治癔病、神经衰弱、肠胃痉挛等:甘松 30g,广陈皮 7.5g。加水 500ml,浸于沸水内 3 小时。分十二次服,日服六次。

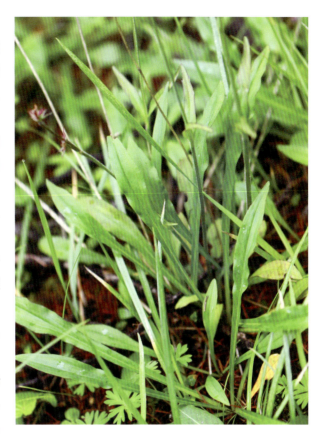

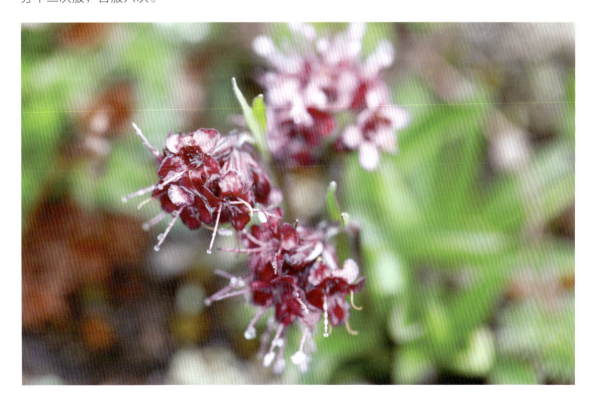

4.131.2 败酱

PATRINIAE SCABIOSAEFOLIAE HERBA

【别名】黄花龙芽、败酱草、龙芽败酱、苦斋

【基原】来源于败酱科 Valerianaceae 败酱属 *Patrinia* 黄花败酱 *Patrinia scabiosaefolia* Fisch. ex Trev. 和白花败酱 *Patrinia villosa*（Thunb.）Juss. 的全草入药。

【形态特征】A. 黄花败酱：为多年生草本，高达 150cm，全株被脱落性白硬毛；地下茎细长，横走。基生叶丛生，阔卵形，边缘有锯齿，具长柄，茎生叶对生，披针形或狭卵形，长 5~15cm，宽 2~5cm，顶端渐尖，基部楔形并下延成叶柄，羽状分裂，有裂片 2~3 对，中央裂片最大，椭圆形或卵形，两侧裂片小，狭椭圆形或线形。圆锥状花序由多数聚伞花序组成，顶生；花小，直径 2~4mm，黄色；花萼极小；花冠筒短，5 裂；雄蕊 4 枚，约与花冠等长。蒴果长椭圆形，直径约 5mm，边缘稍扁，无翅。花期 7~9 月；果期 8~10 月。

【生境】生于山坡草丛中。

【分布】全国各地有分布。蒙古、朝鲜、日本、俄罗斯也有分布。

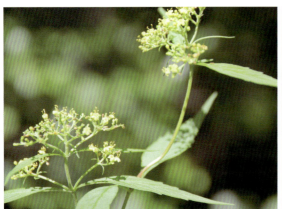
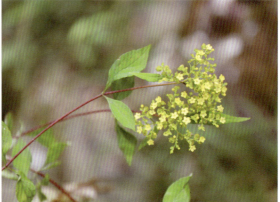
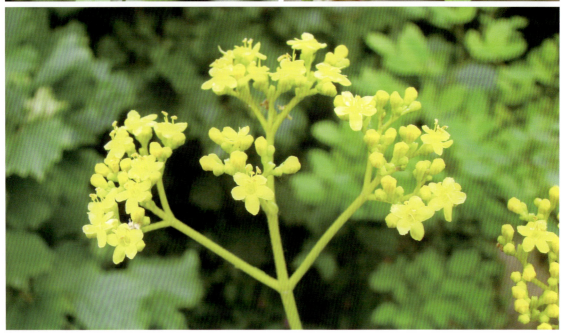

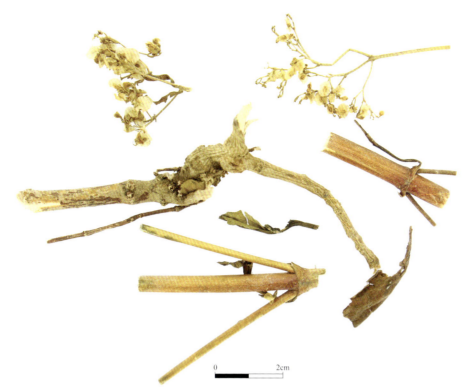

【形态特征】B. 白花败酱：为多年生草本，高 50~90cm 或稍过之；茎直立，被倒生白色硬毛，不分枝或上部有少数分枝，下部节上常生不定根。基生叶簇生，有长柄，叶片卵形，长 3~10cm，宽 1.5~5cm，顶端短尖，基部下延于叶柄，边缘有粗锯齿，两面被硬毛；上部叶狭椭圆形，近无柄。花白色，较细小，排成顶生或腋生的聚伞圆锥花序；花萼和花冠均 5 裂，花冠管短；雄蕊 4；子房 3 室，但仅 1 室发育。蒴果倒卵形，长约 5mm，被短柔毛，不育子房扩大成膜质圆翅。花期 7~9 月；果期 8~11 月。

【生境】生于山谷、沟边、山坡草丛中。

【分布】台湾、湖北、湖南、广东、广西、四川、江苏、浙江、江西、安徽、河南、贵州。日本也有分布。

【采集加工】夏、秋季花开前采挖全草，晒至半干，扎成束，再阴干。

【药材性状】A. 黄花败酱：全长 50~100cm。根状茎呈圆柱形，多向一侧弯曲，直径 0.3~1cm，暗棕色至紫棕色，节间长多不超过 2cm，节上有不定根。茎圆柱形，直径 2~8mm，黄绿色至黄

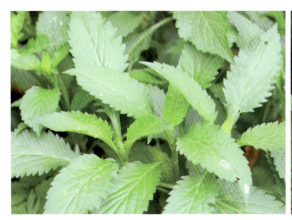
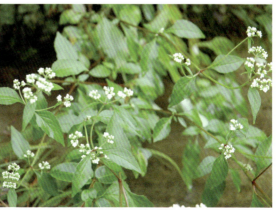

棕色，被倒生硬毛；质脆，易折断，断面中部有髓或髓消失而留有一细小空洞。叶多卷缩或破碎，完整的茎生叶展平后呈羽状深裂至全裂，有5~7裂片，顶生裂片显然较大，两侧裂片较狭小，边缘有粗锯齿，上面深绿色或黄棕色，下面色较浅，两面疏生白毛，叶柄基部略抱茎。茎枝顶端常有伞房状聚伞圆锥花序；花黄色。气特异，味微苦。以根长、叶多而色绿、气浓者为佳。

B.白花败酱：茎被白色长硬毛，后变无毛；茎生叶不分裂；花白色，其余同黄花败酱。

【性味归经】味苦、辛，性凉。归肝、胃、大肠经。

【功能主治】清热利湿，解毒排脓，活血祛瘀。治阑尾炎，痢疾，肠炎，肝炎，眼结膜炎，产后瘀血腹痛，痈肿疔疮。

【用法用量】15~30g，鲜全草60~120g，水煎服。外用适量鲜品，捣烂敷患处。

【附方】治阑尾脓肿：败酱草、金银花、紫花地丁、马齿苋、蒲公英、制大黄各15g，水煎服。

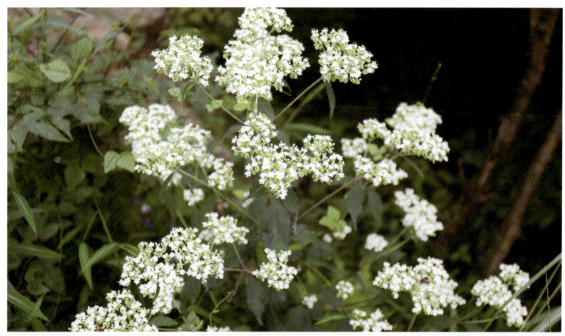

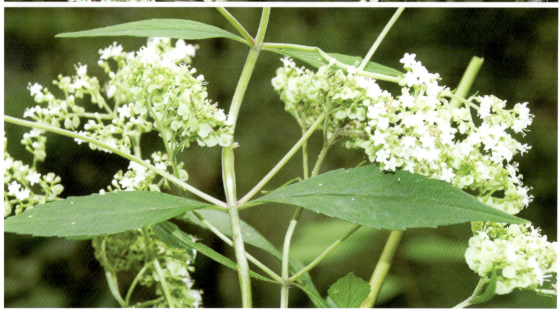

4.132 川续断科

4.132.1 续断

DIPSACI RADIX

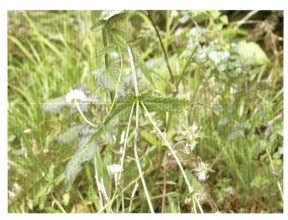
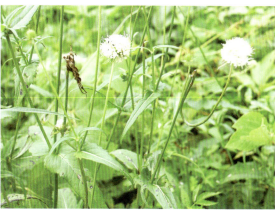

【基原】来源于川续断科 Dipsacaceae 川续断属 *Dipsacus* 川续断 *Dipsacus asperoides* C. Y. Cheng et T. M. Ai 的根入药。

【植物特征】多年生草本。高 1m。茎、枝有 6~8 棱，棱上疏生下弯的刺。基生叶琴状羽裂，茎生叶对生，倒卵状椭圆形，长达 20cm，宽达 8cm，羽状 3~5 深裂，顶生裂片最大，各裂片基部下延成翅状，边缘有粗齿，两面疏被白色刺毛，下面中脉至叶柄均生有钩刺。花白色或淡黄色，多朵结成顶生圆球状头状花序；总苞片数片，线状披针形；苞片多数，螺旋状密集排列，长倒卵形，顶端有刺状长喙，喙上有刺毛；萼蝶状，极浅的 4 裂；花冠漏斗状，比苞片短，内外均被毛，裂片 4 枚，其中 2 片稍大；雄蕊 4 枚，稍伸出；子房下位，包于囊状小总苞内，瘦果包于四棱柱状的小总苞内，微露出。花期 7~9 月；果期 9~11 月。

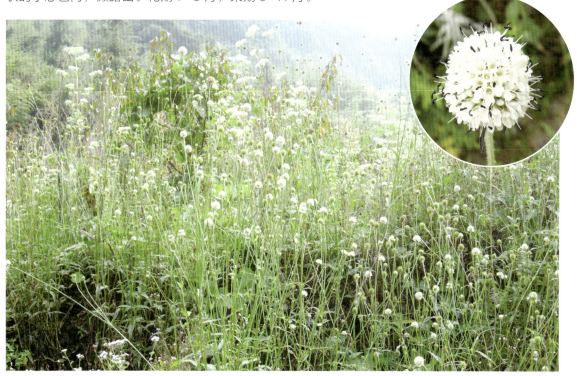

【生境】生于沟边、草丛和林边荒地。

【分布】湖北、湖南、四川、西藏、云南、贵州、广东、广西、江西等地。日本也有分布。

【采集加工】秋季采挖，除去根头及须根与泥土，微火焙至半干。堆闷"发汗"至肉色转暗绿时再焙或晒干。亦有直接晒干的，其肉近白色，质不如前者佳。

【药材性状】本品呈圆柱形，略扁，有的微弯曲，通常不分枝，长5~15cm，直径0.5~2cm。表面灰褐色或黄褐色，有明显扭曲的纵皱纹及纵沟，可见横裂皮孔及少数须根痕。质柔韧，久置后变硬，易折断，断面不平坦，皮部墨绿色或棕色，木部黄褐色，可见放射状排列的导管束。气微香，味苦、微甜而涩。以根条粗，质柔软，表面灰褐色，断面皮部内层绿褐色者为佳。

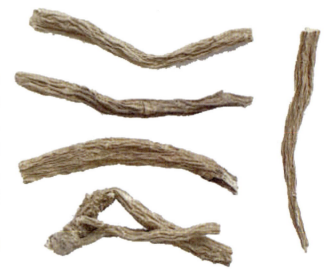

【性味归经】味苦、辛，性微温。归肝、肾经。

【功能主治】补肝肾，强筋骨，续折伤，止崩漏。治腰膝酸软，胎漏，带下病，遗精，金疮，跌打损伤，疮疖肿毒。

【用法用量】9~15g，水煎服。

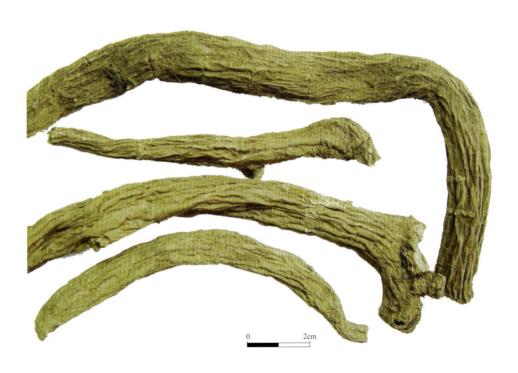

4.133 菊科

4.133.1 下田菊

ADENOSTEMMAE LAVENIAE HERBA

【别名】白龙须、水胡椒、见肿消、风气草、汗苏麻

【基原】来源于菊科 Compositae 下田菊属 *Adenostemma* 下田菊 *Adenostemma lavenia* (L.) O. Kuntze 的全草入药。

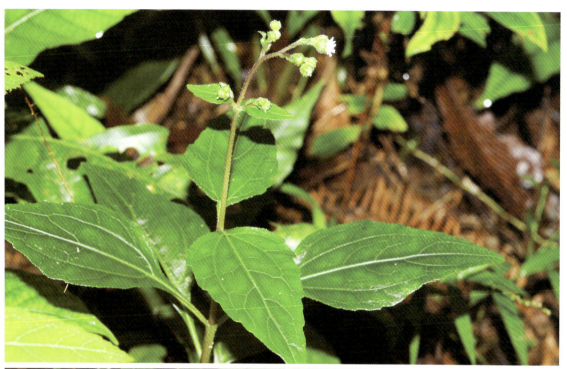

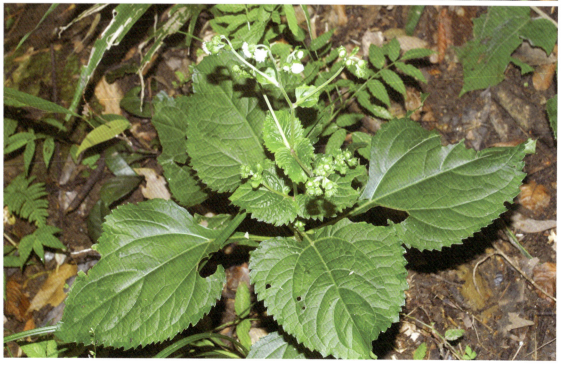

【植物特征】一年生草本，高达 100cm。基部的叶花期生存或凋萎；中部的茎叶较大，长椭圆状披针形，长 4~12cm，宽 2~5cm，顶端急尖或钝，基部宽或狭楔形，叶柄有狭翼，长 0.5~4cm，边缘有圆锯齿，叶两面有稀疏的短柔毛或脱毛，通常沿脉有较密的毛；上部和下部的叶渐小，有短叶柄。头状花序小，少数稀多数在假轴分枝顶端排列成松散伞房状或伞房圆锥状花序。花序分枝粗壮；花序梗长 0.8~3cm，被灰白色或锈色短柔毛。总苞半球形，长 4~5mm，宽 6~8mm，果期变宽，宽可达 10mm。总苞片 2 层，近等长，狭长椭圆形，质地薄，几膜质，绿色，顶端钝，外层苞片大部合生，外面被白色稀疏长柔毛，基部的毛较密。花冠长约 2.5mm，下部被黏质腺毛，上部扩大，有 5 齿，被柔毛。瘦果倒披针形，长约 4mm，宽约 1mm，顶端钝，基部收窄，被腺点，熟时黑褐色。冠毛约 4 枚，长约 1mm，棒状，基部结合成环状，顶端有棕黄色的黏质的腺体分泌物。花果期 8~10 月。

【分布】云南、江苏、浙江、安徽、福建、台湾、广东、香港、广西、江西、湖南、贵州、四川。印度、中南半岛余部、菲律宾、日本、朝鲜、澳大利亚也有分布。

【采集加工】夏、秋采收，将全草晒干。

【性味归经】味苦，性寒。

【功能主治】清热利湿，解毒消肿。治感冒高热，支气管炎，咽喉炎，扁桃体炎，黄疸性肝炎。外用治痈疖疮疡，蛇咬伤。

【用法用量】9~15g，水煎服。外用适量鲜品捣烂敷患处。

【附方】治感冒高热：下田菊 9~15g，水煎服。

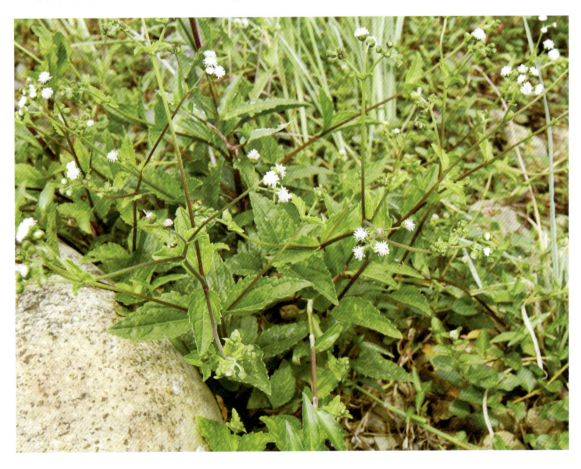

4.133.2 胜红蓟

AGERATI CONYZOIDIS HERBA

【别名】咸虾花、白花香草、白花臭草、白花草、七星菊

【基原】来源于菊科 Compositae 藿香蓟属 *Ageratum* 胜红蓟 *Ageratum conyzoides* L. 的全草入药。

【形态特征】一年生草本。茎直立,高 50~100cm,不分枝或自中部以上分枝;枝淡红色或上部绿色,被白色短柔毛或上部被稠密的长茸毛。叶对生,有时上部的互生,茎中部叶卵形、椭圆形或长圆形,长 3~8cm,宽 2~5cm,顶端急尖,边缘具圆锯齿,基部钝或宽楔形,基出脉 3 或不明显 5 出脉,叶面沿脉处及背面的毛稍多,有时背面近无毛,叶柄长 1~3cm,两面被白色稀疏的短柔毛,有黄色腺点;上部叶小,叶柄通常被白色稠密开展的长柔毛。头状花序 4 至多数,在茎端排成紧密或稍疏松的伞房花序状的聚伞状花序,被短柔毛;总苞钟形;总苞片 2 层,长圆形或长圆状披针形,无毛,边缘栉齿状或缘毛状撕裂;花冠白色或淡紫色,檐部具 5 裂齿,有微柔毛。瘦果黑褐色,具 5 棱,有白色稀疏细柔毛;冠毛膜片状,5 或 6 片,顶端极狭或渐狭成芒状,或部分膜片顶端截平而无芒状渐尖。花、果期全年。

【生境】生于低山、丘陵及平原。

【分布】长江流域以南各地广布。世界各地逸生。原产中南美洲。

【采集加工】夏、秋采收,将全草晒干。

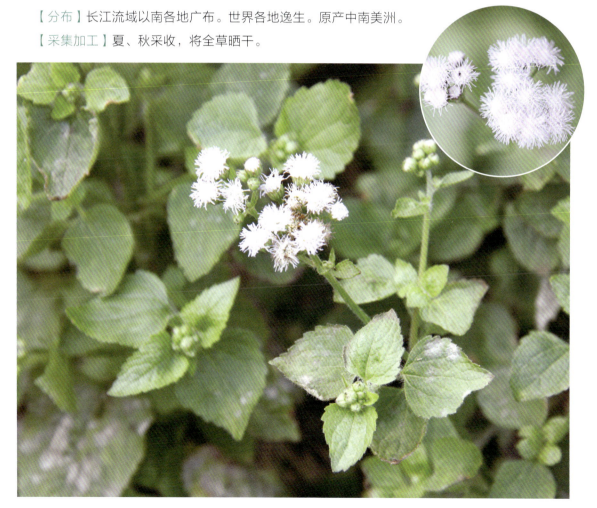

【性味归经】味辛、微苦，性凉。

【功能主治】祛风清热，止痛，止血，排石。治上呼吸道感染，扁桃体炎，咽喉炎，急性胃肠炎，胃痛，腹痛，崩漏，肾结石，膀胱结石，湿疹，鹅口疮，痈疮肿毒，蜂窝织炎，下肢溃疡，中耳炎，外伤出血。

【用法用量】15~30g，水煎服。外用适量，鲜草捣烂或干品研末撒敷患处，或绞汁滴耳，或煎水洗。

【附方】① 治胃溃疡、急慢性腹痛：胜红蓟煅存性，研末装瓶备用。每服 1.5g，每日 1 次，嚼服，在半小时内不喝水，镇痛作用良好。

② 治蜂窝织炎（未发热者）：胜红蓟、马交儿、水田七（三药均用鲜品）各等量混合捣碎，敷贴肿胀部位。外用油纸包之，免污衣服，以薄层敷盖患处，已破溃处不得敷药。每日换药一次。如伴有发热者，同时给予清热解毒药内服。

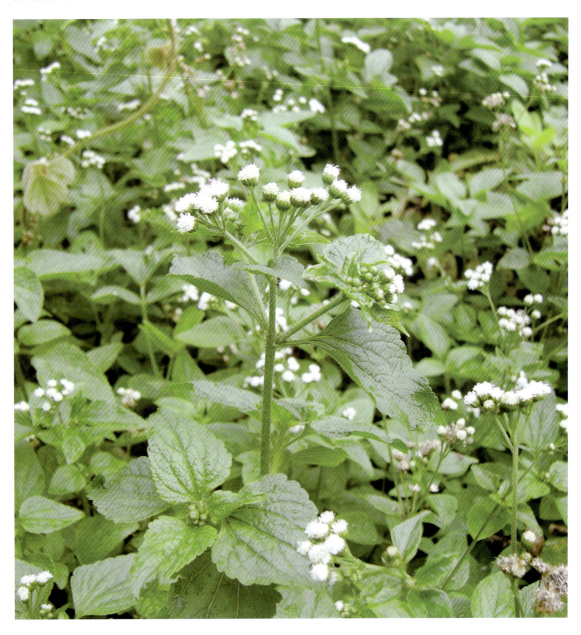

4.133.3 珠光香青

ANAPHALIS MARGARITACEAE HERBA

【别名】大火青、毛女儿草、大叶白头翁

【基原】来源于菊科 Compositae 香青属 Anaphalis 珠光香青 Anaphalis margaritacea (L.) Benth. et Hook. f. 的全草入药。

【形态特征】草本。高 30~60cm，稀达 100cm，被灰白色绵毛，下部木质化。下部叶在花期常枯萎，顶端钝；中部叶开展，线形或线状披针形，长 5~9cm，宽 0.3~1.2cm，稀更宽，基部稍狭或急狭，多少抱茎，不下延，边缘平，顶端渐尖，有小尖头；上部叶渐小，有长尖头，全部叶稍革质，叶面被蛛丝状毛，背面被灰白色至红褐色厚绵毛，有单脉或 3~5 出脉。头状花序多数，在

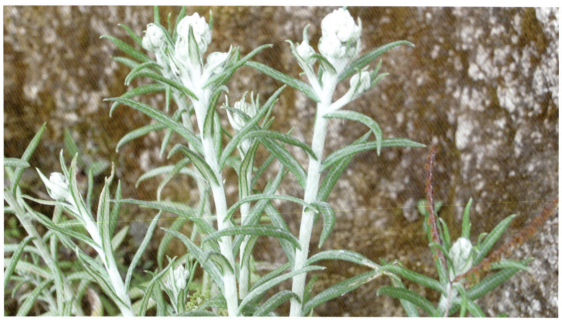

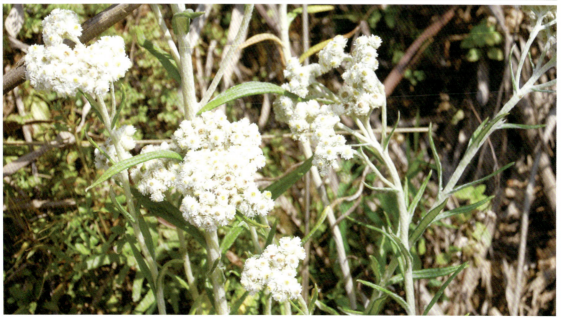

茎和枝端排列成复伞房状，稀较少而排列成伞房状；花序梗长 4~17mm；总苞宽钟状或半球状，长 5~8mm，直径 8~13mm；总苞片 5~7 层，多少开展，基部多少褐色，上部白色，外层长达总苞全长的三分之一，卵圆形，被绵毛，内层卵圆至长椭圆形，长 5mm，宽 2.5mm，在雄株宽达 3mm，顶端圆形或稍尖，最内层线状倒披针形，宽 0.5mm，有长达全长四分之三的爪部；花托蜂窝状；雌株头状花序外围有多层雌花，中央有 3~20 朵雄花；雄株头状花全部有雄花或外围有极少数雌花；花冠长 3~5mm。瘦果长椭圆形，长 0.7mm，有小腺点。花、果期 8~11 月。

【生境】生于荒草坡地。

【分布】我国华南、西南、西北和华中各地。印度、日本、朝鲜、俄罗斯远东地区、美洲北部也有分布。

【采集加工】夏、秋季采收，将全草晒干。

【性味归经】味微苦、甘，性平。

【功能主治】清热解毒，祛风通络，驱虫。治感冒，牙痛，痢疾，风湿关节痛，蛔虫病。外用治刀伤，跌打损伤，颈淋巴结结核。

【用法用量】6~12g，水煎服。外用适量，捣烂敷或研粉撒患处。

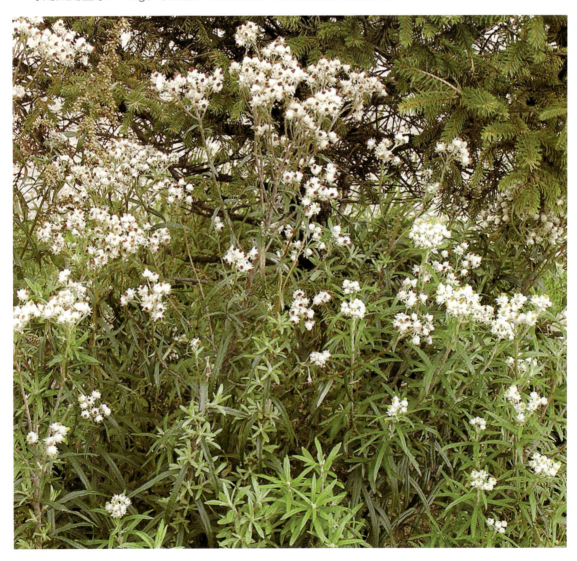

4.133.4 牛蒡子

ARCTII FRUCTUS

【别名】恶实、大力子

【基原】来源于菊科 Compositae 牛蒡属 *Arctium* 牛蒡 *Arctium lappa* L. 的果实入药。

【形态特征】二年生草本。具粗大肉质直根。茎直立，粗壮，高 1~2m，被乳突状短毛和杂以蛛丝状毛及黄色腺点。叶互生，纸质，宽卵形，顶端钝圆，基部心形，边缘具细尖齿、背面被灰白色茸毛，生于茎下部的长 40~50cm，宽 30~40cm，具长达 32cm 的柄，生于上部的较小，叶柄亦短；中脉粗壮，侧脉弧曲弯拱。头状花序具粗总花梗，于枝顶作伞房花序式排列；总苞卵球形，直径约 2cm，总苞片多层，披针形或长钻状，近等长，顶端具钩刺；花夏季开，紫色，同型，全为两性管状花；花冠长约 1.4cm，檐部 5 裂；花柱枝线形，外弯。瘦果倒卵形，长 5~7mm。冠毛短，基部联合成环，易脱落。花期 6~9 月。

【生境】生于山坡、山谷、林缘、河边、村边、路旁或荒地上。

【分布】广东、广西、云南、陕西、湖南、河南、福建、江西。亚洲余部和欧洲也有分布。

【采集加工】夏、秋季采收果实，晒干。

【药材性状】本品呈长倒卵圆形，略扁，长 5~7mm，宽 2~3mm。

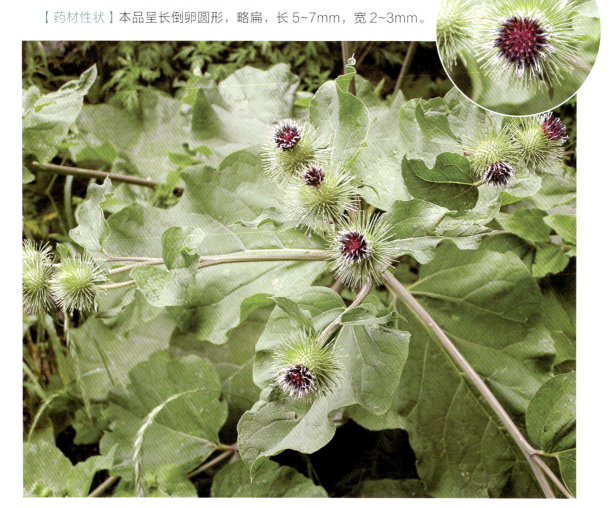

表面灰褐色，散生紫黑色斑点，有数条纵棱，常中间1~2条较明显。上端稍宽、钝圆，顶面有明显的圆环，中心为点状的花柱痕，下端略窄，底部微斜截，稍弯曲。果皮坚硬。子叶2片，呈白色或青白色，富油性。气微，味苦、辛。以粒大饱满、外皮灰黑色者为佳。

【性味归经】味辛、苦，性寒。归肺、胃经。

【功能主治】疏散风热，宣肺透疹，解毒利咽。治风热感冒，咳嗽痰多，头痛，咽喉肿痛，流行性腮腺炎，疹出不透，痈疖疮疡。

【用法用量】5~15g，水煎服。

【附方】① 治咽喉肿痛：牛蒡子9g，板蓝根15g，桔梗6g，薄荷、甘草各3g，水煎服。

② 治麻疹不透：牛蒡子、葛根各6g，蝉蜕、薄荷、荆芥各3g，水煎服。

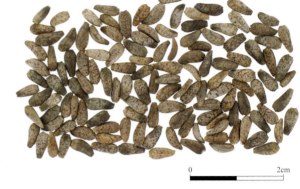

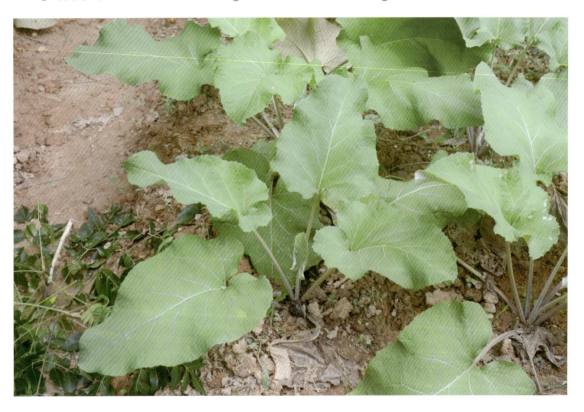

4.133.5 黄花蒿

ARTEMISIAE ANNUAE HERBA

【别名】臭蒿、草蒿、酒饼草、马尿蒿

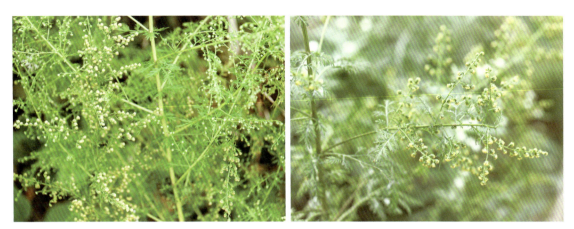

【基原】来源于菊科 Compositae 蒿属 Artemisia 黄花蒿 Artemisia annua L. 的地上部分入药。

【形态特征】一年生草本，高达 1.5m，全体近于无毛。茎直立，圆柱形，表面具有纵浅槽，幼时绿色，老时变为枯黄色；下部木质化，上部多分枝。茎叶互生；3 回羽状细裂，裂片顶端尖，上面绿色，下面黄绿色，叶轴两侧有狭翅，茎上部的叶向上渐小，分裂更细。头状花序球形，下垂，排列成金字塔形、具叶片的圆锥花序，几密布在全株植物体上部；每一头状花序有短花柄，基部具有或不具有线形苞片；总苞平滑无毛，苞片 2~3 层，背面中央部分为绿色，边缘呈淡黄色，膜质状而透明；花托长圆形，花均为管状花，黄色，外围为雌花，仅有雌蕊 1 枚；中央为两性花，花冠顶端 5 裂，雄蕊 5 枚，花药合生，花丝细短，着生于花冠管内面中部，雌蕊 1 枚，花柱丝状，柱头 2 裂，呈叉状。瘦果卵形，微小，淡褐色，表面具隆起的纵条纹。花期 8~10 月；果期 10~11 月。

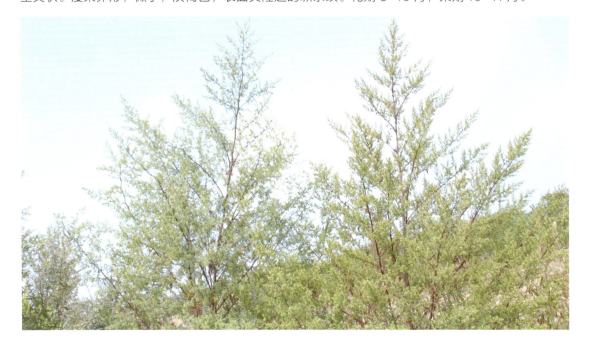

【生境】生于荒野、山坡、路边及河岸边。分布几乎遍及全国。

【分布】全国大部分地区有产。欧洲、亚洲余部、北美洲的温带、寒温带及亚热带地区也有分布。

【采集加工】秋季花盛开时采收，除去老茎，晒干。

【药材性状】茎呈圆柱形，上部多分枝，长30~80cm，直径0.2~0.6cm；表面黄绿色或棕黄色，有明显线棱。质略硬，易折断，折断面黄白色，髓部白色。叶黄绿色，多皱缩成破碎状，完整者为三回羽状深裂，两面被短毛，质脆，易脱落。花序上的花多已脱落，仅剩下黄色的总苞，直径约0.1cm，质脆易碎。具浓烈的香气，味微苦，有清凉感。以色黄绿，花穗密，香气浓，无粗茎者为佳。

【性味归经】味苦、辛，性寒。归肝、胆经。

【功能主治】除骨蒸，退虚热，解暑热，截疟，退黄。治暑邪发热，阴虚发热，夜热早凉，骨蒸劳热，疟疾寒热，湿热黄疸，疥癣恶疮。可灭蚊。

【用法用量】6~12g，水煎服，治疟疾用鲜黄花蒿30g，捣烂凉开水冲服或研末凉开水冲服。黄花蒿中的青蒿素加热后会失效。

【备注】在没有现代分类之前，由于人们的认知不足，把黄花蒿与青蒿混淆等同，其实黄花蒿与青蒿是不同的物种。黄花蒿含青蒿素，而青蒿不含青蒿素。

【附方】① 治肺结核潮热：黄花蒿6g，鳖甲15g，生地黄12g，知母6g，牡丹皮9g。水煎服。

② 治疟疾：a. 鲜黄花蒿30g，捣烂冲凉开水服，每日1剂。b. 黄花蒿叶晒干研末，每日用3g，发疟前4小时服用，连服5日，每日1次。

③ 治中暑：黄花蒿12g，开水泡服，或捣烂取汁，冷开水冲服。

④ 治夏令感冒：黄花蒿9g，薄荷3g，水煎服。

⑤ 治皮肤瘙痒、荨麻疹、脂溢性皮炎：鲜黄花蒿5kg。洗净，切碎，放入锅内，加水10kg，煎至3~3.5kg，每500g药液加冰片5g（先用乙醇溶化）。用棉球蘸药液涂患处，每日3~4次。

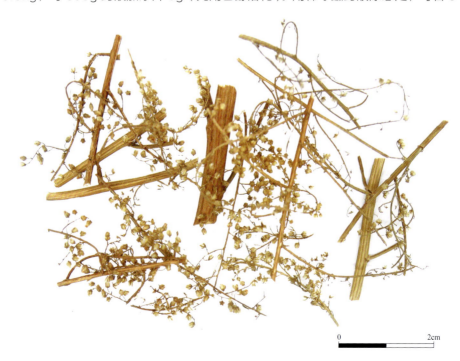

4.133.6 奇蒿

ARTEMISIAE ANOMALAE HERBA

【别名】刘寄奴、南刘寄奴、千粒米、六月霜、异形蒿

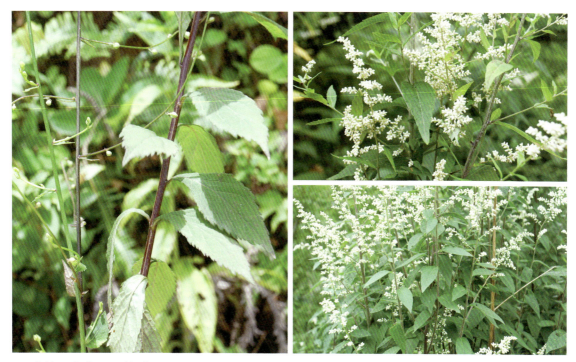

【基原】来源于菊科 Compositae 蒿属 Artemisia 奇蒿 Artemisia anomala S. Moore 的全草入药。

【形态特征】多年生草本。茎单生，稀2至少数，高达150cm，具纵棱，黄褐色或紫褐色，分枝多，初时茎、枝被微柔毛，后渐脱落。叶厚纸质或纸质，茎中部叶卵形、长卵形或卵状披针形，长9~12cm，宽2.5~4cm，顶端急尖或长渐尖，基部圆形或宽楔形，边缘具细锯齿，叶面初时微被疏短柔毛，后无毛，背面初时微有蛛丝状绵毛，后脱落；叶柄短；上部叶渐小。头状花序长圆形或卵形，直径2~2.5mm，在茎上端组成狭窄或稍开展的圆锥花序；总苞片半膜质至膜质，背面淡黄色，无毛，无绿色中肋；雌花4~6朵；管状花6~8朵，结实。瘦果倒卵形或长圆状倒卵形。花、果期7~10月。

【生境】生于海拔310~900m的林缘、路旁、沟边、河岸、灌丛、荒坡。

【分布】河南、江苏、浙江、安徽、江西、福建、台湾、湖北、湖南、广东、广西、四川、贵州。越南也有分布。

【采集加工】夏、秋采收，将全草晒干。

【性味归经】味辛、苦，性平。

【功能主治】清暑利湿，活血行瘀，通经止痛。治中暑，头痛，肠炎，痢疾，经闭腹痛，风湿疼痛，跌打损伤。外用治创伤出血，乳腺炎。

【用法用量】15~30g，水煎服。外用适量鲜品捣烂或干品研粉敷患处。

【注意】孕妇忌服。

4.133.7 艾叶

ARTEMISIAE ARGYI FOLIUM

【别名】蕲艾

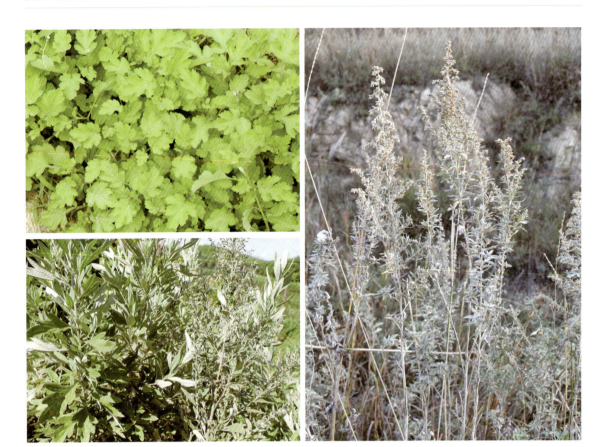

【基原】来源于菊科 Compositae 蒿属 Artemisia 艾 Artemisia argyi Lévl. et Vant. 的叶入药。

【植物特征】多年生草本。茎直立，高 80~120cm，具纵棱。茎、枝密被茸毛。叶较厚，下部叶花期萎谢，中部叶卵形或长卵形，长 6~10cm，宽 4~8cm，羽状浅裂至半裂，每侧具 2~3 枚裂片，裂片椭圆形，中部裂片常再 2~3 浅裂或不分裂，边缘常有数枚疏浅裂齿，上面具蛛丝柔毛，并有或密或疏的白色腺点，下面密被白色或白色蛛丝状茸毛，叶基部渐狭成短或略长的叶柄；茎上部叶与苞片叶 3 浅裂或不分裂。头状花序卵状椭圆形或圆锥花序；总苞片 3~4 层，背面被密茸毛，花后带褐色；边缘雌花 5~10 朵，花冠狭管状；中央两性花 8~15 朵，花冠管状。瘦果倒卵形。花、果期 7~10 月。

【生境】生于低至中海拔地区的荒地、路旁、山坡。

【分布】四川、福建、贵州、广东、山东、山西、青海、黑龙江、辽宁、河北、湖北、内蒙古等地。蒙古、朝鲜、俄罗斯也有分布。

【采集加工】夏季枝叶繁茂、未抽花穗时采摘，除去杂质，晒干。

【药材性状】本品多皱缩、破碎。完整叶有短柄，叶片展平后呈卵状椭圆形，羽状深裂，裂片椭圆状披针形，边缘有不规则的粗锯齿，有时 2~3 浅裂。上表面灰绿色或深黄绿色，有稀疏蛛丝状柔毛和腺点，下表面被很密的灰白色蛛丝状茸毛。质柔软。气清香，味苦。以叶片大、色灰绿、无杂质者为佳。

【性味归经】味辛、苦，性温；有小毒。归肝、脾、肾经。

【功能主治】温经止血，散寒止痛；外用祛湿止痒。治心腹冷痛，先兆流产，痛经，宫冷不孕，吐血，衄血，崩漏经多，月经不调，功能性子宫出血。外用治湿疹，皮肤瘙痒。

【用法用量】3~9g，水煎服。外用适量，供灸治或熏洗用。

【附方】① 治功能性子宫出血、腹痛：艾叶炭 6g，香附、白芍各 12g，当归、延胡索各 9g，水煎服。

② 治先兆流产：艾叶炭 6g，菟丝子、桑寄生各 15g，当归 9g，水煎服。

③ 治皮肤瘙痒：艾叶 30g，花椒 9g，地肤子、白鲜皮各 15g，水煎，熏洗患处。

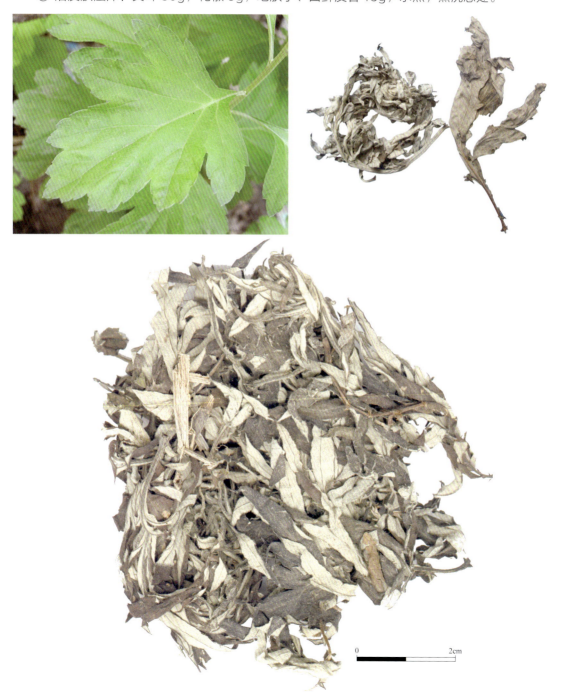

4.133.8 茵陈

ARTEMISIAE SCOPARIAE HERBA

【别名】绵茵陈、花茵陈

【基原】来源于菊科 Compositae 蒿属 Artemisia 茵陈蒿 Artemisia capillaris Thunb. 和猪毛蒿 Artemisia scoparia Waldst. et Kit. 的地上部分入药。春季采收的习称"绵茵陈",而秋季采收的称"花茵陈"。

【形态特征】A. 茵陈蒿：亚灌木状草本，植株有浓烈的香气。高 40~120cm。基生叶、茎下部叶与营养枝叶两面均被棕黄色或灰黄色绢质柔毛，后期茎下部叶被毛脱落，叶卵圆形或卵状椭圆形，长 2~5cm，宽 1.5~3.5cm，二至三回羽状全裂，每侧有裂片 2~4 枚，每裂片再 3~5 全裂，小裂片狭线形或狭线状披针形，通常细直，长 5~10mm，宽 0.5~1.5（2）mm，叶柄长 3~7mm，花期上述叶均萎谢。头状花序卵球形，稀近球形，多数，直径 1.5~2mm，有短梗及线形的小苞叶，在分枝的上端或小枝端偏向外侧生长，常排成复总状花序，并在茎上端组成大型、开展的圆锥花序；总苞片 3~4 层，外层总苞片草质，卵形或椭圆形，背面淡黄色，有绿色中肋，无毛，边膜质；花序托小，凸起；雌花 6~10 朵，花冠狭管状或狭圆锥状，檐部具 2（3）裂齿，花柱细长，伸出花冠外；两性花 3~7 朵，不孕育，花冠管状，花药线形，顶端附属物尖，长三角形，基部圆钝，花柱短，上端棒状，2 裂，不叉开，退化子房极小。瘦果长圆形或长卵形。花、果期 7~10 月。

【生境】生于海拔 300~1000m 的山坡、旷野、路旁。

【分布】湖南、广东、广西、四川、福建、陕西、云南、江西、湖北、内蒙古。亚欧大陆温带与亚热带余部地区也有分布。

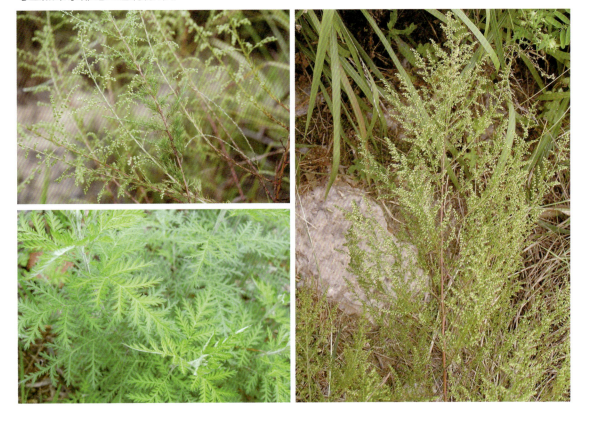

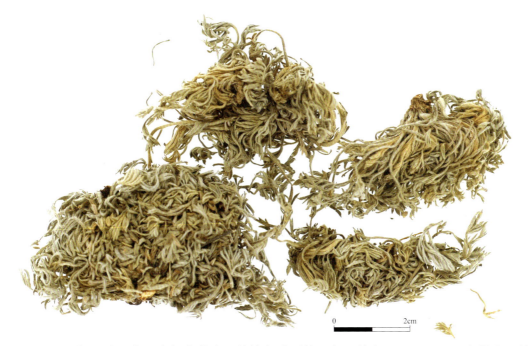

【形态特征】B. 猪毛蒿：多年生草本。植株有浓烈的香气。茎高 40~100cm，有纵纹。基生叶与营养枝叶两面被灰白色绢质柔毛。叶近圆形、长卵形，二至三回羽状全裂，具长柄，花期叶凋谢；茎下部叶初时两面密被灰白色或灰黄色略带绢质的短柔毛，后毛脱落，叶长卵形或椭圆形，长 1.5~3.5cm，宽 1~3cm，二至三回羽状全裂，每侧有裂片 3~4 枚，再次羽状全裂。头状花序近球形，稀近卵球形，极多数，直径 1~1.5（2）mm，具极短梗或无梗，基部有线形的小苞叶，在分枝上偏向外侧生长，并排成复总状或复穗状花序，而在茎上再组成大型、开展的圆锥花序；总苞片 3~4 层，外层总苞片草质、卵形，背面绿色、无毛，边缘膜质，中、内层总苞片长卵形或椭圆形，半膜质；花序托小，凸起；雌花 5~7 朵，花冠狭圆锥状或狭管状，冠檐具 2 裂齿，花柱线形，伸出花冠外，顶端 2 叉，叉端尖；两性花 4~10 朵，不孕育，花冠管状，花药线形，顶端附属物尖，长三角形，花柱短，顶端膨大，2 裂，不叉开，退化子房不明显。瘦果倒卵形或长圆形，褐色。花、果期 7~10 月。

【生境】生于海拔 300~1000m 的山坡、旷野、路旁。

【分布】湖南、广东、广西、四川、福建、陕西、云南、江西、湖北、内蒙古。亚欧大陆温带与亚热带余部地区也有分布。

【采集加工】春季幼苗高 6~10cm 时采收或秋季花蕾长至花初开时采割，除去老茎及杂质，晒干。

【药材性状】绵茵陈：多卷曲成团状，灰白色或灰绿色，全体密被白色茸毛，绵软如绒。茎细小，长 1.5~2.5cm，直径 1~2mm，除去表面白色茸毛后可见明显纵纹，质脆，易折断。叶具柄；展开后叶片呈一至三回羽状分裂，叶片长 1~3cm，宽约 1cm；小裂片卵形或稍呈倒披针形、条形，顶端锐尖。气清香，味微苦。

花茵陈：茎呈圆柱形，多分枝，长 30~100cm，直径 2~8mm；表面淡紫色或紫色，有纵条纹，被短柔毛；体轻，质脆，断面类白色。叶密集，或多脱落；下部叶二至三回羽状深裂，裂片条形或细条形，两面密被白色柔毛；茎生叶一至二回羽状全裂，基部抱茎，裂片细丝状。头状花序卵形，多数集成圆锥状，长 1.2~1.5mm，直径 1~1.2mm，有短柄；总苞片 3~4 层，卵形，苞片 3 裂；

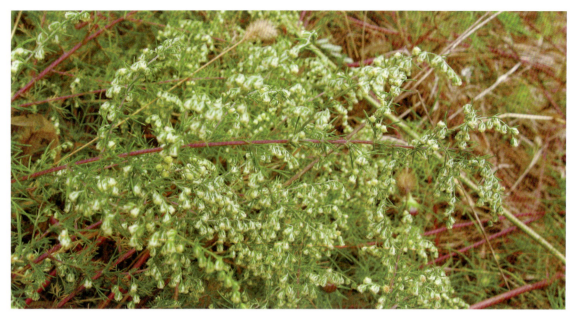

外层雌花6~10朵，有时达15朵，内层两性花2~10朵。瘦果长圆形，黄棕色。气芳香，味微苦。

【性味归经】味苦、辛，性微寒。归脾、胃、肝、胆经。

【功能主治】清热利湿，利胆退黄。治黄疸，小便不利，湿疹瘙痒，疔疮火毒。

【用法用量】9~15g，水煎服。

【注意】脾虚血亏而致的虚黄、萎黄，不宜使用。

【附方】① 预防肝炎：茵陈500g，加水煎煮3次，过滤，3次滤液合并，浓煎成500ml，每次服15ml，每日2次，连服3天。

② 治急性传染性肝炎：a. 复方茵陈糖浆，每服20ml，每日2次。20~25天为1个疗程。b. 黄疸茵陈汤，成人每次1袋（20g），每日两次，小儿每次服半袋（10g），每日2次，温开水送服。

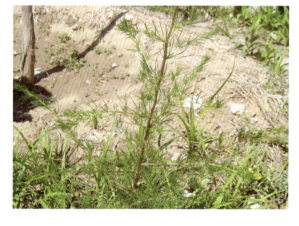

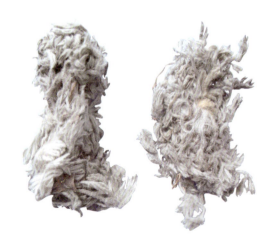

4.133.9 青蒿

ARTEMISIAE CARVIFOLIAE HERBA

【基原】来源于菊科 Compositae 蒿属 Artemisia 青蒿 Artemisia carvifolia Buch.-Ham. ex Roxb. [A. apiacea Hance] 的全草入药。

【形态特征】一年生草本。茎单生，高 30~150cm，上部分枝多。茎中部叶长圆形、长椭圆状卵形或椭圆形，长 5~15cm，宽 2~2.5cm，二回栉齿状羽状分裂，第一回全裂，裂片 4~6 对，长圆形，基部楔形，每裂片具多枚长三角形的栉齿或细小、略呈线状披针形的小裂片，顶端急尖，中轴与裂片羽轴常有小锯齿；叶柄长 4~8cm；上部叶渐小，两面无毛。头状花序半球形或近半球形，直径 3.5~4mm，在茎上组成中等开展的圆锥花序；总苞片背面绿色，无毛；雌花 10~20 朵；管状花 30~40 朵，结实。瘦果长圆形至椭圆形。花、果期 7~10 月。

【生境】生于低海拔湿润的河岸边沙地、山谷林缘、路旁、滨海地区。

【分布】广东、广西、湖北、湖南、四川、云南、吉林、辽宁、河北、陕西、山东、江苏、安徽、浙江、江西、福建、河南、贵州。朝鲜、日本、越南、缅甸、印度、尼泊尔也有分布。

【采集加工】秋季花盛开时采割，除去老茎，阴干。

【性味归经】味辛、苦，性寒。归肝、胆经。

【功能主治】散风火，解暑热，止盗汗。治外感暑热、阴虚潮热、盗汗、疟疾等。

【用法用量】9~15g，水煎服。

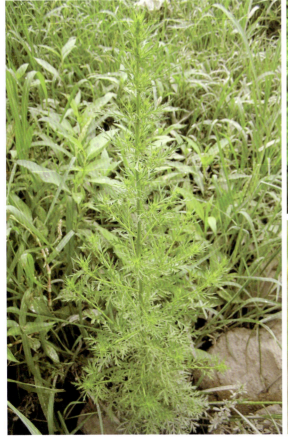

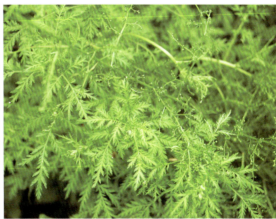

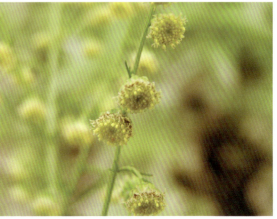

4.133.10　五月艾

ARTEMISIAE INDICAE HERBA

【别名】小野艾、大艾

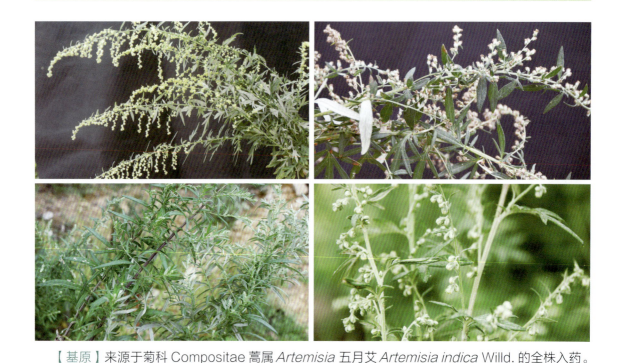

【基原】来源于菊科 Compositae 蒿属 Artemisia 五月艾 Artemisia indica Willd. 的全株入药。

【形态特征】半灌木状草本。植株具浓烈的香气；茎直立，单生或少数，高 80~150cm，褐色或上部微带红色，纵棱明显，分枝多。枝、叶上面初时被毛，后渐稀疏或无毛，叶背面密被灰白色蛛丝状茸毛；基生叶与茎下部叶卵形或长卵形，花期叶枯萎；中部叶卵形、长卵形或椭圆形，长 5~8cm，宽 3~5cm，一（二）回羽状全裂或为大头羽状深裂，裂片椭圆状披针形、线状披针形或线形；上部叶羽状全裂。头状花序卵形、长卵形或宽卵形，直径 2~2.5mm，排成穗状花序式的总状或复总状圆锥花序；总苞片 3~4 层，外层总苞片略小，中、内层总苞片椭圆形或长卵形；花序托小，凸起；雌花花冠狭管状，花柱伸出花冠外；两性花花冠管状，外面具小腺点，檐部紫色；花药线形，花柱略比花冠长，顶端 2 叉，花后反卷。瘦果长圆形或倒卵形。花、果期春夏季。

【生境】生于山地、路旁的旷地。

【分布】湖北、湖南、广东、香港、广西、四川、贵州、云南、辽宁、内蒙古、河北、山西、陕西、甘肃、山东、江苏、浙江、安徽、江西、福建、台湾、河南、西藏。日本、朝鲜、越南、老挝、柬埔寨、缅甸、泰国、菲律宾、新加坡、印度尼西亚、印度、巴基斯坦、尼泊尔、不丹、斯里兰卡、马来西亚也有分布。

【采集加工】夏、秋季采收，地上部分晒干备用。

【性味归经】味辛、苦，性温；有小毒。归肝、脾、肾经。

【功能主治】散寒止痛，温经止血。治功能性子宫出血，先兆流产，痛经，月经不调；外用治湿疹，皮肤瘙痒。

【用法用量】3~6g，水煎服。外用适量，水煎熏洗。

4.133.11 牡蒿

ARTEMISIAE JAPONICAE HERBA

【别名】齐头蒿、土柴胡

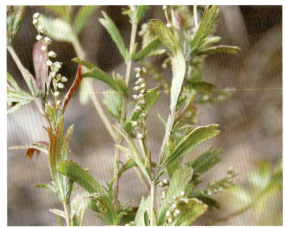 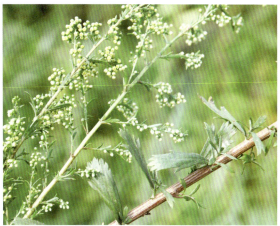

【基原】来源于菊科 Compositae 蒿属 Artemisia 牡蒿 Artemisia japonica Thunb. 的全草入药。

【形态特征】多年生草本；植株有香气。茎单生或少数，高 50~130cm，有纵棱，紫褐色或褐色，上半部分枝，枝长 5~20cm，通常贴向茎或斜向上长；茎、枝初时被微柔毛，后渐稀疏或无毛。叶纸质，两面无毛或初时微有短柔毛，后无毛；基生叶与茎下部叶倒卵形或宽匙形，长 4~6cm，宽 2~2.5cm，自叶上端斜向基部羽状深裂或半裂，裂片上端常有缺齿或无缺齿，具短柄，花期凋谢；中部叶匙形，长 2.5~3.5cm，宽 0.5~2cm，上端有 3~5 枚斜向基部的浅裂片或为深裂片。头状花序多数，卵球形或近球形，直径 1.5~2.5mm，无梗或有短梗，基部具线形的小苞叶，在分枝上通常排成穗状花序，并在茎上组成狭窄或中等开展的圆锥花序；总苞片 3~4 层，外层总苞片略小，外、中层总苞片卵形或长卵形，背面无毛，中肋绿色，边膜质，内层总苞片长卵形或宽卵形，半膜质；雌花 3~8 朵，花冠狭圆锥状，檐部具 2~3 裂齿，花柱伸出花冠外，顶端 2 叉，叉端尖；两性花 5~10 朵，不孕育，花冠管状，花药线形，顶端附属物尖，长三角形，基部钝，花柱短，顶端稍膨大，2 裂，不叉开，退化子房不明显。瘦果小，倒卵形。花、果期 7~10 月。

【生境】生于荒野间的草地。

【分布】广东、广西、湖北、湖南、四川、辽宁、河北、山西、陕西、甘肃、山东、江苏、安徽、浙江、江西、香港、福建、台湾、河南、贵州、云南、西藏。日本、朝鲜、阿富汗、印度、不丹、尼泊尔、越南、老挝、泰国、缅甸、菲律宾、俄罗斯均有分布。

【采集加工】夏、秋季采收，将全草晒干。

【性味归经】味苦、甘，性平。

【功能主治】清热，凉血，解暑。治感冒发热，中暑，疟疾，肺结核潮热，高血压病。外用治创伤出血，疗疖肿毒。

【用法用量】9~15g，水煎服。外用适量，鲜草捣烂敷患处。

【附方】治肺结核潮热、低热不退：牡蒿 9g，地骨皮 15g，水煎服。

4.133.12 白苞蒿

ARTEMISIAE LACTIFLORAE HERBA

【别名】鸭脚艾、四季菜、甜菜子、刘寄奴、白花蒿

【基原】来源于菊科 Compositae 蒿属 *Artemisia* 白苞蒿 *Artemisia lactiflora* Wall. ex DC. 的全草入药。

【形态特征】多年生草本。茎通常单生,直立,稀2至少数集生,高50~150(200)cm,纵棱稍明显;茎、枝初时微有稀疏、白色的蛛丝状柔毛,后脱落无毛。叶薄纸质或纸质,叶面初时有稀疏、不明显的腺毛状的短柔毛,背面初时微有稀疏短柔毛,后脱落无毛;基生叶与茎下部叶宽卵形或长卵形,二回或一至二回羽状全裂,具长叶柄,花期叶多凋谢;中部叶卵圆形或长卵形,长5.5~12.5(14.5)cm,宽4.5~8.5(12)cm,二回或一至二回羽状全裂,稀少深裂,每侧有裂片3~4(5)枚。头状花序长圆形,直径1.5~2.5(3)mm,无梗,基部无小苞叶,在分枝的小枝上数枚或10余枚排成密穗状花序,在分枝上排成复穗状花序,而在茎上端组成开展或略开展的

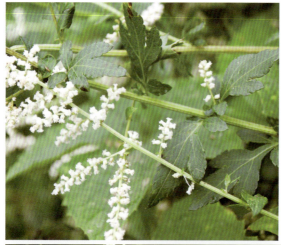
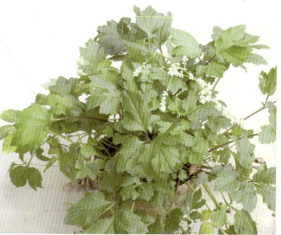
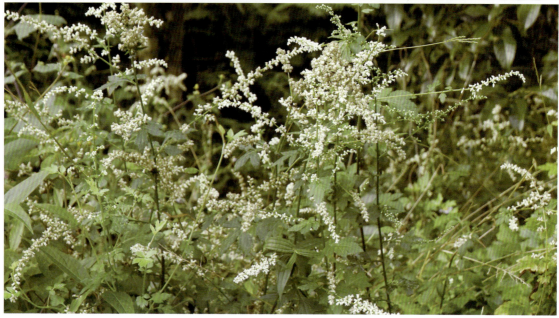

圆锥花序，稀为狭窄的圆锥花序；总苞片3~4层，半膜质或膜质，背面无毛，外层总苞片略短小，卵形，中、内层总苞片长圆形、椭圆形或近倒卵状披针形；雌花3~6朵，花冠狭管状，檐部具2裂齿，花柱细长，顶端2叉，叉端钝尖；两性花4~10朵，花冠管状，花药椭圆形，顶端附属物尖，长三角形，基部圆钝，花柱与花冠近等长，顶端2叉，叉端截形，有睫毛。瘦果倒卵形或倒卵状长圆形。花、果期8~11月。

【生境】生于林缘、草坡及荒野地。

【分布】我国西部、西南部、南部、东南部、中部至陕西南部。越南、老挝、柬埔寨、新加坡、印度、印度尼西亚也有分布。

【采集加工】夏、秋季采收，将全草晒干。

【性味归经】味甘、微苦，性平。

【功能主治】理气，活血，调经，利湿，解毒，消肿。治月经不调，闭经，慢性肝炎，肝硬化，肾炎水肿，白带病，荨麻疹、腹胀，疝气。外用治跌打损伤，外伤出血，烧、烫伤，疮疡，湿疹。

【用法用量】9~18g，水煎服。外用适量；鲜品捣烂敷患处，或干粉撒伤处。

【注意】孕妇忌服。

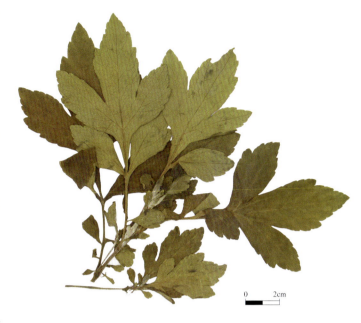

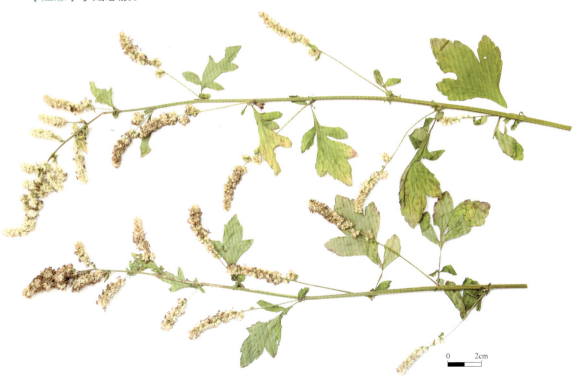

4.133.13 野艾蒿

ARTEMISIAE LAVANDULAEFOLIAE FOLIUM

【别名】荫地蒿、野艾、小叶艾、狭叶艾

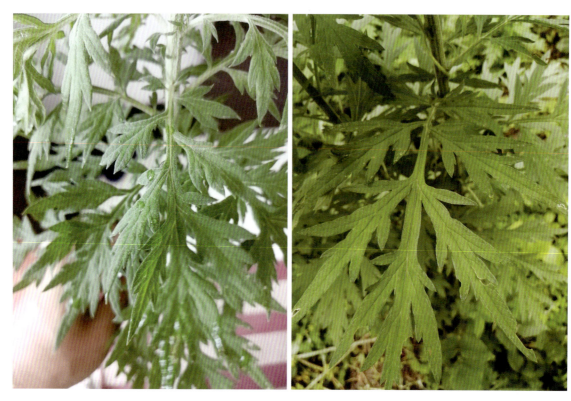

【基原】来源于菊科 Compositae 蒿属 Artemisia 野艾蒿 Artemisia lavandulaefolia DC. 的叶入药。

【形态特征】多年生草本,植株有香气。茎少数,成小丛,高 50~120cm,具纵棱;茎、枝被灰白色蛛丝状短柔毛。叶纸质,叶面绿色,具密集白色腺点及小凹点,初时疏被灰白色蛛丝状柔毛,后毛稀疏或近无毛,背面除中脉外密被灰白色密绵毛;基生叶与茎下部叶宽卵形或近圆形,长 8~13cm,宽 7~8cm,二回羽状全裂或第一回全裂,第二回深裂,具长柄,花期叶萎谢;中部叶卵形、长圆形或近圆形,长 6~8cm,宽 5~7cm,一至二回羽状全裂或第二回为深裂,每侧有裂片 2~3 枚。头状花序极多数,椭圆形或长圆形,直径 2~2.5mm,有短梗或近无梗,具小苞叶,在分枝的上半部排成密穗状或复穗状花序,并在茎上组成狭长或中等开展、稀为开展的圆锥花序;总苞片 3~4 层,外层总苞片略小,卵形或狭卵形,背面密被灰白色或灰黄色蛛丝状柔毛,边缘狭膜质,中层总苞片长卵形,背面疏被蛛丝状柔毛,边缘宽膜质,内层总苞片长圆形或椭圆形,半膜质,背面近无毛,花序托小,凸起;雌花 4~9 朵,花冠狭管状,檐部具 2 裂齿,紫红色,花柱线形,伸出花冠外,顶端 2 叉,叉端尖;两性花 10~20 朵,花冠管状,檐部紫红色;花药线形,顶端附属物尖,长三角形,基部具短尖头,花柱与花冠等长或略长于花冠,顶端 2 叉,叉端扁,扇形。瘦果长卵形或倒卵形。花、果期 8~10 月。

【生境】生于低至中海拔地区的路旁、林缘、山坡、草地、山谷、灌丛。

【分布】湖南、湖北、广东、香港、广西、四川、贵州、云南、黑龙江、吉林、辽宁、内蒙古、河北、山西、陕西、甘肃、山东、江苏、安徽、江西、河南。日本、朝鲜、俄罗斯也有分布。

【采集加工】夏、秋季采收，叶晒干。

【性味归经】味辛、苦，性温。

【功能主治】温经止血，散寒止痛，祛湿止痒。治吐血，衄血，咯血，便血，崩漏，妊娠下血，月经不调，痛经，胎动不安，心腹冷痛，久痢泄泻，霍乱转筋，带下病，湿疹，疥癣，痔疮，痈肿。

【用法用量】3~10g，水煎服。外用鲜品捣烂敷患处，干品制成艾条熏灸或煎水洗。

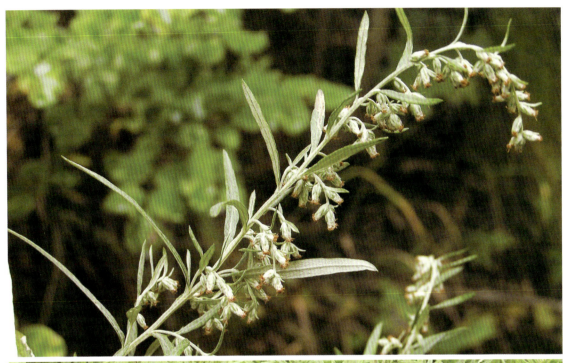

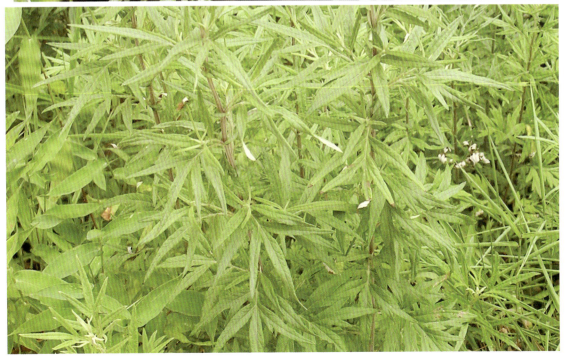

4.133.14 魁蒿

ARTEMISIAE PRINCEPIS FOLIUM

【别名】艾蒿、野蓬头、五月艾

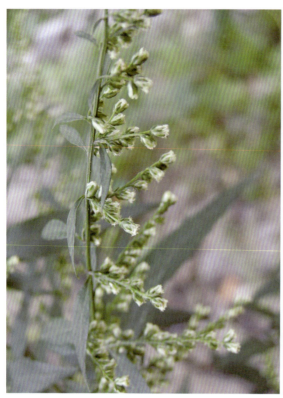
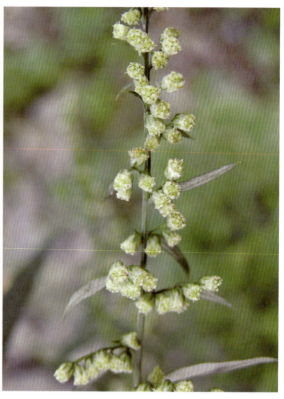

【基原】来源于菊科 Compositae 蒿属 Artemisia 魁蒿 Artemisia princeps Pamp. 的叶入药。

【形态特征】多年生草本。茎少数，成丛或单生，高 60~150cm，初时被蛛丝状薄毛，后茎下部毛渐脱落无毛。叶厚纸质或纸质，叶面深绿色，无毛，背面密被灰白色蛛丝状茸毛；下部叶卵形或长卵形，一至二回羽状深裂，每侧有裂片 2 枚，裂片长圆形或长圆状椭圆形，再次羽状浅裂，具长柄，花期叶萎谢；中部叶卵形或卵状椭圆形，长 6~12cm，宽 4~8cm，羽状深裂或半裂，偶有全裂，每侧有裂片 2（3）枚。头状花序多数，长圆形或长卵形，直径 1.5~2.5mm，密集，下倾，

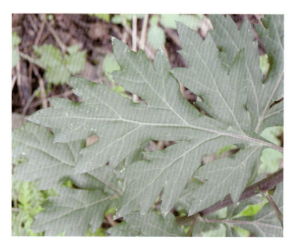

基部有细小的小苞叶；总苞片 3~4 层，覆瓦状排列，外层总苞片较小，卵形或狭卵形，背面绿色微被蛛丝状毛，边狭膜质，中层总苞片长圆形或椭圆形，背面微被蛛丝状毛，有绿色中肋，边缘宽膜质，内层总苞片长圆状倒卵形，半膜质，边缘撕裂状；花序托小，凸起；雌花 5~7 朵，花冠狭管状，檐部具 2 裂齿，花柱伸出花冠外，顶端 2 叉，叉端尖；两性花 4~9 朵，花冠管状，黄色或檐部紫红色，外面有疏腺点，花药线形，顶端附属物尖，长三角形，基部有

小尖头，花柱与花冠近等长，顶端2叉，叉端截形，具睫毛。瘦果椭圆形或倒卵状椭圆形。花、果期7~11月。

【生境】生于旷野、山谷、山坡草地。

【分布】我国西南、华南、华东及陕西、山西、辽宁等地。日本、朝鲜也有分布。

【采集加工】夏、秋季采收，叶晒干。

【性味归经】味辛香、微苦，性微温。

【功能主治】驱风消肿，止痛止痒，调经止血。治偏头痛，月经不调，风湿软痹，感冒咳嗽。

【用法用量】6~15g，水煎服。

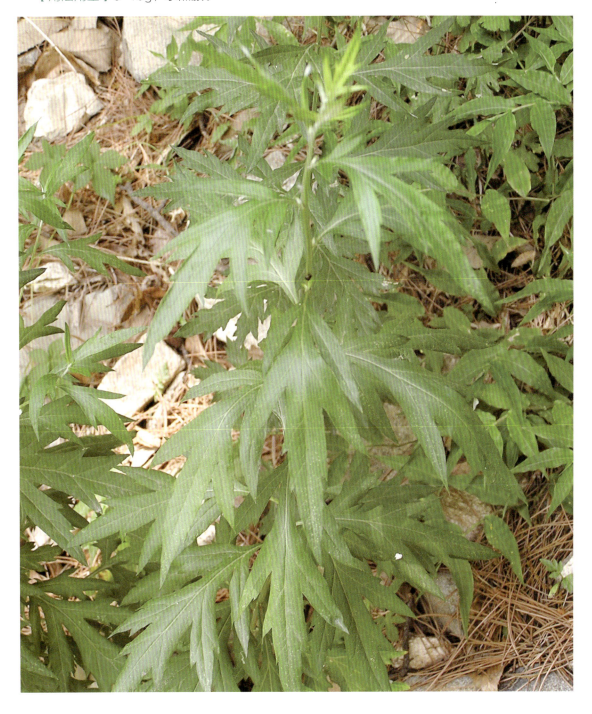

4.133.15 白舌紫菀

ASTERIS BACCHAROIDIS HERBA

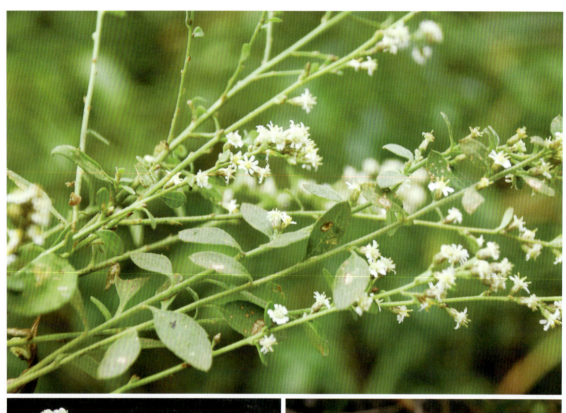

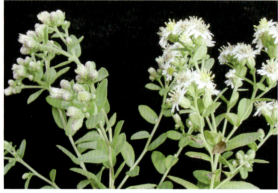
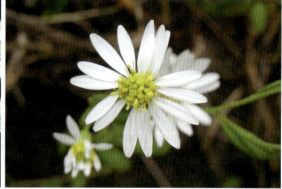

【基原】来源于菊科 Compositae 紫菀属 Aster 白舌紫菀 Aster baccharoides Steetz. 全草入药。

【形态特征】多年生亚灌木状草本。茎直立，高 50~100cm，多分枝；幼枝密被短毛，老枝灰褐色，有棱，毛脱落。茎下部叶匙状长圆形，长 4~10cm，宽 1~1.8cm，上部边缘有疏锯齿；中部叶长圆形或长圆状披针形，长 2~2.5cm，宽 0.5~1.5cm，顶端尖，全缘或上部有小尖头状疏锯齿，基部渐狭或急狭，叶面被短糙毛，背面被短毛或有腺点，或仅沿脉上被粗毛，中脉在背面凸起；侧脉 3~4 对，无柄或有短柄；上部叶小，近全缘。头状花序直径 1.5~2cm，在茎、枝端排成圆锥花序状的聚伞状花序；总花梗短或长，苞片叶极小，密集；总苞三角状杯形；总苞片 4~7 层，外层的卵圆形，顶端尖，内层的长圆状披针形，顶端钝，背面或上部密被短毛，边缘干膜质，有缘毛；舌状花 10 余朵，舌片白色；管状花檐部具 5 裂片，管部有微毛，花柱顶端有附片。瘦果狭长圆形，稍扁，两面有肋，密被短毛；冠毛白色，1 层，有多数近等长或少数较短的微糙毛。花期 7~10 月；果期 8~11 月。

【生境】生于海拔 50~900m 的山坡、路旁、草地和沙地。

【分布】香港、广东、福建、江西、湖南、浙江。

【采集加工】夏、秋采收，将全草晒干。

【性味归经】味甘、辛，性平。

【功能主治】清热解毒，凉血止血。治感冒发热，牙龈出血，疮疖，癞疮。

【用法用量】6~15g，水煎服。

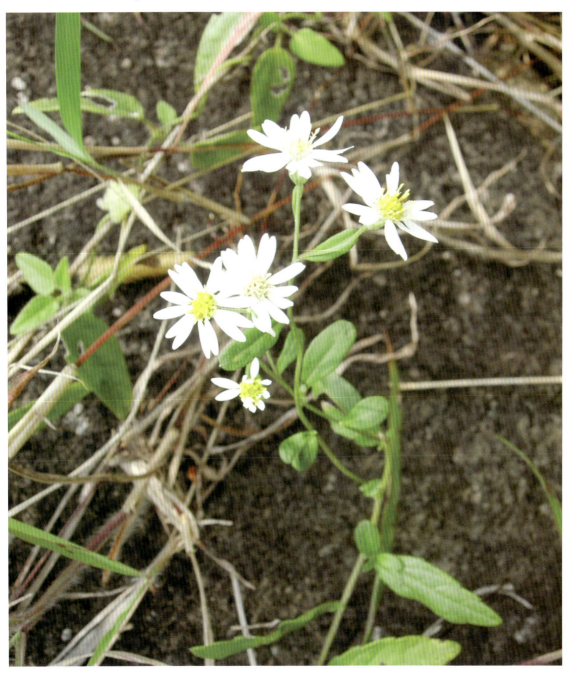

4.133.16 紫菀

ASTERIS RADIX ET RHIZOMA

【别名】小辫儿

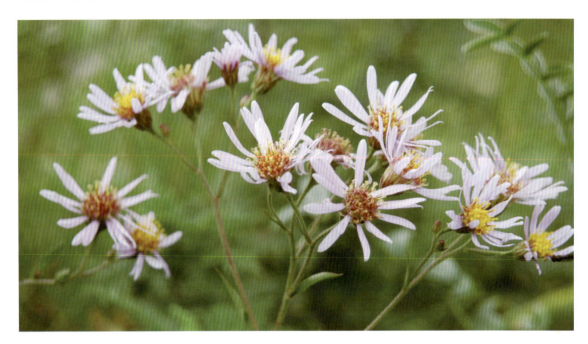

【基原】来源于菊科 Compositae 紫菀属 Aster 紫菀 Aster tataricus L. f. 的根和根状茎入药。

【形态特征】多年生草本，高 50~120cm。根状茎短粗，斜伸，密生多数须根。茎直立，粗壮，通常不分枝或上部分枝，具纵棱沟，疏被糙毛，基部有纤维状枯叶残基和不定根。基生叶丛生，有长柄，叶片椭圆状匙形，基部下延，连柄长 20~50cm，宽 4~13cm；茎生叶互生，无柄或具楔状下延的柄，叶片长椭圆形或披针形，顶端尖或渐尖，边缘有具小尖头的粗齿，两面被短糙毛，叶脉背面突起。头状花序多数，伞房状排列，花序直径 2.5~3.5cm，有长柄，柄上被短刚毛，有线状苞叶，总苞半球形，总苞片 3~4 层，覆瓦状排列，线形或线状披针形；花序边缘为舌状花，雌性，蓝紫色，舌片长 1.5~1.8cm，宽 2.5~3.5mm，管长约 2mm，花柱 1，柱头分叉；管状花两性，黄色，长 6~7mm，顶端 5 齿裂，花药细长，聚药，子房下位，柱头分叉。瘦果扁平，冠毛白色。花期 8~9 月；果期 9~10 月。

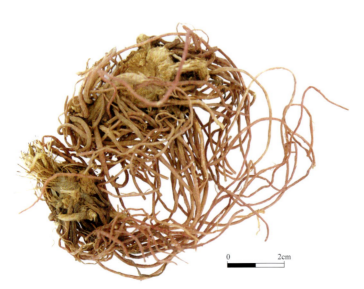

【生境】生于低山阴坡湿地、草地及河沟边等地。

【分布】黑龙江、吉林、辽宁、内蒙古、山西、河北、河南、陕西及甘肃。朝鲜、日本及俄罗斯也有分布。

【采集加工】春、秋二季采挖根和根

状茎，除去茎叶、须毛状不定根及枯叶残基，洗净，晒干，或稍晾后编成辫状晒干。

【药材性状】本品根茎呈不规则块状，大小不一，顶端有茎、叶的残基，质稍硬。根茎簇生多数细根，长3~15cm，直径1~3mm，多编成辫状；表面紫红色或灰红色，有纵皱纹；质较柔韧。气微香，味甜、微苦。

【性味归经】味辛、苦，性温。归肺经。

【功能主治】润肺下气，祛痰止咳。治痰多咳喘，新久咳嗽，劳嗽咯血。

【用法用量】5~9g，水煎服。

【附方】① 治肺痨咳嗽，痰中带血：紫菀、知母、贝母、阿胶（蛤粉炒）、北沙参、百部各9g，水煎服。

② 治肺气虚寒，咳嗽喘息：紫菀、杏仁各9g，党参、黄芪各12g，干姜、五味子各6g，水煎服。

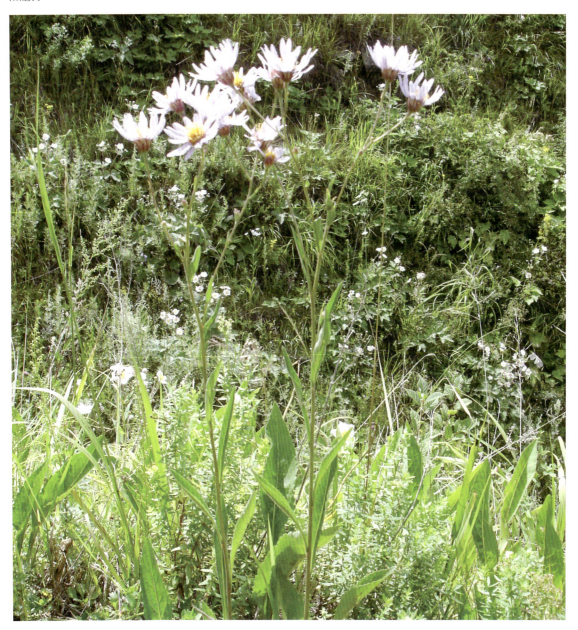

4.133.17 苍术

ATRACTYLODIS RHIZOMA

【别名】赤术

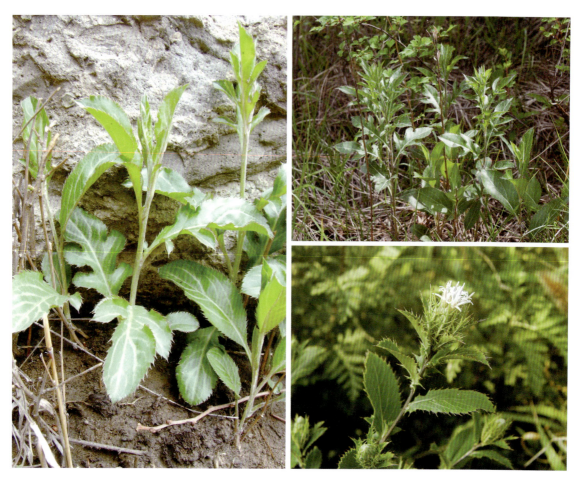

【基原】来源于菊科 Compositae 苍术属 *Atractylodes* 苍术 *Atractylodes lancea*（Thunb.）DC. 的根茎入药。

【形态特征】多年生草本，根状茎平卧或斜升。茎直立，粗壮，高（15）30~100cm，单生或少数，下部或中部以下常紫红色，不分枝或上部有短分枝，被稀疏的蛛丝状毛或无毛。叶硬纸质或近革质，基生叶花期萎谢；茎下部叶卵形或长卵形，长 8~12cm，宽 5~8cm，不分裂或羽状浅裂或半裂，稀间有深裂，基部楔形或宽楔形，几无柄，或基部渐狭成短柄，分裂叶之侧裂片 1~2（4）对，裂片不等形或近等形，卵形或椭圆形，宽 1.5~4.5cm，中部及上部叶倒长卵形、倒卵状长椭圆形或倒披针形，不分裂，有时近基部有 1~2 对浅裂片，顶端渐尖，有长刺齿，边缘具针刺状缘毛或三角形刺齿或重刺齿，基部楔形，两面无毛。头状花序单生茎及枝端；总苞钟形，基部苞片叶羽状全裂或深裂，裂片顶端具针刺；总苞片 5~7 层，外层的卵形或卵状披针形，中、内层的长卵形、长椭圆形或线形，顶端钝或圆形，边缘有稀疏蛛丝状毛，上部有时变红紫色，管状花花冠白色。瘦果倒卵圆状，被稠密白色直毛；冠毛褐色或灰白色，基部合生成环。花、果期 6~10 月。

【生境】生于低海拔至中海拔地区山坡、草地、林下、灌丛及岩缝中。

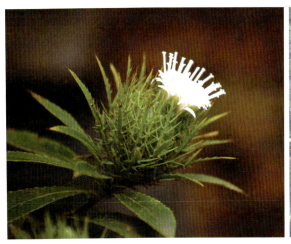
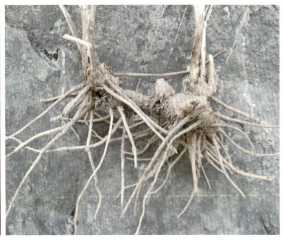

【分布】黑龙江、吉林、辽宁、河北、山西、内蒙古、陕西、甘肃、河南、湖北、湖南、广东、江苏、浙江、安徽、江西、四川。朝鲜、俄罗斯也有分布。

【采集加工】春、秋季采收，除去泥沙，晒干，撞去须根。

【药材性状】本品呈不规则连珠状或结节状圆柱形，略弯曲，偶有分枝，长3~10cm，直径1~2cm。表面灰棕色，有皱纹、横曲纹或残留茎基。质坚实，断面黄白色或灰白色，散有多数橙黄色或棕红色油室，暴露稍久，可析出白色细针状结晶。气香特异，味微甘、辛、苦。

【性味归经】味辛、苦，性温。归脾、胃、肝经。

【功能主治】燥湿健脾，祛风湿，明目。治湿困脾胃，倦怠嗜卧，脘腹胀闷，呕恶食少，吐泻乏力，痰饮，湿肿，表证夹湿，无汗，头身重痛，风湿痹痛，肢节酸痛。

【用法用量】3~9g，水煎服。

【注意】阴虚内热，气虚多汗者禁用。

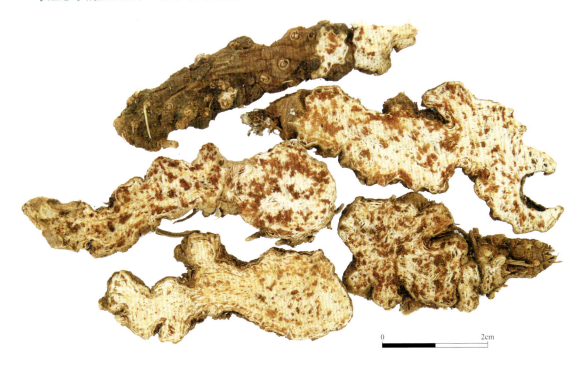

4.133.18 白术

ATRACTYLODIS MACROCEPHALAE RHIZOMA

【别名】于术、冬术、浙术、种术

【基原】来源于菊科 Compositae 苍术属 Atractylodes 白术 Atractylodes macrocephala Koidz. 的根茎入药。

【植物特征】多年生草本。高达 80cm。根状茎肥大，常呈结节状；茎直立，有纵条纹，具长分枝，基部木质化，光滑无毛。叶互生，革质，上部的不裂，椭圆形或长椭圆形，长 5~12cm，宽 2~4cm，顶端渐尖，基部狭而下延，边缘具密的刺状锯齿，两面绿色。无毛，叶柄长约 3cm；下部的叶较大，通常 3~5 羽状全裂，边缘刺状细齿与上部叶相同，但叶柄长达 6cm 或有时更长。头状花序单生于枝顶，直径 3~4cm；总苞钟状，总苞片 9~10 层，覆瓦状排列，顶端均钝，边缘有蛛丝状毛，中、外层三角形或长卵形，内层披针形至线状披针形，顶端紫红色；苞叶 1 轮，包围总苞，绿色，长 3~4cm，羽状全裂；花秋季开，紫红色，同型，全为两性管状花；花冠长约 1.5cm，檐部 5 深裂；花柱分枝短，三角形。瘦果扁，倒圆锥状，长约 8mm，被白色茸毛。冠毛灰白色，

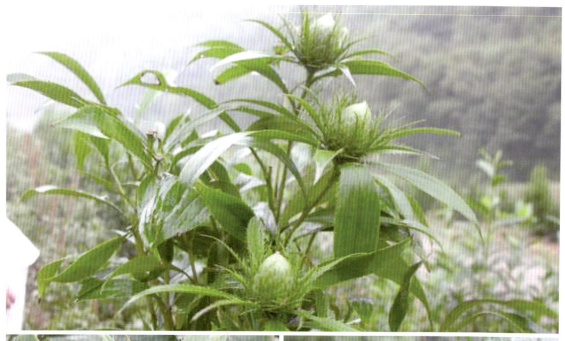

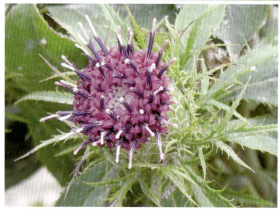

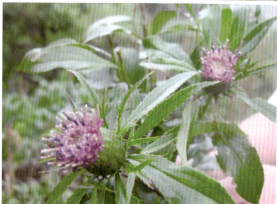

羽毛状，基部联合成环。花、果期 8~10 月。

【生境】栽培于海拔 800~1800m 的山坡林地。

【分布】广东北部、浙江、江西、湖南、湖北、陕西有栽培。

【采集加工】冬季下部叶枯黄、上部叶变脆时采收，除去泥沙，晒干或烘干，再剪除须根。

【药材性状】本品呈不规则的肥厚团块，长 3~13cm，直径 2~7cm。表面棕黄色或灰棕色，有瘤状突起和细纵皱纹，并有须根痕，顶端有茎基残迹。质坚硬，不易折断，断面不平坦，黄白色至淡棕色，常有裂隙及棕色油点。气清香，味甘、微辛，嚼之略带黏性。以肥大、饱满、无空心、质坚而重者为佳。

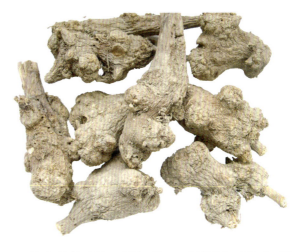

【性味归经】味甘、苦，性温。归脾、胃经。

【功能主治】健脾益气，燥湿利水，止汗，安胎。治脾虚食少，腹胀泄泻，消化不良，慢性腹泻，痰饮水肿，自汗，胎动不安。

【用法用量】6~12g，水煎服。

【附方】① 治慢性腹泻：白术、党参各 12g，补骨脂、神曲各 9g，炮姜、炙甘草各 6g。水煎服。

② 治胎动不安：白术、当归、黄芩、白芍各 9g。水煎服。

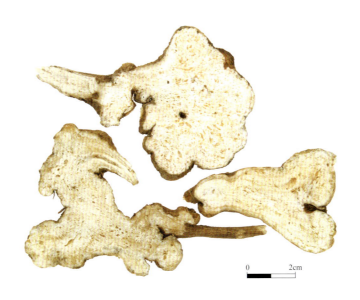

4.133.19 婆婆针

BIDENTIS BIPINNATAE HERBA
【别名】鬼针草、刺针草、盲肠草、一包针、粘身草

【基原】来源于菊科 Compositae 鬼针草属 Bidens 婆婆针 Bidens bipinnata L. 的全草入药。

【形态特征】一年生草本。茎直立,高30~120cm,下部略具四棱,无毛或上部被稀疏柔毛,基部直径2~7cm。叶对生,具柄,柄长2~6cm,背面微凸或扁平,腹面沟槽,槽内及边缘具疏柔毛,叶片长5~14cm,二回羽状分裂,第一次分裂深达中肋,裂片再次羽状分裂,小裂片三角状或菱状披针形,具1~2对缺刻或深裂,顶生裂片狭,顶端渐尖,边缘有稀疏不规整的粗齿,两面均被疏柔毛。头状花序直径6~10mm;花序梗长1~5cm。总苞杯形,基部有柔毛,外层苞片5~7枚,条形,开花时长2.5mm,果时长达5mm,草质,顶端钝,被稍密的短柔毛,内层苞片膜质,椭圆形,长3.5~4mm,花后伸长为狭披针形,及果时长6~8mm,背面褐色,被短柔毛,具黄色边缘;托片狭披针形,长约5mm,果时长可达12mm。舌状花通常1~3朵,不育,舌片黄色,椭圆形或倒卵状披针形,长4~5mm,宽2.5~3.2mm,顶端全缘或具2~3齿,盘花筒状,黄色,长约4.5mm,冠檐5齿裂。瘦果条形,略扁,具3~4棱,长12~18mm,宽约1mm,具瘤状突起及小刚毛,顶端芒刺3~4枚,很少2枚,长3~4mm,具倒刺毛。

【生境】生于路旁、荒地、山坡及田埂。

【分布】全国各地。亚洲余部、欧洲、美洲及非洲东部也有分布。

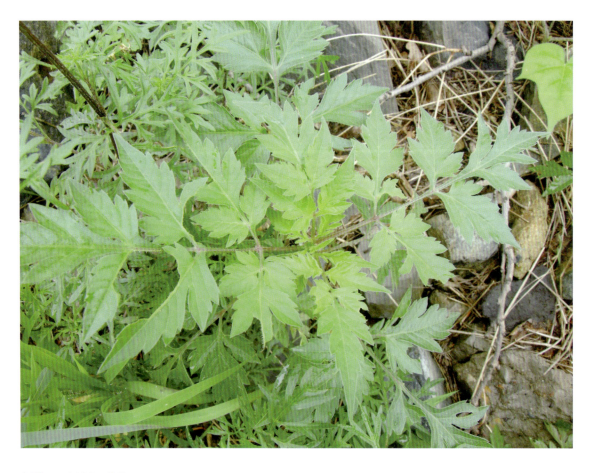

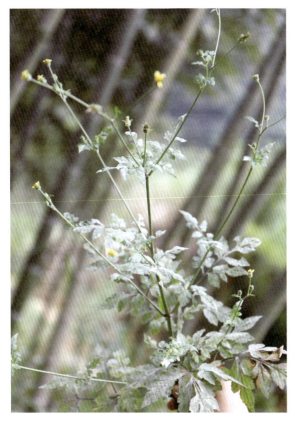

【采集加工】夏、秋季采收，将全草晒干。

【性味归经】味苦，性平。

【功能主治】清热解毒，祛风活血。治上呼吸道感染，咽喉肿痛，急性阑尾炎，急性黄疸性肝炎，消化不良，风湿关节痛，疟疾。外用治疮疖，毒蛇咬伤，跌打肿痛。

【用法用量】15~60g，水煎服。外用适量鲜品捣烂敷患处。

【附方】① 治急性黄疸性肝炎：鬼针草60g，连钱草60g，水煎服。

② 治急性胃肠炎：鬼针草15~30g，车前草9g，水煎服。呕吐加生姜5片，腹痛加酒曲2个。

③ 治小儿单纯性消化不良：a. 鬼针草3~15g，水煎2次，分2~4次服，呕吐加生姜2片，腹泻加车前草6g。b. 鬼针草鲜草3~6株，水煎浓汁，连渣放在桶内，趁热熏洗患儿双脚，一般熏洗3~4次，每次熏洗约5min。1~5岁熏洗脚心，6~15岁熏洗到脚面，腹泻严重者，熏洗部位可适当上升至腿。

④ 治急性阑尾炎：鬼针草全草剪碎，加75%乙醇或白酒浸泡2~3天后，外搽局部。

4.133.20　金盏银盘

BIDENTIS BITERNATAE HERBA

【别名】鬼针草、黄花雾、黄花母、虾箝草、金杯银盏

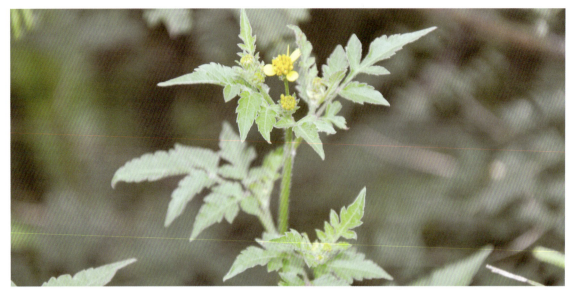

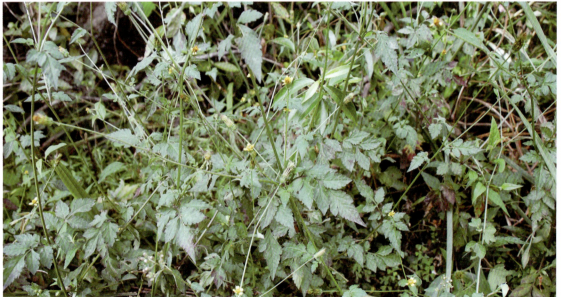

【基原】来源于菊科 Compositae 鬼针草属 Bidens 金盏银盘 Bidens biternata（Lour.）Merr. et Sherff 的全草入药。

【形态特征】一年生草本。茎直立，高 30~150cm，略具四棱，无毛或被稀疏卷曲短柔毛，基部直径 1~9mm。叶为一回羽状复叶，顶生小叶卵形至长圆状卵形或卵状披针形，长 2~7cm，宽 1~2.5cm，顶端渐尖，基部楔形，边缘具稍密且近于均匀的锯齿，有时一侧深裂为一小裂片，两面均被柔毛，侧生小叶 1~2 对，卵形或卵状长圆形，近顶部的一对稍小，通常不分裂，基部下延，无柄或具短柄，下部的一对约与顶生小叶相等，具明显的柄，三出复叶状分裂或仅一侧具一裂片，裂片椭圆形，边缘有锯齿；总叶柄长 1.5~5cm，无毛或被疏柔毛。头状花序直径 7~10mm，花序

梗长1.5~5.5cm，果时长4.5~11cm。总苞基部有短柔毛，外层苞片8~10枚，草质，条形，长3~6.5mm，顶端锐尖，背面密被短柔毛，内层苞片长椭圆形或长圆状披针形，长5~6mm，背面褐色，有深色纵条纹，被短柔毛。舌状花通常3~5朵，不育，舌片淡黄色，长椭圆形，长约4mm，宽2.5~3mm，顶端3齿裂，或有时无舌状花；盘花筒状，长4~5.5mm，冠檐5齿裂。瘦果条形，黑色，长9~19mm，宽1mm，具四棱，两端稍狭，多少被小刚毛，顶端芒刺3~4枚，长3~4mm，具倒刺毛。

【生境】生于路旁、荒地、山坡及田埂。

【分布】全国各地。亚洲余部、欧洲、美洲及非洲东部也有分布。

【采集加工】夏、秋季采收，将全草晒干。

【性味归经】味苦，性平。

【功能主治】清热解毒，祛风活血。治上呼吸道感染，咽喉肿痛，急性阑尾炎，急性黄疸性肝炎，消化不良，风湿关节痛，疟疾。外用治疮疖，毒蛇咬伤，跌打肿痛。

【用法用量】15~60g，水煎服。外用适量鲜品捣烂敷患处。

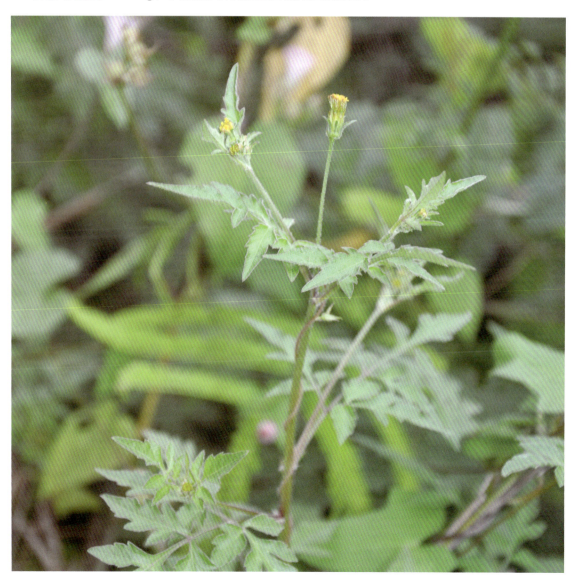

4.133.21 鬼针草

BIDENTIS PILOSAE HERBA

【别名】盲肠草、一包针、粘人草、对叉草

【基原】来源于菊科 Compositae 鬼针草属 *Bidens* 鬼针草 *Bidens pilosa* L. 的全草入药。

【形态特征】一年生草本。直立，多分枝，多少被毛，高 30~100cm。叶具柄，有 3 小叶（稀 5 或 7 片）组成羽状复叶，下部叶有时为单叶，顶生小叶较大，长圆形或卵状长圆形，长 3.5~7cm，宽 2.5~3.5cm，顶端渐尖，基部楔形或近圆，叶柄长 1~2cm；侧生小叶通常较小，椭圆形或卵状

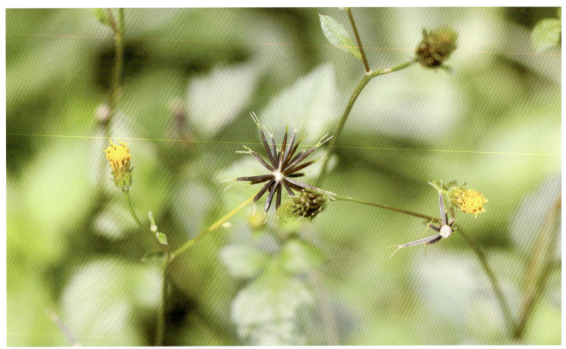

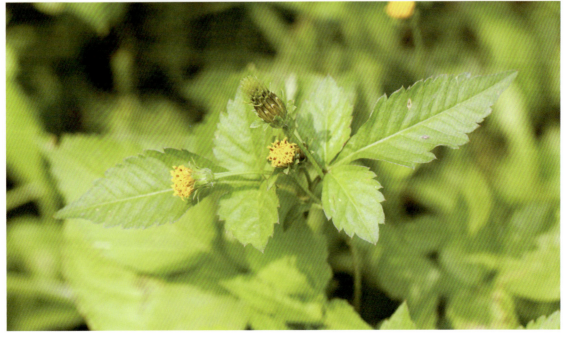

椭圆形，长 2~4.5cm，宽 1.5~2.5cm，顶端急尖，边缘有锯齿，两面近无毛；小叶柄甚短；上部叶小，3 裂或不裂，边缘具锯齿。头状花序近球形，总花梗长 1~6cm，果时可达 3~10cm；总苞片 7~8 片，草质，基部及边缘稍被毛，外层披针形，干膜质，内层线状披针形；无舌状花；管状花两性，花冠黄褐色，冠檐具 5 齿裂。瘦果长圆形，略扁，长约 1cm，黑色，有棱，上部具稀有疏瘤状凸起及刚毛；冠毛为 3~4 条具倒芒的刺。花、果期 6~11 月。

【生境】生于村旁、路边、荒地中。

【分布】华东、华中、华南、西南各地。亚洲余部、美洲热带也有分布。

【采集加工】夏、秋季采收，将全草切段晒干备用。

【性味归经】味苦，性平。

【功能主治】清热解毒，祛风活血。治上呼吸道感染，咽喉肿痛，急性阑尾炎，急性黄疸性肝炎，消化不良，风湿关节痛，疟疾；外用治疮疖，毒蛇咬伤，跌打肿痛。

【用法用量】15~60g，水煎服。外用适量鲜品捣烂敷患处。

【附方】① 治烧烫伤：鲜鬼针草叶适量，捣烂取汁外涂患处。

② 治跌打损伤：鲜鬼针草 60g，加白酒 30ml，水煎服。

③ 治偏头痛：鬼针草 30g，大枣 5 枚，水煎服，每日 2 次。

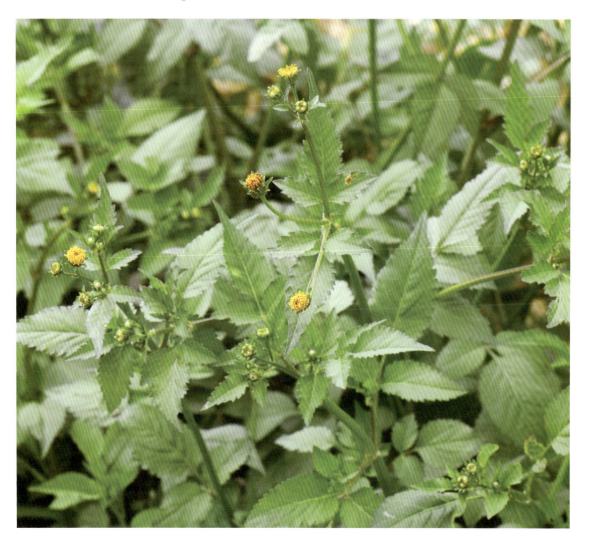

4.133.22　三叶鬼针草

BIDENTIS PILOSAE HERBA

【别名】鬼针草

【基原】来源于菊科 Compositae 鬼针草属 Bidens 三叶鬼针草 Bidens pilosa L. var. radiata Sch.-Bip. 的全草入药。

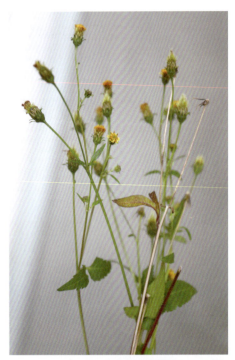

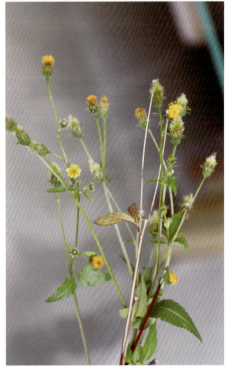

【形态特征】一年生草本，茎直立，高 30~100cm，钝四棱形，无毛或上部被极稀疏的柔毛，基部直径可达 6mm。茎下部叶较小，3 裂或不分裂，通常在开花前枯萎，中部叶具长 1.5~5cm 无翅的柄，三出，小叶 3 枚，很少为具 5（7）小叶的羽状复叶，两侧小叶椭圆形或卵状椭圆形，长 2~4.5cm，宽 1.5~2.5cm，顶端锐尖，基部近圆形或阔楔形，有时偏斜，不对称，具短柄，边缘有锯齿，顶生小叶较大，长椭圆形或卵状长圆形，长 3.5~7cm，顶端渐尖，基部渐狭或近圆形，具长 1~2cm 的柄，边缘有锯齿，无毛或被极稀疏的短柔毛，上部叶小，3 裂或不分裂，条状披针形。头状花序直径 8~9mm，有长 1~6cm（果时长 3~10cm）的花序梗，头状花序边缘具舌状花 5~7 枚，舌片椭圆状倒卵形，白色，长 5~8mm，宽 3.5~5mm，顶端钝或有缺刻。总苞基部被短柔毛，苞片 7~8 枚，条状匙形，上部稍宽，开花时长 3~4mm，果时长至 5mm，草质，边缘疏被短柔毛或几无毛，外层托片披针形，果时长 5~6mm，干膜质，背面褐色，具黄色边缘，内层较狭，条状披针形。瘦果黑色，条形，略扁，具棱，长 7~13mm，宽约 1mm，上部具稀疏瘤状突起及刚毛，顶端芒刺 3~4 枚，长 1.5~2.5mm，具倒刺毛。

【生境】生于村旁、路边、荒地中。

【分布】华东、华中、西南各地。亚洲余部、美洲热带也有分布。

【采集加工】夏、秋季采收，将全草晒干。

【性味归经】味苦，性平。

【功能主治】清热解毒，祛风活血。治上呼吸道感染，咽喉肿痛，急性阑尾炎，急性黄疸性肝炎，消化不良，风湿关节痛，疟疾。外用治疮疖，毒蛇咬伤，跌打肿痛。

【用法用量】15~60g，水煎服。外用适量鲜品捣烂敷患处。

4.133.23 狼把草

BIDENTIS TRIPARTITAE HERBA

【别名】豆渣菜、郎耶菜

【基原】来源于的菊科 Compositae 鬼针草属 Bidens 狼把草 Bidens tripartita L. 的全草入药。

【形态特征】一年生草本。茎高 20~150cm，圆柱状或具钝棱而稍呈四方形，基部直径 2~7mm，无毛，绿色或带紫色，上部分枝或有时自基部分枝。叶对生，下部的较小，不分裂，边缘具锯齿，通常于花期枯萎，中部叶具柄，柄长 0.8~2.5cm，有狭翅；叶片无毛或下面有极稀疏的小硬毛，长 4~13cm，长椭圆状披针形，不分裂（极少）或近基部浅裂成一对小裂片，通常 3~5 深裂，裂深几达中肋，两侧裂片披针形至狭披针形，长 3~7cm，宽 8~12mm，顶生裂片较大，披针形或长椭圆状披针形，长 5~11cm，宽 1.5~3cm，两端渐狭，与侧生裂片边缘均具疏锯齿，上部叶较小，披针形，三裂或不分裂。头状花序单生茎端及枝端，直径 1~3cm，高 1~1.5cm，具较长的花序梗。总苞盘状，外层苞片 5~9 枚，条形或匙状倒披针形，长 1~3.5cm，顶端钝，具缘毛，叶状，内层苞片长椭圆形或卵状披针形，长 6~9mm，膜质，褐色，有纵条纹，具透明或淡黄色的边缘；托片条状披针形，约与瘦果等长，背面有褐色条纹，边缘透明；无舌状花，全为筒状两性花，花冠长 4~5mm，冠檐 4 裂；花药基部钝，顶端有椭圆形附器，花丝上部增宽。瘦果扁，楔形或倒卵状楔形，长 6~11mm，宽 2~3mm，边缘有倒刺毛，顶端芒刺通常 2 枚，极少 3~4 枚，长 2~4mm，两侧有倒刺毛。

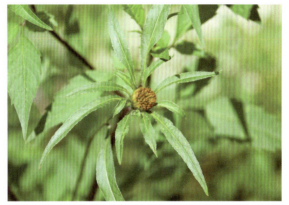

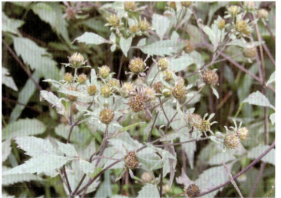

【生境】生于荒野路旁及水边湿地上。

【分布】东北、华北、华东、华中、西南、陕西、甘肃、新疆等地。墨西哥、朝鲜、英国、俄罗斯也有分布。

【采集加工】夏、秋季采收，将全草晒干。

【性味归经】味苦、甘，性平。

【功能主治】清热解毒，养阴敛汗。治感冒，扁桃体炎，咽喉炎，肠炎，痢疾，肝炎，泌尿系统感染，肺结核盗汗，闭经。外用治疖肿，湿疹，皮癣。

【用法用量】15~30g，水煎服。外用适量，鲜草捣烂敷，鲜草绞汁搽患处。

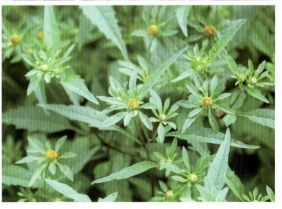

4.133.24 艾纳香

BLUMEAE BALSAMIFERAE FOLIUM ET CACUMEN

【别名】冰片艾、大风艾、打蚊艾

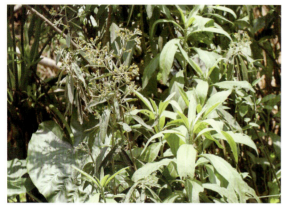
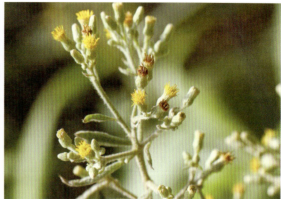

【基原】来源于菊科 Compositae 艾纳香属 *Blumea* 艾纳香 *Blumea balsamifera*（L.）DC. 的全株入药。

【形态特征】亚灌木，高 1~3m，灰褐色，有纵棱，密被黄褐色柔毛。茎下部与中部叶宽椭圆形或长圆状披针形，长 22~25cm，宽 8~10cm，顶端急尖或钝，边缘有细锯齿，基部渐狭，叶面被柔毛，背面被淡褐色或黄白色绢质绵毛，主脉在背面凸起，侧脉（10）11~15 对，网脉不明显；叶柄短，两侧有 3~5 对狭线形附属物；上部叶长圆状披针形或卵状披针形，长 7~12cm，宽 1.5~3.5cm，顶端渐尖，全缘，具细锯齿或羽状齿裂，基部略狭，无柄或有短柄，叶柄两侧常有 1~3 对狭线形附属物。头状花序直径 5~8mm，多数；总花梗长 5~8mm，密被黄褐色柔毛，在茎上排成开展的圆锥花序状的聚伞状花序；总苞钟形，总苞片约 6 层，草质，外层的长圆形，顶端钝或短尖，背面密被柔毛，中、内层的线形，顶端略尖，背面被疏毛，较外层的长；花序托具蜂窝状穴，无托毛；雌花多数，花冠细管状，檐部 2~4 齿裂，无毛；管状花较少数，花冠黄色，檐部 5 齿裂，裂片被短柔毛。瘦果圆柱形，具 5 棱，密被柔毛；冠毛红褐色，糙毛状。花期几全年。

【生境】生于山坡路旁。

【分布】云南、贵州、广西、广东、福建、台湾。印度、巴基斯坦、中南半岛余部、印度尼西亚、菲律宾也有分布。

【采集加工】夏、秋季采收，将全株切段晒干。

【性味归经】味辛、微苦，性微温。归心、脾、肺经。

【功能主治】祛风消肿，活血散瘀。治感冒，风湿性关节炎，产后风痛，痛经。外用治跌打损伤，疮疖痈肿，湿疹，皮炎。

【用法用量】15~30g，水煎服。外用适量，鲜茎叶捣烂敷患处，或煎水洗。

【附方】① 治风湿性关节炎：大风艾根、鸡血藤各 30g，两面针 6g。水煎或酒服。

② 治痛经：大风艾根 30g，益母草 15g。水煎服。

③ 治脓疱疮：大风艾、苦参、地胆草、荆芥各 15g，白鲜皮、银花叶各 30g，青蒿叶 9g，栀子 12g。煎水候温外洗患处，每日 1 剂。

4.133.25 台北艾纳香

BLUMEAE FORMOSANAE HERBA

【别名】台湾艾纳香

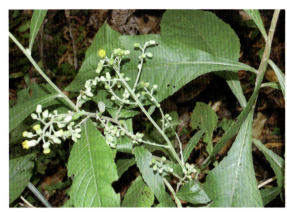
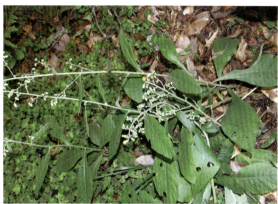

【基原】来源于菊科 Compositae 艾纳香属 *Blumea* 台北艾纳香 *Blumea formosana* Kitam. 的全草入药。

【形态特征】草本。茎直立，高 40~100cm，被白色长柔毛。基部叶在花期凋落，中部叶近无柄，纸质或薄纸质，狭或宽倒卵状长圆形，长 12~20cm，宽 4~6.5cm，基部长渐狭，顶端短尖或钝，边缘有疏生的点状细齿或小尖头，叶面被短柔毛，背面被紧贴的白色茸毛，杂有密腺体，有时多少脱毛，中脉在两面多少凸起，侧脉 9~11 对，细弱，弧状上升，网脉不明显；上部叶渐小，长圆形或长圆状披针形，长 5~12cm，宽 1~4cm，基部渐狭，顶端短尖或渐尖；最上部叶苞片状。头状花序少至多数，直径约 1cm，排列成顶生的圆锥花序；花序梗长 5~10mm，被白色茸毛；总苞球状钟形，长约 1cm；总苞片 4 层，近膜质，绿色，外层线状披针形，长 2~3mm，顶端钝或稍尖，背面被密柔毛，杂有腺体，中层线状长圆形，长 4~5mm，顶端钝，内层线形，长约 8.5mm，顶端尾尖；花托平，直径约 3mm，蜂窝状，无毛。花黄色；雌花多数，花冠细管状，长约 6mm，檐部 3 齿裂，无毛；两性花较少数，花冠管状，长约 7mm，檐部 5 浅裂，裂片卵状三角形，有密腺点。瘦果圆柱形，有 10 条棱，长约 1mm，被白色腺状粗毛。冠毛污黄色或黄白色，糙毛状，长约 6mm。花期 8~11 月。

【生境】生于低海拔地区的路旁、荒地、田边、山谷、丘陵地带草丛中。

【分布】江西、湖南、广东、广西、浙江、福建、台湾。

【采集加工】夏、秋季采收，将全草晒干。

【性味归经】味苦、淡，性寒。

【功能主治】清热解毒，利尿消肿。治肺热咳嗽、湿热痢疾、腹痛、腹泻、痈疽疮疡、热淋等证。

【用法用量】10~15g，水煎服。

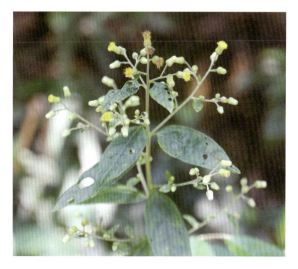

4.133.26 见霜黄

BLUMEAE LACERAE HERBA

【别名】红头草、黄花地胆头

【基原】来源于菊科 Compositae 艾纳香属 *Blumea* 见霜黄 *Blumea lacera*（Burm. f.）DC. 的全株入药。

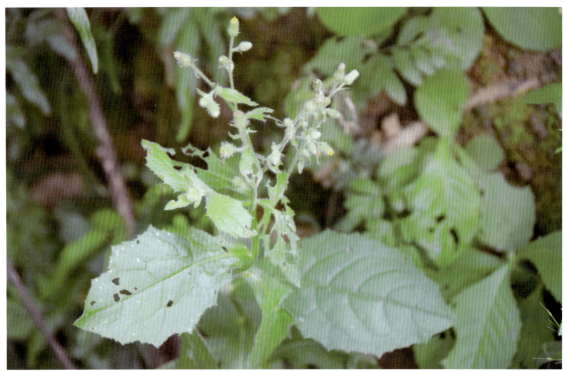

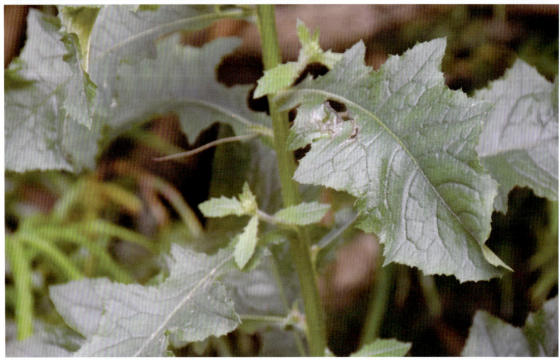

【形态特征】多年生草本，根粗壮，多分枝。茎直立，高 18~100cm，不分枝或上部有多数短分枝，具条棱，被白色绢毛状茸毛或短茸毛，下部毛有时脱落。茎下部叶无柄或有长柄，叶倒卵形或倒卵状长圆形，长 7~15cm，宽 3~10cm，顶端圆钝，边缘有不规则的疏粗齿，或叶下半部有时琴状分裂，基部楔形或长楔形，下延成柄状，叶面被白色丝状茸毛或短茸毛，背面密被丝状茸毛或绵毛，中脉在背面稍凸起；侧脉 4~6 对，网脉不明显；中部与上部叶倒卵状长圆形或长椭圆形，不分裂，顶端圆或具小尖头，边缘上半部有不规则的粗或细尖齿，有时全缘，两面密被白色丝状茸毛，无柄或有短柄。头状花序多数，直径 5~6.5mm，在茎上排成密或疏的大型圆锥花序状的聚伞状花序；总苞长筒形，总苞片约 4 层，全部线形，草质或内层边缘干膜质，花后反折，外层背面密被白色长柔毛，并有密缘毛；花序托平，无托毛；雌花多数，花冠细管状，檐部 3 裂齿，

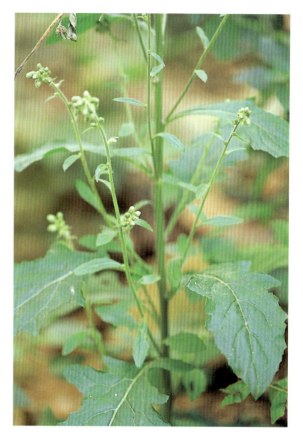

无毛；两性管状花约 15 朵，花冠黄色，檐部 5 浅齿裂，被疏毛和腺体。瘦果圆柱状纺锤形，略有棱，无毛或被疏毛；冠毛白色，糙毛状。花期 2~6 月。

【生境】生于湿润草坡上。

【分布】云南、贵州、广西、香港、江西、福建、台湾。非洲东南部、亚洲东南余部、澳大利亚北部也有分布。

【采集加工】夏、秋采收，将全草晒干。

【性味归经】味苦，性寒。

【功能主治】清热解毒，消肿止痛。治扁桃体炎，口腔炎，牙龈脓肿，流行性腮腺炎，小儿肺炎；痈疮肿痛，皮肤瘙痒。

【用法用量】10~15g，水煎服。外用适量，鲜草捣烂敷患处。

【附方】治扁桃体炎、咽喉炎：红头草 9~15g（鲜品 15~30g），水煎，每日 1 剂，分 3 次服，儿童酌减。

4.133.27 六耳铃

BLUMEAE LACINIATAE HERBA

【别名】走马风、吊钟黄

【基原】来源于菊科 Compositae 艾纳香属 Blumea 六耳铃 Blumea laciniata（Roxb.）DC. 的全草入药。

【形态特征】多年生粗壮草本，茎高 0.5~1.5m。基生叶与茎下部叶倒卵状长圆形或倒卵形，长 10~30cm，宽 4~6cm，顶端短尖，下半部琴状分裂，顶端裂片较大，卵形或卵状长圆形，侧裂片 2~3 对，三角形至三角状长圆形，边缘具不规则的锯齿或粗齿，基部渐狭，下延成具翅的柄，叶面被糙毛，背面被疏柔毛或后脱毛，中脉在背面凸起；侧脉 5~7 对，网脉明显或不明显；叶柄长 2~4cm；中部叶与下部叶同形，长 6~10cm，宽 2~4cm，边缘有不规则的齿刻，有时琴状浅裂，无柄；上部叶极小，不分裂，全缘或有齿刻。头状花序多数，直径 6~8mm，总花梗上被具柄腺毛和长柔毛，在茎上排成顶生、疏或密、大型的圆锥花序状聚伞状花序；总苞筒形至钟形，总苞片 5~6 层，带紫红色，花后常反折，外层的线形，顶端稍钝，背面密被短柔毛或有时被具柄腺毛，中层的长圆状披针形，渐尖，边缘干膜质，内层的线形，背面上部被疏毛；花序托扁平至微凸，具蜂窝状穴，被短柔毛；雌花多数，花冠细管状，檐部 2~3 齿裂；管状花花冠黄色，檐部 5 裂，裂片三角形，被疏毛。瘦果圆柱形，具 10 条纵棱，被疏毛；冠毛白色，糙毛状。花期：10 月至翌年 5 月。

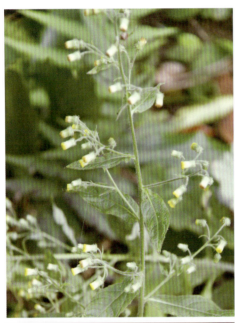

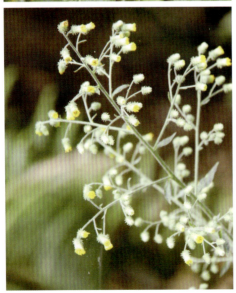

【生境】生于山谷、旷野、路旁。

【分布】云南、贵州、广东、香港、广西、福建、台湾。印度、不丹、巴基斯坦、斯里兰卡、中南半岛余部、菲律宾、印度尼西亚、巴布亚新几内亚、所罗门群岛、夏威夷也有分布。

【采集加工】夏、秋季采收，将全草晒干。

【性味归经】味苦、微辛，性温。

【功能主治】祛风除湿，通经活络。治风湿骨痛，头痛，跌打肿痛，湿疹，毒蛇咬伤。

【用法用量】15~30g，水煎服。外用鲜品捣烂敷患处。

【附方】治痈、疖、蜂窝织炎、丹毒等急性感染：走马风、千里光、三桠苦各 5 份，土荆芥（藜科）2 份，共研细末，加适量米酒拌成湿粉状，再加适量凡士林调匀，涂患处。

4.133.28 千头艾纳香

BLUMEAE LANCEOLARIAE HERBA

【别名】火油草、走马风

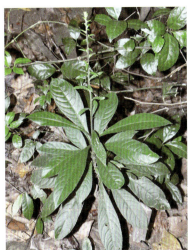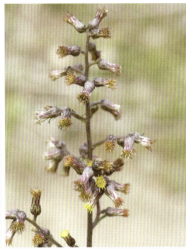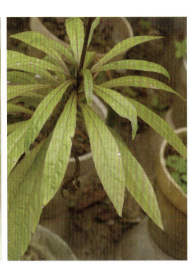

【基原】来源于菊科 Compositae 艾纳香属 Blumea 千头艾纳香 Blumea lanceolaria (Roxb.) Druce 的叶入药。

【形态特征】多年生草本或亚灌木。茎直立，高 1~3m，具纵棱，有分枝，无毛或被短柔毛，幼枝和花序枝的毛较密。茎下部和中部叶近革质，倒披针形、狭长圆状披针形或椭圆形，长 15~30cm，宽 5~8cm，顶端短渐尖，边缘有细或粗锯齿，基部渐狭，下延，或有时有短的耳状附属物，叶面有泡状突起，无毛，干时常变黑色，背面无毛或被微柔毛；侧脉细，13~20 对，网脉明显；叶柄长 2~3cm，上部叶狭披针形或线状披针形，长 7~15cm，宽 1~2.5cm，基部渐狭，下延成翅状。头状花序直径 6~10mm，多数，几无梗或有短梗，常 3~4 个簇生，排成顶生大型圆锥花序状的聚伞状花序；总苞近钟形或筒形，总苞片 5~6 层，绿色或紫红色，外层的卵状披针形，顶端钝或稍尖，背面被短柔毛，中层的狭披针形或线状披针形，顶端锐尖，边缘干膜质，内层的线形，被疏毛；花序托平，具蜂窝状穴，密被白色托毛；雌花多数，花冠细管状，檐部 3 齿裂，无毛；管状花少数，花冠黄色，檐部 5 浅裂，被疏毛。瘦果圆柱形，有 5 条纵棱，被毛；冠毛淡黄色至黄褐色，糙毛状。花期 1~4 月。

【生境】生于较湿润林地或谷地溪畔。

【分布】云南、贵州、广东、香港、广西、台湾。印度、巴基斯坦、斯里兰卡、中南半岛余部、菲律宾、印度尼西亚也有分布。

【采集加工】夏、秋季采收，叶晒干。

【性味归经】味辛，性平，有煤油气味。

【功能主治】祛风除湿，消肿止痛。治风湿骨痛，头痛，跌打损伤，产后关节痛。

【用法用量】10~15g，水煎服。

【附方】① 治跌打肿痛：千头艾纳香鲜叶适量，捣烂，加酒炒热外敷或水煎洗患处。

② 治头痛：千头艾纳香鲜叶 60g，水煎冲酒（15~30g）服。

4.133.29 大头艾纳香

BLUMEAE MEGACEPHALAE HERBA

【别名】东风草、白花九里明、华艾纳香

【基原】来源于菊科 Compositae 艾纳香属 *Blumea* 大头艾纳香 *Blumea megacephala* (Randeria) Chang et Tseng 的全草入药。

【形态特征】攀援状亚灌木。分枝多，有明显的沟纹，被疏毛或毛脱落。下部和中部叶卵形或卵状长椭圆形，长 7~10cm，宽 2.5~4cm，顶端急尖，边缘有疏细锯齿或细点状锯齿，基部圆

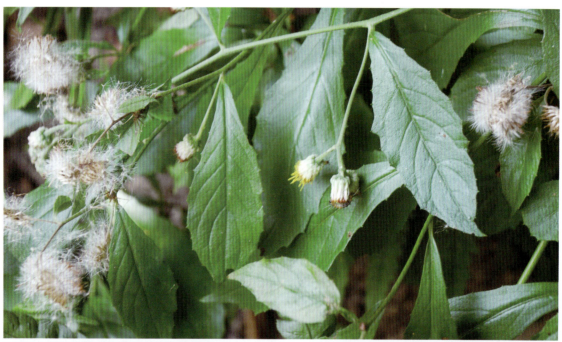

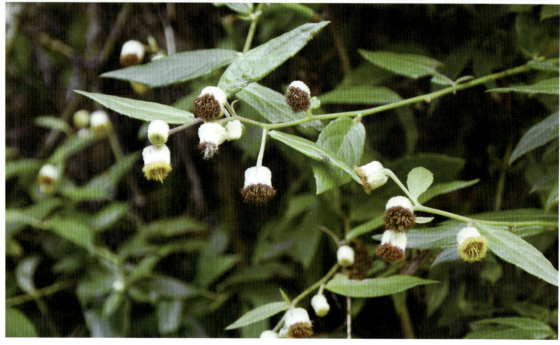

形，叶面被疏毛或毛脱落，有光泽，干时变淡黑色，背面无毛或被疏毛，主脉在背面凸起；侧脉 5~7 对，网脉极明显，叶柄短；上部叶较小，椭圆形或卵状长圆形，边缘有细齿。头状花序直径 1.5~2cm，再在茎上组成大型的圆锥花序状聚伞状花序；总苞钟形，总苞片 5~6 层，外层厚纸质，小，卵形，背面密被毛，中、内层薄纸质，狭长圆形，长为最外层的 2~3 倍；花序托平，被白色密长托毛；雌花多数，花冠细管状，檐部 2~4 裂齿，被短柔毛；两性管状花花冠黄色，被白色多细胞节毛，上部稍扩大，檐部 5 齿裂。瘦果圆柱形，被疏毛，有 10 条纵棱；冠毛白色，糙毛状。花期 8~12 月。

【生境】生于山谷灌丛中或林缘。

【分布】云南、四川、贵州、广西、广东、香港、海南、江西、福建、台湾。越南也有分布。

【采集加工】夏、秋季采收，将全草晒干。

【性味归经】味微苦、淡，性微温。

【功能主治】祛风除湿，活血调经。治风湿骨痛，跌打肿痛，产后血崩，月经不调。外用治疮疖。

【用法用量】15~30g，水煎服。外用鲜全草捣烂外敷。

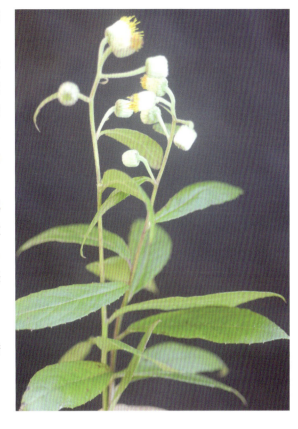

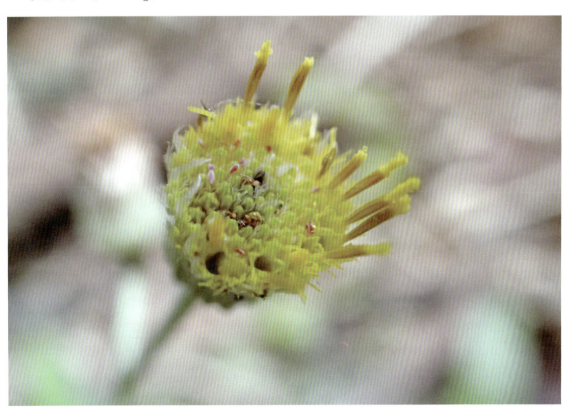

4.133.30 柔毛艾纳香

BLUMEAE MOLLIS HERBA

【别名】红头小仙、紫背倒提壶、紫色花

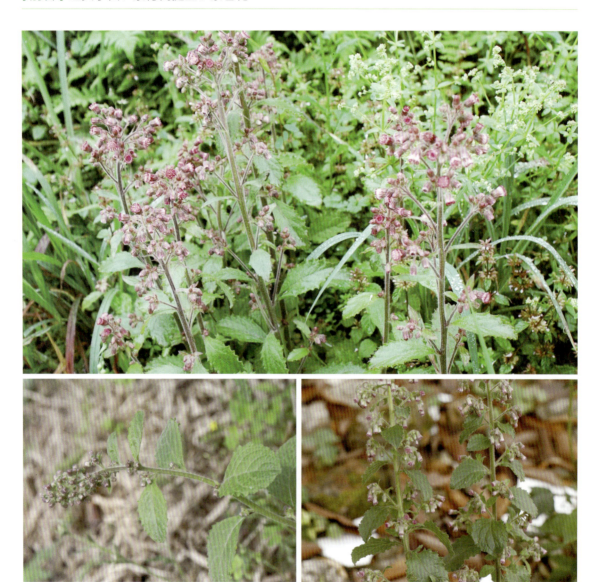

【基原】来源于菊科 Compositae 艾纳香属 *Blumea* 柔毛艾纳香 *Blumea mollis*（D. Don）Merr. 的全草入药。

【形态特征】多年生草本。茎直立，高 60~90cm，分枝或少有不分枝，具沟纹，被白色长柔毛，并杂有腺毛。茎下部叶倒卵形，长 7~9cm，宽 3~4cm，顶端圆钝，边缘有不规则的密而细锯齿，基部楔状渐狭，两面被绢状长柔毛，背面毛通常较密，中脉在背面明显凸起；侧脉 5~7 对，网脉明显或仅背面明显；叶柄长 0.5~1.5cm；中部叶倒卵形至倒卵状长圆形，长 3~5cm，宽 2.5~3cm，顶端钝或急尖，基部楔尖，叶柄短；上部叶渐小，近无柄。头状花序多数，直径 3~5mm，无或有短总花梗，通常 3~5 个簇生在分枝上成密伞房花序状，而在茎上再组成大型圆锥花序状的聚伞状花序，密被长柔毛；总苞筒形，总苞片 3~4 层，紫色至淡红色，花后反折，外层线形，背面密被柔毛，杂有腺体，中、内层狭线形，边缘干膜质，背面被疏毛；花序托多少扁平，无托毛；雌花多数；花冠细管状，檐部3齿裂，无毛；两性管状花约10朵，花冠紫红色或下半部白色，檐部5浅裂，具短柔毛。瘦果圆柱形，被短柔毛；冠毛白色，糙毛状，易脱落。花期全年。

【生境】生于干燥的阴坡、路旁。

【分布】云南、四川、贵州、湖南、广西、广东、香港、江西、浙江、台湾。非洲、阿富汗、巴基斯坦、不丹、尼泊尔、印度、斯里兰卡、中南半岛余部、菲律宾、印度尼西亚、大洋洲北部也有分布。

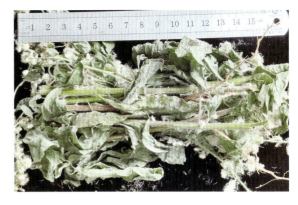

【采集加工】夏、秋季采收，将全草晒干。

【性味归经】味苦，性平。

【功能主治】消炎，清热解毒。治肺炎，咳喘，口腔炎，胸膜炎，乳腺炎。

【用法用量】15~30g，水煎服。

【附方】治口腔炎：柔毛艾纳香鲜叶数张，搓烂，冲开水含服。

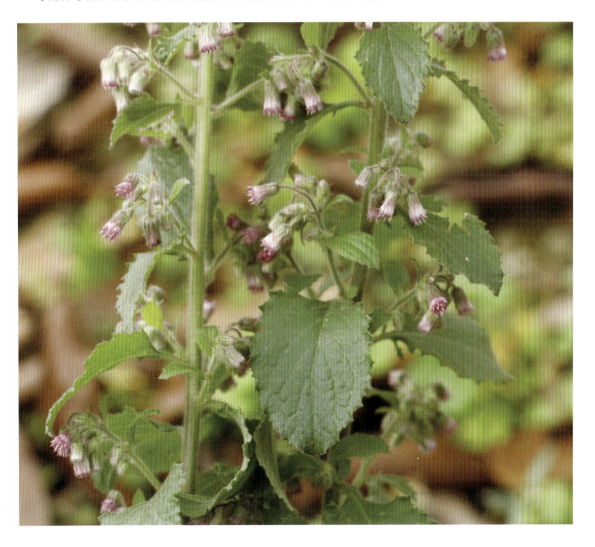

4.133.31　长圆叶艾纳香

BLUMEAE OBLONGIFOLIAE HERBA

【别名】大黄草、大红草、白叶

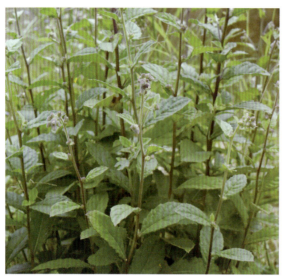 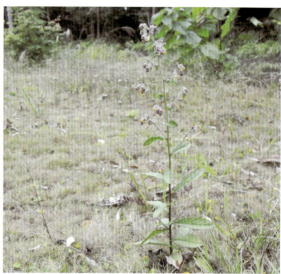

【基原】来源于菊科 Compositae 艾纳香属 *Blumea* 长圆叶艾纳香 *Blumea oblongifolia* Kitam. 的全草入药。

【形态特征】多年生草本，高 0.5~1.5m，具条棱，上部被较密且较长的毛，节间长 2~4cm。基部叶花期宿存或凋萎，常小于中部叶；中部叶长圆形或狭椭圆状长圆形，长 9~14cm，宽 3.5~5.5cm，基部楔状渐狭，近无柄，顶端短尖或钝，边缘狭反卷并有不规则的硬重锯齿，上面被短柔毛，下面多少被长柔毛，中脉在两面凸起，侧脉 5~7 对，网脉通常在下面明显；上部叶渐小，无柄，长圆状披针形或长圆形，长 4~5.5cm，宽 1~1.5cm，边缘具尖齿或角状疏齿，稀全缘。头状花序多数，直径 8~12mm，排列成顶生开展的疏圆锥花序；花序柄长达 2cm，被密长柔毛；总苞球状钟形，长约 1cm，总苞片约 4 层，绿色，外层线状披针形，长 4~5mm，顶端尾状渐尖，背面被密长柔毛，中、内层线形或线状披针形，长 7~7.5mm，顶端尾尖，边缘干膜质，背面被柔毛；花托稍凸，直径约 5mm，蜂窝状，被白色粗毛。花黄色；雌花多数，花冠细管状，长 5~5.5mm，檐部 3~4 齿裂，裂片无毛；两性花较少数，花冠管状，长约 6mm，向上部渐扩大，檐部 5 裂，裂片三角形，被白色疏毛和较密的腺体。瘦果圆柱形，长 1~1.1mm，被疏白色粗毛，具条棱。冠毛白色，糙毛状，长 5~6mm。花期 8 月至翌年 4 月。

【生境】生于低海拔地区路旁、田边、草地、山谷溪流边。

【分布】浙江、江西、广东、福建、台湾。

【采集加工】夏、秋季采收，晒干备用。

【性味归经】味苦、微辛，性凉。

【功能主治】清热解毒，利尿消肿。治急性气管炎、痢疾、肠炎、急性肾小球性肾炎、尿路感染、多发性疖肿等。

【用法用量】15~30g，水煎服。外用鲜品捣烂敷患处。

4.133.32 鹤虱

CARPESII FRUCTUS

【别名】北鹤虱、天蔓青

【基原】来源于菊科 Compositae 天名精属 *Carpesium* 天名精 *Carpesium abrotanoides* L. 的成熟果实入药。

【形态特征】多年生粗壮草本。茎高 60~100cm，圆柱状，下部木质，近于无毛，上部密被短柔毛，有明显的纵条纹，多分枝。基叶于开花前凋萎，茎下部叶阔椭圆形或长椭圆形，长 8~16cm，宽 4~7cm，顶端钝或锐尖，基部楔形，三面深绿色，被短柔毛，老时脱落，几无毛，叶面粗糙，背面淡绿色，密被短柔毛，有细小腺点，边缘具不规整的钝齿，齿端有腺体状胼胝体；叶柄长 5~15mm，密被短柔毛；茎上部节间长 1~2.5cm，叶较密，长椭圆形或椭圆状披针形，顶端渐尖或锐尖，基部阔楔形，无柄或具短柄。头状花序多数，生茎端及沿茎、枝生于叶腋，近无梗，成穗状花序式排列，着生于茎端及枝端者具椭圆形或披针形、长 6~15mm 的苞叶 2~4 枚，腋生头状花序无苞叶或有时具 1~2 枚甚小的苞叶；总苞钟球形，基部宽，上端稍收缩，成熟时开展成扁球形，直径 6~8mm；苞片 3 层，外层较短，卵圆形，顶端钝或短渐尖，膜质或顶端草质，具缘毛，背面被短柔毛，内层长圆形，顶端圆钝或具不明显的啮蚀状小齿；雌花狭筒状，长 1.5mm，两性花筒状，长 2~2.5mm，向上渐宽，冠檐 5 齿裂。瘦果长约 3.5mm。

【生境】生于低海拔地区村旁、路边、荒地、溪边林缘。

【分布】华东、华中、河北、陕西、西藏。朝鲜、日本、越南、缅甸、印度、伊朗、俄罗斯也有分布。

【采集加工】秋季果实成熟时采收，晒干，除去杂质。

【药材性状】本品呈圆柱状，细小，长 3~4mm，直径不及 1mm。表面黄褐色或暗褐色，有多数棱。顶端收缩成细喙状；基部稍尖，有着生痕迹。果皮薄，纤维性，种皮菲薄透明，子叶 2，类白色，稍有油性。

【性味归经】味苦、辛，性平；有小毒。归脾、胃经。

【功能主治】杀虫消积。治蛔虫病，蛲虫病，绦虫病，虫积腹痛。

【用法用量】3~9g，水煎服。外用水煎液（天名精全草），可作皮肤消毒剂。

【附方】驱蛔虫、蛲虫：鹤虱、槟榔、使君子各 9g。水煎服。

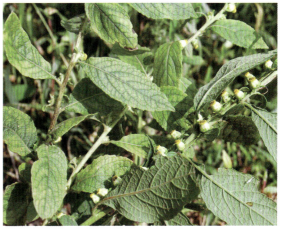

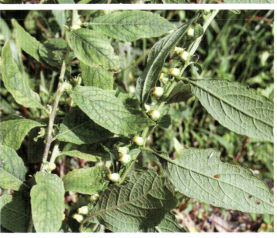

4.133.33 烟管头草

CARPESII CERNU HERBA

【别名】烟袋草

【基原】来源于菊科 Compositae 天名精属 Carpesium 烟管头草 Carpesium cernuum L. 的全草入药。

【形态特征】多年生草本，高 50~100cm，茎下部密被白色长柔毛及卷曲的短柔毛，常成棉毛状，上部被疏柔毛，后渐脱落稀疏，有明显的纵条纹，多分枝。基叶于开花前凋萎，稀宿存，茎下部叶较大，具长柄，柄长约为叶片的 2/3 或近等长，下部具狭翅，向叶基渐宽，叶片长椭圆形或匙状长椭圆形，长 6~12cm，宽 4~6cm，顶端锐尖或钝，基部长渐狭下延，叶面绿色，被稍密的倒伏柔毛，背面淡绿色，被白色长柔毛，沿叶脉较密，在中肋及叶柄上常密集成茸毛状，两面均有腺点，边缘具稍不规整具胼胝尖的锯齿，中部叶椭圆形至长椭圆形，长 8~11cm，宽 3~4cm，顶端渐尖或锐尖，基部楔形，具短柄，上部叶渐小，椭圆形至椭圆状披针形，近全缘。头状花序单生茎端及枝端，开花时下垂；苞叶多枚，大小不等，其中 2~3 枚较大，椭圆状披针形，长 2~5cm，两端渐狭，具短柄，密被柔毛及腺点，其余较小，条状披针形或条状匙形，稍长于总苞。总苞壳斗状，直径 1~2cm，长 7~8mm；苞片 4 层，外层苞片叶状，披针形，与内层苞片等长或稍长，草质或基部干膜质，密被长柔毛，顶端钝，通常反折，中层及内层干膜质，狭矩圆形至条形，顶端钝，有不规整的微齿；雌花狭筒状，长约 1.5mm，中部较宽，两端稍收缩，两性花筒状，向上增宽，冠檐 5 齿裂。瘦果长 4~4.5mm。

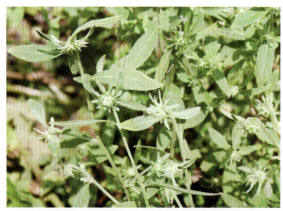

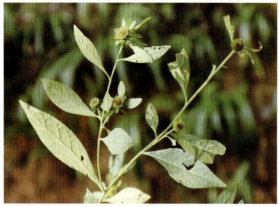

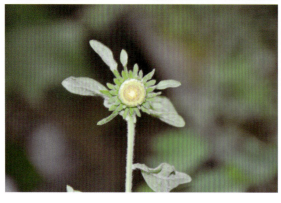

【生境】生于山坡路旁和山谷草地。

【分布】我国东北、华东及湖南、湖北、广东、广西和台湾。朝鲜、日本也有分布。

【采集加工】夏、秋季采收，将全草晒干。

【性味归经】味微苦，性寒。

【功能主治】清热解毒，消炎退肿。治感冒，腹痛，急性肠炎，腹股沟淋巴结肿大，乳腺炎，狗咬伤，毒蛇咬伤，急性咽喉炎，腮腺炎，疮疖肿毒，瘰疬，带状疱疹。

【用法用量】10~15g，水煎服。

4.133.34　金挖草

CARPESII DIVARICATI HERBA

【别名】除州鹤虱、金挖耳

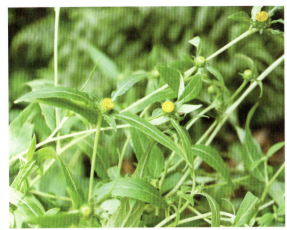
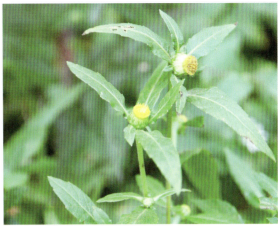

【基原】来源于菊科 Compositae 天名精属 Carpesium 金挖草 Carpesium divaricatum Sieb.& Zucc. [C. atkinsonianum Hemsl.] 的全草入药。

【形态特征】多年生草本。高达 150cm，被白色柔毛，初时较密，后渐稀疏，中部以上分枝，枝通常近平展。基叶于开花前凋萎，下部叶卵形或卵状长圆形，长 5~12cm，宽 3~7cm、顶端锐尖或钝，基部圆形或稍呈心形，有时呈阔楔形，边缘具粗大具胼胝尖的牙齿，上面深绿色，被具球状膨大基部的柔毛，老时脱落稀疏而留下膨大的基部，叶面稍粗糙，下面淡绿色，被白色短柔毛并杂以疏长柔毛，沿中肋较密；叶柄较叶片短或近等长，与叶片连接处有狭翅，下部无翅；中部叶长椭圆形，顶端渐尖，基部楔形，叶柄较短，无翅，上部叶渐变小，长椭圆形或长圆状披针形，两端渐狭，几无柄。头状花序单生茎端及枝端；苞叶 3~5 枚，披针形至椭圆形，其中 2 枚较大，较总苞长 2~5 倍，密被柔毛和腺点。总苞卵状球形，基部宽，上部稍收缩，长 5~6mm，直径 6~10mm，苞片 4 层，覆瓦状排列，外层短，广卵形，干膜质或顶端稍带草质，背面被柔毛，中层狭长椭圆形，干膜质，顶端钝，内层条形。雌花狭筒状，长 1.5~2mm，冠檐 4~5 齿裂，两性花筒状，长 3~3.5mm，向上稍宽，冠檐 5 齿裂。瘦果长 3~3.5mm。

【生境】生于山坡路旁和山谷草地。

【分布】我国华东、华南、华中、西南和东北各地。日本、朝鲜也有分布。

【采集加工】夏、秋采收，将全草晒干。

【性味归经】味微苦，性寒。

【功能主治】清热解毒，消炎祛痰。治感冒发热，咽喉肿痛，牙痛，蛔虫腹痛，急性肠炎，痢疾、尿道感染，淋巴结结核；外用治疮疖肿毒，乳腺炎，带状疱疹，毒蛇咬伤。

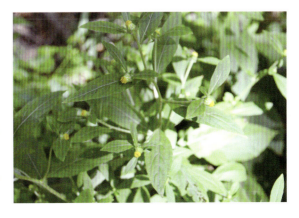

【用法用量】9~15g，水煎服。外用鲜品捣烂敷患处。

4.133.35 红花

CARTHAMI FLOS

【别名】草红花、川红花

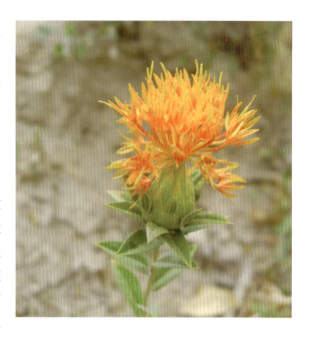

【基原】来源于菊科 Compositae 红花属 Carthamus 红花 Carthamus tinctorius L. 的花序入药。

【形态特征】一年生草本。高可达 1.5m。茎直立,上部分枝,全部茎枝白色或淡白色,光滑,无毛。中下部茎叶披针形或长椭圆形,长 7~15cm,宽 2.5~6cm,边缘大锯齿、重锯齿、小锯齿以至无锯齿而全缘,极少有羽状深裂的,齿顶有针刺,针刺长 1~1.5cm,向上的叶渐小,披针形,边缘有锯齿,齿顶针刺较长,长达 3mm。全部叶质地坚硬,革质,两面无毛无腺点,有光泽,基部无柄,半抱茎入药。头状花序多数,在茎枝顶端排成伞房花序,为苞叶所围绕,苞片椭圆形或卵状披针形,包括顶端针刺长 2.5~3cm,边缘有针刺,针刺长 1~3mm,或无针刺,顶端渐长,有篦齿状针刺,针刺长 2mm。总苞卵形,直径 2.5cm。总苞片 4 层,外层竖琴状,中部或下部有收缢,收缢以上叶

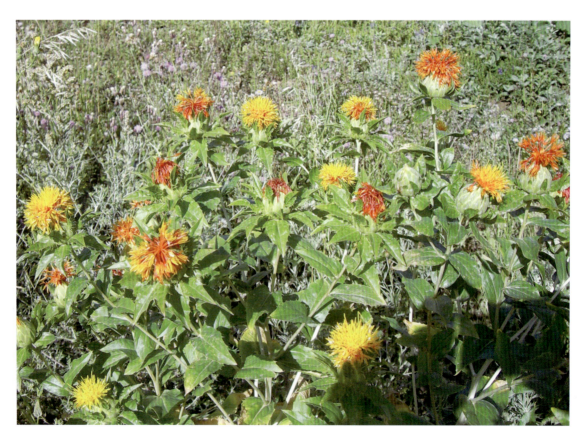

质，绿色，边缘无针刺或有篦齿状针刺，针刺长达 3mm，顶端渐尖，长 1~2mm，收缢以下黄白色；中内层硬膜质，倒披针状椭圆形至长倒披针形，长达 2.2cm，顶端渐尖。全部苞片无毛、无腺点。小花红色、橘红色，全部为两性，花冠长 2.8cm，细管部长 2cm，花冠裂片几达檐部基部。瘦果倒卵形，长 5.5mm，宽 5mm，乳白色，有四棱，棱在果顶伸出，侧生着生面。无冠毛。花、果期 5~8 月。

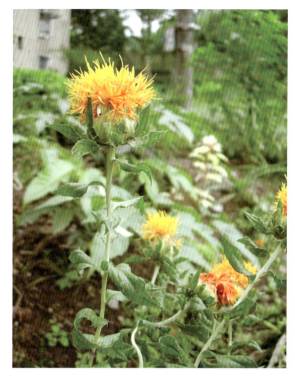

【生境】适于排水性好的砂质壤土种植。

【分布】黑龙江、辽宁、吉林、河北、山西、内蒙古、陕西、青海、山东、浙江、贵州、四川、西藏，特别是西藏广为栽培。原产埃及。

【采集加工】夏季花色由黄变红时摘取管状花，注意不要伤及基部的子房，阴干或晒干备用。

【药材性状】本品为不带子房的管状花，长 1~2cm。表面红黄色或红色。花冠筒细长，顶端 5 裂，裂片呈狭条形，长 5~8mm；雄蕊 5 枚，花药聚合成筒状，黄白色；柱头长圆柱形，顶端微分叉。质柔软。气微香，味微苦。

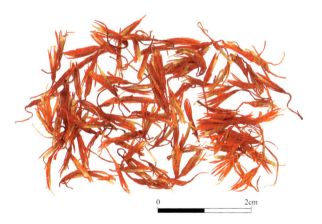

【性味归经】味辛，性温。归心、肝经。

【功能主治】活血通经，祛瘀止痛。治痛经，闭经，恶露不行，胸痹心痛，跌打损伤，瘀滞腹痛，胸胁刺痛。

【用法用量】3~10g，水煎服。

【注意】孕妇慎用。

【附方】① 治痛经、闭经：红花、桃仁、当归、白芍各 9g，川芎 6g，熟地黄 12g。水煎服。

② 治冠心病心绞痛：红花、川芎、赤芍、降香各 15g，丹参 30g，制成浸膏。以上为 1 日量，分 3 次冲服。连服 2~4 周。

③ 治瘀血肿痛：红花 3g（或 5g）制成红花注射液 100ml，肌内注射，每次 2ml。穴位注射，每次 0.3~0.5ml。

④ 治乳多发胀：红花、当归尾、赤芍、橘络、牛膝各 3g，水煎服。

4.133.36 鹅不食草

CENTIPEDAE HERBA

【别名】球子草、地胡椒、三牙戟、小拳头

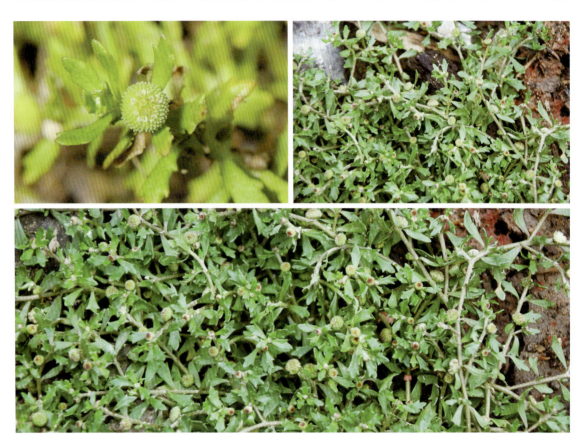

【基原】来源于菊科 Compositae 石胡荽属 Centipeda 石胡荽 Centipeda minima（L.）A. Br. et Aschers 的全草入药。

【形态特征】一年生矮小草本。茎匍匐状，多分枝，长 5~20cm，直径 2~3mm，薄被蛛丝状毛或有时无毛。叶互生，无柄，倒卵形，长 7~18mm，宽 3~6mm，顶端钝，基部楔形，边缘有少数锯齿，背面略被蛛丝状毛或无毛；侧脉通常 2~3 对。头状花序扁球形，直径约 3mm，无花序梗或有极短的花序梗，单生于叶腋；总苞半球形，总苞片 2 层，绿色，狭披针形，边缘透明，膜质，外层的较大；花异型，盘状，外围雌花多层，黄绿色，花冠细管状，顶端具 2~3 细齿，中央两性花数朵，淡紫色，花冠管状，檐部显著扩大，卵状 4 深裂。瘦果近圆柱形，基部略狭，长约 1mm，被柔毛。冠毛不存在。花、果期 4~10 月。

【生境】生于田野、河岸、路旁、荒野阴湿地。

【分布】我国除西北外各地。朝鲜、日本、印度、马来西亚、大洋洲也有分布。

【采集加工】夏、秋二季花开时采收全草，除去泥沙，晒干。

【药材性状】本品常扭曲缠结成团。根纤细，淡黄色。茎细瘦，多分枝；质脆，易折断，断面黄白色。叶小，近无柄，叶片多皱缩或破碎，完整者展平后呈倒卵形或匙形，灰绿色或棕褐色，边缘有 3~5 个锯齿。头状花序黄褐色。气微香，久嗅有呛鼻感，味苦、微辛。以色灰绿、刺激性气强烈者为佳。

【性味归经】味辛,性温。归肺经。

【功能主治】通窍散寒,祛风利湿,散瘀消肿。治感冒鼻塞,急、慢性鼻炎,变应性鼻炎,百日咳,慢性支气管炎,蛔虫病,跌打损伤,风湿关节痛,毒蛇咬伤。

【用法用量】3~6g,鲜品 9~15g,水煎服。外用适量,捣烂塞鼻或敷患处。

【附方】① 治鼻炎:20% 鹅不食草液,0.25% 氯霉素,混合滴鼻,每日 2~3 次。

② 治变应性鼻炎:鹅不食草 30g,加水适量,捣烂绞汁,过滤后加水至 100ml,另加入盐酸苯海拉明 0.1g、盐酸麻黄素 0.5g、氯化钠 1g。滴鼻,每日 3~4 次。

③ 治萎缩性鼻炎:鹅不食草粉 5g,石蜡油 100ml,搅匀滴鼻,每次每侧鼻腔 2~3 滴,每日 3 次,以愈为度。

④ 治百日咳:鹅不食草 6g,野甘草(冰糖草)9g,蜂窝草 12g,天冬、百部各 15g,上为小儿 1 日量,水煎,分 2~3 次服。

⑤ 治慢性气管炎:鲜鹅不食草、鲜石韦各 60g,鲜枇杷叶(去毛)30g。各药分别洗净,先用蒸馏器蒸馏鹅不食草,得浅棕色挥发油。再将石韦、枇杷叶(均切细)用水浓煎 2 次,合并煎液,过滤,静置 4~8 小时后,取澄清液,用间接加热浓缩到 1:1,加糖适量,冷后按 1% 比例加入鹅不食草挥发油,密封。服时振摇。每次服 30ml,每日 3 次。10 天为一个疗程。

⑥ 治不完全性蛔虫性肠梗阻:鹅不食草 30g,雄黄 12g。研成细末,过 100~200 目筛,和匀,做成水丸。小儿每次 0.3~0.5g,成人每次 1~2g,早晚各服 1 次,一般连服 2~3 天。一般在服药 2~4 次后开始排虫,服药后,除个别患者胃区有烧灼感外,一般无特殊不良反应。

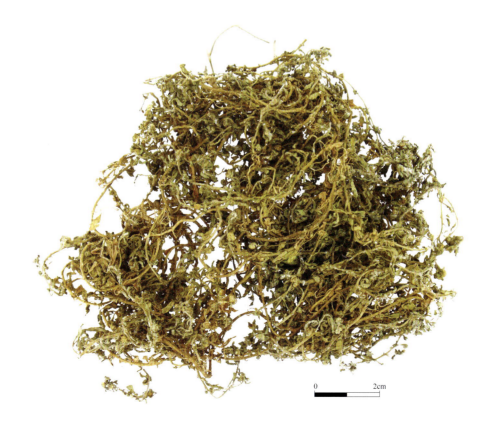

4.133.37　菊苣

CICHORII HERBA

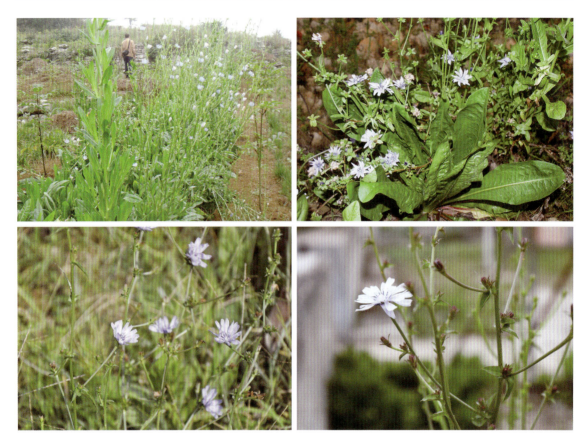

【基原】来源于菊科 Compositae 菊苣属 *Cichorium* 菊苣 *Cichorium intybus* L. 的全草入药。

【形态特征】多年生草本，高 40~100cm。茎直立，单生，上部分枝，被糙毛。基生叶莲座状，花期生存，倒披针状长椭圆形，长 15~34cm，宽 2~4cm，基部渐狭有翼柄，大头状倒向羽状深裂；茎生叶少而小。头状花序多数，单生或数个集生于茎顶。总苞圆柱状，长 8~12mm；总苞片 2 层，外层披针形，内层线状披针形。舌状小花蓝色，长约 14mm，有色斑。瘦果倒卵状，3~5 棱，顶端有棕黑色色斑。冠毛 2~3 层。花、果期 5~10 月。

【生境】生于滨海荒地、河边、水沟边或山坡。

【分布】北京、黑龙江、辽宁、山西、陕西、新疆、江西等地，全国多地区有栽培。欧洲、亚洲余部、北非各地广布。

【采集加工】夏、秋季采收，切段，晒干。

【药材性状】本品茎表面光滑。茎生叶少，长圆状披针形。头状花序少数，簇生，苞片外短内长，无毛或顶端稀被毛。瘦果鳞片状，冠毛短，长 0.2~0.3mm。

【性味归经】味微苦，性凉。

【功能主治】清肝利胆，健胃消食，利尿消肿。治消化不良，胞腹胀闷，湿热黄疸，胃痛食少，水肿尿少。

【用法用量】9~18g，水煎服。

4.133.38 大蓟

CIRSII JAPONICI HERBA

【别名】大刺儿菜、大刺盖

【基原】来源于菊科 Compositae 蓟属 *Cirsium* 大蓟 *Cirsium japonicum* Fisch. ex DC. 的地上部分入药。

【形态特征】多年生草本，高 30~100cm 或更高。根长圆锥形，簇生。茎直立，有细纵纹，基部具白丝状毛。基生叶有柄，开花时不凋落，呈莲座状，叶片倒披针形或倒卵状椭圆形，长 12~30cm，羽状深裂，裂片 5~6 对，长椭圆状披针形或卵形，边缘齿状，齿端有尖刺，上面绿色，疏生丝状毛，下面灰绿色，脉上被毛；中部叶无柄，基部抱茎，羽状深裂，边缘有刺；上部叶渐小。夏季开花，头状花序

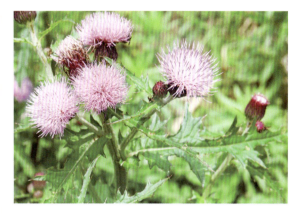

单一或数个生于枝端集成圆锥状；总苞钟形，长 1.5~2cm，宽 2.5~4cm，被蛛丝状毛；苞片长披针形，多层。花两性，管状，紫红色，裂片 5，雄蕊 5，花药顶端有附属片，基部有尾。瘦果长椭圆形，长约 3mm，冠毛羽状，暗灰色。

【生境】野生于山坡、路边等处。

【分布】河北、山东、陕西、江苏、浙江、江西、湖南、湖北、四川、贵州、云南、广西、广东、福建和台湾。日本、朝鲜也有分布。

【采集加工】夏、秋二季花开时采割地上部分，除去杂质，晒干。

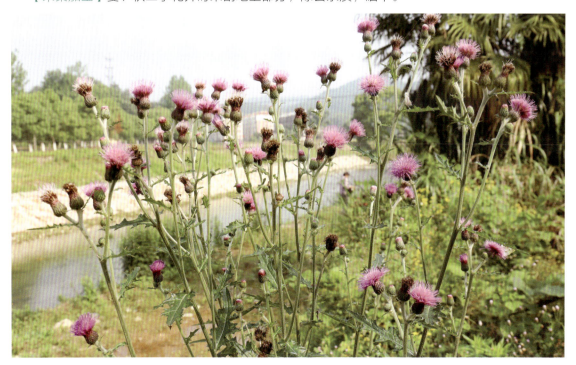

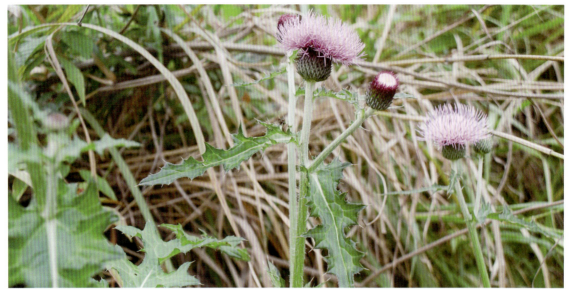

【药材性状】本品茎呈圆柱状,基部直径达12mm;表面绿褐色或棕褐色,有数条纵棱,被丝状长毛,断面灰白色,髓部疏松或中空。叶皱缩,多破碎,完整叶片展平后呈倒披针形或倒卵状椭圆形,羽状深裂,边缘具不等长的针刺;叶面灰绿色或黄棕色,叶背色较浅,两面均被灰白色丝状毛。头状花序顶生,球形或椭圆形,总苞黄褐色,羽状冠毛灰白色。根为簇生的长纺锤形状,外表灰棕色或灰黄色,有浅纵皱纹,质坚脆易断,断面较整齐,略带颗粒性。气微,味淡。

【性味归经】味苦、甘,性凉。归心、肝经。

【功能主治】凉血止血,散瘀解毒消痈。治衄血,咯血,吐血,尿血,功能性子宫出血,产后出血,肝炎,肾炎,乳腺炎,跌打损伤;外用治外伤出血,痈疖肿毒。

【用法用量】9~15g,水煎服。外用适量,捣敷或捣汁涂。

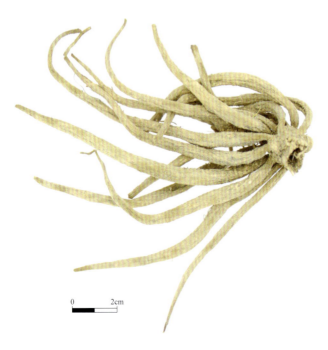

【附方】① 治上消化道出血:大蓟250g(研细粉),白糖50g,香料适量,混匀。每服3g,每日3次。

② 治肺结核咯血:大蓟、小蓟、荷叶、侧柏叶、白茅根、茜草、栀子、大黄、牡丹皮、棕榈等量。共炒炭存性,研细粉。用白藕捣汁或生萝卜汁调药粉15~25g,饭后服。

③ 治功能性子宫出血、月经过多:大蓟、小蓟、茜草、炒蒲黄各15g,女贞子、墨旱莲各20g。水煎服。

④ 治产后流血不止:大蓟、杉木炭、百草霜各25g。水煎2次,分服,每日1剂。

⑤ 治慢性肾炎:大蓟根1两,中华石荠苎20g,积雪草、兖州卷柏、车前草各25g,加猪瘦肉适量,水炖,早晚分服。

4.133.39 线叶蓟
CIRSII LINEARIS RADIX

【基原】来源于菊科 Compositae 蓟属 Cirsium 线叶蓟 Cirsium lineare（Thunb.）Sch.-Bip. 的根入药。

【形态特征】多年生草本，根直伸。茎直立，有条棱，基部直径 7mm，高 60~150cm，上部有分枝，分枝坚挺，被稀疏的蛛丝毛及多细胞长节毛或无毛至几无毛。下部和中部茎叶长椭圆形、披针形或倒披针形，长 6~12cm，宽 2~2.5cm，有时长可达 23cm，宽可达 5cm，向上的叶渐小，与中下部茎叶同形或长披针形或线状披针形、宽线形或狭线形，全部茎叶不分裂，顶端急尖或钝或尾状渐尖，基部渐狭，在中下部茎成长或短的翼柄，在上部叶则无叶柄，两面异色或稍见异色，叶面绿色，被多细胞长或短的节毛，背面色淡或淡白色，被稀疏的蛛丝状薄毛或至少上部叶如此；边缘被细密的针刺，针刺内弯，或针刺不等大而平展，少有在叶的下部两侧边缘有凹缺状微浅齿的。头状花序生花序分枝顶端，多数或少数在茎枝顶端排成稀疏的圆锥状伞房花序；总苞卵形或长卵形，直径 1.5~2cm；总苞片约 6 层，覆瓦状排列，向内层渐长，外层与中层三角形及三角状披针形，长 5~8mm，宽 2~5mm，顶端有针刺，针刺长 2mm；内层披针形或三角状披针形，长达 1cm，顶端渐尖；最内层线形或线状披针形，长 1.3~1.5cm，顶端膜质扩大，红色；小花紫红色，花冠长 2cm，檐部长 1cm，不等 5 深裂。瘦果倒金字塔状，长 2.5mm，顶端截形；冠毛浅褐色，多层，基部联合成环，整体脱落；冠毛刚毛长羽毛状，长达 1.5cm。花、果期 9~10 月。

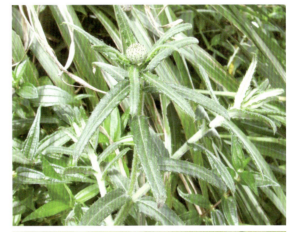

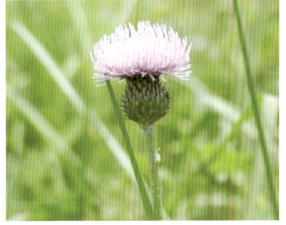

【生境】生于山坡草地、灌丛中。

【分布】辽宁、河南、湖南、浙江、江西、广东、香港、广西、云南、四川、陕西等地。日本也有分布。

【采集加工】夏、秋季采收，根晒干。

【性味归经】味甘，性凉。

【功能主治】凉血散瘀，解毒生肌，止血。治跌打损伤，疮疖，尿血，衄血，肺脓肿，烧、烫伤，吐血。

【用法用量】15~30g，水煎服。外用鲜品捣烂敷患处。

4.133.40 小蓟

CIRSII HERBA

【别名】刺蓟盖、野红花、小恶鸡婆

【基原】来源于菊科 Compositae 蓟属 *Cirsium* 刺儿菜 *Cirsium setosum*（Willd.）MB. [*Cephalanoplos segetum*（Bunge）Kitam.] 的地上部分入药。

【形态特征】多年生草本，植株高 20~50cm，根状茎长；茎直立，幼茎被白色蛛丝状毛。叶互生，无柄或近无柄；基生叶花时凋落，茎下部和中部叶椭圆形至椭圆状披针形，长 7~10cm，宽 1.5~2.5cm，顶端短尖或钝，边缘有疏齿或近全缘，齿尖具针刺，基部狭窄或钝圆，叶面深绿色，背面淡绿色，两面有白色蛛丝状毛。头状花序单生于枝顶，直立；雌雄异株，雌花序较大，总苞片长约 25mm，雄花序较小，总苞片长约 18mm；总苞片 6 层，外层短，长椭圆状披针形，内层披针形，顶端长尖，具刺；雄花花冠长 16~20mm，裂片长 9~10mm；雌花花冠紫红色，长约 26mm。瘦果椭圆形或长卵形，略扁平，冠毛羽状。花期 6~7 月；果期 7~9 月。

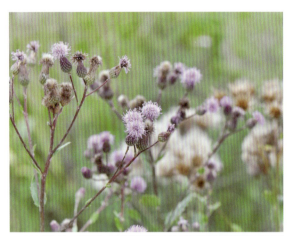

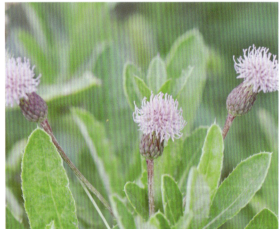

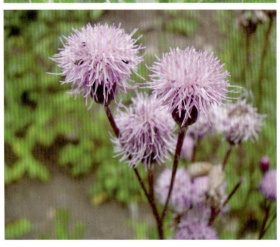

【生境】生于荒地、路旁及田间。

【分布】全国各地广布。欧洲东部、中部、俄罗斯远东余部、蒙古、朝鲜、日本广有分布。

【采集加工】夏、秋季割取地上部分或连根拔起，去净泥土，除去杂质，趁鲜切段，晒干或鲜用。

【性味归经】味甘、苦，性凉。归心、肝经。

【功能主治】凉血止血，散瘀解毒，消痈。治吐血，衄血，尿血，崩漏，创伤出血，急性传染性肝炎，痈肿疮毒。

【用法用量】5~12g，水煎服。外用鲜品适量，捣烂贴敷患处。

【附方】① 治尿血：小蓟 12g，生地黄 24g，滑石（包）、栀子、藕节各 12g，水煎服。

② 治痈毒红肿：鲜小蓟 60g，明矾 6g，同捣烂，外敷。

4.133.41　藤菊

CISSAMPELOPSIS HERBA

【别名】大叶千里光、滇南千里光

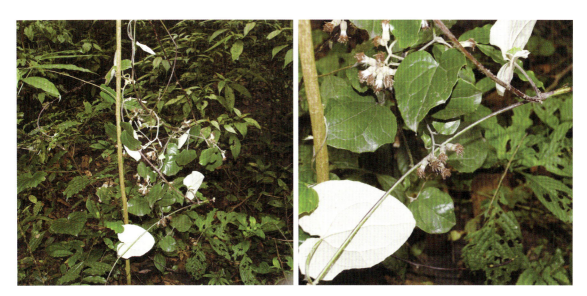

【基原】来源于菊科 Compositae 藤菊属 Cissampelopsis 藤菊 Cissampelopsis volubilis (Blume) Miq. [Senecio hoi Dunn] 的全株入药。

【形态特征】藤本。茎被疏白色蛛丝状茸毛及有时有疏褐色细刚毛。叶卵形或宽卵形，长达15cm，宽达12cm，顶端尖或渐尖，具小尖，基部心形或有时戟形，边缘具疏细至粗波状齿；叶纸质或近革质，上面绿色，被疏蛛状毛，后变无毛，有时被短刚毛，下面被灰白色密至疏棉状茸毛及有时沿脉被褐色细刚毛；基生 5~7 掌状脉；叶柄长 3~6cm，粗，或多或少被茸毛。头状花序盘状，多数，排成较疏至密顶生及腋生复伞房花序，具叉状分枝，花序分枝被疏至密白色茸毛，有时兼有褐色腺毛；花序梗细，长 5~15mm，被蛛丝状茸毛，具基生苞片及 3~5 个小苞片，苞片及小苞片线形，长 3~4mm，被柔毛。总苞圆柱形，长 7~8mm，宽 2~3mm，具 4~5 外苞片；总苞片约 8，线状长圆形，宽 1.5~2mm，尖，草质，边缘干膜质，外面被疏蛛丝状毛或短柔毛，稀无毛。小花全部管状，8~10 个，花冠白色，淡黄色或粉色，长 9~10mm，管部长 4~4.5mm，檐部狭漏斗状；裂片长圆状披针形，长 2mm，尖。花药长 3.5mm；花柱分枝长 3.7mm，具流苏状短乳头状毛，顶端束毛明显且长于侧生毛。瘦果圆柱状，长约 4mm，无毛；冠毛白色，长 8~9mm。花期 10 月至翌年 1 月。

【生境】生于疏林下及灌丛中。

【分布】海南、广东、广西、贵州、云南、湖南。印度尼西亚（爪哇）、印度东北部、中南半岛余部也有分布。

【采集加工】夏、秋采收，全株晒干。

【性味归经】味辛，微苦，性微温。

【功能主治】舒筋活络，祛风除湿。治风湿痹痛，肌腱挛缩，小儿麻痹后遗症。

【用法用量】6~9g，水煎服。外用全株适量，水煎洗患处。

4.133.42 芙蓉菊

CROSSOSTEPHII CHINENIS RADIX ET FOLIUM

【别名】千年艾、蜂草、白芙蓉、玉芙蓉、芙蓉花

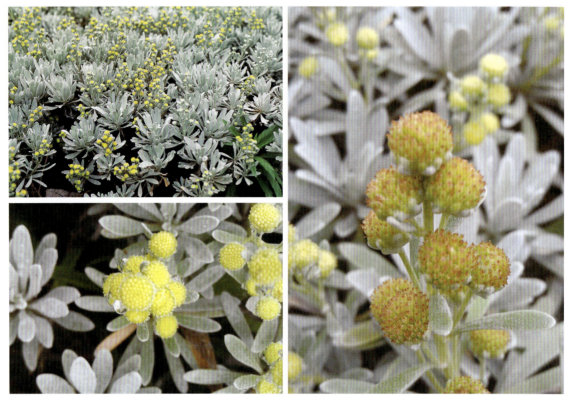

【基原】来源于菊科 Compositae 芙蓉菊属 Crossostephium 芙蓉菊 Crossostephium chinense（L.）Makino [C. artemisioides Less.] 的根和叶入药。

【形态特征】亚灌木，高 10~40cm，上部多分枝，密被灰色短柔毛。叶聚生枝顶，狭匙形或狭倒披针形，长 2~4cm，宽 5~4mm，全缘或有时 3~5 裂，顶端钝，基部渐狭，两面密被灰色短柔毛，质地厚。头状花序盘状，直径约 7mm，有长 6~15mm 的细梗，生于枝端叶腋，排成有叶的总状花序；总苞半球形，总苞片 3 层，外中层等长，椭圆形，钝或急尖，叶质，内层较短小，长圆形，几无毛，具宽膜质边缘。边花雌性，1 列，花冠管状，长 1.5mm，顶端 2~3 裂齿，具腺点；盘花两性，花冠管状，长 1.5mm，顶端 5 裂齿，外面密生腺点。瘦果长圆形，长约 1.5mm，基部收狭，具 5（7）棱，被腺点；冠状冠毛长约 0.5mm，撕裂状。花、果期全年。

【生境】栽培。

【分布】我国南部常见栽培。中南半岛余部、菲律宾、日本、欧洲、美洲也有分布。

【采集加工】夏、秋季采收，将根、叶晒干。

【性味归经】味辛、苦，性微温。

【功能主治】祛风除湿，解毒消肿，止咳化痰。治风寒感冒，麻疹，风湿关节痛，胃痛，支气管炎，百日咳，疔疮肿毒，乳腺炎。

【用法用量】15~30g，水煎服。外用适量捣烂外敷患处。

4.133.43 野菊

DENDRANTHEMATIS INDICI FLOS

【别名】野菊花、路边菊、野黄菊、苦薏

【基原】来源于菊科 Compositae 菊属 *Dendranthema* 野菊 *Dendranthema indicum*（L.）Des Moul. 的花序入药。

【形态特征】多年生草本，高1.3m，有地下长或短匍匐茎。茎直立或铺散，分枝或仅在茎顶有伞房状花序分枝；茎枝被稀疏的毛，上部及花序枝上的毛稍多或较多。基生叶和下部叶花期脱

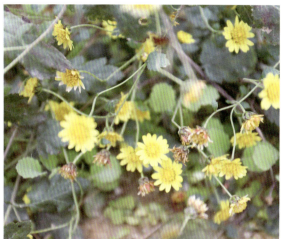
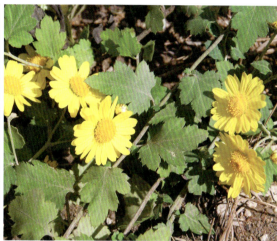
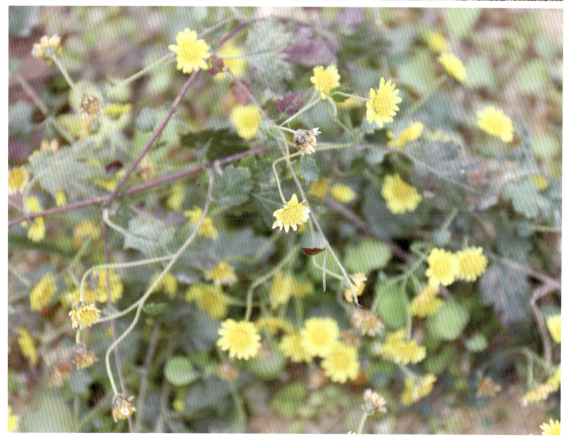

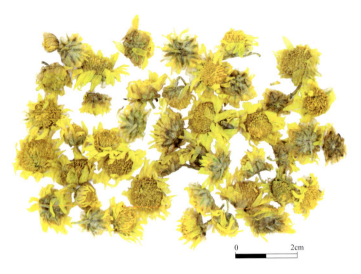

落；中部茎叶卵形、长卵形或椭圆状卵形，长 3~7cm，宽 2~4cm，羽状半裂、浅裂或分裂不明显而边缘有浅锯齿；基部截形、稍心形或宽楔形，叶柄长 1~2cm，柄基无耳或有分裂的叶耳；两面同色或几同色，淡绿色，或干后两面成橄榄色，有稀疏的短柔毛，或下面的毛稍多。头状花序直径 1.5~2.5cm，多数在茎枝顶端排成疏松的伞房圆锥花序或少数在茎顶排成伞房花序；总苞片约 5 层，外层卵形或卵状三角形，长 2.5~3mm，中层卵形，内层长椭圆形，长 11mm。全部苞片边缘白色或褐色，宽膜质，顶端钝或圆；舌状花黄色，舌片长 10~13mm，顶端全缘或 2~3 齿。瘦果长 1.5~1.8mm。花期 6~11 月。

【生境】生于荒野、路旁、沟边等地。

【分布】我国除西北干旱地区外，各地区均有。朝鲜、日本及俄罗斯也有分布。

【采集加工】秋季采收花序晒干。

【药材性状】本品呈类球形，直径 3~10mm，棕黄色。总苞由 4~5 层苞片组成，外层苞片卵形或条形，外表面中部灰绿色或浅棕色，常被白毛，边缘膜质；内层苞片长椭圆形，膜质，外表面无毛。总苞基部有的残存总花梗。舌状花 1 轮，黄色至棕黄色，皱缩卷曲；管状花多数，深黄色。体轻。气芳香，味苦。

【性味归经】味苦、辛，性凉。归肝、心经。

【功能主治】清热解毒，降压。防治流行性脑脊髓膜炎，预防流行性感冒，治高血压病，肝炎，痢疾，痈疖疔疮，毒蛇咬伤。

【用法用量】9~15g，水煎服。外用适量鲜品捣烂敷患处。

【附方】① 治感冒：野菊花、木棉花、岗梅根、东风橘、五指柑（黄荆）叶各 15g，玉叶金花 3g。水煎服，连服 3 天。

② 治湿疹、皮炎：野菊花全草 500g。加水 1000ml，煎至 500ml，过滤后湿敷患处。

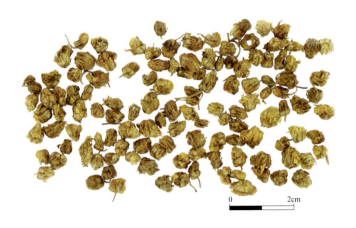

4.133.44 菊花

CHRYSANTHEMI FLOS

【别名】甘菊花、白菊花、黄甘菊、药菊、白茶菊、杭菊、怀菊花

【基原】来源于菊科 Compositae 菊属 *Dendranthema* 菊花 *Dendranthema morifolium* (Ramat.) Tzvel. [*Chrysanthemum morifolium* Ramat.] 的花序入药,因产地分为"亳菊""滁菊""贡菊"和"杭菊"。

【形态特征】多年生草本,高 60~150cm。茎直立,分枝或不分枝,被柔毛。叶互生,有短柄,叶片卵形至披针形,长 5~15cm,羽状浅裂或半裂,基部楔形,背面被白色短柔毛,边缘有粗大锯齿或深裂,有柄。头状花序单生或数个集生于茎枝顶端,直径 2.5~20cm,大小不一,单个或数个集生于茎枝顶端;因品种不同,差别很大。总苞片多层,外层绿色,条形,边缘膜质,外面被柔毛;舌状花白色或黄色。花色则有黄、白等颜色,培育的品种极多,头状花序多变化,形色各异,形状因品种不同而有单瓣、平瓣、匙瓣等多种类型,当中为管状花,常全部特化成各式舌状花;雄

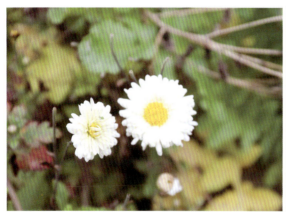
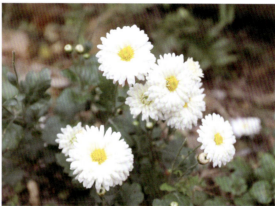
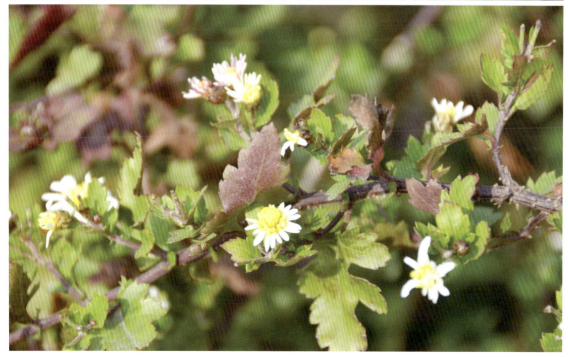

蕊、雌蕊和果实多不发育。花期 9~12 月。

【生境】栽培。

【分布】全国各地均有栽培。亚洲、欧洲、美洲各国均有栽培。

【采集加工】秋末冬初花正开放时采收，烘干。

【药材性状】亳菊：呈倒圆锥形或圆筒状，有时稍压扁呈扇形，直径 1.5~3cm，离散。总苞碟状，有苞片 3~4 层，卵形或椭圆形，草质，黄绿色或褐绿色，外面被柔毛，边缘膜质。花托半球形，无托片或托毛。舌状花数层，雌性，位于外围，类白色，劲直，上举，纵向折缩，散生金黄色腺点；管状花多数，两性，位于中央，被舌状花隐藏，黄色，顶端 5 齿裂。瘦果不发育，无冠毛。

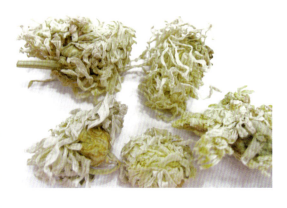

体轻，质柔润，干时松脆。气清香，味甘、微苦。

滁菊：呈不规则球形或扁球形，直径 1.5~2.5cm。舌状花类白色，不规则扭曲，内卷，边缘皱缩，有时可见淡褐色腺点，管状花大多隐藏。

贡菊：呈扁球形或扁球形，直径 1.5~2.5cm。舌状花白色或类白色，斜升，上部反折，边缘稍内卷而皱缩，无腺点，管状花少，外露。

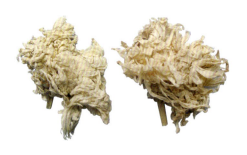

杭菊：呈碟形或扁球形，直径 2.5~4cm，常数个相连成片。舌状花类白色或黄色，平展或微折叠，彼此粘连，常无腺点，管状花多数，外露。

【性味归经】味甘、苦，性微寒。归肝、肺经。

【功能主治】疏风清热，平肝明目，清热解毒。治风热感冒，头痛眩晕，目赤肿痛，咽喉肿痛，耳鸣，疔疮肿毒。

【用法用量】5~10g，水煎服。

【附方】① 治风热感冒头痛：菊花、桑叶各 10g，连翘、薄荷各 6g。水煎服。

② 治风热眼痛：菊花、白蒺藜各 9g，防风 4.5g。水煎服。

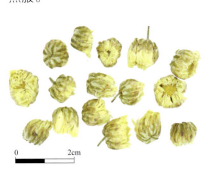

③ 治肝阳上亢引起的头晕、头痛、目赤、耳聋等：菊花、石决明、生地黄、白芍各 10g，龙胆 4.5g。水煎服。

④ 治高血压病、动脉硬化：菊花、金银花各 24~30g。头晕明显者加桑叶 12g；动脉硬化、血脂高者加山楂 12~24g。上药为 1 日量，可根据病情酌情增减。服 2 周后可将菊花、金银花各减至 9g。上药混匀，分 4 次一日服下，每次用沸水冲泡 10~15min 后当茶饮。每份药冲泡 2 次。

4.133.45　鱼眼菊

DICHROCEPHALAE AURICULATAE HERBA

【别名】鱼眼草、胡椒草、山胡椒菊、茯苓菜、蚯蚓草、泥鳅菜

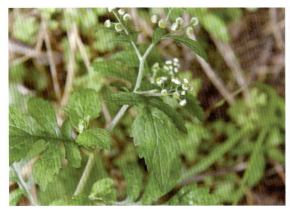
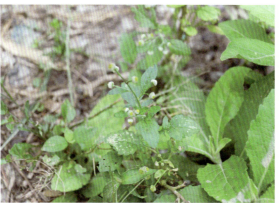

【基原】来源于菊科 Compositae 鱼眼菊属 Dichrocephala 鱼眼菊 Dichrocephala auriculata (Thunb.) Druce 的全草入药。

【形态特征】一年生草本，直立或铺散，高 12~50cm。茎基部直径 2~5mm；茎枝被白色长或短的茸毛，上部及接花序处的毛较密，或果期脱毛或近无毛。叶卵形、椭圆形或披针形；中部茎叶长 3~12cm，宽 2~4.5cm，大头羽裂，顶裂片宽大，宽达 4.5cm，侧裂片 1~2 对，通常对生而少有偏斜的，基部渐狭成具翅的长柄或短柄，柄长 1~3.5cm。自中部向上或向下的叶渐小同形；基部叶通常不裂，常卵形；全部叶边缘重粗锯齿或缺刻状，少有规则圆锯齿的，叶两面被稀疏的短柔毛，背面沿脉的毛较密，或稀毛或无毛；中下部叶的叶腋通常有不发育的叶簇或小枝；叶簇或小枝被较密的茸毛。头状花序小，球形，直径 3~5mm，生枝端，多数头状花序在枝端或茎顶排列成疏松或紧密的伞房状花序或伞房状圆锥花序；花序梗纤细，长达 2~3cm；总苞片 1~2 层，膜质，长圆形或长圆状披针形，稍不等长，长约 1mm，顶端急尖，微锯齿状撕裂；外围雌花多层，紫色，花冠极细，线形，长 0.5mm，顶端通常 2 齿；中央两性花黄绿色，少数，长 0.5mm，管部短，狭细，檐部长钟状，顶端 4~5 齿。瘦果压扁，倒披针形，边缘脉状加厚；无冠毛，或两性花瘦果顶端有 1~2 个细毛状冠毛。花、果期全年。

【生境】生于山坡及平川旷野的湿润沃土上。

【分布】云南、贵州、陕西、湖南、广东、广西、浙江、福建、台湾等地。亚洲及非洲的热带和亚热带余部地区也有分布。

【采集加工】夏、秋季采收，将全草晒干。

【性味归经】味苦、辛，性平。

【功能主治】活血调经，解毒消肿。治月经不调，扭伤肿痛；毒蛇咬伤，疔毒。

【用法用量】9~15g，水煎服。外用适量捣烂敷伤处。

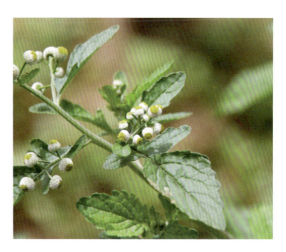

4.133.46 墨旱莲

ECLIPTAE HERBA

【别名】旱莲草、水旱莲、白花蟛蜞草

【基原】来源于菊科 Compositae 鳢肠属 Eclipta 鳢肠 Eclipta prostrata（L.）L. 的地上部分入药。

【形态特征】一年生草本。茎稍直立、斜升或平卧，高达 60cm，自基部分枝；茎、枝被糙毛。叶长圆状披针形或披针形，长 3~10cm，宽 0.5~2.5cm，顶端尖或渐尖，边缘有细锯齿或有时呈浅波状，两面密被硬糙毛，无柄或有极短的柄。头状花序直径 0.6~0.8cm，总花梗细；总苞片绿色，草质，2 层，背面及边缘被白色短伏毛；花序托凸起，有披针形或线形的托片，托片中部以上有微毛；舌状花 2 层，舌片短，檐部 2 齿裂或不裂；管状花多数，花冠

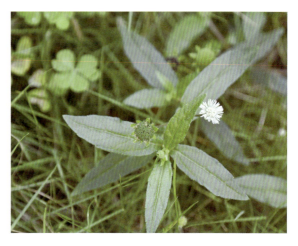

白色，冠檐具 4 裂齿，花柱分枝钝，有乳突。瘦果暗褐色，舌状花的瘦果三棱形；两性花的瘦果扁四棱形，顶端截平，两面有小瘤状突起，边缘具白色的肋；冠毛为 1~3 细齿。花期 6~9 月。

【生境】生于路旁、耕地、田边湿润处。

【分布】广东、香港、海南、湖北、云南、江苏、福建、浙江、陕西、四川、江西。日本和世界热带、亚热带余部地区也有分布。

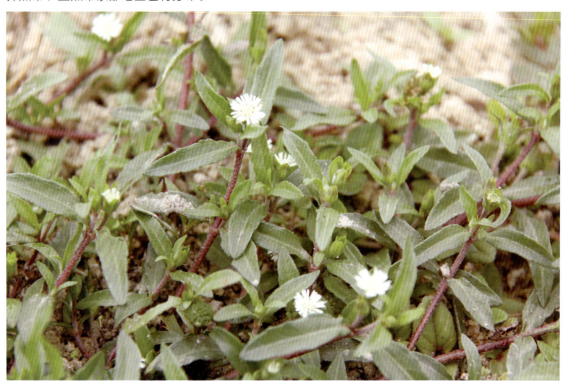

【采集加工】花开时采割晒干。

【药材性状】本品全体被白色茸毛。茎呈圆柱形，有纵棱，直径 2~5mm；表面绿褐色或墨绿色。叶对生，近无柄，叶片皱缩卷曲或破碎，完整者展平后呈长披针形，全缘或具浅齿，墨绿色。头状花序直径 2~6mm。瘦果椭圆形而扁，长 2~3mm，棕色或浅褐色。气微，味微咸。

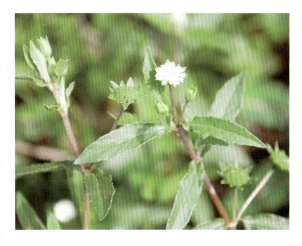

【性味归经】味甘、酸，性寒。归肾、肝经。

【功能主治】凉血止血，滋补肝肾，清热解毒。治吐血，衄血，尿血，便血，血崩，慢性肝炎，肠炎，痢疾，小儿疳积，肾虚耳鸣，须发早白，神经衰弱。外用治脚癣，湿疹，疮疡，创伤出血。

【用法用量】6~12g，水煎服。外用适量鲜品捣敷或搽患处。

【注意】寒泻者忌服。

【附方】① 治衄血、咯血：墨旱莲 30g，荷叶 15g，干侧柏叶 9g，水煎分 3 次服。

② 治功能性子宫出血：鲜墨旱莲、鲜仙鹤草各 30g，血余炭、槟榔炭各 3g（研粉）。将前两味煎水，冲后两味药粉，待冷服。

③ 治水田皮炎：墨旱莲适量，捣烂外搽手脚，搽至皮肤稍发黑色，稍等干后即可下水劳动。每天上工前、后各搽一次，即可预防。已发病者 2~3 天可治愈。

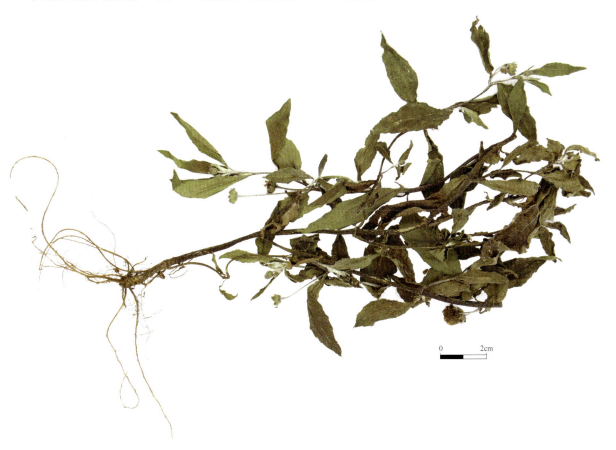

4.133.47 地胆草

ELEPHANTOPI HERBA

【别名】草鞋根、草鞋底、地胆头、磨地胆、苦地胆、理肺散

【基原】来源于菊科 Compositae 地胆草属 Elephantopus 地胆草 Elephantopus scaber L. 的全草入药。

【形态特征】多年生略粗壮、直立草本。高 30~60cm，被白色紧贴粗毛；茎二歧分枝，枝少而硬。叶大部基生，莲座状，匙形或倒披针形，长 5~13cm 或更长，宽 2~4cm，顶端钝或急尖，基部渐狭，边缘稍具钝锯齿，茎叶少而小，倒披针形或长圆状披针形，向上渐小，全部叶上面被疏长糙毛，下面密被长硬毛和腺点；头状花序多数，在茎或枝端束生的团球状的复头状花序，基部被 3 个叶状苞片所包围；苞片绿色，草质，宽卵形或长圆状卵形，长 1~1.5cm，宽 0.8~1cm，顶端渐尖，具明显凸起的脉，被长糙毛和腺点；总苞狭，长 8~10mm，宽约 2mm；总苞片绿色或上端紫红色，长圆状披针形，顶端渐尖而具刺尖，具 1 或 3 脉，被短糙毛和腺点，外层长 4~5mm，内层长约 10mm；花 4 个，淡紫色或粉红色，花冠长 7~9mm，管部长 4~5mm；瘦果长圆状线形，长约 4mm，顶端截形，基部缩小，具棱，被短柔毛；冠毛污白色，具 5 稀 6 条硬刚毛，长 4~5mm，基部宽扁。花期 7~11 月。

【生境】生于旷野、山坡、路旁、山谷、林缘。

【分布】海南、广东、浙江、江西、福建、台湾、湖南、广西、贵州、云南。美洲、亚洲余部、非洲也有分布。

【采集加工】夏、秋季采收，将全草晒干备用。

【性味归经】味苦，性凉。

【功能主治】清热解毒，利尿消肿。治感冒，急性扁桃体炎，咽喉炎，眼结膜炎，流行性乙型脑炎，百日咳，急性黄疸性肝炎，肝硬化，急、慢性肾炎，疖肿，湿疹。

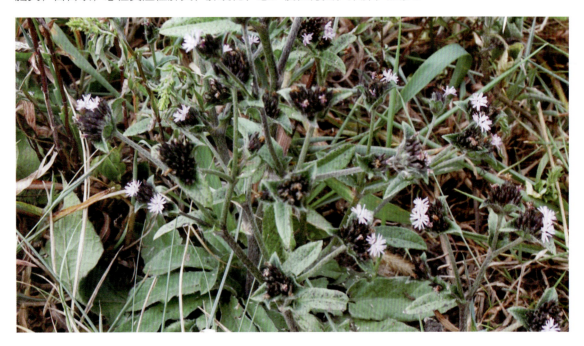

【用法用量】15~30g，水煎服。外用鲜草适量捣烂敷患处。

【注意】孕妇慎服。

【附方】① 防治流行性感冒、上呼吸道感染：地胆草、紫珠草、黑面神叶各30g，大青叶、黄皮叶各15g。每日一剂，水煎，分2次服。

② 治流行性乙型脑炎：地胆草、三桠苦、积雪草各500g，钩藤、车前子各150g，地龙90g。加水煎1.5小时，过滤，浓缩成3000ml。每次服30ml，每日3次；小儿酌减。

③ 治眼结膜炎：地胆草、小叶榕树叶各30g。水煎服，每日1剂。

④ 治糖尿病：地胆草10株，生姜15g，水煎服。

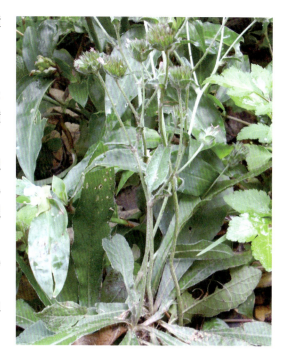

⑤ 治痢疾：地胆草30g，水煎服。

⑥ 治百日咳：地胆草、天胡荽、马蹄金各9g，三叶青3g，水煎服。

⑦ 治疟疾：地胆草15g，火烧花树皮30g，水煎服。

⑧ 治肝硬化腹水：地胆草鲜草60g，与瘦猪肉或墨鱼1只炖服。

⑨ 治湿热黄疸：鲜地胆草60g，水煎服，连服4天。

⑩ 治疔肿、乳痈：鲜地胆草捣烂，加米醋调匀敷患处。

⑪ 治月经不调、经闭：鲜地胆草60g，红糖60g，水煎服。

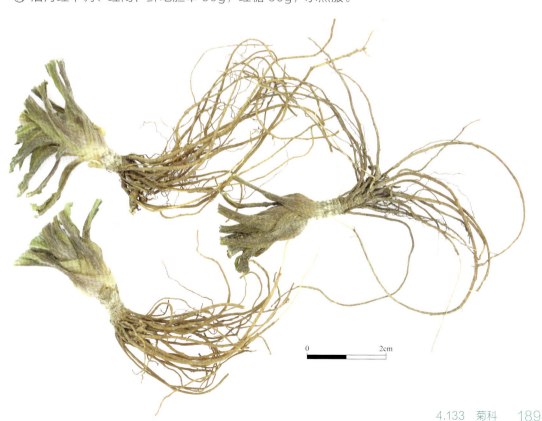

4.133.48 白花地胆头

ELEPHANTOPI TOMENTOSI HERBA

【别名】毛地胆草、高地胆草、羊耳草、白花蛤仔头

【基原】来源于菊科 Compositae 地胆草属 *Elephantopus* 白花地胆头 *Elephantopus tomentosus* L. 的全草入药。

【形态特征】草本，根状茎粗壮。茎直立，高 0.8~1m 或更高，多分枝，具棱条，被白色长柔毛，具腺点。叶散生于茎上，基部叶在花期常萎谢，茎下部叶长圆状倒卵形，长 8~20cm，宽 3~5cm，顶端尖，基部渐狭成具翅的柄，基部稍抱茎，边缘具小齿状锯齿；茎上部叶椭圆形或长圆状椭圆形，长 7~8cm，宽 1.5~2cm，近无柄或具短柄，具小尖齿状锯齿，稀近全缘，叶面皱而具疣状突起，被疏或较密的短柔毛，背面密被长柔毛和腺点。头状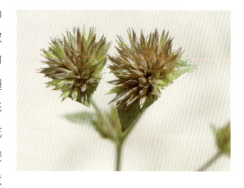花序多数，在枝端密集成团球状复头状花序，基部有 3 片心形的叶状苞片叶，常在茎上再排成疏伞房花序状的聚伞状花序；总苞长筒形；总苞片绿色，有时顶端紫红色，外层 4 片，披针状长圆形，顶端尖，具 1 脉，无毛或近无毛，内层 4 枚，椭圆状长圆形，顶端急尖，具 3 脉，疏被贴生短毛和腺点；管状花 4 朵，花冠白色，裂片披针形，无毛。瘦果长圆状线形，具 10 条肋，被短柔毛；冠毛为 5 条硬刚毛，基部三角形，灰白色。花期 8 月至翌年 5 月。

【生境】生长于村边路旁或旷地上。

【分布】香港、广东、海南、福建、台湾。

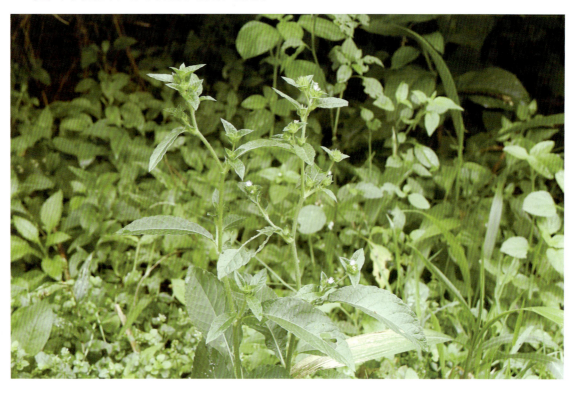

【采集加工】夏、秋采收，将全草晒干。

【性味归经】味苦、辛，性平。

【功能主治】清热解毒，利尿消肿。治产后头痛，月经痛，喉痛，麻疹。

【用法用量】15~30g，水煎服。

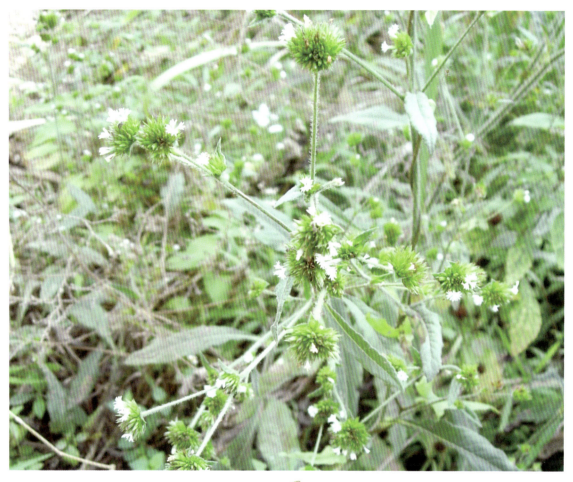

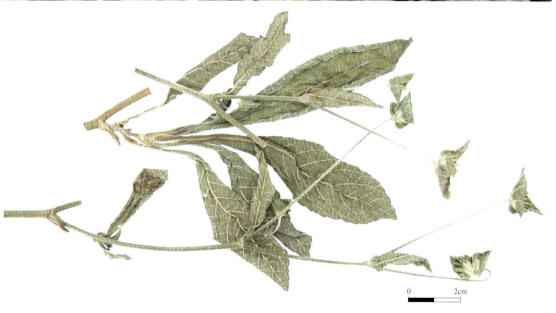

4.133.49 小一点红

EMILIAE PRENANTHOIDEAE HERBA

【别名】细红背草

【基原】来源于菊科 Compositae 一点红属 *Emilia* 小一点红 *Emilia prenanthoidea* DC. 的全草入药。

【形态特征】一年生草本。茎通常柔弱，稍匍匐，无毛或疏被柔毛。叶稍肉质，茎下部叶卵形或倒长卵形，长 2~4cm，宽 1.2~2cm，顶端钝，边缘具锯齿或波状，基部下延成长柄，背面常带紫红色；中部及上部叶长卵形至披针形，长 3~8cm，宽 0.8~3cm，顶端钝或短尖，边缘有疏

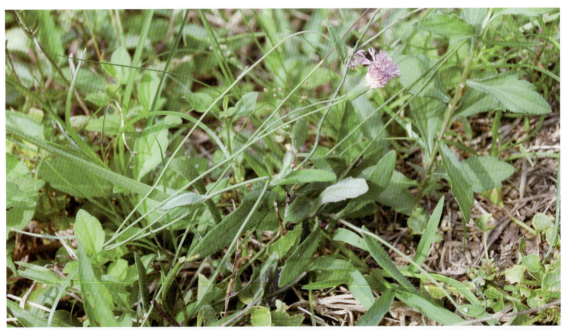

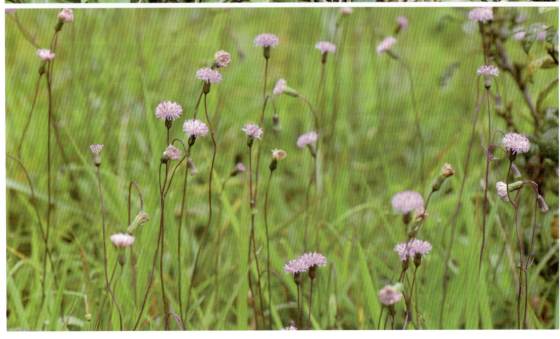

锯齿或近全缘，基部戟形或阔耳状，两面被疏柔毛或近无毛。头状花序在茎上排成疏松的伞房花序状的聚伞状花序；总苞长筒形，宽 5~10mm；总苞片线状披针形，顶端渐尖，边缘膜质，外面具 3~5 条细脉；花冠红色或紫红色，檐部 5 裂，裂片线状披针形。瘦果长圆柱形，具 5 条棱；冠毛白色，多数。花、果期 4~11 月。

【生境】常生于疏林或林中湿润处、荒坡上。

【分布】湖南、云南、广东、香港、广西、贵州、浙江、福建。印度、中南半岛余部也有分布。

【采集加工】夏、秋采收，将全草晒干。

【性味归经】味苦，性微寒。

【功能主治】清热解毒，活血祛瘀。治扁桃体炎，乳腺炎，痢疾，腹泻，蛇伤。

【用法用量】15~30g，水煎服。

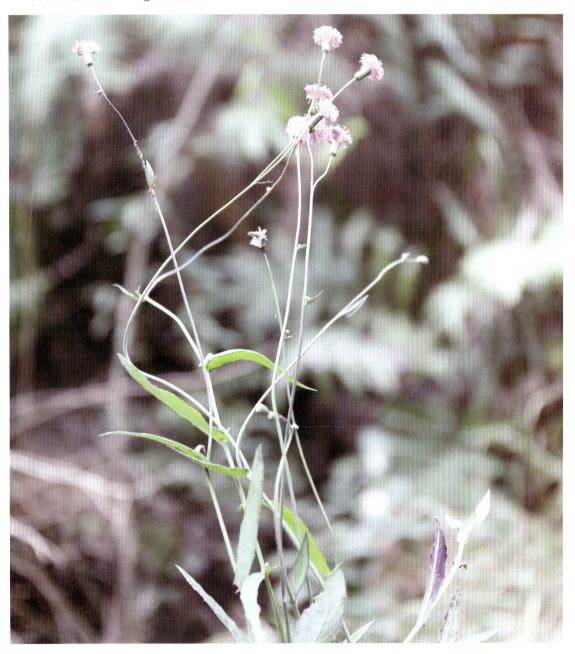

4.133.50　一点红

EMILIAE SONCHIFOLIAE HERBA

【别名】红背叶、叶下红、羊蹄草

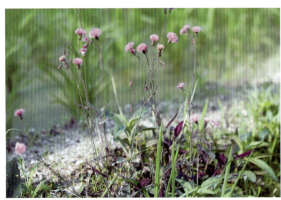
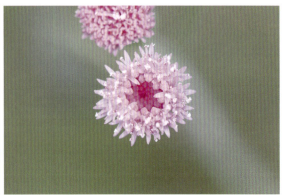

【基原】来源于菊科 Compositae 一点红属 *Emilia* 一点红 *Emilia sonchifolia*（L.）DC. 的全草入药。

【形态特征】直立或近直立、一年生草本。根垂直。茎直立或斜升，高 25~40cm，稍弯，通常自基部分枝，灰绿色，无毛或疏被柔毛。叶稍带肉质，下部叶密集，大头羽状分裂，长 5~10cm，宽 2.5~6.5cm，顶生裂片大，宽卵状三角形，顶端钝或近圆形，具不规则的齿，侧生裂片通常 1 对，长圆形或长圆状披针形，顶端钝或尖，具波状齿，上面深绿色，下面常变紫色，两面被短卷毛；中部茎叶疏生，较小，卵状披针形或长圆状披针形，无柄，基部箭状抱茎，顶端急尖，全缘或有不规则细齿；上部叶少数，线形。头状花序长 10~12mm，后伸长达 14mm，在开花前下垂，花后直立，通常 2~5cm，无苞片，总苞圆柱形，长 8~14mm，宽 5~8mm，基部无小苞片；总苞片 1 层，8~9，长圆状线形或线形，黄绿色，约与小花等长，顶端渐尖，边缘窄膜质，背面无毛。小花花冠紫色或紫红色；花柱枝半圆柱状，顶端钻尖。瘦果长约 3mm，细圆柱状，有 5 纵肋，顶端有柔软的白色冠毛。花、果期 7~10 月。

【生境】常生山坡草地、荒地、田边和耕地上。

【分布】广东、香港、海南、云南、贵州、四川、湖北、湖南、江苏、浙江、安徽、福建、台湾。亚洲热带余部和非洲也有分布。

【采集加工】夏、秋季采收，将全草晒干备用。

【药材性状】本品全长 20~50cm。根细而弯曲，灰黄色，有须根。茎圆柱形，直径 2~3mm，暗绿色或黄绿色，下部被茸毛。叶多皱缩，展平后基生叶呈琴状分裂，长 5~10cm，灰绿色或暗绿色，顶端裂片大；茎生叶较小，具齿或全缘，基部抱茎。头状花序 2~3 个排成伞房状，总苞圆柱形，总苞片 1 层，呈线状披针形或近线形，长约 1cm，花全为管状，棕黄色。瘦果狭长圆形，长约 3mm，有棱，冠毛白色。气微，味苦。以叶多，色绿者为佳。

【性味归经】味苦，性凉。归心、肝、肾经。

【功能主治】清热利尿，散瘀消肿。治上呼吸道感染，咽喉肿痛，口腔溃疡，肺炎，急性肠炎，细菌性痢疾，泌尿系感染，睾丸炎，乳腺炎，疔肿疮疡，皮肤湿疹，跌打损伤。

【用法用量】15~30g，水煎服。外用适量鲜品捣烂敷患处。

【附方】① 治小儿上呼吸道感染、急性扁桃体炎：一点红、古羊藤各等量，每斤煎浓液500ml。3个月~3岁，每次20~40ml；3岁以上酌增。

② 治大叶性肺炎：一点红、岗梅各30g，十大功劳15~30g。水煎。分2次服，每日1剂。

③ 治泌尿系感染、睾丸炎：一点红、狗肝菜各500g，车前草250g。加水1500ml，煎成500ml。每服20ml，每日3次。

④ 治麦粒肿：一点红、千里光、野菊花各9g。水煎，分2次服，每日1剂。

⑤ 治疔、蜂窝织炎、脓肿、乳腺炎、甲沟炎：一点红、穿心莲、白花蛇舌草、鸡骨香、两面针各30g，共研细粉。高压消毒后，加凡士林至1000g，即成25%的药膏，敷患处，每日1次。

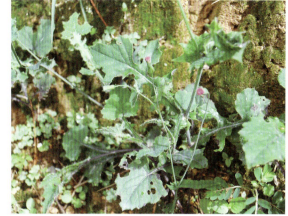

⑥ 接断趾：一点红、千里光各等量。捣烂，加红糖少许外敷。治疗前首先清创，正确复位，皮肤缝合，小夹板固定，每日换药1次。换药时用25%穿心莲溶液清洗伤口。

⑦ 治急性胃肠炎：一点红30g，桂皮6g，水煎服。

⑧ 治痈肿疮疖、咽喉肿痛：一点红15g，水煎服。

⑨ 治蛇头疮：鲜一点红适量，加砂糖捣烂敷患处。

⑩ 治乳腺炎：鲜一点红，葱头1个，红糖少许，捣烂敷患处。

⑪ 治急性扁桃体炎：一点红、土牛膝各15g，鬼针草、马兰、一枝黄花各10g，射干1.5g，水煎服，以白糖为引。

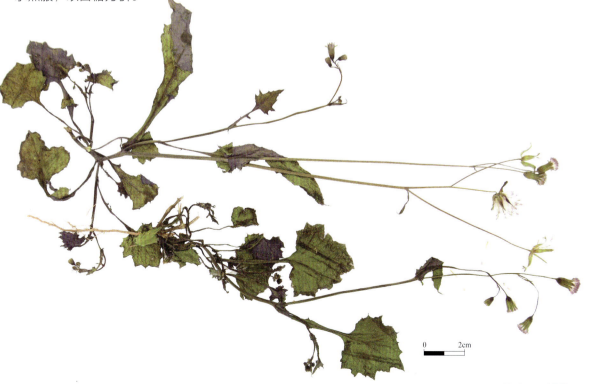

4.133.51 球菊

EPALTEI AUSTRALIS HERBA

【别名】鹅不食草、拳头菊、苡芭菊

【基原】来源于菊科 Compositae 球菊属 *Epaltes* 球菊 *Epaltes australis* Less. 的全草入药。

【形态特征】一年生草本。茎枝铺散或匍匐状，长 6~20cm，直径 2~3mm，基部多分枝，有细沟纹，无毛或被疏粗毛，节间长约 1cm。叶无柄或有长达 5~7mm 的短柄，叶片倒卵形或倒卵状长圆形，长 1.5~3cm，宽 5~11mm，基部长渐狭，顶端钝，稀有短尖，边缘有不规则的粗锯齿，无毛或被疏柔毛，中脉在上面明显，在下面略凸起，侧脉 2~3 对，极细弱，网脉不明显。头状花序多数，扁球形，直径约 5mm，无或有短花序梗，侧生、单生或双生；总苞半球形，直径 5~6mm，长约 3mm；总苞片 4 层，绿色，干膜质，无毛；外层卵圆形，长 1.5mm，顶端浑圆，内层倒卵形至倒卵状长圆形，长约 2mm，顶端钝或略尖；花托稍凸，无毛；雌花多数，长约 1mm，檐部 3 齿裂，有疏腺点。两性花约 20 朵，长约 2mm，花冠圆筒形，檐部 4 裂，裂片三角形，顶端略钝，有腺点；雄蕊 4 枚。瘦果近圆柱形，有 10 条棱，长约 1mm，有疣状突起，顶端截形，基部常收缩，且被疏短柔毛；无冠毛。花期 3~6 月；果期 9~11 月。

【生境】生长于田野、菜地上。

【分布】香港、广东、台湾、福建、广西、云南。印度、中南半岛余部、澳大利亚也有分布。

【采集加工】夏、秋季采收，全草晒干备用或鲜用。

【性味归经】味辛，性温。

【功能主治】通窍散寒，祛风利湿，散瘀消肿。治感冒鼻塞，急、慢性鼻炎，变应性鼻炎，百日咳，慢性支气管炎，蛔虫病，跌打损伤，风湿关节痛，毒蛇咬伤。

【用法用量】3~6g，鲜品 9~15g，水煎服。外用适量，捣烂塞鼻或敷患处。

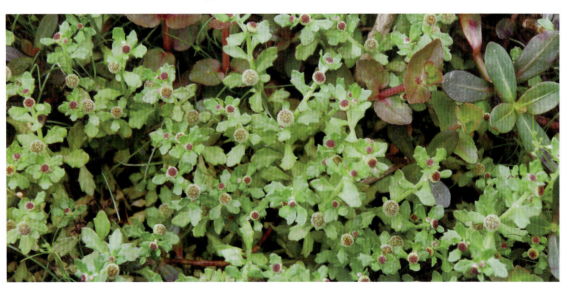

4.133.52　一年蓬

ERIGERONTIS ANNUI HERBA

【别名】田边菊、路边青

【基原】来源于菊科 Compositae 飞蓬属 *Erigeron* 一年蓬 *Erigeron annuus*（L.）Pers. 的全草入药。

【形态特征】一年生草本。茎粗壮，高 30~100cm。基部叶花期枯萎，长圆形或宽卵形，少有近圆形，长 4~17cm，宽 1.5~4cm，或更宽，顶端尖或钝，基部狭成具翅的长柄，边缘具粗齿，下部叶与基部叶同形，但叶柄较短，中部和上部叶较小，长圆状披针形或披针形，长 1~9cm，宽 0.5~2cm，顶端尖，具短柄或无柄，边缘有不规则的齿或近全缘，最上部叶线形，全部叶边

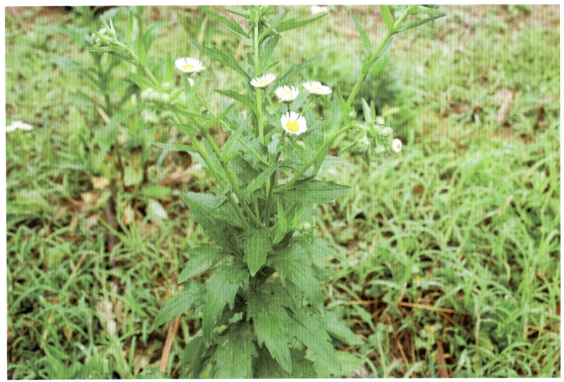

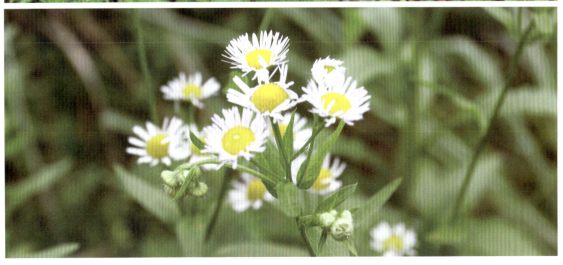

缘被短硬毛，两面被疏短硬毛，或有时近无毛。头状花序数个或多数，排列成疏圆锥花序，长6~8mm，宽10~15mm，总苞半球形，总苞片3层，草质，披针形，长3~5mm，宽0.5~1mm，近等长或外层稍短，淡绿色或多少褐色，背面密被腺毛和疏长节毛；外围的雌花舌状，2层，长6~8mm，管部长1~1.5mm，上部被疏微毛，舌片平展，白色，或有时淡天蓝色，线形，宽0.6mm，顶端具2小齿，花柱分枝线形；中央的两性花管状，黄色，管部长约0.5mm，檐部近倒锥形，裂片无毛；瘦果披针形，长约1.2mm，扁压，被疏贴柔毛；冠毛异形，雌花的冠毛极短，膜片状连成小冠，两性花的冠毛2层，外层鳞片状，内层为10~15条长约2mm的刚毛。花期6~9月。

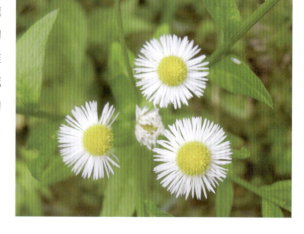

【生境】生于路旁、田野、旷野。

【分布】华南地区有逸生。原产美洲。

【采集加工】夏、秋季采收，将全草晒干。

【性味归经】味甘、苦，性凉。

【功能主治】消食止泻，清热解毒，抗疟散结。治食后腹胀，腹痛吐泻，齿龈肿痛，疟疾，湿热黄疸，瘰疬，毒蛇咬伤，痈毒。

【用法用量】30~60g，水煎服。外用鲜品捣烂敷患处。

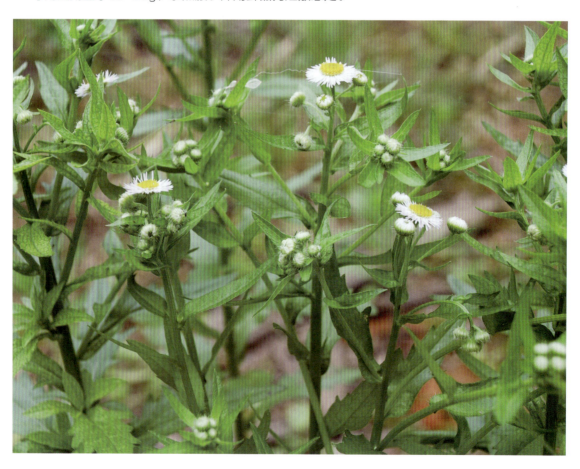

4.133.53 华泽兰

EUPATORII CHINENSIS RADIX

【别名】广东土牛膝、大泽兰、六月雪、多须公

【基原】来源于菊科 Compositae 泽兰属 *Eupatorium* 华泽兰 *Eupatorium chinense* L. 的根入药。

【形态特征】多年生草本。高 1~2.5m，基部、下部或中部以下茎木质。全株多分枝，分枝斜升，茎上部分枝伞房状；全部茎枝被污白色短柔毛，花序分枝及花梗上的毛密集，茎枝下部花期全部脱毛或疏毛。叶对生，无柄或几无柄；中部茎叶卵形、宽卵形，少有卵状披针形、长卵形或披针状卵形，长 4.5~10cm，宽 3~5cm，基部圆形，顶端渐尖或钝，羽状脉 3~7 对，叶两面粗涩，被白色短柔毛及黄色腺点，背面及沿脉的毛较密，自中部向上及向下部的茎叶渐小，与茎中部的叶同形同质，茎基部叶花期枯萎，全部茎叶边缘有规则的圆锯齿。头状花序多数在茎顶及枝端排成大型疏散的复伞房花序，花序直径达 30cm。总苞钟状，长约 5mm，有 5 个小花；总苞片 3 层，覆

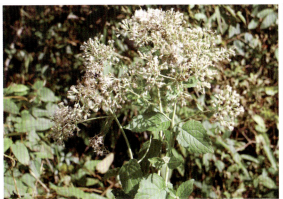
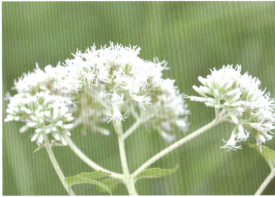
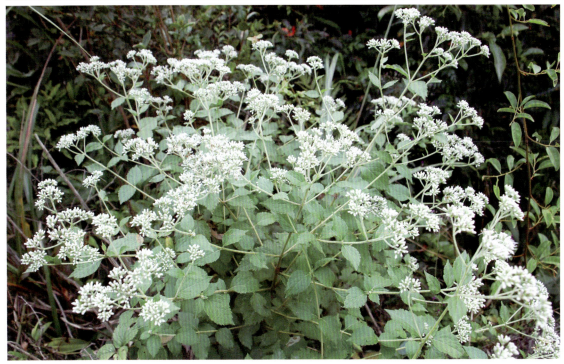

瓦状排列；外层苞片短，卵形或披针状卵形，外面被短柔毛及稀疏腺点，长 1~2mm；中层及内层苞片渐长，长椭圆形或长椭圆状披针形，长 5~6mm，上部及边缘白色、膜质，背面无毛但有黄色腺点。花白色、粉色或红色；花冠长 5mm，外面被稀疏黄色腺点。瘦果淡黑褐色，椭圆状，长 3mm，有 5 棱，散布黄色腺点。花、果期 6~11 月。

【生境】生于山坡灌丛中或草地上。

【分布】香港、广东、广西、浙江、福建、安徽、湖北、湖南、云南、四川、贵州。越南、老挝、缅甸、泰国也有分布。

【采集加工】夏、秋季采收根洗净，晒干。

【药材性状】本品根头部粗大，呈疙瘩状，丛生多数须根；须根长条状，长 10~20cm，直径 2~3mm，黄白色至黄棕色，稍光滑，间有横向裂纹。质坚硬而韧，中央木质心极韧，难折断，切断面皮部淡黄白色，木质部色较深。气微香，嗅之略有橄榄样气味，味淡微苦。以须根粗长、根头少、黄白色者为佳。

【性味归经】味甘、苦，性凉。归肺经。

【功能主治】清热解毒，利咽化痰。治白喉，扁桃体炎，咽喉炎，感冒高热，麻疹，肺炎，支气管炎，风湿性关节炎，痈疽肿毒，毒蛇咬伤。

【用法用量】15~30g，水煎服。外用适量。鲜叶捣烂敷患处。

【注意】孕妇忌服。

【附方】① 治白喉：华泽兰根（广东土牛膝）90g，山大颜根 60g，无患子根 30g。加水 2500ml，煎至 1000ml，加糖适量。每日量，1~2 岁服 200ml，3~6 岁服 250ml，7~12 岁服 400~600ml，成人 1000ml，分 4~5 次服，重症者药量可加倍。

② 治急、慢性扁桃体炎：华泽兰根、岗梅根各 30g，山芝麻根 15g，甘草 4.5g。水煎服。

③ 治毒蛇咬伤：鲜华泽兰、鲜细叶香茶菜各 90g，鲜元宝草 30g。共捣烂，榨汁，冲凉开水 1~2 碗内服，用药渣敷伤口周围。若有口、鼻出血加金牛远志 30g，徐长卿 6~15g，用三花酒（广东、广西出产）100~150g 蒸服。

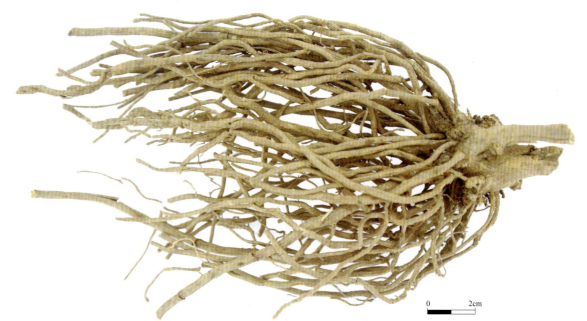

4.133.54　佩兰

EUPATORII HERBA

【别名】兰草、泽兰、圆梗泽兰、省头草

【基原】来源于菊科 Compositae 泽兰属 *Eupatorium* 佩兰 *Eupatorium fortunei* Turcz. 的地上部分入药。

【形态特征】佩兰为多年生草本，高达 1m，具横走的根状茎。茎直立，绿色或紫红色，疏被短柔毛。叶对生，上部的互生，纸质，茎中部的 3 全裂，中裂片较大，长椭圆形或披针形，长 5~10cm，侧裂片较小；茎上部的叶通常不裂，披针形，长 6~12cm，两面均无毛，边缘有粗齿；

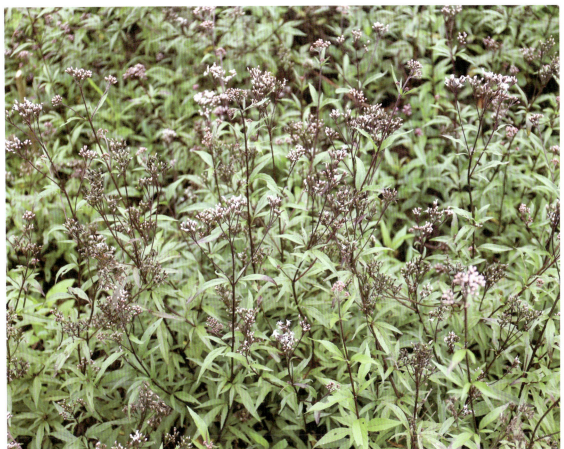

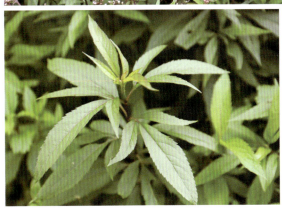

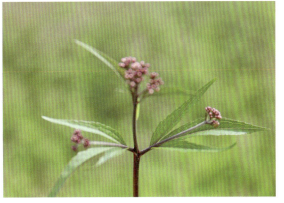

叶柄长 1.5~2cm。头状花序多数，花期直径约 5mm，于茎枝之顶复作伞房花序式排列；总苞钟形，总苞片 2~3 层，外层短，卵状披针形，内层较长，狭椭圆形，均带紫红色，无腺点；花淡红色，全为两性管状花；花冠长约 5mm，顶端 5 齿裂。瘦果纺锤形，具 5 棱，长 3~4mm。冠毛白色，长约 5mm。花、果期 7~11 月。

【生境】栽培。常生于山溪边或林缘，喜湿润沃地。

【分布】山东、江苏、浙江、江西、湖北、湖南、云南、四川、贵州、广西、广东、海南、陕西。日本、朝鲜也有分布。

【采集加工】夏、秋二季分两次采割，除去杂质，晒干。

【药材性状】本品茎呈圆柱形，长 30~100cm，直径 2~5mm，黄棕色或黄绿色，有的带紫色，有明显的节及纵棱线；质脆易断，断面髓部白色或因髓部消失而中空。叶片多皱缩或破碎，绿褐色，完整叶片 3 裂或不分裂，分裂者中间裂片披针形或长圆状披针形，基部狭窄，边缘有锯齿；不分裂者卵状披针形。气芳香，味微苦。以质嫩、叶多、色绿、香气浓者为佳。

【性味归经】味辛，性平。归脾、胃、肺经。

【功能主治】醒脾开胃，芳香化湿，发表解暑。治夏季伤暑，发热头重，胸闷腹胀，食欲不振，口中甜腻，急性胃肠炎，胃腹胀痛，口臭。

【用法用量】4.5~9g，水煎服。

【附方】① 治夏季伤暑：佩兰 9g，鲜荷叶 15g，滑石 18g，甘草 3g，水煎服。

② 治急性胃肠炎：佩兰、藿香、苍术、茯苓、三颗针各 9g，水煎服。

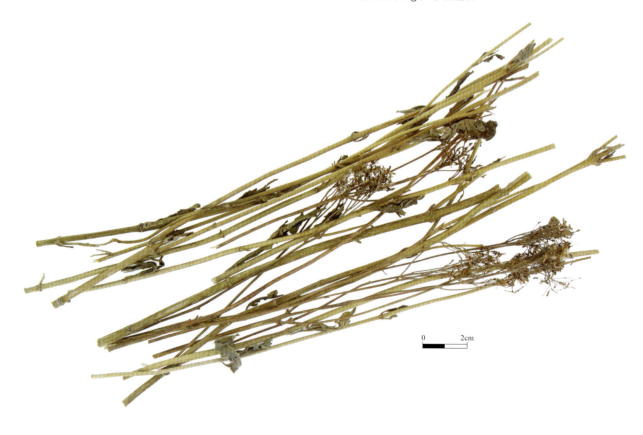

4.133.55 泽兰

EUPATORII JAPONICI HERBA

【别名】圆梗泽兰

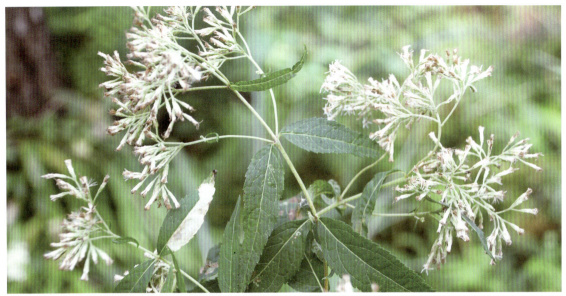

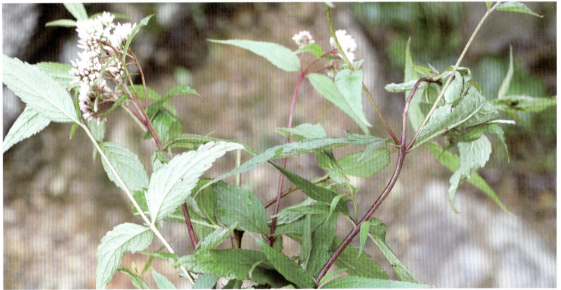

【基原】来源于菊科 Compositae 泽兰属 *Eupatorium* 泽兰 *Eupatorium japonicum* Thunb. 的全草入药。

【形态特征】多年生草本，高 50~200cm，下部或全部淡紫红色，通常不分枝，或仅上部有着生花序的分枝；茎、枝被白色短柔毛，花序分枝上的毛较密，花期茎下部毛脱落或稀疏。叶对生，茎基部叶花期萎谢；中部叶椭圆形、长椭圆形或披针形，长 6~20cm，宽 2~6.5cm，顶端渐尖，边缘有粗或重粗锯齿，基部楔形，两面粗糙，被长或短柔毛及黄色腺点，背面沿脉及叶柄上毛较密；羽状脉、侧脉约 7 对；叶柄长 1~2cm；上部叶小。头状花序在茎及枝端排成紧密的伞房花序状的聚伞状花序，少数为大型的复伞房花序状的聚伞状花序；总苞钟形；总苞片 3 层，绿色或带紫红色，外层的极短，披针形，中层及内层的渐长，长椭圆形或长椭圆状披针形，顶端钝或圆形；管状花5朵，花冠白色、带红紫色或粉红色，外有稠密的黄色腺点。瘦果淡黑褐色，椭圆形，具5棱，被多数黄色腺点；冠毛白色。花、果期6~11月。

【生境】生于山坡草地或灌丛中。

【分布】除新疆、西藏外，广布全国各地。日本、朝鲜也有分布。

【采集加工】夏、秋采收，将全草晒干。

【性味归经】味辛、微苦，性微温；归肝，脾经。

【功能主治】活血祛瘀，消肿止痛。治跌打瘀肿，闭经，产后腹痛，胃痛，泌尿系统感染。

【用法用量】20~40g，水煎服。

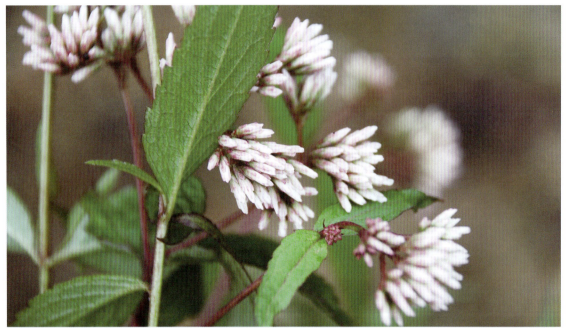

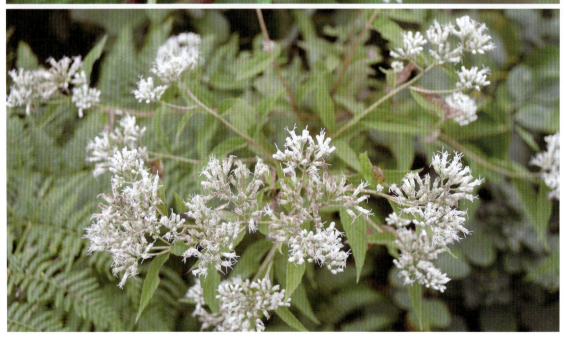

4.133.56 野马追

EUPATORII LINDLEYANI HERBA

【别名】尖佩兰、轮叶泽兰

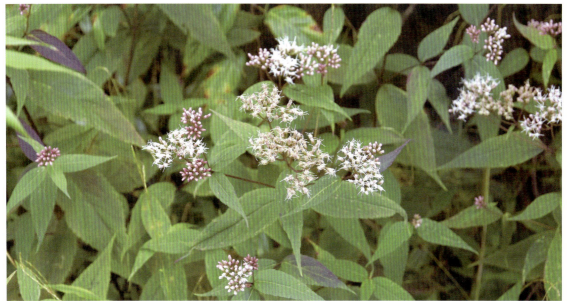

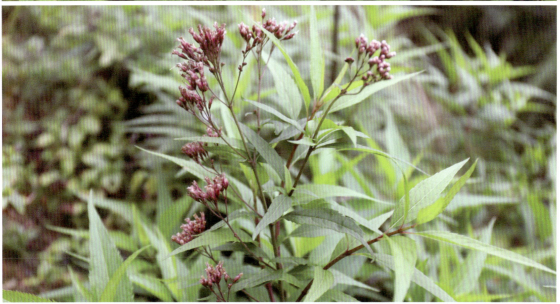

【基原】来源于菊科 Compositae 泽兰属 *Eupatorium* 林泽兰 *Eupatorium lindleyanum* DC. 的全草入药。

【形态特征】林泽兰为多年生草本，高 30~150cm；茎直立，中部以下呈紫红色，密被白色短柔毛。叶对生，或中部以上的互生，质厚，无柄或近无柄，长圆形、狭椭圆形或线状披针形，长 5~17cm，宽 5~15mm，顶端短尖，基部楔形，边缘有疏锯齿，两面被白色粗毛及黄色小腺点，具 3 基出脉。头状花序多数，各具 5 朵花，于茎、枝顶端排成紧密的伞房花序；花序柄紫红色，密被白色短柔毛；总苞钟形，总苞片约 3 层，外层短，卵状披针形，内层狭披针形，长为外层的

3~4倍；花淡红色或白色，同型，全为两性管状花；花冠长约4.5mm，檐部5裂，被黄色腺点；花药顶端有膜质附片，基部钝；花柱枝伸长，丝状，内侧略扁。瘦果圆柱状，基部较狭，具5棱，长约3mm。冠毛1层；白色，约与花冠等长。花、果期5~12月。

【生境】生于海拔300~600m的山谷、阴地、水湿地或草地上。

【分布】我国南北各地（新疆除外）。朝鲜、日本、菲律宾、越南、印度、俄罗斯也有分布。

【采集加工】秋季花初开时采割，晒干。

【药材性状】本品茎呈圆柱形，长30~90cm，直径可达0.5cm，黄绿色或紫褐色，有纵棱，密被灰白色茸毛；质硬，易折断，断面纤维状，髓部白色。叶对生，无柄，叶片多皱缩，展平后条状披针形，边缘具疏锯齿，叶面绿褐色，背面黄绿色，两面被毛，有腺点。头状花序多数。气微，味微苦、涩。以叶多、绿色、带初开的花者为佳。

【性味归经】味苦，性平。归肺经。

【功能主治】清肺，止咳，平喘，降血压。治支气管炎，咳喘痰多，高血压病。

【用法用量】30~60g，水煎服。

【附方】治慢性气管炎：a. 林泽兰30~60g，水煎服；或配紫苏子、旋覆花及射干、半夏等制成各种制剂。10~14天为一个疗程。b. 用提取物黄酮类、生物碱类化合物分别压片（每片相当于原药10g），每服2~3片，每日3次；或两类成分合用，每次各2片，每日3次。

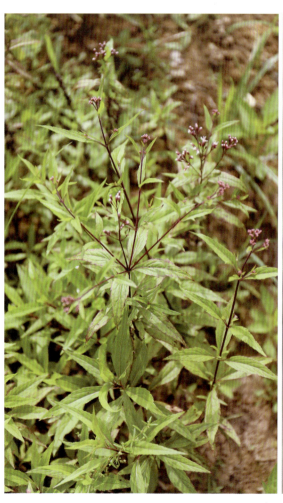
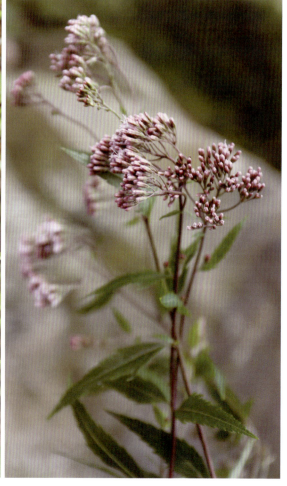

4.133.57　大吴风草

FARFUGII JAPONICI HERBA

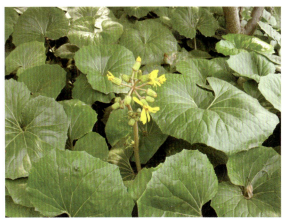
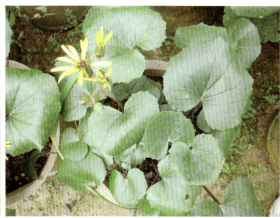

【基原】来源于菊科 Compositae 大吴风草属 Farfugium 大吴风草 Farfugium japonicum (L. f.) Kitam. 的全草入药。

【形态特征】多年生草本。根状茎粗壮，直径约 12mm，颈部稍膨大，被一圈密的长毛。花葶高达 70cm，幼时密被淡黄色柔毛，后渐脱落，基部被极密的柔毛。叶全部基生，莲座状，叶柄长 15~25cm，基部膨大成鞘状抱茎，鞘内密被毛；叶片肾形或近圆肾形，长 9~13cm，宽 11~22cm，顶端圆形，全缘或有小齿至掌状浅裂，基部弯缺宽，叶质近革质，两面幼时被灰色柔毛，后脱落；叶脉掌状；茎生叶 1~3 枚，苞叶状，长圆形或线状披针形，长 1~2cm。头状花序辐射状，2~7 个，排列成疏的伞房状花序；花序梗长 2~13cm，被毛；总苞钟状，长 12~15mm，口部宽达 15mm，总苞片 12~14 片，2 层，长圆形，背部被毛，顶端渐尖，内层具褐色膜质边缘；边花雌性，舌状，1 层，8~12 朵，黄色，舌片长 15~22mm，宽 3~4mm，顶端圆形或急尖，管部长 6~9mm；中央花两性，管状，多数，长 10~12mm，管部长约 6mm，檐部 5 裂；花药顶端附片长圆形，钝圆，基部具尾，花丝光滑；花柱分枝顶端圆形，有短毛。瘦果圆柱形，长达 7mm，具纵肋，被成行的短毛；冠毛白色，糙毛状。花、果期 8 月至翌年 3 月。

【生境】生于林下、山谷及草丛。

【分布】湖北、湖南、广东、香港、广西、福建、台湾。日本也有分布。

【采集加工】夏、秋季采收，将全草切段晒干备用。

【性味归经】味辛、甘、微苦，性凉。

【功能主治】清热解毒，凉血止血，消肿散结。治感冒，咽喉肿痛，咳嗽咯血，便血，尿血，月经不调，乳腺炎，瘰疬，痈疖肿毒，疔疮湿疹，跌打损伤，蛇伤。

【用法用量】9~25g，水煎服。外用鲜品捣烂敷患处。

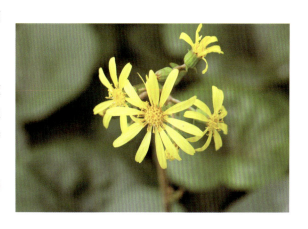

4.133.58 牛膝菊

GALINSOGAE PARVIFLORAE HERBA

【别名】辣子草、向阳花、珍珠草、铜锤草

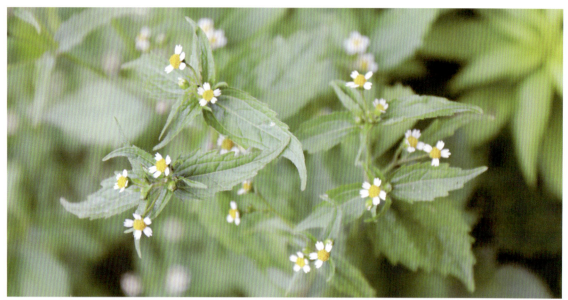

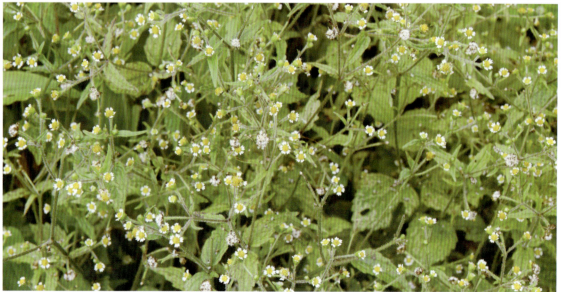

【基原】来源于菊科 Compositae 牛膝菊属 Galinsoga 牛膝菊 Galinsoga parviflora Cav. 的全草入药。

【形态特征】一年生草本，高 10~80cm。叶对生，卵形或长椭圆状卵形，长 2.5~5.5cm，宽 1.2~3.5cm，基部圆形、宽或狭楔形，顶端渐尖或钝，基出三脉或不明显五出脉，在叶下面稍突起，在上面平，有叶柄，柄长 1~2cm；向上及花序下部的叶渐小，通常披针形；全部茎叶两面粗涩，被白色稀疏贴伏的短柔毛，沿脉和叶柄上的毛较密，边缘浅或钝锯齿或波状浅锯齿，在花序下部的叶有时全缘或近全缘。头状花序半球形，有长花梗，多数在茎枝顶端排成疏松的伞房花序，花序直径约 3cm。总苞半球形或宽钟状，宽 3~6mm；总苞片 1~2 层，约 5 枚，外层短，内层卵形或卵圆形，长 3mm，顶端圆钝，白色，膜质。舌状花 4~5 朵，舌片白色，顶端 3 齿裂，筒部细管状，外面被稠密白色短柔毛；管状花花冠长约 1mm，黄色，下部被稠密的白色短柔毛。托片倒披针形或长倒披针形，纸质，顶端 3 裂或不裂或侧裂。瘦果长 1~1.5mm，三棱或中央的瘦果 4~5 棱，黑色或黑褐色，常压扁，被白色微毛。舌状花冠毛毛状，脱落；管状花冠毛膜片状，白色，披针形，边缘流苏状，固结于冠毛环上，正体脱落。花、果期 7~10 月。

【生境】逸为野生于路旁、田野、旷野。

【分布】华南地区有逸生。原产南美洲。

【采集加工】春、夏采收，将全草晒干。

【性味归经】味淡，性平。

【功能主治】清热解毒，止血。治扁桃体炎，咽喉炎，急性黄疸性肝炎，外伤出血。

【用法用量】30~60g，水煎服。外用鲜品捣烂敷患处。

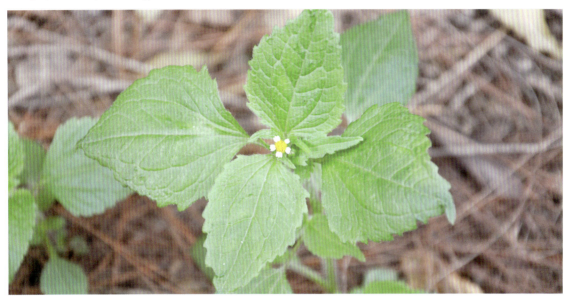

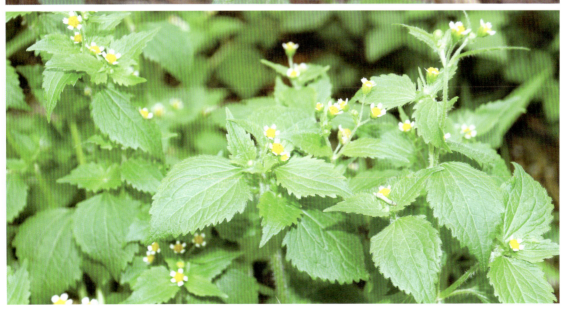

4.133.59 大丁草

GERBERAE ANANDRIAE HERBA

【别名】小火草

【基原】来源于菊科 Compositae 大丁草属 *Gerbera* 大丁草 *Gerbera anandria*（L.）Sch.-Bip. [*Leibnitzia anandria*（L.）Nakai] 的全草入药。

【形态特征】多年生草本。叶基生，莲座状，叶片形状多变异，通常为倒披针形或倒卵状长圆形，长 2~6cm，宽 1~3cm，顶端钝圆，常具短尖头，基部渐狭、钝、截平或有时为浅心形，边缘具齿、深波状或琴状羽裂，裂片疏离，凹缺圆，顶裂大，卵形，具齿，上面被蛛丝状毛或脱落近无毛，下面密被蛛丝状绵毛；侧脉 4~6 对；叶柄长 2~4cm 或有时更长，被白色绵毛。花葶单生或数个丛生，直立或弯垂，纤细，棒状，长 5~20cm，被蛛丝状毛；苞叶疏生，线形或线状钻形，长 6~7mm，通常被毛。头状花序单生于花葶之顶，倒锥形，直径 10~15mm；总苞略短于冠毛；总苞片约 3 层，外层线形，长约 4mm，内层长，线状披针形，长达 8mm；花托平，无毛，直径 3~4mm；雌花花冠舌状，长 10~12mm，舌片长圆形，长 6~8mm，顶端具不整齐的 3 齿或有时钝圆，带紫红色，内 2 裂丝状，长 1.5~2mm，花冠管纤细，长 3~4mm，无退化雄蕊。两性花花冠管状二唇形，长 6~8cm，外唇阔，长约 3mm，顶端具 3 齿，内唇 2 裂丝状，长 2.5~3mm；花药顶端圆，基部具尖的尾部；花柱分枝长约 1mm，内侧扁，顶端钝圆。瘦果纺锤形，具纵棱，被白色粗毛，长 5~6mm；冠毛粗糙，污白色，长 5~7mm。花期春、秋二季。

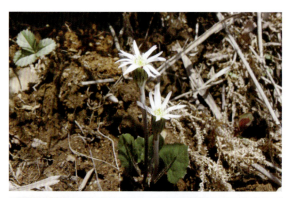

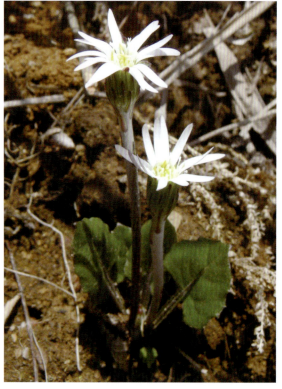

【生境】生于山坡、路旁、林边草地。

【分布】台湾、广东、湖南、江西、四川、甘肃、陕西、黑龙江、内蒙古、宁夏、广西、云南、贵州。俄罗斯、日本、朝鲜也有分布。

【采集加工】夏、秋季采收，全株晒干。

【性味归经】味苦，性寒。

【功能主治】清热利湿，解毒消肿，止咳。治肺热咳嗽，肠炎，痢疾，尿路感染，风湿关节痛。外用治乳腺炎，痈疖肿毒，臁疮，烧、烫伤，外伤出血。

【用法用量】9~30g，水煎服。外用适量，研末外敷或捣烂敷患处。

4.133.60　毛大丁草

GERBERAE PILOSELLOIDIS HERBA

【别名】白薇、一炷香、兔耳风、白眉

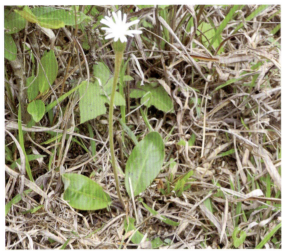
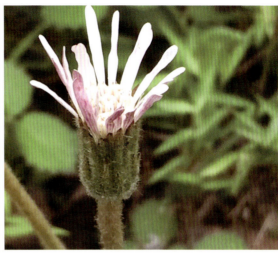

【基原】来源于菊科 Compositae 大丁草属 Gerbera 毛大丁草 Gerbera piloselloides（L.）Cass. 的全草入药。

【形态特征】多年生、被茸毛草本。主根肥厚；叶簇生于茎的基部，具短柄，长圆形或卵形，长 6~16cm，宽 2.5~5.5cm，顶端钝或圆，基部楔形，边全缘，幼时叶面被毛，老时常无毛，背面密被茸毛，在中脉上尤密。花葶长 15~30cm，有时可达 40cm，向顶部渐粗，密被茸毛；总苞钟状，长 16~18mm，总苞片线状披针形，长 10~18mm，被柔毛或茸毛，罕有边缘无毛；小花多数，雌花两层，外层的具舌状花冠，内层的具管状和两唇形、白色花冠。瘦果纺锤形，具细长的喙，成熟时喙约与果等长；冠毛浅橙红色，微粗糙，宿存，长约 11mm，基部联合成环。花期 2~5 月；果期 8~12 月。

【生境】生于山坡草地、林边。

【分布】西藏、云南、四川、贵州、广东、香港、广西、湖南、湖北、江西、江苏、浙江、福建。日本、尼泊尔、印度、缅甸、泰国、老挝、越南、印度尼西亚、澳大利亚、非洲也有分布。

【采集加工】夏、秋季采收，洗净，晒干备用。

【药材性状】本品有粗短根状茎，其上丛生灰棕色、弯曲不直的须根。叶簇生于根茎上呈莲座状，叶片皱缩，展开后为长圆状卵形，基部渐狭，全缘，上面黑褐色，下面棕褐色，被黄白色柔毛。花茎长 15~25cm，单一，棕黄色，中空；头状花序绒球状，直径达 4cm，白色或黄白色。嚼之有类似煤油气味，味涩。以叶多、黑褐色者为佳。

【性味归经】味苦、辛，平。归肝、肺经。

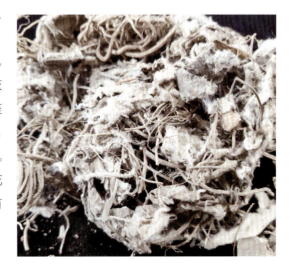

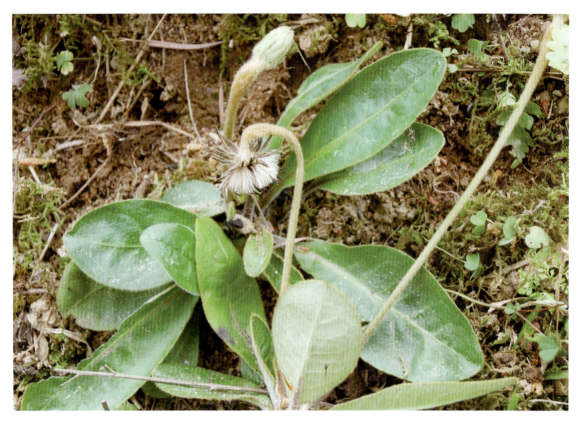

【功能主治】清热解毒，止咳化痰，活血散瘀。治感冒发热，咳嗽痰多，痢疾，小便不利，小儿疳积，急性结膜炎；外用治跌打损伤，毒蛇咬伤。

【用法用量】15~24g，水煎服。外用适量鲜品捣烂敷患处。

【附方】① 治滴虫性阴道炎：毛大丁草、金银花各 15~24g。水煎，先熏后洗患部，每次月经净后熏洗 3~4 天。连用 3 个月。

② 治咽喉炎，扁桃体炎：毛大丁草、鲜百合、节节草、赤小豆各 15g，车前草 9g，水煎服。

③ 治小儿百日咳：毛大丁草、百部各 9g，水煎，去渣，适量蜂蜜调服。

④ 治咯血、衄血：毛大丁草、仙茅各 3~5g，芦根 6g，水煎服。

⑤ 治急性肾炎：鲜毛大丁草，加食盐少许捣烂，敷于脐上，2 小时后除去，每日 1 次，连敷 3 日。第 1 天先行脐部隔姜艾灸，忌盐。

⑥ 治水肿：毛大丁草、地胆草各 30g，水煎服。

⑦ 治肺痨：毛大丁草适量，煮猪肉吃。

⑧ 治小儿疳积：毛大丁草 9g，鸡肝 1 个或猪肝 60g，炖服。

⑨ 治咳嗽哮喘：毛大丁草 30g，蒸蜂蜜常吃。

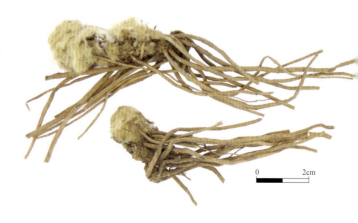

4.133.61 鹿角草

GLOSSOGYNIS BIDENTIS HERBA

【别名】金锁匙、鹞鹰爪、香茹

【基原】来源于菊科 Compositae 鹿角草属 Glossocardia 鹿角草 Glossocardia bidens (Retz.) Veldkamp 的全草入药。

【形态特征】多年生草本，高15~30cm，有纺锤状根。茎自基部分枝，小枝平展或斜升，无毛。基生叶密集，长4~8cm，羽状深裂，两面无毛，裂片2~3对，线形，长7~15mm，顶端稍钝，有突出的尖头；叶柄长2~4.5mm，与叶轴相接，茎中部叶稀少，羽状深裂，有短柄；上部叶细小，线形。头状花序单生于枝端，直径6~8mm，有1线状长圆形苞叶。总苞片外层约7个，长圆状披针形，花后长3mm，有条纹，上端钝，边缘膜质，稍有缘毛；内层狭长圆形，较外层稍长，长3.5mm，顶端钝，边缘膜质。舌状花花冠黄色，长4mm，舌片开展，宽椭圆形，长3mm，宽2.5mm，顶端有3个宽齿；管状花长3mm，花冠上端4齿裂；花药基部钝；花柱分枝具被微硬毛的长附器。瘦果黑色，无毛，扁平，线形；长7~8mm，具多数条纹，上端有2个长1.5~2mm的被倒刺毛的芒刺。花期6~7月；果期8~9月。

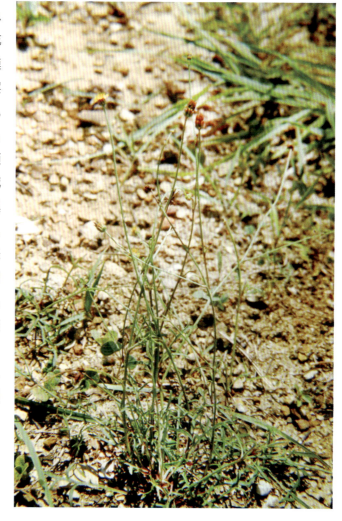

【生境】生于丘陵坡地或海边坚硬的砂土及空旷沙地上。

【分布】香港、广东、海南、广西、福建、台湾。中南半岛余部、澳大利亚、大洋洲也有分布。

【采集加工】夏、秋季采收，将全草晒干。

【性味归经】味甘、微苦，性凉。

【功能主治】清热解毒，利湿消肿，祛瘀活血。治急性扁桃体炎，齿龈炎，支气管炎，肠炎，尿道炎，水肿。外用治带状疱疹，跌打损伤。

【用法用量】9~15g，水煎服。外用适量，捣烂外敷或绞汁涂患处。

4.133.62　宽叶鼠麴草

GNAPHALII ADNATI HERBA

【别名】地膏药

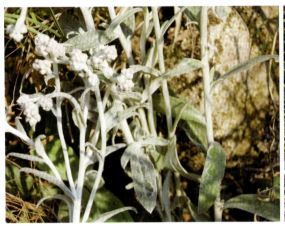
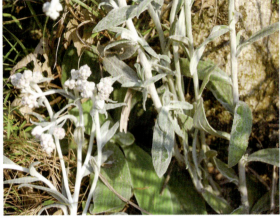

【基原】来源于菊科 Compositae 鼠麴草属 Gnaphalium 宽叶鼠麴草 Gnaphalium adnatum (Wall. ex DC.) Kitam. 的全草入药。

【形态特征】粗壮草本。茎直立，高 0.5~1m，基部直径 4~8mm，下部通常不分枝或罕有分枝，上部有伞房状分枝，密被紧贴的白色绵毛，节间长 1~2cm。基生叶花期凋落；中部及下部叶倒披针状长圆形或倒卵状长圆形，长 4~9cm，宽 1~2.5cm，基部长渐狭，下延抱茎，但无耳，顶端短尖，近革质，两面密被白色绵毛，中脉在两面均高起，侧脉 1 对，常因被密绵毛而不明显；上部花序枝的叶小，线形，长 1~3cm，宽 2~5mm，顶端短尖，两面密被白色绵毛。头状花序少数或较多数，直径 5~6mm，在枝端密集成球状，并在茎上部排成大的伞房花序；总苞近球形，直径 5~6mm；总苞片 3~4 层，干膜质，淡黄色或黄白色，外层倒卵形或倒披针形，顶端浑圆，长约 4mm，内层长圆形或狭长圆形，长约 4mm。雌花多数，结实，花冠丝状，长约 3mm，顶部 3~4

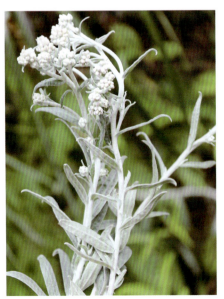

齿裂，具腺点，花柱分枝纤细。两性花较少，通常 5~7 个，花冠管状，长约 3mm，上部稍扩大，檐部 5 裂，裂片浑圆，具腺点。瘦果圆柱形，长约 0.5mm，具乳头状突起。冠毛白色，长约 3mm。花期 8~10 月。

【生境】生于山坡、路旁或灌丛中。

【分布】台湾、福建、江苏、浙江、江西、湖南、广西、广东、贵州、云南、四川。中南半岛余部、印度也有分布。

【采集加工】春、夏季采收，将全草晒干。

【性味归经】味苦，性寒。

【功能主治】清热燥湿，解毒散结，止血。治湿热痢疾，痈疽肿毒，瘰疬，外伤出血。

【用法用量】9~15g，水煎服。外用鲜品捣烂敷患处。

4.133.63 鼠麴草

GNAPHALII AFFINIS HERBA

【别名】黄花麴草、清明菜、田艾、佛耳草、土茵陈、酒曲绒

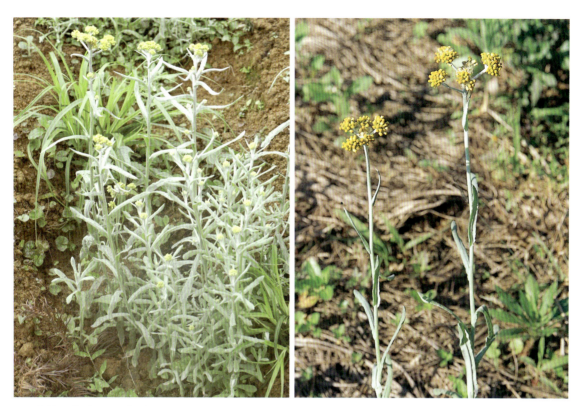

【基原】来源于菊科 Compositae 鼠麴草属 Gnaphalium 鼠麴草 Gnaphalium affine D. Don. 的全草入药。

【形态特征】一年生草本。茎直立或基部发出的枝下部斜升,高 10~40cm,基部直径约 3mm,上部不分枝,有沟纹,被白色厚绵毛,节间长 8~20mm。叶无柄,匙状倒披针形或倒卵状匙形,长 5~7cm,宽 11~14mm,上部叶长 15~20mm,宽 2~5mm,基部渐狭,稍下延,顶端圆,具刺尖头,两面被白色绵毛,叶面常较薄,叶脉 1 条,背面不明显。头状花序较多或较少数,直径 2~3mm,近无柄,在枝顶密集成伞房花序,花黄色至淡黄色;总苞钟形,直径 2~3mm;总苞片 2~3 层,金黄色或柠檬黄色,膜质,有光泽,外层倒卵形或匙状倒卵形,背面基部被绵毛,顶端圆,基部渐狭,长约 2mm,内层长匙形,背面通常无毛,顶端钝,长 2.5~3mm;花托中央稍凹入,无毛。雌花多数,花冠细管状,长约 2mm,花冠顶端扩大,3 齿裂,裂片无毛。两性花较少,管状,长约 3mm,向上渐扩大,檐部 5 浅裂,裂片三角状渐尖,无毛。瘦果倒卵形或倒卵状圆柱形,长约 0.5mm,有乳头状突起。冠毛粗糙,污白色,易脱落,长约 1.5mm,基部联合成 2 束。花期 1~4 月、8~11 月。

【生境】生于田埂、荒地、路旁。

【分布】全国广布。日本、朝鲜、印度尼西亚、中南半岛余部、印度也有分布。

【采集加工】春、夏季采收,将全草晒干。

【性味归经】味甘，性平。

【功能主治】止咳平喘，祛风湿。治感冒咳嗽，支气管炎，哮喘，高血压病，蚕豆病，风湿腰腿痛。外用治跌打损伤，毒蛇咬伤。

【用法用量】15~30g，水煎服。外用适量鲜品捣烂敷患处。

【附方】① 治感冒咳嗽：鼠麴草30g，青蒿15g，薄荷9g。水煎服。

② 治哮喘咳嗽：鼠麴草、薜菜各30g。水煎服。

③ 治慢性气管炎：a.鼠麴草、款冬花、杏仁、前胡各9g，浙贝母3g，麻黄3g。水煎服。b.鼠麴草、盐肤木、胡颓子各15g，枇杷叶、白前各9g。水煎服。

④ 治蚕豆病：鼠麴草60g，车前草、凤尾草各30g，茵陈15g，加水1200ml，煎至800ml，加白糖当饮料服。

⑤ 预防肝炎：鲜鼠麴草30g，水煎，加红糖15g，于每年春初服。

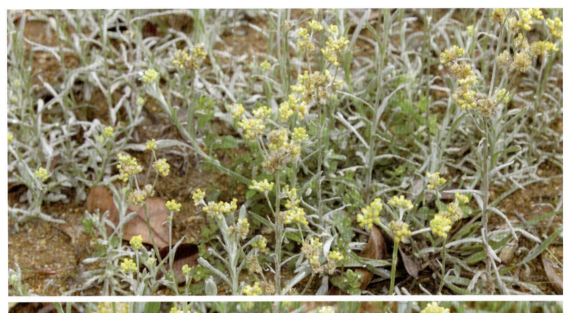

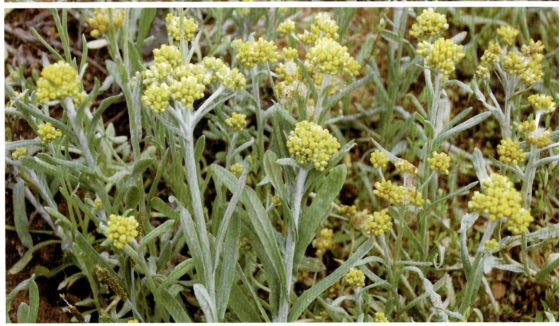

4.133.64 细叶鼠麴草

GNAPHALII JAPONICI HERBA

【别名】白背鼠麴草、天青地白草、日本鼠麴草

【基原】来源于菊科 Compositae 鼠麴草属 Gnaphalium 细叶鼠麴草 Gnaphalium japonicum Thunb. 的全草入药。

【形态特征】一年生细弱草本，高 8~27cm，基部直径约 1mm，有细沟纹，密被白色绵毛，基部节间不明显，花茎节间长 1~3cm，紧接于花序下的最长，有时可达 9cm。基生叶在花期宿存，呈莲座状，线状剑形或线状倒披针形，长 3~9cm，宽 3~7mm，基部渐狭，下延，顶端具短尖头，边缘多少反卷，叶面绿色，疏被绵毛，背面白色，厚被白色绵毛，叶脉 1 条，在上面常凹入或几不显著，在下面明显突起，茎叶少数，线状剑形或线状长圆形，长 2~3cm，宽 2~3mm，其余与基生叶相似；复头状花序下面有 3~6 片呈放射状或星芒状排列的线形或披针形小叶。头状花序少数，直径 2~3mm，无梗，在枝端密集成球状，作复头状花序式排列，花黄色；总苞近钟形，直径约 3mm；总苞片 3 层，外层宽椭圆形，干膜质，带红褐色，长约 3mm，顶端钝，背面被疏毛，中层倒卵状长圆形，上部带红褐色，长约 4mm，基部渐狭，顶端钝或骤然紧缩而具短尖头，内层线形，长约 5mm，顶端钝而带红褐色，3/5 处以下为浅绿色。雌花多数，花冠丝状，长约 4mm，顶端 3 齿裂。两性花少数，花冠管状，长约 4mm，顶部稍扩大，檐部 5 浅裂，裂片顶端骤然紧缩而具短尖头。瘦果纺锤状圆柱形，长约 1mm，密被棒状腺体。冠毛粗糙，白色，长约 4mm。花期 1~5 月。

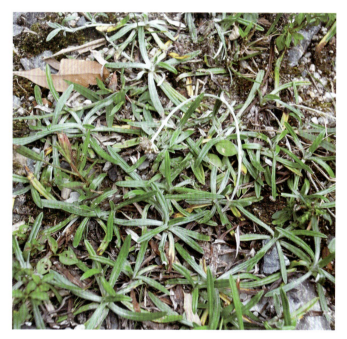

【生境】生于山坡草地或路旁。

【分布】广西、广东、湖南、湖北、江西、福建、江苏、四川、安徽。朝鲜、日本、澳大利亚也有分布。

【采集加工】春、夏季采收，将全草晒干。

【性味归经】味甘，性平。

【功能主治】清热利湿，解毒消肿。治结膜炎，角膜白斑，感冒，咳嗽，咽喉肿痛，尿道炎。外用治乳腺炎，痈疖肿毒，毒蛇咬伤。

【用法用量】15~30g，水煎服。外用适量鲜品捣烂敷患处。

【附方】治角膜白斑：细叶鼠麴草 3g，加水 100ml 浸泡，隔水蒸沸 30min，过滤，滴眼。新患眼每小时滴 2 次，陈旧性患眼每小时滴 4 次，每次 3 滴。

4.133.65　多茎鼠麹草

GNAPHALII POLYCAULI HERBA

【别名】狭叶鼠麹草

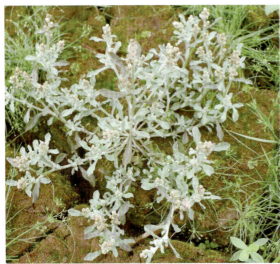 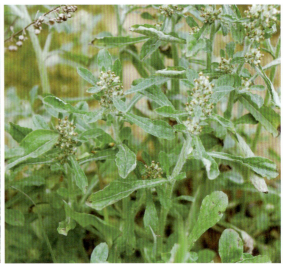

【基原】来源于菊科 Compositae 鼠麹草属 Gnaphalium 多茎鼠麹草 Gnaphalium polycaulon Pers. 的全草入药。

【形态特征】一年生草本。茎多分枝，下部匍匐或斜升，高 10~25cm，基部直径 1~2mm，具纵细纹，密被白色绵毛或基部有时多少脱毛，节间较短，长 1~1.5cm。下部叶倒披针形，长 2~4cm，宽 4~8mm，基部长渐狭，下延，无柄，顶端通常短尖，全缘或有时微波状，两面被白色绵毛或上面有时多少脱毛；中部和上部的叶较小，倒卵状长圆形或匙状长圆形，长 1~2cm，宽 2~4mm，向下渐长狭，顶端具短尖头或中脉延伸成刺尖状。头状花序多数，长 2~3mm，直径 2~2.5mm，在茎枝顶端密集成穗状花序；总苞卵形，宽近 2mm；总苞片 2 层，麦秆黄色或污黄色，膜质，外层长圆状披针形，长约 2mm，顶端短尖，背面中部以下沿脊有淡红色条状增厚，被绵毛，内层线形，几与外层等长，顶端尖，基部稍弯曲，背面被疏毛或几无毛；花托干时平或仅于中央稍凹入，无毛。雌花多数，花冠丝状，长约 1.5mm，顶端 3 齿裂。两性花少数，花冠管状，长约 1.5mm，向上渐扩大，檐部 5 浅裂，裂片顶端尖，无毛。瘦果圆柱形，长约 0.5mm，具乳头状突起。冠毛绢毛状，污白色，基部分离，易脱落，长约 1.5mm。花期 1~4 月。

【生境】生于田边、荒地、路旁。

【分布】浙江、江西、福建、台湾、湖南、广西、云南、贵州等地。埃及、印度、泰国、澳大利亚、非洲也有分布。

【采集加工】春、夏季采收，将全草晒干。

【性味归经】味甘、微酸，性平。

【功能主治】清热，止咳化痰，散风，咽肿。治久咳痰多，风湿痹痛，泄泻，水肿，蚕豆病，疔疮痈肿，阴囊湿痒，荨麻疹，风疹，高血压病，小儿食滞。

【用法用量】6~15g，水煎服。外用鲜品捣烂敷患处。

4.133.66 紫背三七

GYNURAE BICOLORIS HERBA

【别名】红凤菜、两色三七草、红菜、紫背菜、红番苋

【基原】来源于菊科 Compositae 菊三七属 Gynura 紫背三七 Gynura bicolor（Roxb. ex Willd.）DC. 的全草入药。

【形态特征】多年生草本。高 50~100cm，全株无毛。茎直立，柔软，基部稍木质，上部有伞房状分枝，干时有条棱。叶具柄或近无柄。叶片倒卵形或倒披针形，稀长圆状披针形，长 5~10cm，宽 2.5~4cm，顶端尖或渐尖，基部楔状渐狭成具翅的叶柄，或近无柄而多少扩大，但不形成叶耳。边缘有不规则的波状齿或小尖齿，稀近基部羽状浅裂，侧脉 7~9 对，弧状上弯，叶面绿色，背面干时变紫色，两面无毛；上部和分枝上的叶小，披针形至线状披针形，具短柄或近无柄。头状花序多数直径 10mm，在茎、枝端排列成疏伞房状；花序梗细，长 3~4cm，有 1~2 丝状苞片。总苞狭钟状，长 11~15mm，宽 8~10mm，基部有 7~9 个线形小苞片；总苞片 1 层，约 13 个，线状披针形或线形，长 11~15mm，宽 0.9~1.5mm，顶端尖或渐尖，边缘干膜质，背面具 3 条明显的肋，

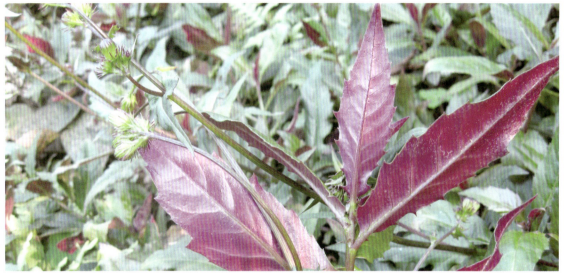

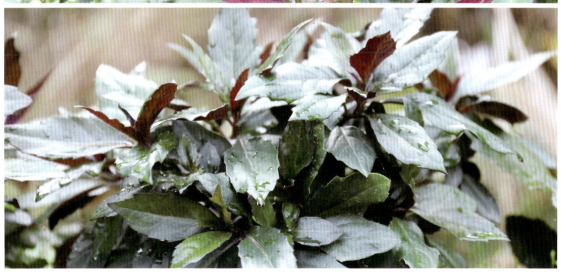

无毛。小花橙黄色至红色，花冠明显伸出总苞，长13~15mm，管部细，长10~12mm；裂片卵状三角形；花药基部圆形，或稍尖；花柱分枝钻形，被乳头状毛。瘦果圆柱形，淡褐色，长约4mm，具10~15肋，无毛；冠毛丰富，白色，绢毛状，易脱落。花、果期5~10月。

【生境】生于海拔600~1000m的山坡林下、岩石上、河边湿处。

【分布】香港、广东、海南、云南、贵州、四川、广西、江西、福建、台湾。印度、尼泊尔、不丹、缅甸、日本也有分布。

【采集加工】夏、秋季采收，全草晒干备用或鲜用。

【性味归经】味甘、辛，性凉。

【功能主治】凉血止血，清热消肿。治咯血，血崩，痛经，血气痛，肾盂肾炎腰痛，支气管炎，盆腔炎，中暑，阿米巴痢疾。外用治创伤出血，溃疡久不收口，疔疮痈肿，甲沟炎。

【用法用量】鲜品60~120g；干品15~30g，水煎服。外用鲜品适量，捣敷，或干叶研末敷患处。

【附方】① 治咯血、支气管炎、中暑：鲜紫背菜全草60~120g，水煎服。

② 治阿米巴痢疾：鲜紫背菜全草60~120g，酸笋或酸笋水适量煎服。

③ 治痛经：鲜紫背菜叶60~120g，加酒炒制，水煎，饭前服。

④ 治盆腔炎：紫背菜嫩叶30g，湖广草15g，水煎服。

⑤ 治肾盂肾炎腰痛：鲜紫背菜60g，黄毛耳草、仙鹤草各15g，水煎服。

⑥ 治疔疮痈肿：鲜紫背菜适量，加少许食盐或白糖同捣烂，外敷患处。

⑦ 治甲沟炎：鲜紫背菜适量，捣烂加白酒少许，外敷患处。

⑧ 治创伤出血：鲜紫背菜全草捣烂外敷。

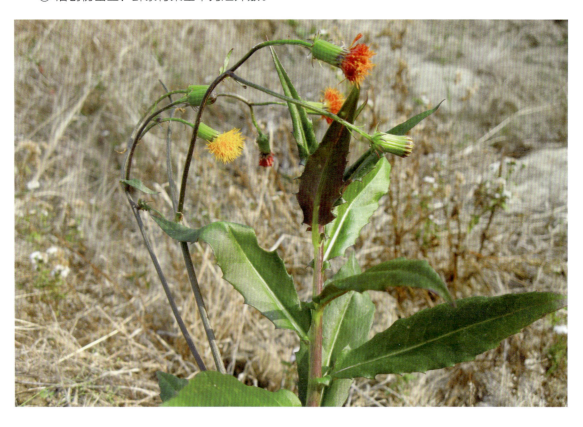

4.133.67 白子菜

GYNURAE DIVARICATAE HERBA

【别名】白背三七、白东枫、玉枇杷、三百棒、厚面皮、鸡菜

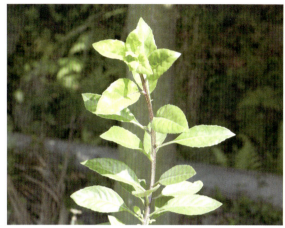
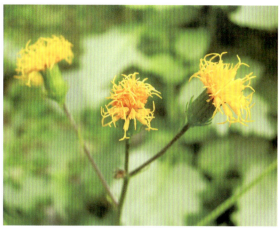

【基原】来源于菊科 Compositae 菊三七属 Gynura 白子菜 Gynura divaricata（L.）DC. 的全草入药。

【形态特征】多年生草本。高 30~60cm。叶肉质，叶片卵形、椭圆形或倒披针形，长 2~15cm，宽 1.5~5cm，顶端钝或急尖，基部楔状狭或下延成叶柄，近截形或微心形，边缘具粗齿，有时提琴状裂，稀全缘，叶面绿色，下面带淡紫色，侧脉 3~5 对，细脉常联结成近平行的长圆形细网，干时呈清晰的黑线，两面被短柔毛；叶柄长 0.5~4cm，有短柔毛，基部有卵形或半月形具齿的耳。上部叶渐小，苞叶状，狭披针形或线形，羽状浅裂，无柄，略抱茎。头状花序直径 1.5~2cm，通常 3~5 个在茎或枝端排成疏伞房状圆锥花序，常呈叉状分枝；花序梗长 1~15cm，被密短柔毛，具 1~3 线形苞片。总苞钟状，长 8~10mm，宽 6~8mm，基部有数个线状或丝状小苞片；总苞片 1 层，11~14 个，狭披针形，长 8~10mm，宽 1~2mm，顶端渐尖，呈长三角形，边缘干膜质，背面具 3 脉，被疏短毛或近无毛。小花橙黄色，有香气，略伸出总苞；花冠长 11~15mm，管部细，长 9~11mm，上部扩大，裂片长圆状卵形，顶端红色，尖。花药基部钝或微箭形；花柱分枝细，有锥形附器，被乳头状毛。瘦果圆柱形，长约 5mm，褐色，具 10 条肋，被微毛；冠毛白色，绢毛状，长 10~12mm。花、果期 8~10 月。

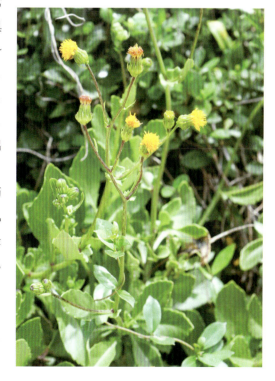

【生境】生于荒地、草坡或田边。

【分布】香港、广东、澳门、海南、云南。印度、中南半岛余部也有分布。

【采集加工】夏、秋季采收，全草晒干备用或鲜用。

【性味归经】味甘、淡，性寒；有小毒。

【功能主治】清热解毒，舒筋接骨，凉血止血。治支气管肺炎，小儿高热，百日咳，目赤肿痛，风湿关节痛，崩漏。外用治跌打损伤，骨折，外伤出血，乳腺炎，疮疡疖肿，烧、烫伤。

【用法用量】9~15g，水煎或泡酒服。外用适量，鲜草捣敷患处。

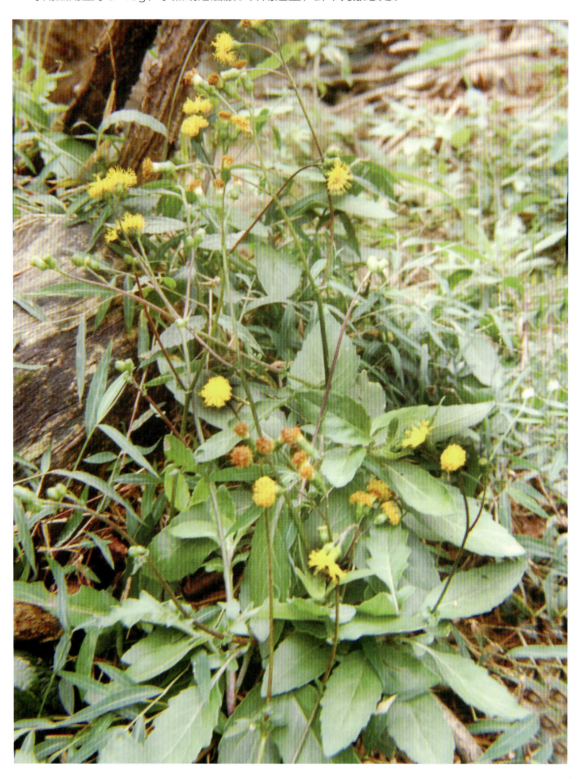

4.133.68 菊三七

GYNURAE JAPONICAE RHIZOMA

【别名】菊叶三七、血当归

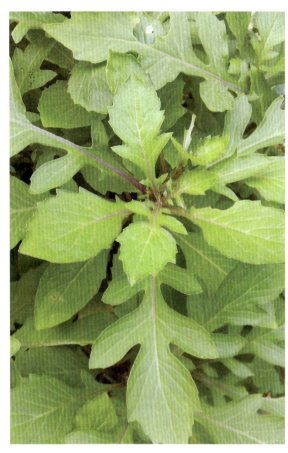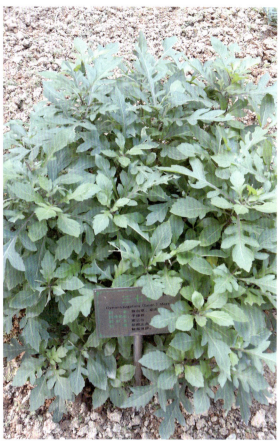

【基原】来源于菊科 Compositae 菊三七属 Gynura 三七草 Gynura japonica（Thunb.）Juel. [Gynura segetum（Lour.）Merr.] 的全草或根入药。

【形态特征】多年生草本，高 60~150cm。叶片椭圆形或长圆状椭圆形，长 10~30cm，宽 8~15cm，羽状深裂，顶裂片大，倒卵形、长圆形至长圆状披针形，侧生裂片 3~6 对，椭圆形、长圆形至长圆状线形，长 1.5~5cm，宽 0.5~2cm，顶端尖或渐尖，边缘有大小不等的粗齿或锐锯齿、缺刻，稀全缘。叶面绿色，背面绿色或变紫色，两面被贴生短毛或近无毛。上部叶较小，羽状分裂，渐变成苞叶。头状花序多数，直径 1.5~1.8cm，花茎枝端排成伞房状圆锥花序；每一花序枝有 3~8 个头状花序；花序梗细，长 1~4cm，被短柔毛，有 1~3 线形的苞片；总苞狭钟状或钟状，长 10~15mm，宽 8~15mm，基部有 9~11 线形小苞片；总苞片 1 层，13 个，线状披针形，长 10~15mm，宽 1~1.5mm，顶端渐尖，边缘干膜质，背面无毛或被疏毛；小花 50~100 个，花冠黄色或橙黄色，长 13~15mm，管部细，长 10~12mm，上部扩大，裂片卵形，顶端尖；花药基部钝；花柱分枝有钻形附器，被乳头状毛。瘦果圆柱形，棕褐色，长 4~5mm，具 10 肋，肋间被微毛。冠毛丰富，白色，绢毛状，易脱落。花、果期 8~10 月。

【生境】生于低山路旁、草地或疏林下。

【分布】湖北、湖南、广东、香港、广西、福建、江西、陕西、浙江、江苏、安徽、四川、云南、贵州。日本、越南也有分布。

【采集加工】秋季茎叶枯萎时采挖，除去泥沙及须根，晒干。

【药材性状】本品呈不规则团块状，长 3~7cm，直径 2~5cm，表面灰棕色或棕黄色，有瘤状突起和间断的纵沟纹，并有须根痕。体重，质硬，不易折断，断面不平坦，黄白色至淡棕色，微呈角质样。气微，味微苦。

【性味归经】味甘、微苦，性温。归肝、胃经。

【功能主治】散瘀止血，解毒消肿。治吐血，衄血，尿血，便血，功能性子宫出血，产后瘀血腹痛，大骨节病；外用治跌打损伤，痈疖疮疡，蛇咬伤，外伤出血。

【用法用量】3~9g，水煎服。外用适量鲜品捣烂敷患处。

【注意】孕妇慎用。

【附方】① 治大骨节病：鲜菊叶三七叶 6~12g，水煎服。每 30 日为一个疗程，服一个疗程后，隔 7 日再服一个疗程。也可用 10% 酊剂，每服 20~30ml，每日 3 次。

② 治外伤出血：菊叶三七，晒干，研细粉，外敷伤口。

③ 治骨折：菊叶三七根、陆英根皮、黑牵牛根皮、糯米团根各 250g，鲜品捣烂加白酒炒热，骨折复位后，敷药包扎固定。

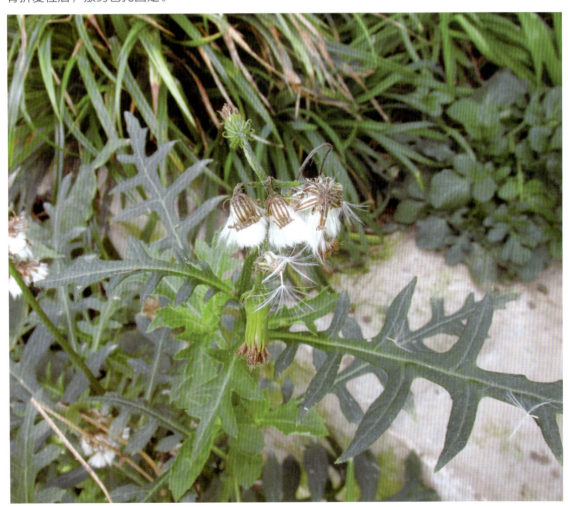

4.133.69 向日葵

HELIANTHI ANNUI RADIX ET CAULIS

【别名】葵花、向阳花、望日葵、转日莲

【基原】来源于菊科 Compositae 向日葵属 Helianthus 向日葵 Helianthus annuus L. 的花序托（花盘）、根、茎髓、叶和种子入药。

【形态特征】一年生草本；茎高1~3m，被白色粗硬毛，常不分枝，稀上部有少数分枝。叶互生，卵状心形或卵圆形，长和宽10~30cm 或更长，顶端急尖或渐尖，边缘有粗锯齿，基部心形或截平；基出脉3条；两面被短糙毛；叶柄长。头状花序极大，直径20~35cm，常单生茎端，下倾；总苞片多层，叶质，卵形至卵状披针形，顶端尾状渐尖，被长硬毛或纤毛；花序托平或稍凸；托片半膜质；舌状花多数，舌片黄色，开展，长圆状卵形或长圆形，不育；管状花多数，花冠棕色或紫色。瘦果倒卵形或卵状长圆形，压扁，有细肋，常被白色短柔毛；冠毛为2枚膜片，早落。花期7~9月；果期8~10月。

【生境】栽培。

【分布】我国南北各地有栽培。原产北美洲。

【采集加工】葵花盘：夏季开花时采摘，鲜用或晒干。根：夏、秋季采挖，洗净，鲜用或晒干。茎髓：秋季采收，鲜用或晒干。叶：夏、秋两季采收，鲜用或晒干。种子：秋季果实成熟后，割取花盘，晒干，打下果实，再晒干。

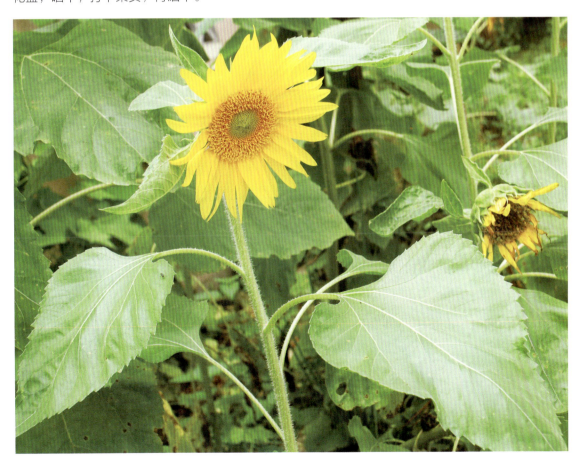

【性味归经】葵花盘：味甘，性寒。根：味甘、淡，性微寒。茎髓：味甘，性平。叶：味苦，性凉。种子：味甘，性平。

【功能主治】葵花盘：养肝补肾，降压，止痛。根、茎髓：清热利尿，止咳平喘。叶：清热解毒。种子：滋阴，止痢，透疹。叶：截疟。葵花盘：治高血压病，头痛目眩，肾虚耳鸣，牙痛，胃痛，腹痛，痛经。根、茎髓：治小便涩痛，尿路结石，乳糜尿，咳嗽痰喘，水肿，白带病。种子：治食欲不振，虚弱头风，血痢，麻疹不透。叶：治疟疾。外用治烫火伤。

【用法用量】葵花盘：内服，煎汤，15~30g。根：内服，煎汤或研末，9~15g，鲜者加倍；外用，适量，捣敷。茎髓：内服，煎汤，9~15g。叶：内服，煎汤，25~30g，鲜者加量；外用，适量，捣敷。种子：内服，15~30g，捣碎或开水炖；外用，适量，捣敷或榨油涂。

【附方】① 治风热夹湿头痛：向日葵盘 24~30g，水煎服，每日 2 次。

② 治高血压病：a. 向日葵盘 60g，玉米须 30g，水煎，加冰糖调服。b. 向日葵叶 30g（鲜品 60g），土牛膝 30g（鲜品 60g），水煎服。

③ 治乳糜尿：鲜向日葵茎髓 2 尺，水芹菜根 60g，水煎服，每日 1 次，连服数日。

④ 治咳嗽痰喘：向日葵茎髓 15g，水煎服。

⑤ 治胃痛：向日葵根 15g，小茴香 9g，水煎服。

⑥ 治小便涩痛：向日葵根 15g，水煎数沸（不宜久煮），内服。

⑦ 治白带病：a. 鲜向日葵茎（去皮切片）15~30g，水煎，加糖服。b. 向日葵茎髓，瓦上焙焦研末，每次服 4.5g，加少量白糖开水冲服，一日 2~3 次。

⑧ 治麻疹不透：葵花子一小酒杯。去壳，捣碎，开水冲服。

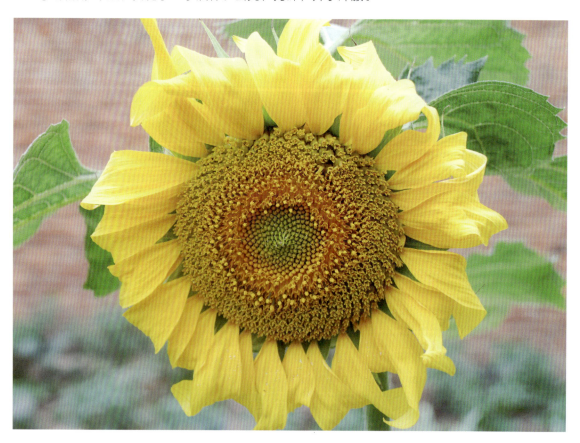

4.133.70　泥胡菜

HEMISTEPTAE LYRATAE HERBA

【别名】剪刀草、石灰菜、绒球、花苦荬菜、苦郎头

【基原】来源于菊科 Compositae 泥胡菜属 Hemistepta 泥胡菜 Hemistepta lyrata（Bunge）Bunge 全草入药。

【形态特征】一年生草本。茎常单生，高 30~100cm，被稀疏蛛丝状毛，上部分枝，稀不分枝。基生叶长椭圆形或倒披针形，花期常萎谢；茎下部和中部叶长椭圆形、倒卵形、匙形、倒披针形或披针形，长 4~15cm 或更长，宽 1.5~5cm 或更宽，大头羽状深裂或几全裂，侧裂片（2）4~6 对，极少 1 对或不分裂，顶端裂片边缘常有三角形锯齿或重锯齿，侧裂片边缘常具稀疏锯齿，下部侧裂片常无锯齿，或叶无锯齿；基生叶及茎下部叶具长柄，上部叶具短柄，叶面无毛或近无毛，背面密被茸毛。头状花序多数，直径 1.5~3.5cm；总苞宽钟形；总苞片多层，外、中层的椭圆形或卵状椭圆形，近顶端处具鸡冠状突起的附片，附片紫红色；管状花花冠细管状，紫色或红色。瘦果小，楔形或斜楔形，有 15 条细纵肋；外层冠毛羽毛状，内层膜片状。花、果期 3~8 月。

【生境】常生于路旁荒地或田野。

【分布】香港、广东、广西、湖南、云南、福建、江西、湖北、江苏。朝鲜、日本、中南半岛余部、澳大利亚也有分布。

【采集加工】春、夏采收，将全草晒干。

【性味归经】味辛，性平。

【功能主治】消肿散结，清热解毒。治乳腺炎，颈淋巴结炎，痈肿疔疮，风疹瘙痒。

【用法用量】9~15g，水煎服。外用适量，鲜草捣烂敷患处或煎水外洗患处。

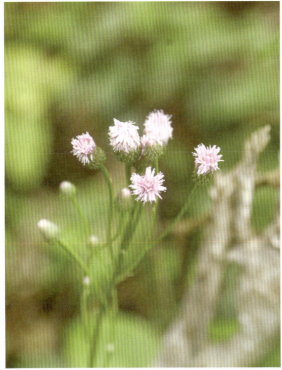
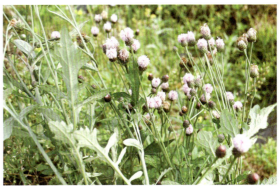
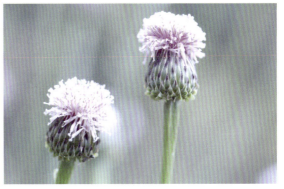

4.133.71 羊耳菊

INULAE CAPPAE HERBA

【别名】牛白胆、山白芷、白面风

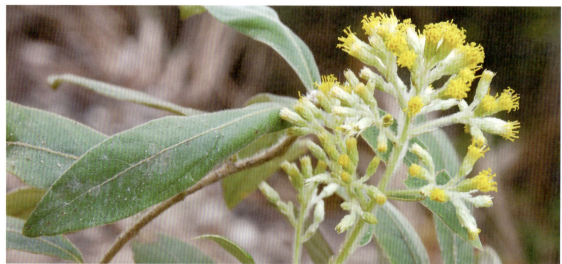

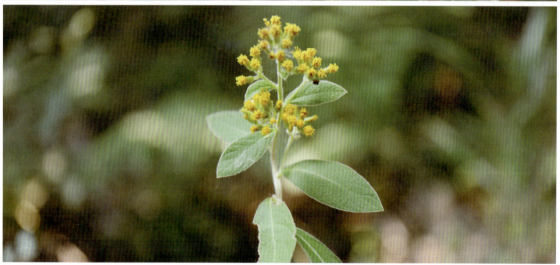

【基原】来源于菊科 Compositae 旋覆花属 Inula 羊耳菊 Inula cappa（Buch.-Ham.）DC. 的全株入药。

【形态特征】亚灌木。根状茎粗壮，多分枝。茎直立，高 70~200cm，粗壮，全部被污白色或浅褐色绢状或棉状密茸毛，上部或从中部起有分枝，全部有多少密生的叶；下部叶在花期脱落后留有被白色或污白色绵毛的腋芽。叶多少开展，长圆形或长圆状披针形；中部叶长 10~16cm，有长约 0.5cm 的柄，上部叶渐小近无柄；全部叶基部圆形或近楔形，顶端钝或急尖，边缘有小尖头状细齿或浅齿，叶面被基部疣状的密糙毛，沿中脉被较密的毛，背面被白色或污白色绢状厚茸毛；中脉和 10~12 对侧脉在下面高起，网脉明显。头状花序倒卵圆形，宽 5~8mm，多数密集于茎和枝端成聚伞圆锥花序；被绢状密茸毛。有线形的苞叶。总苞近钟形，长 5~7mm；总苞片约 5 层，线状披针形，外层较内层短 3~4 倍，顶端稍尖，外面被污白色或带褐色绢状茸毛。小花长

4~5.5mm；边缘的小花舌片短小，有 3~4 裂片，或无舌片而有 4 个退化雄蕊；中央的小花管状，上部有三角卵圆形裂片；冠毛污白色，约与管状花花冠同长，具 20 余个糙毛。瘦果长圆柱形，长约 1.8mm，被白色长绢毛。花期 6~10 月；果期 8~12 月。

【生境】生于荒山草坡及旷野草地。

【分布】四川、云南、贵州、广东、香港、广西、江西、福建、浙江。越南、缅甸、泰国、马来西亚、印度也有分布。

【采集加工】夏、秋季采收，全株晒干。

【药材性状】本品多为圆柱形短段，长 2~5cm，直径 0.3~1.5cm，灰黑色，刮去表皮则显灰褐色。质坚硬，可折断，断面木质部灰黄色，散有黄色油点，髓海绵质。气芳香，味辛、微苦。以根条粗、不带茎枝、气芳香者为佳。

【性味归经】味微苦、辛，性温。归肝、脾、胃经。

【功能主治】散寒解表，祛风消肿，行气止痛。治风寒感冒，咳嗽，神经性头痛，胃痛，风湿腰腿痛，跌打肿痛，月经不调，白带病，血吸虫病，慢性肾炎，疮疖疥癣。

【用法用量】15~30g，水煎服。

【附方】治血吸虫病：羊耳菊（全草）、苍耳草（根、茎）各 30g。水煎，分 2 次服，每日 1 剂。20~30 天为 1 个疗程。

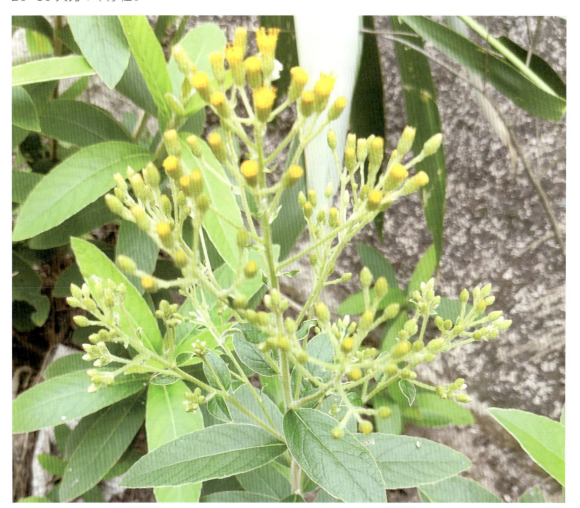

4.133.72 土木香

INULAE RADIX

【别名】青木香

【基原】来源于菊科 Compositae 旋覆花属 *Inula* 土木香 *Inula helenium* L. 的根入药。

【形态特征】多年生草本，根状茎块状，有分枝。茎直立，高 60~150cm，粗壮，径达 1cm；节间长 4~15cm，基部叶和下部叶在花期常生存，基部渐狭成具翅长达 20cm 的柄，连同柄长 30~60cm，宽 10~25cm；叶片椭圆状披针形，边缘有不规则的齿或重齿，顶端尖，上面被基部疣状的糙毛，下面被黄绿色密茸毛；中脉和近 20 对的侧脉在下面稍高起，网脉明显；中部叶卵圆状披针形或长圆形，长 15~35cm，宽 5~18cm，基部心形，半抱茎；上部叶较小，披针形。头状花序少数，径 6~8cm，排列成伞房状花序；花序梗长 6~12cm，为多数苞叶所围裹；总苞 5~6 层，外层草质，宽卵圆形，顶端钝，常反折，被茸毛，宽 6~9mm，内层长圆形，顶端扩大成卵圆三角形，干膜质，背面有疏毛，有缘毛，较外层长达 3 倍，最内层线形，顶端稍扩大或狭尖。舌状花黄色；舌片线形，长 2~3cm，宽 2~2.5mm，顶端有 3~4 个浅裂片；管状花长

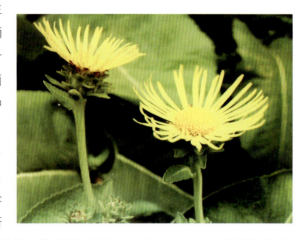

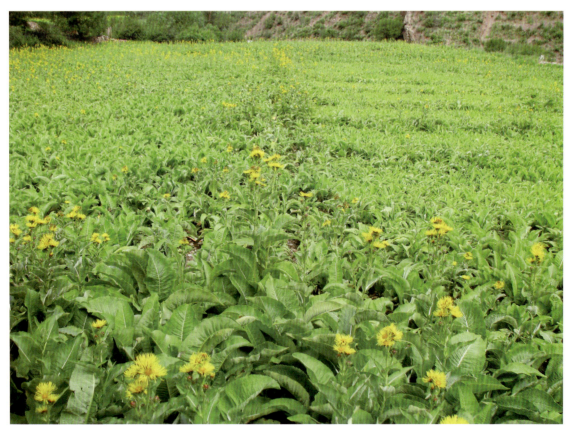

9~10mm，有披针形裂片。冠毛污白色，长 8~10mm，有极多数具细齿的毛。瘦果四或五面形，有棱和细沟，无毛，长 3~4mm。花期 6~9 月。

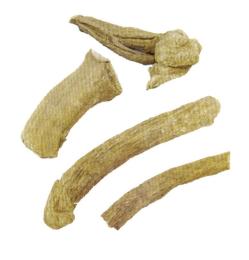

【生境】生于荒山草坡及旷野草地。

【分布】我国仅分布新疆，其他地区为栽培。欧洲（中部、北部、南部）、亚洲（西部、中部）和北美洲有分布。

【采集加工】秋季采挖，除去泥沙，晒干。

【药材性状】本品呈圆锥形，略弯曲，长 5~20cm。表面黄棕色或暗棕色，有纵皱纹及须根痕。根头粗大，顶端有凹陷的茎痕及叶鞘残基，周围有圆柱形支根。质坚硬，不易折断，断面略平坦，黄白色至浅灰黄色，有凹点状油室。气微香，味苦、辛。

【性味归经】味苦、辛，性温。归肝、脾经。

【功能主治】健脾和胃，行气止痛，安胎。治胸胁脘腹胀痛，呕吐泻痢，胸胁挫伤，岔气作痛，胎动不安。

【用法用量】3~9g，入丸、散服或水煎服。

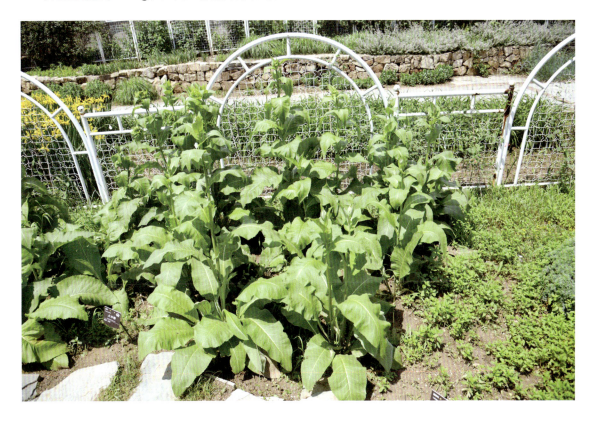

4.133.73 金沸草

INULAE HERBA

【别名】六月菊、鼓子花

【基原】来源于菊科 Compositae 旋覆花属 *Inula* 旋覆花 *Inula japonica* Thunb. 和条叶旋覆花 *Inula linariifolia* Turcz. 的地上部分入药。

【形态特征】A. 旋覆花：多年生草本。茎单生，有时 2~3 个簇生，直立，高 30~70cm，有时基部具不定根，基部直径 3~10mm，有细沟，被长伏毛，或下部有时脱毛，上部有上升或开展的分枝，全部有叶；节间长 2~4cm。基部叶常较小，在花期枯萎；中部叶长圆形、长圆状披针形或披针形，长 4~13cm，宽 1.5~3.5cm，稀 4cm，基部多少狭窄，常有圆形半抱茎的小耳，无柄，顶端稍尖或渐尖，边缘有小尖头状疏齿或全缘，叶面有疏毛或近无毛，背面有疏伏毛和腺点；中脉和侧脉有较密的长毛；上部叶渐狭小，线状披针形。头状花序直径 3~4cm，多数或少数排列成疏散的伞房花序；花序梗细长。总苞半球形，直径 13~17mm，长 7~8mm；总苞片约 6 层，线状披针形，近等长，但最外层常叶质而较长；外层基部革质，上部叶质，背面有伏毛或近无毛，有缘毛；内层除绿色中脉外干膜质，渐尖，有腺点和缘毛。舌状花黄色，较总苞长 2~2.5 倍；舌片线形，长 10~13mm；管状花花冠长约 5mm，有三角披针形裂片；冠毛 1 层，白色有 20 余个微糙毛，与管状花近等长。瘦果长 1~1.2mm，圆柱形，有 10 条沟，顶端截形，被疏短毛。花期 6~10 月；果期 9~11 月。

【生境】生于海拔 150~1400m 的山坡、路旁、湿润草地、河岸和田埂。

【分布】广布于我国北部、中部、南部各地，但海南和云南未发现。蒙古、朝鲜、俄罗斯西伯利亚、日本也有分布。

【形态特征】B. 条叶旋覆花：多年生草本。茎直立，单生或 2~3 个簇生，高 30~80cm。基部叶和下部叶在花期常生存，线状披针形，有时椭圆状披针形，长 5~15cm，宽 0.7~1.5cm，下部渐狭成长柄，边缘常反卷，有不明显的小锯齿，顶端渐尖，质较厚，上面无毛，下面有腺点；中

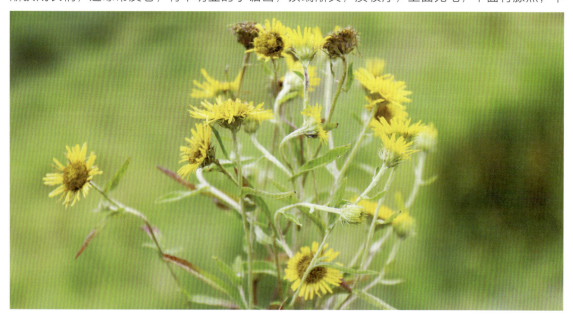

脉在上面稍下陷，网脉有时明显；中部叶渐无柄，上部叶渐狭小，线状披针形至线形。头状花序径 1.5~2.5cm，在枝端单生或 3~5 个排列成伞房状；花序梗短或细长。总苞半球形，长 5~6mm；总苞片约 4 层，多少等长或外层较短，线状披针形，上部叶质，被腺和短柔毛，下部革质，但有时最外层叶状，较总苞稍长；内层较狭，顶端尖，除中脉外干膜质，有缘毛。舌状花较总苞长 2 倍；舌片黄色，长圆状线形，长达 10mm。管状花长 3.5~4mm，有尖三角形裂片。冠毛 1 层，白色，与管状花花冠等长，有多数微糙毛。子房和瘦果圆柱形，有细沟，被短粗毛。花期 7~8 月；果期 8~9 月。

【生境】生于山坡、路旁及河岸等处。

【分布】分布于我国东北、华北、华中南部、华东地区。蒙古、朝鲜、俄罗斯远东地区和日本也有分布。

【采集加工】夏、秋季采收地上部分，晒干。

【药材性状】A. 旋覆花：叶片椭圆状披针形，宽 1~2.5cm，边缘不反卷，头状花序较大，直径 1~2cm，冠毛长约 5mm。

B. 条叶旋覆花：茎呈圆柱形，上部分枝，长 30~70cm，直径 2~5mm；表面绿褐色或棕褐色，疏被短柔毛，有多数细纵纹，质脆，断面黄白色，髓部中空。叶互生，叶片条形或条状披针形，长 5~10cm，顶端渐尖，基部抱茎，全缘，边缘反卷，叶面近无毛，背面被短柔毛。头状花序顶生，直径 5~10mm，冠毛白色，长约 2mm。气微，味微苦。

【性味归经】味微苦、辛、咸，性温。归肺、大肠经。

【功能主治】消痰行水，降气止呕。治外感风寒，咳喘痰黏，呕吐噫气，胸痞胁痛。

【用法用量】5~10g，用纱布包煎或滤去毛，内服。

【注意】阴虚劳嗽，风热咳者禁用。

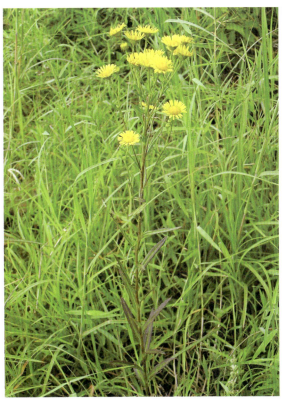

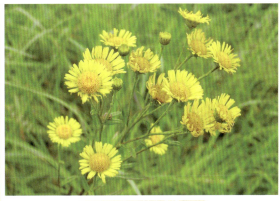

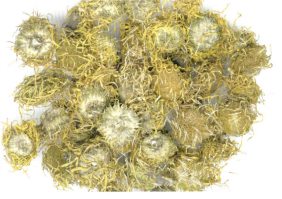

4.133.74 马兰

KALIMERIS INDICAE HERBA

【别名】鱼鳅串、泥鳅串、田边菊、路边菊、鸡儿肠

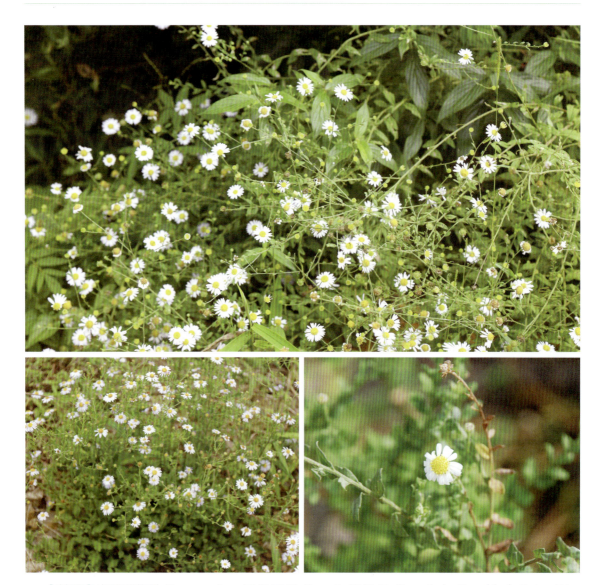

【基原】来源于菊科 Compositae 马兰属 *Kalimeris* 马兰 *Kalimeris indica*（L.）Sch.-Bip. [*Aster indicus* L.] 的全草入药。

【形态特征】根状茎有匍匐枝。茎直立，高 30~70cm。茎部叶倒披针形或倒卵状长圆形，基部渐狭成具翅的长柄，上部叶小，全缘，基部急狭无柄，全部叶稍薄质。头状花序单生于枝顶并排列成疏伞房状。总苞半球形，直径 6~9mm；总苞片 2~3 层，覆瓦状排列，外层倒披针形；内层倒披针状长圆形，上部草质，有疏短毛，边缘膜质，有缘毛。花托圆锥形。舌状花 1 层，15~20 个；舌片浅紫色；管状花密被短毛。瘦果倒卵状长圆形，极扁，褐色，边缘浅色而有厚肋，上部被腺及短柔毛。冠毛长 0.1~0.8mm，弱而易脱落，不等长。花期 5~9 月；果期 8~10 月。

【生境】生于山坡、田边路旁或荒地上。

【分布】四川、云南、贵州、陕西、河南、湖北、湖南、江西、广西、海南、广东、香港、福建、台湾、浙江、安徽、江苏、山东、辽宁。朝鲜、日本、中南半岛余部、印度也有分布。

【采集加工】夏、秋季采收，将全草切段晒干备用。

【性味归经】味苦、辛，性寒。

【功能主治】清热解毒，散瘀止血，消积。治感冒发热，咳嗽，急性咽炎，扁桃体炎，流行性腮腺炎，传染性肝炎，胃、十二指肠溃疡，小儿疳积，肠炎，痢疾，吐血，衄血，崩漏，月经不调；外用治疮疖肿毒，乳腺炎，外伤出血。

【用法用量】15~30g，水煎服。外用适量鲜品捣烂敷患处。

【附方】① 预防流行性感冒：马兰9g，紫金牛12g，大青木根、栀子根、金银藤各15g，水煎服，每日1~2次。上药为成人1日量，大多数人服用，可按人数加量煎服。于流行期间连服3~5日。

② 治流行性腮腺炎：马兰根60g（鲜品90g），水煎，分3次服，每日1剂。另取鲜马兰叶捣烂敷患处。

③ 治急性传染性肝炎：马兰、连钱草、白茅根、茵陈各500g，研末，炼蜜为丸，每丸重5g。每服5丸，每日3次，儿童酌减。

④ 治外伤出血：鲜马兰适量，捣烂敷局部。

⑤ 治急性淋巴管炎、淋巴结结核：马兰、爵床各30g，豨莶草、南蛇藤各15g，水煎服。

⑥ 治胃、十二指肠溃疡：鲜马兰30g，石菖蒲6g，野鸦椿15g，水煎服。

⑦ 治大便出血：马兰、荔枝草各30g，水煎服。

⑧ 治紫癜：马兰、地锦草各15g，水煎服。

⑨ 治急性支气管炎：鲜马兰根60g，豆腐1~2块，放盐煮食。

⑩ 治传染性肝炎：鲜马兰50g，酢浆草、地耳草、兖州卷柏各鲜草15~30g，水煎服。

⑪ 治小便淋痛：鲜马兰30~60g，金丝草30g，土丁桂、胖大海各15g，水煎服。

⑫ 治咽喉肿痛：马兰根、水芹菜根各30g，加白糖少许，捣烂取汁服。

⑬ 治感冒：马兰30g，青蒿6g，山芝麻9g，水煎服。

⑭ 治口腔炎：马兰、海金沙各30g，水煎服。

⑮ 治急性结膜炎：鲜马兰嫩叶60g，捣烂，拌茶油少许服。

⑯ 治急性睾丸炎：鲜马兰根60g，荔枝草10株，水煎服。

⑰ 治乳痈：马兰根30g，加适量甜酒，水煎服。另鲜马兰、天胡荽、蛇含草等量，捣烂敷患处。

⑱ 治疔疮：鲜马兰，加适量盐捣烂敷患处。

4.133.75　六棱菊

LAGGERAE ALATAE HERBA

【别名】百草王、三棱菊、六耳铃、四棱锋、六达草、鸡着裤

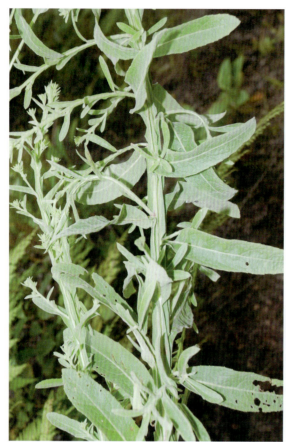
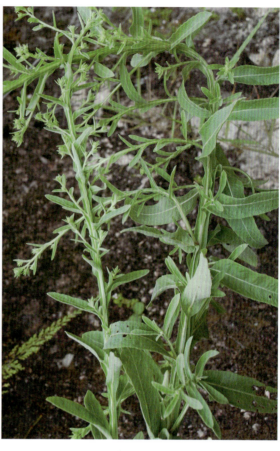

【基原】来源于菊科 Compositae 六棱菊属 *Laggera* 六棱菊 *Laggera alata*（D.Don）Sch.-Bip. 的全草入药。

【形态特征】多年生草本。茎粗壮，高约 1m，上部多分枝，有沟纹，密被淡黄色腺状柔毛。叶长圆形或匙状长圆形，长 8~18cm，宽 2~7.5cm，顶端钝，边缘有疏锯齿，基部渐狭，下延在茎、枝上成翅，翅全缘，无柄，两面密被腺毛，中脉粗壮，两面凸起；侧脉 8~10 对，网脉明显；茎上部叶小，狭长圆形或线形，顶端急尖或钝，边缘有疏生的细锯齿或无齿。头状花序多数，直径约 1cm，下垂，密被腺状短柔毛，在茎、枝端排成大型总状花序式的聚伞状花序；总苞近钟形，总苞片约 6 层，外层的叶质，长圆形或卵状长圆形，顶端短尖或渐尖，背面密被疣状腺体和杂以腺状短柔毛，内层的干膜质，线形，背面疏被腺点和短柔毛，雌花多层，花冠细管状，檐部 3~4 小裂齿；管状花多数，花冠淡紫色，檐部 5 浅裂齿，疏被乳头状腺点或短柔毛，子房不育。瘦果圆柱形，有 10 条纵棱，疏被白色柔毛；冠毛白色，易脱落。花期 10 月至翌年 2 月。

【生境】生于山野路旁、山坡、田埂。

【分布】我国东部、南部和西南部各地。

【采集加工】夏、秋采收，将全草切段晒干备用。

【性味归经】味苦、辛，性微温。

【功能主治】祛风利湿，活血解毒。治风湿性关节炎，闭经，肾炎水肿；外用治痈疖肿毒，跌打损伤，烧、烫伤，毒蛇咬伤，皮肤湿疹。

【用法用量】15~30g，水煎服。外用适量鲜品捣烂敷或煎水洗患处。

【附方】① 治风寒咳嗽：六棱菊干花序15g，蜜炒，水煎服。

② 治眩晕：六棱菊、石仙桃各30g，苍耳根15g，水煎服。

③ 治虚劳吐血：鲜六棱菊1把，捣汁1杯，冲红酒1杯服。

④ 治腹痛吐泻：六棱菊9g，观音茶4.5g，生姜3片，水煎服。

⑤ 治关节肿痛：六棱菊30g，山芝麻根15g，水煎服。

⑥ 治多发性脓肿：六棱菊30g，山芝麻、狭叶韩信草各30g，用黄酒炖服。

⑦ 治皮肤湿疹、疮疖：六棱菊、路边菊、大力王、银花藤各30g，水煎，分2次服。其渣可加水煎洗患处。

⑧ 治乳房纤维瘤：六棱菊、半枝莲、野菊花各30g，水煎服。3剂好转后，加腺纹香茶菜、瓜子金各15g，水煎服。

⑨ 治跌打损伤：六棱菊30g，酒250ml，水炖服。

⑩ 治妇女闭经：鲜六棱菊30g，加老酒适量，水炖服。

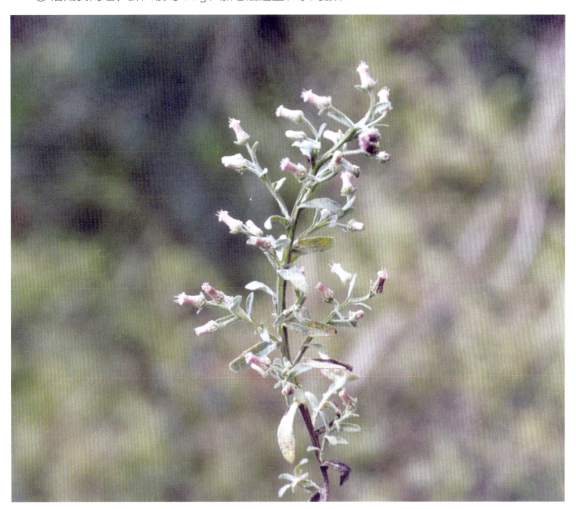

4.133.76 臭灵丹草

LAGGERAE HERBA

【别名】臭灵丹

【基原】来源于菊科 Compositae 六棱菊属 *Laggera* 翼齿六棱菊 *Laggera pterodonta*（DC.）Benth. 的根或全草入药。

【形态特征】多年生草本，高 0.3~1.5m。茎单一，直立，基部粗 5~8mm，上部具多数分枝，茎和枝具纵棱，疏被短柔毛和腺毛，稀无毛，具翅，边缘有不规则、粗或细、长或短的齿缺。叶互生，叶片椭圆形、狭椭圆形或倒卵状椭圆形，长 7~15（25）cm，宽 2~7（12）cm，顶端急尖或钝，具长尖头，基部长渐狭并沿茎下延成茎翅，边缘具不规则的尖齿或钝齿，两面被短柔毛和腺毛，中脉粗壮，侧脉 7~12 对，网脉明显，上部叶和分枝上的叶较小，狭椭圆形至披针形，边缘具疏齿至全缘。头状花序径 1~1.5cm，花期下垂，多数于茎、枝顶排列成总状或近伞房状的大型圆锥状花序；花序梗长 1~3cm，密被短柔毛和短腺毛；总苞宽钟形，径 0.8~1.3cm；总苞片 5~7 层，外层草质，绿色，披针形，长 3~5mm，宽约 1mm，顶端急尖，花期向外弯曲，背面密被短腺毛，内层干膜质，线形，长 7~9mm，顶端渐尖，背面疏被短腺毛至近无毛，顶端和上部边缘带紫红色，最内层极窄；花序托平，径 4~6mm。雌花花冠毛管状，白色，长 6~7mm，顶端 3~5 小齿；两性花 15~20 朵，花冠细管状，白色，长 6~7mm，冠檐短，顶端 5 裂，裂片带紫红色，外面被微毛，冠管细长，基部绿白色。瘦果长圆形，长约 1mm，具 10 棱，被白色微毛；冠毛白色，长 5~6mm。花果期几全年。

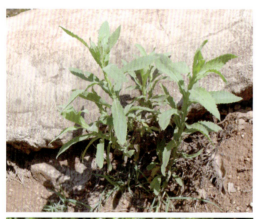

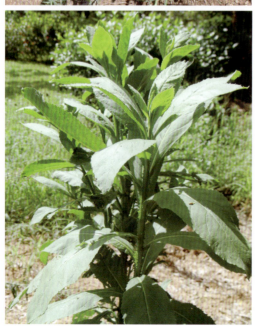

【生境】生于海拔 250~2400m 的山坡草地、荒地、村边、路旁或田头地角。

【分布】云南、湖北、广西、四川、贵州、西藏。印度、中南半岛余部及非洲也有分布。

【采集加工】夏、秋采收，根、全草洗净，鲜用或晒干。

【药材性状】本品长 50~150cm，全体密被淡黄色腺毛和柔毛。茎圆柱形，具 4~6 纵翅，翅缘锯齿状，易折断。叶互生，有短柄，叶片椭圆形，暗绿色，顶端短尖或渐尖，基部楔形，下延成翅，边缘有锯齿。头状花序着生于枝顶。气特异，味苦。

【性味归经】味苦、辛，性寒；有毒。归肺经。

【功能主治】清热解毒，止咳化痰。治风热感冒导致的咽喉肿痛，肺热咳嗽。

【用法用量】9~15g，水煎服。

4.133.77 稻槎菜

LAPSANAE APOGONOIDIS HERBA

【别名】鹅里腌、回荠

【基原】来源于菊科 Compositae 稻槎菜属 *Lapsana* 稻槎菜 *Lapsana apogonoides* Maxim. 的全草入药。

【形态特征】一年生矮小草本。高 7~20cm。茎细，自基部发出多数或少数的簇生分枝及莲座状叶丛；全部茎枝柔软，被细柔毛或无毛。基生叶椭圆形、长椭圆状匙形或长匙形，长 3~7cm，宽 1~2.5cm，大头羽状全裂或几全裂，有长 1~4cm 的叶柄，顶裂片卵形、菱形或椭圆形，边缘有极稀疏的小尖头，或长椭圆形而边缘大锯齿，齿顶有小尖头，侧裂片 2~3 对，椭圆形，边缘全缘或有极稀疏针刺状小尖头；茎生叶少数，与基生叶同形并等样分裂，向上茎叶渐小，不裂。全部叶质地柔软，两面同色，绿色，或下面色淡，淡绿色，几无毛。头状花序小，果期下垂或歪斜，少数，在茎枝顶端排列成疏松的伞房状圆锥花序，花序梗纤细，总苞椭圆形或长圆形，长约 5mm；总苞片 2 层，外层卵状披针形，长达 1mm，宽 0.5mm，内层椭圆状披针形，长 5mm，宽 1~1.2mm，顶端喙状；全部总苞片草质，外面无毛。舌状小花黄色，两性。瘦果淡黄色，稍压扁，长椭圆形或长椭圆状倒披针形，长 4.5mm，宽 1mm，有 12 条粗细不等细纵肋，肋上有微粗毛，顶端两侧各有 1 枚下垂的长钩刺，无冠毛。花、果期 1~6 月。

【生境】生于海拔 900m 的田野、荒地、路边、沟边。

【分布】陕西、江苏、安徽、浙江、福建、江西、湖南、广东、广西、云南。日本、朝鲜也有分布。

【采集加工】夏、秋季采收，将全草晒干。

【性味归经】味苦，性平。

【功能主治】解毒消痈，透疹清热。治咽喉肿痛，疮疡肿毒，蛇伤，麻疹不畅。

【用法用量】15~30g，水煎服。外用鲜品捣烂敷患处。

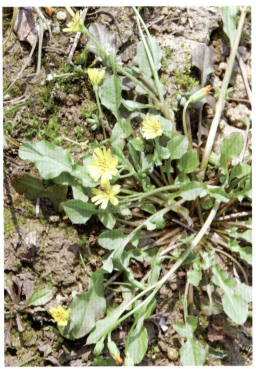
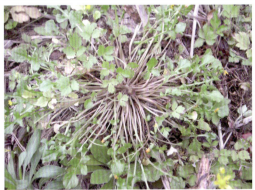
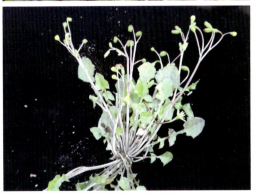

4.133.78　黄瓜菜

PARAIXERIS DENTICULATAE HERBA

【别名】秋苦荬菜

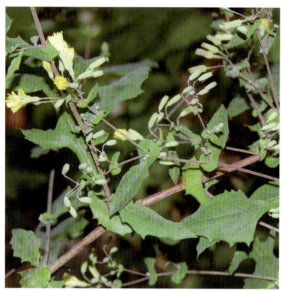
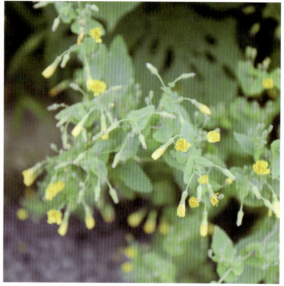

【基原】来源于菊科 Compositae 假还阳参属 *Crepidiastrum* 黄瓜菜 *Crepidiastrum denticulata*（Houtt.）Nakai [*Ixeris denticulate*（Houtt.）Stebb.] 的全草入药。

【形态特征】一年生或二年生草本，高 30~120cm。基生叶及下部茎叶花期枯萎脱落；中下部茎叶卵形、琴状卵形、椭圆形、长椭圆形或披针形，不分裂，长 3~10cm，宽 1~5cm，顶端急尖或钝，有宽翼柄，基部圆形，耳部圆耳状扩大抱茎，或无柄，向基部稍收窄而基部突然扩大圆耳状抱茎，或向基部渐窄成长或短的不明显叶柄，基部稍扩大，耳状抱茎，边缘大锯齿或重锯齿或全缘；上部及最上部茎叶与中下部茎叶同形，但渐小，边缘大锯齿或重锯齿或全缘，无柄，向基部渐宽，基部耳状扩大抱茎，全部叶两面无毛。头状花序多数，在茎枝顶端排成伞房花序或伞房圆锥状花序，含 15 枚舌状小花。总苞圆柱状，长 7~9mm；总苞片 2 层，外层极小，卵形，长宽不足 0.5mm，顶端急尖，内层长，披针形或长椭圆形，长 7~9mm，宽 1~1.4mm，顶端钝，有时在外面顶端之下有角状突起，背面沿中脉海绵状加厚，全部总苞片外面无毛。舌状小花黄色。瘦果长椭圆形，压扁，黑色或黑褐色，长 2.1mm，有 10~11 条高起的钝肋，上部沿脉有小刺毛，向上渐尖成粗喙，喙长 0.4mm。冠毛白色，糙毛状，长 3.5mm。花、果期 5~11 月。

【生境】生于海拔 500~1200m 的山地、路旁。

【分布】广东、香港、广西、湖南、福建、江西、云南、四川、贵州、辽宁、陕西、浙江、安徽、河北、山东。

【采集加工】夏、秋季采收，将全草晒干。

【性味归经】味苦、微酸、涩，性凉。

【功能主治】清热解毒，散瘀止痛，止血，止带。治宫颈糜烂，白带过多，子宫出血，下腿淋巴管炎，跌打损伤，无名肿毒，乳痈疖肿，烧、烫伤，阴道滴虫病。

【用法用量】9~15g，鲜用30g，水煎服。外用鲜草捣烂敷患处（疖肿），干品研末油调外搽（烧、烫伤）或煎水熏洗（阴道滴虫）。

【附方】① 治湿热带下：苦荬菜9~15g（鲜用30g），水煎服。

② 治跌打损伤：鲜苦荬菜根30g，水煎，加酒冲服，药渣捣烂敷患处。

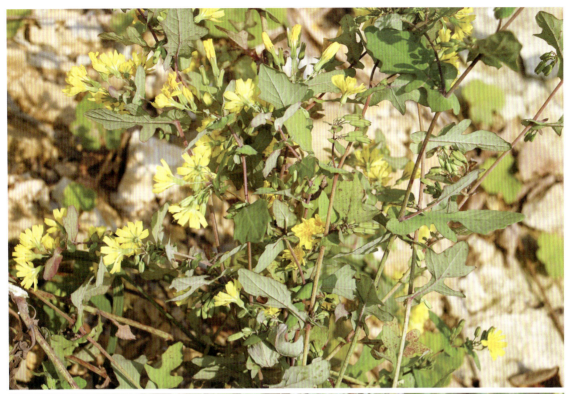

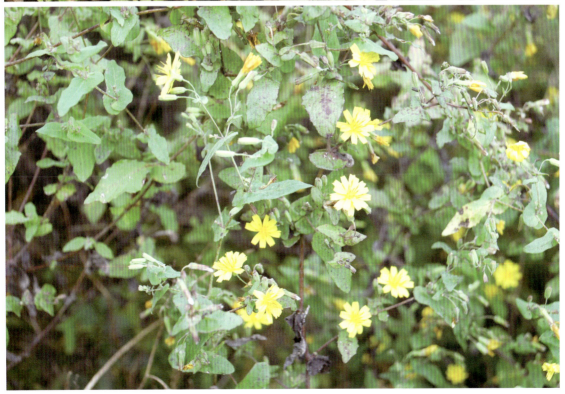

4.133.79 蜂斗菜

PETASITEI JAPONICAE RADIX ET CAULIS

【别名】蜂斗叶

【基原】来源于菊科 Compositae 蜂斗菜属 Petasites 蜂斗菜 Petasites japonicus（Sieb. & Zucc.）Maxim. 的根状茎入药。

【形态特征】多年生草本。根状茎平卧，有地下匍枝，颈部有多数纤维状根，雌雄异株。雄株花茎在花后高 10~30cm，不分枝，被密或疏褐色短柔毛，基部径达 7~10mm。基生叶具长柄，叶片肾状圆形，长、宽 15~30cm，基部深心形，上面被卷柔毛，下面被蛛丝状毛。雄株花茎在花后高 10~30cm，被褐色短柔毛。头状花序多数，在上端密集成密伞房状；总苞筒状，长约 6mm，宽 7~8mm；总苞片 2 层近等长，狭长圆形，顶端圆钝，无毛；小花管状，两性，不结实；花冠白色，长 7~7.5mm。雌性花葶高 15~20cm，有密苞片，在花后常伸长，高近 70cm；密伞房状花序，花后排成总状，稀下部有分枝；头状花序具异形小花；雌花多数，花冠丝状，长约 6.5mm；花柱明显伸出花冠，顶端头状，二浅裂，被乳头状毛。瘦果圆柱形，长约 3.5mm，无毛；冠毛白色，长约 12mm。花期 4~5 月；果期 6~7 月。

【生境】生于溪流边、草地或灌丛中，常有栽培。

【分布】江西、安徽、江苏、山东、福建、湖北、重庆、四川和陕西。朝鲜、日本及俄罗斯也有分布。

【采集加工】夏、秋季采挖，洗净，鲜用或晒干。

【性味归经】味苦、辛，性凉。

【功能主治】清热解毒，散瘀消肿。治咽喉肿痛，痈肿疔毒，毒蛇咬伤，跌打损伤。

【用法用量】9~15g，水煎服。外用适量鲜品捣烂敷或水煎含漱。

【附方】① 治扁桃体炎：蜂斗菜 15g，水煎，频频含漱。

② 治跌打损伤：鲜蜂斗菜根茎 15~25g，捣烂取汁服或水煎服，渣外敷伤处。

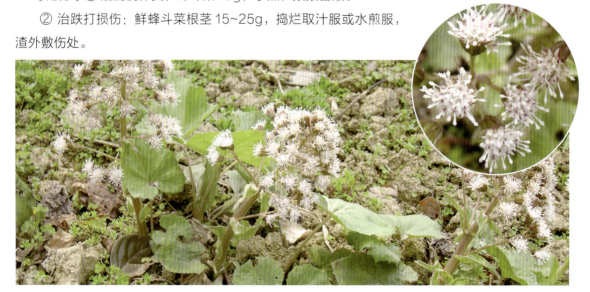

4.133.80 翅果菊

PTEROCYPSELAE INDICAE HERBA

【别名】山莴苣、苦莴苣、山马草、野莴苣

【基原】来源于菊科 Compositae 翅果菊属 *Pterocypsela* 翅果菊 *Pterocypsela indica*（L.）Shih [*Lactuca indica* L.] 的全草入药。

【形态特征】一年生或二年生草本。根垂直直伸，生多数须根。茎直立，单生，高 0.4~2m，基部直径 3~10mm，上部圆锥状或总状圆锥状分枝，全部茎枝无毛。全部茎叶线形，中部茎叶长达 21cm 或过之，宽 0.5~1cm，边缘大部全缘或仅基部或中部以下两侧边缘有小尖头或稀疏细锯齿或尖齿，或全部茎叶线状长椭圆形、长椭圆形或倒披针状长椭圆形，中下部茎叶长 13~22cm，

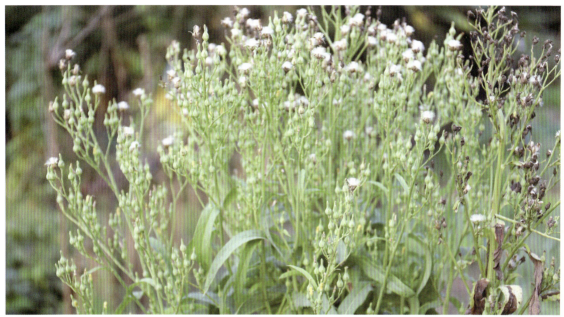

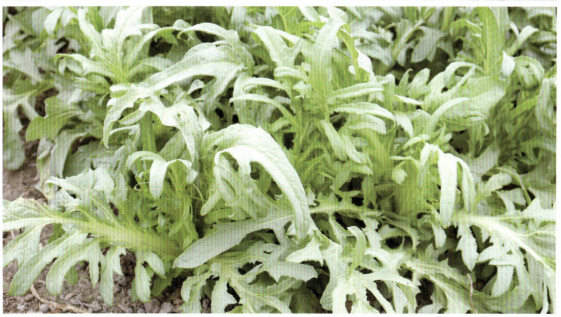

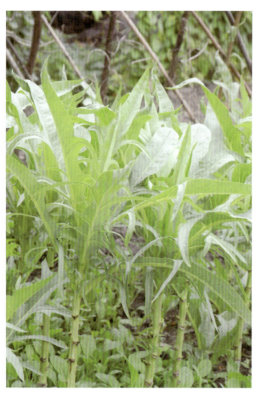

宽 1.5~3cm，边缘有稀疏的尖齿或几全缘或全部茎叶椭圆形，中下部茎叶长 15~20cm，宽 6~8cm，边缘有三角形锯齿或偏斜卵状大齿；全部茎叶顶端长渐急尖或渐尖，基部楔形渐狭，无柄，两面无毛。头状花序果期卵球形，多数沿茎枝顶端排成圆锥花序或总状圆锥花序。总苞长 1.5cm，宽 9mm，总苞片 4 层，外层卵形或长卵形，长 3~3.5mm，宽 1.5~2mm，顶端急尖或钝，中内层长披针或线状披针形，长 1cm 或过之，宽 1~2mm，顶端钝或圆形，全部苞片边缘染紫红色。舌状小花 25 枚，黄色。瘦果椭圆形，长 3~5mm，宽 1.5~2mm，黑色，压扁，边缘有宽翅，顶端急尖或渐尖成 0.5~1.5mm 细或稍粗的喙，每面有 1 条细纵脉纹。冠毛 2 层，白色，几单毛状，长 8mm。花、果期 4~11 月。

【生境】生于田间、路旁、灌丛或滨海处。

【分布】广西、海南、广东、湖南、福建、江西、湖北、贵州、山西、新疆、台湾。菲律宾也有分布。

【采集加工】夏、秋季采收，将全草晒干。

【性味归经】味苦，性寒。

【功能主治】清热解毒，活血祛瘀。治阑尾炎，扁桃体炎，宫颈炎，产后瘀血肿痛，崩漏，痔疮下血，疮疖肿毒。

【用法用量】9~15g，水煎服。外用适量鲜品捣烂敷患处。

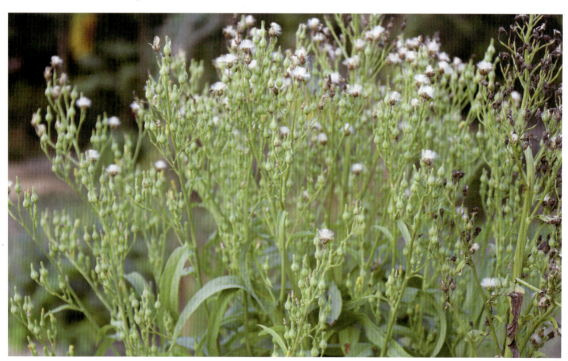

4.133.81 翅茎风毛菊

SAUSSUREAE CAULOPTERAE HERBA

【基原】来源于菊科 Compositae 风毛菊属 Saussurea 翅茎风毛菊 Saussurea cauloptera Hand.-Mazz. 的全草入药。

【形态特征】多年生草本。高 50~60cm。茎直立，单生，不分枝，有细条纹，无毛，具狭翼。基生叶花期凋落；中部茎叶有翼柄，柄翼全缘，叶片薄纸质，卵形至长圆形，长 7~11cm，宽 3.5~6cm，顶端急尖，基部楔形渐狭或截形，边缘有尖头状小锯齿，上面绿色，干后棕色，稍粗

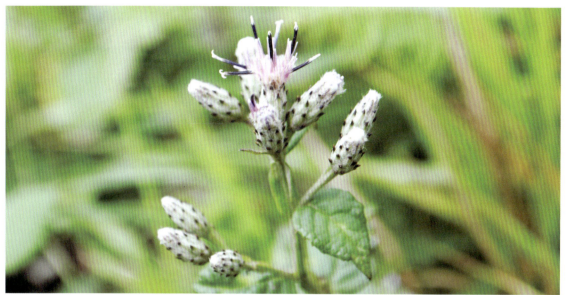

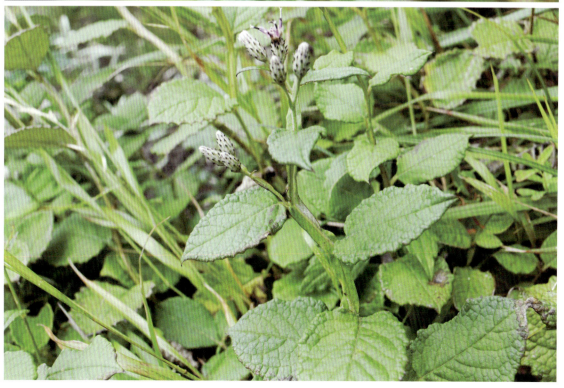

糙,下面灰白色,被稠密的灰白色茸毛。头状花序4~10个,在茎端密集排列成伞房状,小花梗短或几无小花梗。总苞卵球状,花后狭钟状,直径约6mm,干后棕色或淡棕色;总苞片4~5层,革质,被棕色柔毛和蛛丝状毛,外层卵形,顶端有黑色小尖头,向内层渐长,长圆形至披针形。小花红色,长9~10mm。瘦果长3mm,无毛,顶端无小冠。冠毛2层,浅褐色,外层短,糙毛状,内层长,羽毛状。花、果期9~10月。

【生境】生于海拔1700~2950m的山坡疏林下。

【分布】陕西和重庆。

【采集加工】夏、秋季采集全草,洗净,切段,晒干。

【性味归经】味甘、微苦,性温。

【功能主治】祛风湿,通经络,健脾消疳。治风湿痹痛,白带过多,腹泻,痢疾,小儿疳积,胃寒疼痛。

【用法用量】9~15g,水煎服。外用适量鲜品捣烂敷患处。

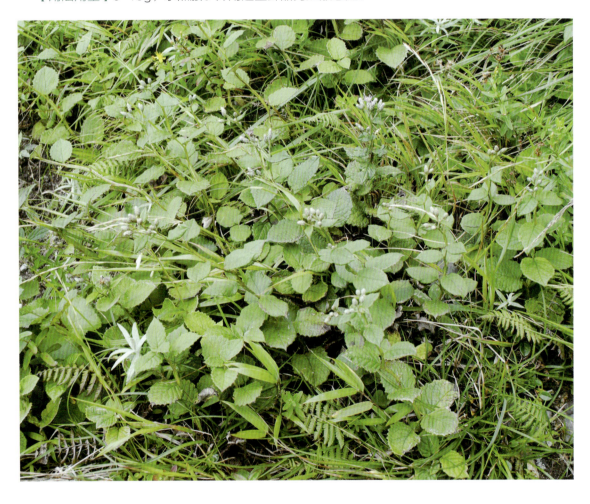

4.133.82 木香

SAUSSUREAE COSTAE RADIX

【别名】广木香

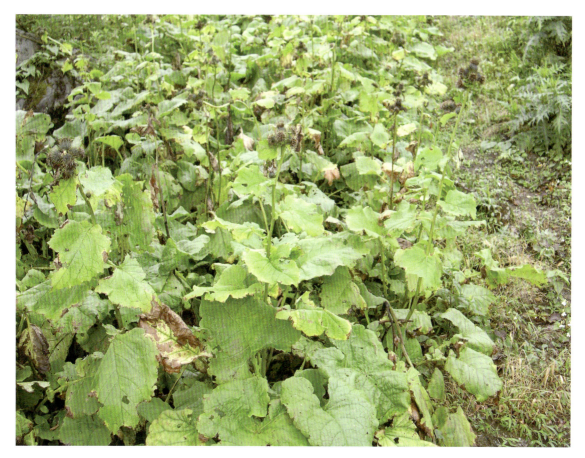

【基原】来源于菊科 Compositae 风毛菊属 *Saussurea* 云木香 *Saussurea costus*（Falc.）Lipech. 的根入药。

【形态特征】多年生高大草本。高 1.5~2m。主根粗壮，直径 5cm。茎直立，有棱，基部直径 2cm，上部有稀疏的短柔毛。基生叶有长翼柄，叶片心形或戟状三角形，长 15~24cm，宽 18~26cm。下部与中部茎叶卵形或三角状卵形，长 30~50cm，宽 10~30cm；上部叶渐小，三角形或卵形。头状花序单生茎端或枝端。总苞直径 3~4cm，半球形，黑色，初时被蛛丝状毛，后变无毛；总苞片 7 层，外层长三角形，长 8mm，宽 1.5~2mm，中层披针形或椭圆形，长 1.4~1.6cm，宽约 3mm，内层线状长椭圆形，长约 2cm，宽约 3mm。小花暗紫色，长约 1.5cm，细管部长约 7mm，檐部长约 8mm。瘦果浅褐色，三棱状，长约 8mm，有黑色色斑，顶端截形，有具锯齿的小冠。冠毛 1 层，

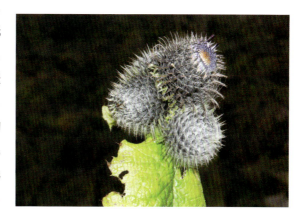

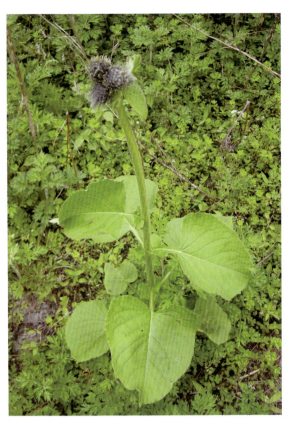

浅褐色，羽毛状，长约1.3cm。花期7~9月；果期9~10月。

【生境】生于海拔1500m以上的林缘坡地。

【分布】四川、云南、重庆、广西、贵州等地有栽培。原产克什米尔。

【采集加工】秋季至第二年春初采挖，除去茎叶、泥土，切成短段，粗大者纵剖2~4块，晒干。

【药材性状】本品呈圆锥形、圆柱形或半圆柱形，长5~15cm，直径1.2~2.5cm，外表面黄棕色至灰褐色，有明显的网状皱纹、纵沟纹及侧根痕。质坚硬，不易折断，断面平坦，灰黄色至暗褐色，皮部薄，灰黄色或浅棕黄色，形成层环状，木质部阔大，散生褐色油点，有车轮状射线。气香特异，味微苦。以质坚实、油性足、香气浓者为佳。

【性味归经】味辛，性温。归脾、胃、大肠、三焦、胆经。

【功能主治】行气止痛，健脾消食。治胸脘胀痛，泻痢后重，食积不消，不思饮食。

【用法用量】4~8g，水煎服。

【附方】① 治内热腹痛：木香、乳香、没药各1.5g。水煎服。

② 治一切气，攻刺腹胁胀满，大便不利：木香90g，枳壳60g，川大黄120g，牵牛子120g，诃黎勒皮90g。上药，捣罗为末，炼蜜和捣，丸如梧桐子大。每服，食前以生姜汤下三十丸。

③ 治一切沉积水气，两胁刺痛，中满不能食，头目眩者，可用茶调散，次服本方：木香、槟榔、青皮、陈皮、莪术（广茂）、黄连各30g，黄柏、大黄各90g，香附子、牵牛各120g。上为细末，水丸如小豆大。每服三十丸，食后，生姜汤送下。

④ 治肠胃虚弱，冷热不调，泄泻烦渴，米谷不化，腹胀肠鸣，胸膈痞闷，胁肋胀满；或下痢脓血，里急后重，夜起频并，不思饮食；或小便不利，肢体怠惰，渐即瘦弱：黄连600g，木香122g。上为细末，醋糊为丸，如梧桐子大，每服二十丸，浓煎米饮下，空腹日三服。

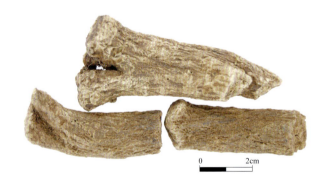

4.133.83 三角叶风毛菊

SAUSSUREAE DELTOIDEAE RADIX

【别名】白牛蒡、翻白叶

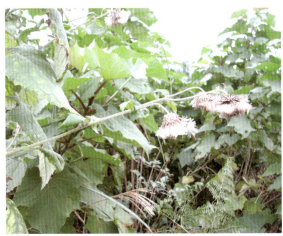 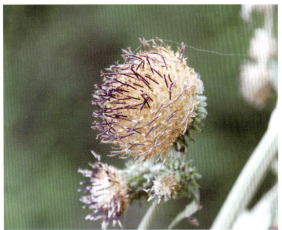

【基原】来源于菊科 Compositae 风毛菊属 *Saussurea* 三角叶风毛菊 *Saussurea deltoidea* (DC.) Sch.-Bip. 的根入药。

【形态特征】二年生草本。高 0.4~2m。茎直立，被稠密的锈色毛，有棱。中下部叶有柄，柄长 3~6cm，被锈色毛，叶片大头羽状全裂，顶裂片三角形或三角状戟形，长达 20cm，宽达 15cm；侧裂片 1~2 对，长椭圆形或三角形，羽轴有狭翼；上部茎叶小，不分裂。头状花序单生茎端或组成圆锥花序。总苞半球形或宽钟状，直径 3~4cm，被稀疏蛛丝状毛；总苞片 5~7 层，外层卵状披针形，中层长披针形，内层线状披针形。小花淡紫红色或白色，长 8~11.5mm，细管部长约 6mm，檐部长约 5.5mm，外面有淡黄色的小腺点。瘦果倒圆锥状，长约 5mm，黑色，有横皱纹，顶端截形，有具锯齿的小冠。冠毛 1 层，白色，羽毛状，长 0.9~1.2cm。花果期 5~11 月。

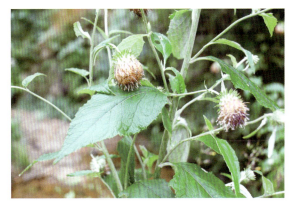

【生境】生于海拔 800~3400m 的山坡、草地、林下、灌丛、荒地、牧场、杂木林中及河谷林缘。

【分布】陕西、浙江、福建、江西、广东、广西、湖北、湖南、四川、重庆、云南、贵州、西藏。缅甸、泰国、老挝及尼泊尔也有分布。

【采集加工】夏、秋季采挖，洗净，晒干。

【性味归经】味甘、微苦，性温。归肝、脾、肾经。

【功能主治】祛风湿，通经络，健脾消疳。治产后乳少，白带过多，消化不良，腹胀，小儿疳积，骨折，风湿骨痛。

【用法用量】10~15g，水煎服。

4.133.84 黑毛雪兔子

SAUSSUREAE HYPSIPETAE HERBA

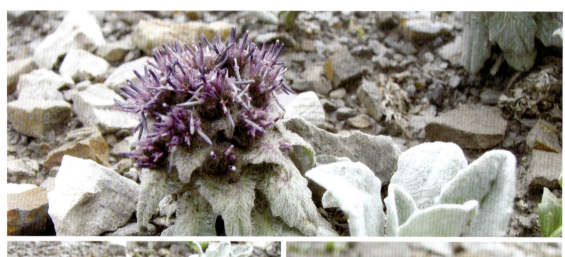

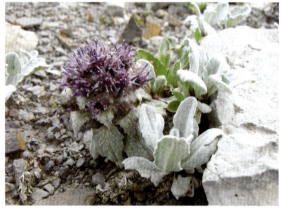
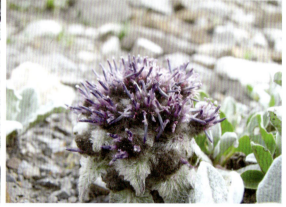

【基原】来源于菊科 Compositae 风毛菊属 *Saussurea* 黑毛雪兔子 *Saussurea hypsipeta* Diels 的全草入药。

【形态特征】多年生草本。高 5~13cm。根状茎被稠密的黑色叶柄残迹，有数个莲座状叶丛。茎被淡褐色茸毛。莲座状叶丛的叶及下部茎叶狭倒披针形或狭匙形，长 3~6cm，宽达 1cm，羽状浅裂，基部渐狭成柄，叶两面被稠密黑色茸毛。头状花序密集于膨大茎端成半球形，总花序直径达 4cm。总苞片 3 层，外面被长绵毛，外层线形，长约 7mm，宽约 1mm，中层长披针形，长约 8mm，宽约 1.5mm，内层椭圆形，长 7~8mm，宽 1~2mm；总苞片外面紫色。小花紫红色，长约 9mm，管部长约 4mm，檐部长约 5mm。瘦果长 3mm。冠毛黑色，长 1.5mm。花、果期 7~9 月。

【生境】生于海拔 4700~5400m 的高山流石滩。

【分布】四川、青海、西藏和云南。

【采集加工】夏季采挖全草，除去枯叶和杂质，晒干。

【性味归经】味苦，性凉。

【功能主治】清热解毒，祛湿通络，强心。治月经不调、炭疽病、中风、风湿性关节炎、胞衣不下、高原反应等。

【用法用量】15~25g，水煎服。

4.133.85　天山雪莲花

SAUSSUREAE INVOLUCRATAE HERBA

【别名】雪莲花

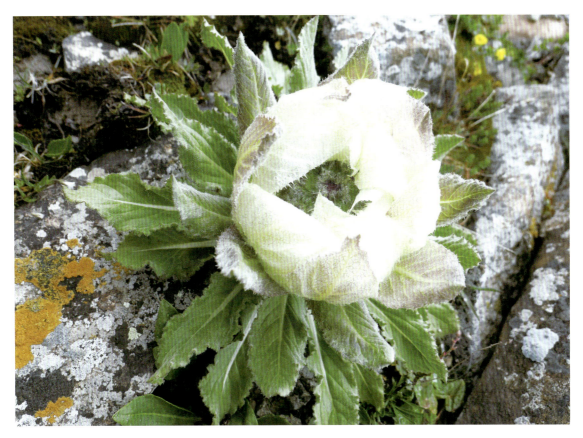

【基原】来源于菊科 Compositae 风毛菊属 Saussurea 天山雪莲花 Saussurea involucrata (Kar. et Kir.) Sch.-Bip. 的地上部分入药。

【形态特征】多年生草本，高可达 35cm。根状茎粗，颈部被多数褐色的叶残迹。茎粗壮，基部直径 2~3cm，无毛。叶集生，叶无柄，叶片椭圆形或卵状椭圆形，长达 14cm，宽 2~3.5cm，顶端钝或急尖，基部下延，边缘有尖齿，两面无毛；最上部叶苞叶状，膜质，淡黄色，宽卵形，长 5.5~7cm，宽 2~7cm，包围总花序，边缘有尖齿。头状花序 10~20 个，在茎顶密集成球形的总花序，无小花梗或有短小花梗；总苞半球形，直径 1cm；总苞片 3~4 层，边缘或全部紫褐色，顶端急尖，外层被稀疏的长柔毛，外层长圆形，长 1.1cm，宽 5mm，中层及内层披针形，长 1.5~1.8cm，宽 2mm；小花紫色，长 1.6cm，管部长 7mm，檐部长 9mm。瘦果长圆形，长 3mm；冠毛污白色，2 层，外层小，糙毛状，长 3mm，内层长，羽毛状，长 1.5cm。花果期 7~9 月。

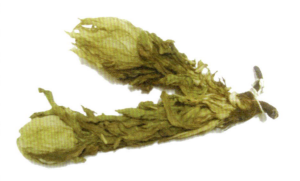

【生境】生于山坡、山谷、石缝、水边、草甸，海拔2400~3470m。

【分布】新疆、青海、甘肃、四川、云南、西藏。俄罗斯及哈萨克斯坦也有分布。

【采集加工】秋、冬采收地上部分，晒干备用。

【药材性状】本品茎呈圆柱形，长2~35cm，直径0.5~3cm，具纵棱，断面中空。茎生叶密集排列，无柄，或脱落后有残基，完整叶片呈长圆形或阔披针形，两面被柔毛，边缘有锯齿和缘毛，主脉明显。头状花序顶生，有10~20个密集成圆球形，无梗。总苞片长卵形或卵形，无柄，中部凹陷呈舟状，膜质，半透明；总苞片3~4层，披针形，等长，外层多呈紫褐色，内层棕黄色或黄白色；花管状，紫红色，柱头2裂。瘦果圆柱形，具纵棱，羽状冠毛2层。体轻，质脆。气微香，味微苦。

【性味归经】味甘、苦，性温。归肝、脾、肾经。

【功能主治】通经活血，散寒除湿，止血消肿。治疗阳痿，腰膝软弱，月经不调，崩漏带下，风湿性关节炎，外伤出血。

【用法用量】3~6g，水煎服。

【附方】① 治女子月经不调、崩漏，带下：前者雪莲花配伍冬虫夏草泡酒饮用，后者雪莲花配伍峨参、党参，炖鸡食用。

② 治妇女少腹冷痛、闭经、胎衣不下等证：雪莲花15g，加白酒或黄酒100ml，泡7天，每服10ml，1日2次。

③ 治肺寒咳嗽、痰多、色白：雪莲花全草1~1.5g，研末冲服，1日3次。

④ 治风湿痹痛、关节屈伸不利：雪莲花50g，切段，白酒500ml，浸泡10天，每次10ml，1日2次。或以雪莲花注射液肌内注射，每次2~4ml，对风湿性关节炎有一定疗效。

⑤ 治雪盲、牙痛：雪莲花6g，生吃或水煎服。

⑥ 治外伤出血：雪莲花适量，捣烂敷患处。

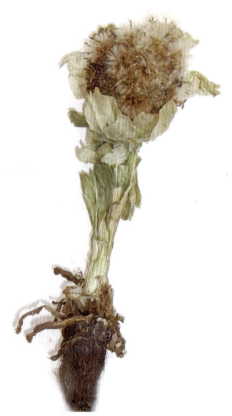

4.133.86　丽江风毛菊
SAUSSUREAE LIKIANGENSIS HERBA

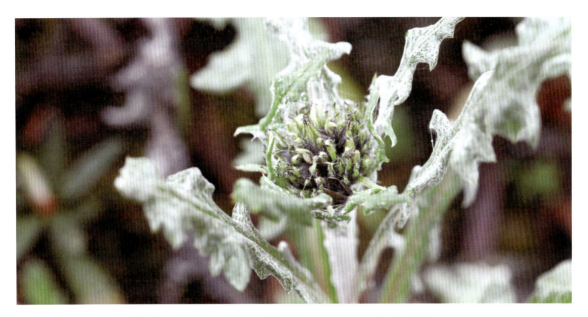

【基原】来源于菊科 Compositae 风毛菊属 Saussurea 丽江风毛菊 Saussurea likiangensis Franch. 的全草入药。

【形态特征】多年生草本。高 10~80cm。根茎颈部被暗褐色的残叶柄。茎被白色蛛丝状绵毛。基生叶窄矩圆形，长 6~18cm，宽 2~3cm，羽状浅裂，裂片三角形，上面绿色，被疏蛛丝状毛，下面密被白色绵毛，叶柄基部扩大成鞘状；茎生叶 2~5，下部的有短柄，上部的无柄，最上部的叶条状披针形。头状花序几无梗，3~12 个集聚生于茎端，集成球状，直径 0.8~1.2cm；总苞卵形，长 10~12mm，总苞片上部或全部紫色，被疏柔毛，卵状披针形，顶端渐尖，外层长 7~8mm，宽约 2mm，内层与外层几相等；花紫色，长 1.3~1.5cm。瘦果长 2.5~4mm；冠毛淡褐色，外层短，糙毛状，内层羽毛状。花期 5~6 月；果期 7~8 月。

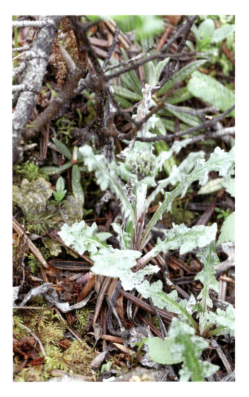

【生境】生于海拔 3800~5100m 的高山草地、云杉林缘和灌丛下。

【分布】陕西、四川、云南和西藏。

【采集加工】夏季采挖全草，除去枯叶和杂质，晒干。

【性味归经】味苦、微甘，性凉。

【功能主治】清热凉血，利湿，止血。治肝胆发炎，胃肠炎，内脏出血，感冒发热，泄泻，吐血，便血，黄疸，胆囊炎，结膜炎，疖肿及传染病引起的发热等。

【用法用量】20~30g，水煎服。

4.133.87 水母雪兔子

SAUSSUREAE MEDUSAE HERBA

【别名】水母雪莲花

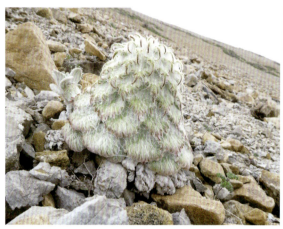
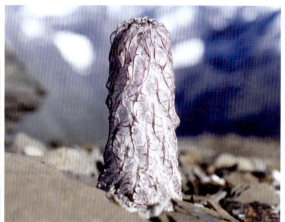

【基原】来源于菊科 Compositae 风毛菊属 Saussurea 水母雪兔子 Saussurea medusa Maxim. 的全草入药。

【形态特征】多年生草本。根茎有黑褐色残存的叶柄。茎密被白色绵毛。叶密集，下部叶倒卵形、扇形至菱形，连叶柄长达10cm，宽0.5~3cm，顶端钝，基部楔形；上部叶渐小；全部叶被稠密的白色长绵毛。头状花序多数，在茎端密集成半球形的总花序，苞叶线状披针形，两面被白色长绵毛。总苞狭圆柱状，直径5~7mm；总苞片3层，外层长椭圆形，紫色，长约11mm，宽约2mm，外面被白色绵毛，中层倒披针形，长约10mm，宽约4mm，顶端钝，内层披针形，长约11mm，宽约2mm，顶端钝。小花蓝紫色，长约10mm，细管部与檐部等长。瘦果纺锤形，浅褐色，长8~9mm。冠毛白色，2层，外层糙毛状，长约4mm，内层羽毛状，长约12mm。花、果期7~9月。

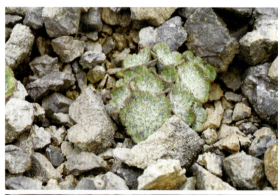
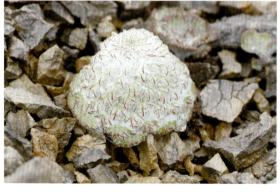

【生境】生于海拔3000~5600m的多砾石山坡、高山流石滩。

【分布】甘肃、青海、四川、云南和西藏。

【采集加工】6~7月间开花时采收，拔起全株，除去泥沙，晾干。

【性味归经】味微苦，性温。

【功能主治】强筋活络，补肾壮阳，通经活血。治阳痿、腰膝软弱、妇女崩带、月经不调、经闭、胎衣不下、风湿性关节炎、外伤出血、肺寒咳嗽、麻疹不透等。

【用法用量】15~20g，水煎服。

4.133.88 羌塘雪兔子

SAUSSUREAE WELLBYI HERBA

【基原】来源于菊科 Compositae 风毛菊属 Saussurea 羌塘雪兔子 Saussurea wellbyi Hemsl. 的全草入药。

【形态特征】多年生无茎草本。根状茎被褐色残存的叶。叶莲座状，线状披针形，长 2~5cm，宽 2~8mm，顶端长渐尖，基部扩大，卵形，宽约 8mm，上面中部以下被白色茸毛，下面密被白色茸毛。头状花序密集成半球形，直径达 4cm。总苞圆柱状，直径约 6mm；总苞片 5 层，外层长椭圆形或长圆形，长约 7mm，宽约 4mm，紫红色，外面密被白色长柔毛，中层长圆形，长约 1.2cm，宽约 2.5mm，内层长披针形，长约 9mm，宽约 2mm。小花紫红色，长约 1cm，细管部与檐部各长约 5mm。瘦果圆柱状，黑褐色，长约 3mm。冠毛淡褐色。花、果期 8~9 月。

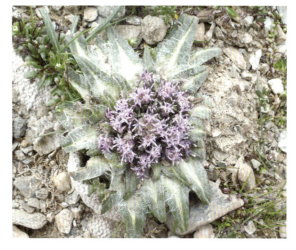

【生境】生于海拔 4800~5500m 的高山流石滩、山坡沙地或山坡草地。

【分布】青海、新疆、四川和西藏。

【采集加工】夏季采挖全草，除去枯叶和杂质，晒干。

【性味归经】味苦，性寒。

【功能主治】清热解毒，止痛。治黄水病、咽喉肿痛、风湿疼痛、骨折等。

【用法用量】15~25g，水煎服。

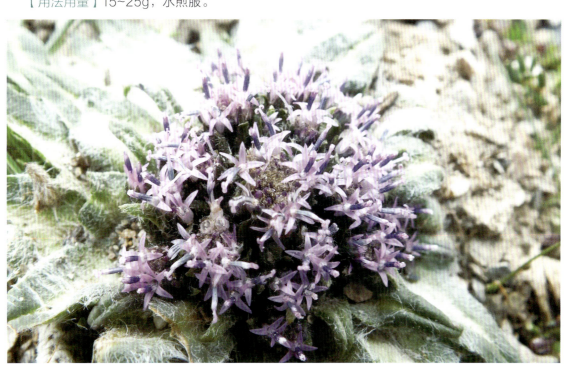

4.133.89　星状雪兔子

SAUSSUREAE STELLAE HERBA

【别名】星状风毛菊、匍地风毛菊

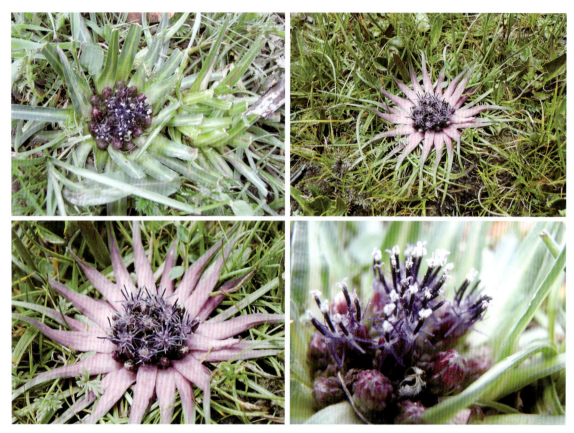

【基原】来源于菊科 Compositae 风毛菊属 *Saussurea* 星状雪兔子 *Saussurea stella* Maxim. 的全草入药。

【形态特征】无茎莲座状草本。全株光滑无毛。根倒圆锥状，深褐色。叶莲座状，星状排列，线状披针形，长 3~19cm，宽 3~10mm，边缘全缘，两面紫红色，无毛。头状花序多数，在莲座状叶丛中密集成半球形的直径为 4~6cm 的总花序。总苞圆柱形，直径 8~10mm；总苞片 5 层，覆瓦状排列，外层长圆形，长约 9mm，宽约 3mm，中层狭长圆形，长约 10mm，宽约 5mm，内层线形，长约 1.2cm，宽约 3mm。小花紫色，长约 1.7cm，细管部长约 1.2cm，檐部长约 5mm。瘦果圆柱状，长约 5mm，顶端具膜质的冠状边缘。花、果期 7~9 月。

【生境】生于海拔 2000~5400m 的高山草地、山坡灌丛、河边或沼泽草地、河滩地。

【分布】甘肃、青海、四川、云南和西藏。印度、不丹也有分布。

【采集加工】夏、秋季采挖全草，去除枯叶等杂质，洗净，晒干。

【性味归经】味苦，性凉。

【功能主治】清热燥湿，壮阳，调经，止血。治风湿筋骨痛、中毒性热证、骨折、阳痿、腰膝软弱、妇女崩带、月经不调、外伤出血等。

【用法用量】15~20g，水煎服。

4.133.90　麻叶千里光

SENECIONIS CANNABIFOLII HERBA

【别名】宽叶返魂草、返魂草

【基原】来源于菊科 Compositae 千里光属 Senecio 麻叶千里光 Senecio cannabifolius Less. 的全草入药。

【形态特征】多年生根状茎草本。茎直立，单生，高1~2m。基生叶和下部茎叶在花期凋萎；中部茎叶具柄，长11~30cm，宽4~15cm，长圆状披针形，不分裂或羽状分裂成4~7个裂片，顶端尖或渐尖，基部楔形，边缘具内弯的尖锯齿，纸质；上部叶沿茎上渐小，3裂或不分裂；叶柄短，基部具2耳，叶耳小，圆形或半圆形。头状花序辐射状，多数排列成顶生宽复伞房状花序；花序梗细，长10~20mm，具2~3线形苞片；苞片长2~3mm。总苞圆柱状，长5~6mm，宽2~3mm，具外层苞片；苞片3~4，线形；总苞片8~10，长圆状披针形，长5mm。舌状花8~10，管部长3mm，舌片黄色，长约10mm，顶端具3细齿，具4脉；管状花约21，花冠黄色，长8mm，管部长4mm，檐部漏斗状；裂片卵状披针形，长1.5mm。花药长2.3mm，基部短略钝戟形。瘦果圆柱形，长3.5~4mm；冠毛长6mm，禾秆色。花期8~9月；果期9~10月。

【生境】生于湿草甸子、林下或林缘等处，常聚生成片生长。

【分布】黑龙江、吉林、内蒙古。俄罗斯西伯利亚东部、朝鲜、日本也有分布。

【采集加工】秋季采收全草，除去杂质，切段，洗净，晒干。

【性味归经】味苦，性平。

【功能主治】清热解毒，散血消肿，下气通经，止血，镇痛。治瘀血胀痛，咳嗽痰喘，跌打损伤，肺源性心脏病，慢性支气管炎，感染性疾病，外伤出血。

【用法用量】15~20g，水煎服。外用研末调敷。

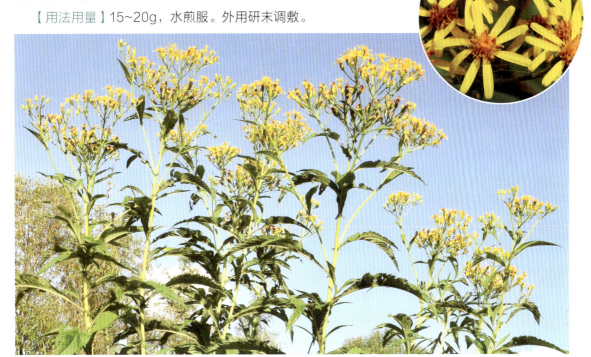

4.133.91 千里光

SENECIONIS SCANDENTIS HERBA

【别名】九里明、蔓黄菀

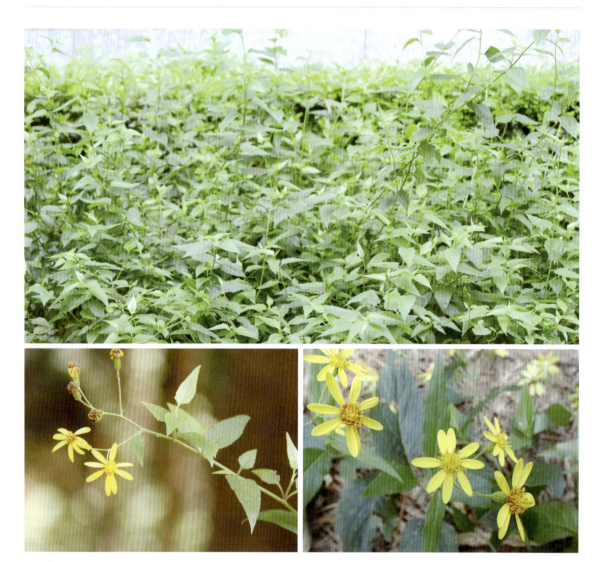

【基原】来源于菊科 Compositae 千里光属 Senecio 千里光 Senecio scandens Buch.-Ham. ex D. Don 的地上部分入药。

【形态特征】多年生攀援草本。叶具柄，叶片卵状披针形至长三角形，长 2.5~12cm，宽 2~4.5cm，顶端渐尖，基部宽楔形、截形、戟形或稀心形，通常具浅或深齿，稀全缘，有时具细裂或羽状浅裂，至少向基部具 1~3 对较小的侧裂片，两面被短柔毛至无毛；羽状脉，侧脉 7~9 对，弧状，叶脉明显；叶柄长 0.5~1（2）cm，具柔毛或近无毛，无耳或基部有小耳；上部叶变小，披针形或线状披针形，长渐尖。头状花序有舌状花，多数，在茎枝端排列成顶生复聚伞圆锥花序；分枝和花序梗被密至疏短柔毛；花序梗长 1~2cm，具苞片，小苞片通常 1~10 枚，线状钻形。总苞圆柱状钟形，长 5~8mm，宽 3~6mm，具外层苞片；苞片约 8 枚，线状钻形，长 2~3mm。总苞片线状披针形，渐尖，上端和上部边缘有缘毛状短柔毛，草质，边缘宽，干膜质，背面有短柔毛或无毛，具3脉。舌状花8~10朵，管部长4.5mm；舌片黄色，长圆形，长9~10mm，宽2mm，钝，具3细齿，具4脉；管状花多数；花冠黄色，长7.5mm，管部长3.5mm，檐部漏斗状；裂片卵状长圆形，尖，上端有乳头状毛。花药长2.3mm，基部有钝耳；耳长约为花药颈部1/7；附片卵状披针形；花药颈部伸长，向基部略膨大；花柱分枝长1.8mm，顶端截形，有乳头状毛。瘦果圆柱形，长3mm，被柔毛；冠毛白色，长7.5mm。

【生境】常见于路旁或旷野间。

【分布】海南、广东、西藏、陕西、湖北、四川、贵州、云南、安徽、浙江、江西、福建、湖南、广西、台湾。印度、尼泊尔、不丹、中南半岛余部、日本也有分布。

【采集加工】全年均可采收，除去杂质，阴干。

【药材性状】本品茎呈细圆柱形，稍曲折，上部和分枝草质，基部木质，长常1m以上，灰绿色或紫褐色，具纵棱，密被灰白色柔毛。叶互生，叶片多卷缩，展平后呈长卵形或卵状披针形，边缘有不规则锯齿，两面有短柔毛。花黄色，头状花序多数，排成伞房状。气微，味苦。以叶多、色绿者为佳。

【性味归经】味苦，性寒。归肺、肝经。

【功能主治】清热解毒，凉血消肿，清肝明目。治上呼吸道感染，扁桃体炎，咽喉炎，肺炎，眼结膜炎，痢疾，肠炎，阑尾炎，急性淋巴管炎，丹毒，疖肿，湿疹，过敏性皮炎，痔疮。

【用法用量】15~30g，水煎服。外用鲜全草适量，捣烂敷或煎水洗。

【附方】① 治各种炎症性疾病：千里光片，每日4次，每次服3片（相当于生药30g）。

② 治急性、亚急性、慢性结膜炎，沙眼：50%千里光眼药水，滴眼，每2~4小时1次，每次1~2滴。

③ 治急性阑尾炎：千里光全草500g，加水煎至沸后15min，过滤，滤液浓缩至500ml。成人每服20~30ml；小儿10~20ml，每日3次。连服5~7天，一般3日后症状可逐渐消失。

④ 治皮肤瘙痒症、过敏性皮炎：千里光90g，煎水洗。

⑤ 治疖、痈、蜂窝织炎、丹毒等急性感染：千里光、三桠苦、六耳铃各5份，土荆芥2份。共研细粉，加适量米酒拌成湿粉状，再加适量凡士林调匀，涂患处。

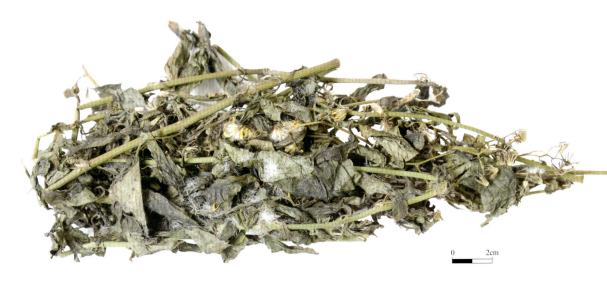

4.133.92　华麻花头

SERRATULAE CHINENSIS RADIX

【别名】广东升麻

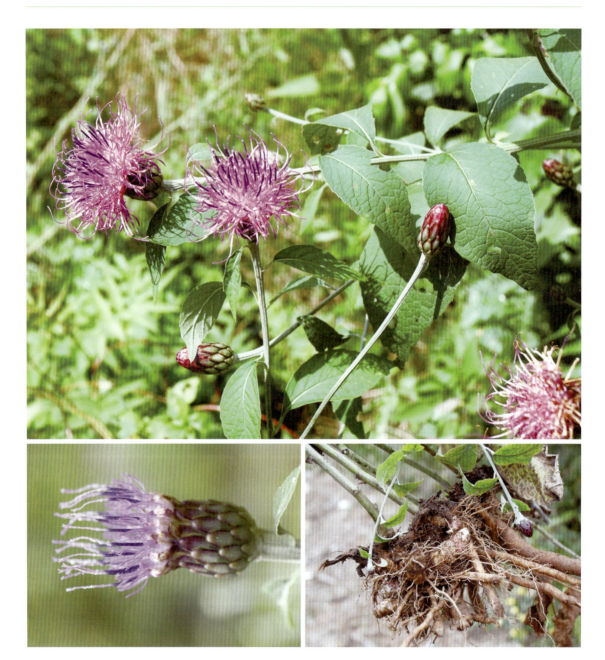

【基原】来源于菊科 Compositae 麻花头属 Serratula 华麻花头 Serratula chinensis S. Moore 的根入药。

【形态特征】多年生草本，高 60~120cm。根状茎短，生多数纺锤状直根，直径 8~12mm。茎直立，上部分枝，全部茎枝被稀疏蛛丝毛或脱毛至无毛。中部茎叶椭圆形、卵状椭圆形或长椭圆形，少有倒卵形的，长 9.3~13cm，宽 3.5~7cm，极少长达 22cm，宽达 8cm，基部楔形，有长 1.5~2.5（4.5）cm 的叶柄，上部叶小，无柄或几无柄，与中部茎叶同形。全部叶边缘有锯齿，两面粗糙，两面被多细胞短节毛及棕黄色的小腺点。头状花序少数，单生茎枝顶端，不呈明显的伞房花序式排列；总苞碗状，上部无收缢，直径约 3cm；总苞片 6~7 层，外层卵形至长椭圆形，长 5~13mm，宽 3~5mm；内层至最内层长椭圆形至线状长椭圆形，长 2~2.6cm，宽 3~5mm；全部总苞片质地薄，无毛，顶端圆形或钝，无针刺，染紫红色；小花两性，花冠紫红色，长 3cm，细管部长 1.3cm，檐部长 1.7cm，花冠裂片线形，长 9mm。瘦果长椭圆形，深褐色，长 7mm，宽 2mm；冠毛褐色，多层，不等长，长达 1.6cm；冠毛刚毛微锯齿状，分散脱落。花、果期 7~10 月。

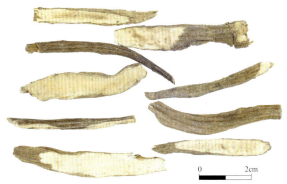

【生境】生于山坡、路旁、丛林中。

【分布】江西、湖南、广东、广西、福建、浙江、江苏、安徽、河南、陕西南部等地。

【采集加工】夏、秋季采收，去除芦头和须根，晒干或焙干。

【性味归经】味甘、辛、微苦，性微寒。

【功能主治】升阳，散风，解毒，透疹。治风火头痛，咽喉肿痛，麻疹不透，久泻脱肛，子宫脱垂。

【用法用量】2~5g，水煎服。

4.133.93 多花麻花头

SERRATULAE POLYCEPHALAE HERBA

【基原】来源于菊科 Compositae 麻花头属 Serratula 多花麻花头 Serratula polycephala Iljin 的全草入药。

【形态特征】多年生草本，高 40~80cm。茎直立，圆柱形，有条棱，无毛或下部被白色皱曲疏柔毛，上部分枝。叶纸质，具长柄或几无柄；基生叶长椭圆形，长 14.5~17cm，宽 6~7cm，羽状深裂、羽状浅裂、缺刻状羽裂或全缘，两面被糙毛；边缘齿端具刺尖，花期常凋萎；茎生叶羽状全裂或深裂，侧裂片 2~10 对，卵状线形或长圆状线形，顶端钝或渐尖，全缘，稀具齿，最上部叶全缘或稍具齿。头状花序多数，直立，生于分枝顶端；总苞狭筒状钟形或狭筒形，长 2~2.5cm，宽 0.5~1cm，上部稍缢缩，基部稍膨大，楔形，总苞片 7 层，外层最短，向内渐长，外面光滑无毛，顶端具刺尖，内层线形，顶端为具白色膜质附属物，直立，全缘，锐尖；花冠紫色，两性，管状，顶端 5 裂，下筒部长 10~14mm，上筒部长 12~15mm。瘦果倒圆锥形，苍白黄色，具细条纹；冠毛糙毛状，多层，带褐色，外层短，内层长，长达 8mm。花期 7~8 月；果期 8~9 月。

【生境】生于干燥草地、山坡、路边。

【分布】黑龙江、吉林、辽宁、河北、山西等。

【采集加工】夏、秋季采收全草，除去杂质，洗净，晒干。

【性味归经】味微苦，性凉。

【功能主治】清热解毒。治上呼吸道感染、痈疖疔疮、咽炎、感冒发热、尿路感染等。

【用法用量】10~20g，水煎服。

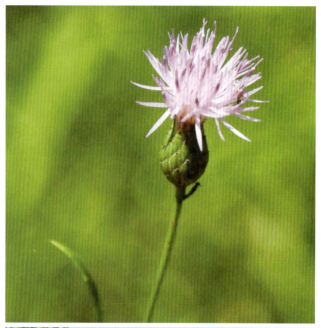

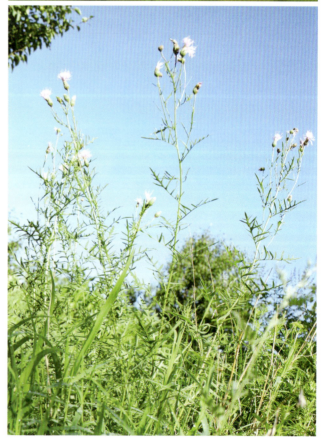

4.133.94 豨莶草

SIEGESBECKIAE HERBA

【别名】肥猪草、肥猪菜、粘苍子、粘糊菜、黄花仔、粘不扎

【基原】来源于菊科 Compositae 豨莶属 Siegesbeckia 毛梗豨莶 Siegesbeckia glabrescens Makino、豨莶 Siegesbeckia orientalis L. 和腺梗豨莶 Siegesbeckia pubescens Makino 的全草入药。

【形态特征】A. 毛梗豨莶：一年生草本。茎直立，较细弱，高 30~80cm，通常上部分枝，被平伏短柔毛，有时上部毛较密。基部叶花期枯萎；中部叶卵圆形、三角状卵圆形或卵状披针形，长 2.5~11cm，宽 1.5~7cm，基部宽楔形或钝圆形，有时下延成具翼的长 0.5~6cm 的柄，顶端渐尖，边缘有规则的齿；上部叶渐小，卵状披针形，长 1cm，宽 0.5cm，边缘有疏齿或全缘，有短柄或无柄；全部叶两面被柔毛，基出三脉，叶脉在叶下面稍突起。头状花序径 10~18mm，多数头状花序在枝端排列成疏散的圆锥花序；花梗纤细，疏生平伏短柔毛。总苞钟状；总苞片 2 层，叶质，背面密被紫褐色头状有柄的腺毛；外层苞片 5 枚，线状匙形，长 6~9mm，内层苞片倒卵状长圆形，长 3mm。托片倒卵状长圆形，背面疏被头状具柄腺毛。雌花花冠的管部长约 0.8mm，两性花花冠上部钟状，顶端 4~5 齿裂。瘦果倒卵形，4 棱，长约 2.5mm。花期 8~9 月；果期 9~10 月。

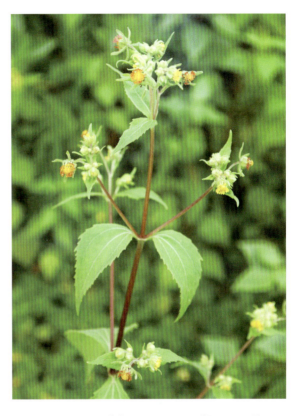

【生境】生于路边、旷野荒草地及山坡灌丛中。

【分布】黑龙江、辽宁、吉林、内蒙古、河北、河南、江苏、浙江、安徽、江西、湖北、四川、广东、云南、西藏。日本、朝鲜也有分布。

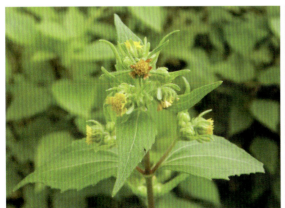
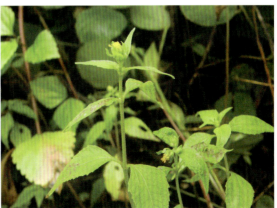

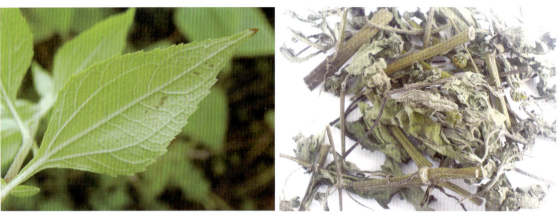

【形态特征】B. 豨莶：一年生草本。茎直立，高达100cm，分枝斜升，上部的分枝常成复二歧状；全部分枝被灰白色短柔毛。基部叶花期枯萎；中部叶三角状卵圆形或卵状披针形，长4~10cm，宽1.8~6.5cm，基部阔楔形，下延成具翼的柄，顶端渐尖，边缘有规则的浅裂或粗齿，纸质，叶面绿色，背面淡绿，具腺点，两面被毛，三出基脉，侧脉及网脉明显；上部叶渐小，卵状长圆形，边缘浅波状或全缘，近无柄。头状花序直径15~20mm，多数聚生于枝端，排列成具叶的圆锥花序；花梗长1.5~4cm，密生短柔毛；总苞阔钟状；总苞片2层，叶质，背面被紫褐色头状具柄的腺毛；外层苞片5~6枚，线状匙形或匙形，开展，长8~11mm，宽约1.2mm；内层苞片卵状长圆形或卵圆形，长约5mm，宽1.5~2.2mm。外层托片长圆形，内弯，内层托片倒卵状长圆形。花黄色；雌花花冠的管部长0.7mm；两性管状花上部钟状，上端有4~5卵圆形裂片。瘦果倒卵圆形，有4棱，顶端有灰褐色环状凸起，长3~3.5mm，宽1~1.5mm。花期4~9月；果期6~11月。

【生境】生于路旁、旷野草地上。

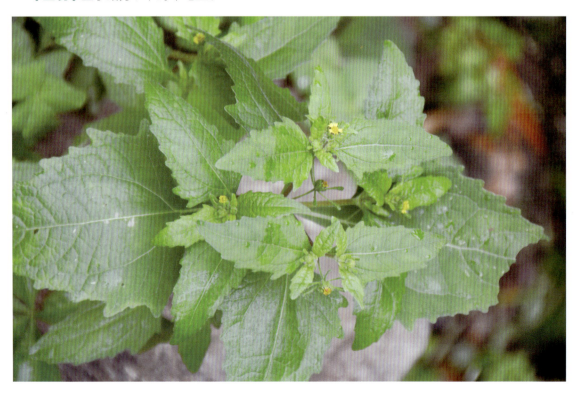

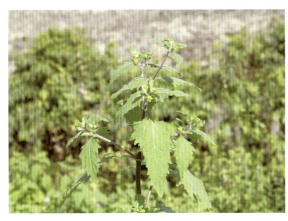
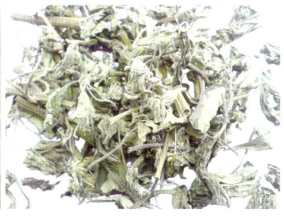

【分布】广西、广东、湖南、湖北、四川、云南、福建、贵州、安徽、辽宁、甘肃、陕西、江苏、浙江、江西、台湾。越南、朝鲜、印度、澳大利亚、欧洲、北美洲也有分布。

【形态特征】C. 腺梗豨莶：一年生草本。茎直立，粗壮，高 30~110cm，上部多分枝，被开展的灰白色长柔毛和糙毛。基部叶卵状披针形，花期枯萎；中部叶卵圆形或卵形，开展，长 3.5~12cm，宽 1.8~6cm，基部宽楔形，下延成具翼而长 1~3cm 的柄，顶端渐尖，边缘有尖头状规则或不规则的粗齿；上部叶渐小，披针形或卵状披针形；全部叶上面深绿色，下面淡绿色，基出三脉，侧脉和网脉明显，两面被平伏短柔毛，沿脉有长柔毛。头状花序直径 18~22mm，多数生于枝端，排列成松散的圆锥花序；花梗较长，密生紫褐色头状具柄腺毛和长柔毛；总苞宽钟状；总苞片 2 层，叶质，背面密生紫褐色头状具柄腺毛，外层线状匙形或宽线形，长 7~14mm，内层卵状长圆形，长 3.5mm。舌状花花冠管部长 1~1.2mm，舌片顶端 2~3 齿裂，有时 5 齿裂；两性管状花长约 2.5mm，冠檐钟状，顶端 4~5 裂。瘦果倒卵圆形，4 棱，顶端有灰褐色环状突起。花期 5~8 月；果期 6~10 月。

【生境】生于路旁、旷野草地上。

【分布】广西、广东、湖南、湖北、四川、云南、福建、贵州、安徽、辽宁、甘肃、陕西、江苏、浙江、江西、台湾。越南、朝鲜、印度、澳大利亚、欧洲、北美洲也有分布。

【采集加工】夏、秋季采收，将全草晒干。

【药材性状】本品全草长 60~100cm。茎近方柱形，多分枝，淡青黄色至紫棕色，有细纵条纹和直沟，密被短柔毛及腺毛。体轻，质稍脆，易折断，断面黄白色，中空。叶常卷曲皱缩或破碎，完整叶卵状三角形至披针形，灰绿色，顶端渐尖，基部下延，边缘具明显的粗齿或不规则的浅裂，两面均有白色柔毛。头状花序直径 3~6mm，顶生，常作二歧聚伞状排列，总花柄长 2~3cm，有腺柔毛；总苞片暗绿色。气微，味微苦。以枝叶茂盛、稍带花枝者为佳。

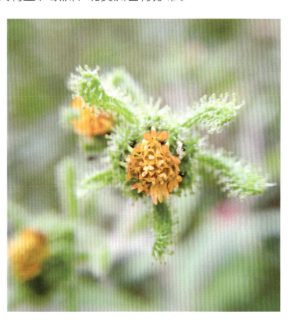

【性味归经】味辛、苦，性寒，归肝、肾经。

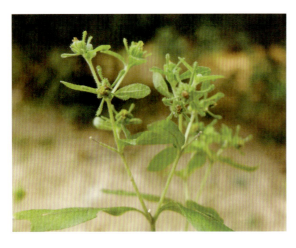

【功能主治】祛风湿,利关节,解毒。治风湿关节痛,腰膝无力,四肢麻木,半身不遂,高血压病,神经衰弱,急性黄疸性肝炎,疟疾。外用治疮疖肿毒。

【用法用量】9~30g,水煎服。外用适量鲜品捣烂敷患处。

【附方】① 治风湿性关节炎:豨莶草、防风、老鹳草、白术、薏苡仁、骨碎补各15g,秦艽、苍术、五加皮各12g,羌活、独活各9g。水煎服,每日1剂,分3次空腹服。高热者勿用。

② 治急性黄疸性肝炎:a.普通型:豨莶草30g,栀子9g,车前草、广金钱草各15g。加水1000ml,煎至300ml,分2次服,每日1剂。b.重型(接近肝坏死):豨莶草、地耳草各60g,黑栀子9g,车前草、广金钱草各15g,一点红30g。加水3000ml,煎至300~400ml,分2次服,每天1剂。

③ 治高血压病、神经衰弱:镇静冲服剂,每服1包或制成镇静片。每片0.5g。每服2~4片,每日2~3次。

④ 治疟疾:豨莶草30g,水煎,2次分服,每日1剂,连服3天。

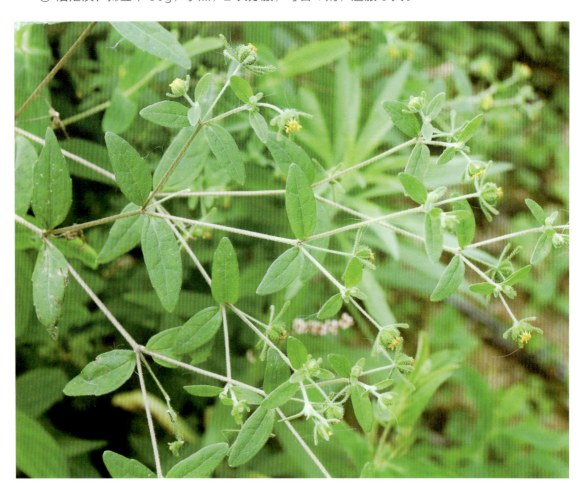

4.133.95　水飞蓟

SILYBI FRUCTUS

【别名】水飞雉

【基原】来源于菊科 Compositae 水飞蓟属 Silybum 水飞蓟 Silybum marianum（L.）Gaertn. 的果实入药。

【形态特征】1~2 年生草本，高 40~120cm。茎直立，多分枝，具棱条。基生叶大，呈莲座状，具柄，叶片长椭圆状披针形，长 15~40cm，宽 6~14cm，羽状深裂，缘齿有硬尖刺，上表面具光泽，有多数乳白色斑纹，下面被短毛，脉上被长糙毛；茎生叶较小，基部抱茎。头状花序生于枝顶，直径 4~6cm，总苞宽，近球形；总苞片多层，质硬，具长刺，或外方顶端突尖小花红紫色，少有白色，长 3cm，细管部长 2.1cm，檐部 5 裂，裂片长 6mm；花丝短而宽，上部分离，下部由于被黏质柔毛而黏合。瘦果压扁，长椭圆形或长倒卵形，长 7mm，宽约 3mm，褐色，有线状长椭圆形的深褐色色斑；冠毛多层，刚毛状，白色，向中层或内层渐长，长达 1.5cm；冠毛刚毛锯齿状，基部连合成环，整体脱落；最内层冠毛极短，柔毛状，边缘全缘，排列在冠毛环上。花果期 5~10 月。

【生境】栽培。

【分布】西北、华北地区有引种栽培。原产南欧至北非。

【采集加工】秋季陆续成熟，当苞片枯黄向内卷曲成筒，冠毛微张开时，标志果实成熟，及时剪下果序，晒干，打取果实。

【性味归经】味苦，性凉。归肝、胆经。

【功能主治】清热解毒，疏肝利胆。治急性或慢性肝炎、肝硬化、脂肪肝、中毒性肝损伤、胆石症、胆管炎及胆、肝管周围炎等。

【用法用量】9~15g，水煎服。

【附方】治肝炎：水飞蓟宾（水飞蓟素）70~140mg，每日 3 次，至少 5~6 周，症状改善后给予维持量，35~70mg，每日 3 次。

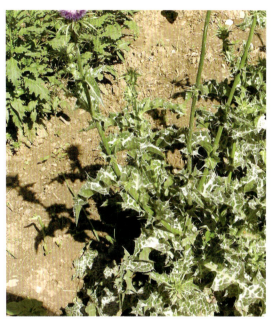

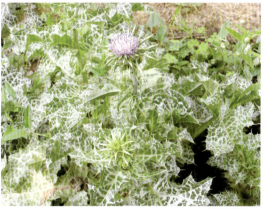

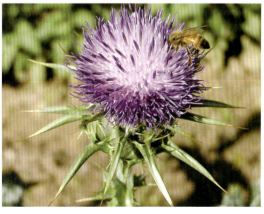

4.133.96 华蟹甲

SINACALIAE TANGUTICAE RHIZOMA

【别名】猪肚子、水萝卜

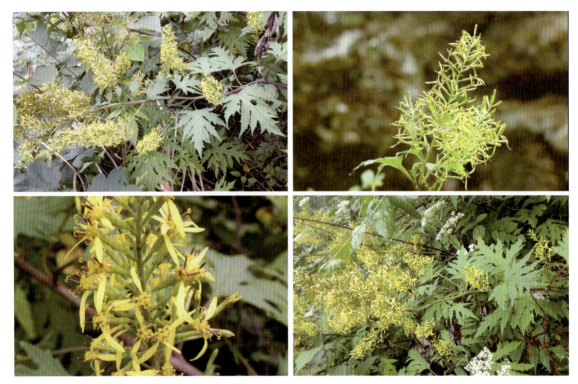

【基原】来源于菊科 Compositae 华蟹甲属 Sinacalia 华蟹甲 Sinacalia tangutica（Maxim.）B. Nord. 的根状茎入药。

【形态特征】多年生草本。根状茎块状，直径1~1.5cm。茎粗壮，高50~100cm，直径5~6mm，不分枝。下部茎叶花期常脱落，中部叶片厚纸质，卵形或卵状心形，长10~16cm，宽10~15cm，羽状深裂，上面深绿色，下面浅绿色；叶柄基部半抱茎；上部茎叶渐小，具短柄。头状花序多数排成宽塔状复圆锥花序。总苞圆柱状，长8~10mm，宽1~1.5mm，总苞片5，线状长圆形，长约8mm，宽1~1.5mm。舌状花2~3朵，黄色，管部长约4.5mm，舌片长圆状披针形，长13~14mm，宽约2mm，顶端具2小齿和4条脉；管状花4朵，黄色，长8~9mm，管部长2~2.5mm，檐部漏斗状，裂片长圆状卵形，长约1.5mm，顶端渐尖。花药长圆形，长3.5~3.7mm；花柱分枝弯曲，长约1.5mm，被乳头状微毛。瘦果圆柱形，长约3mm，冠毛白色，长7~8mm。花期7~9月；果期9~10月。

【生境】生于海拔1250~3450m山坡草地、悬崖、沟边、草甸或林缘和路边。

【分布】宁夏、青海、河北、山西、陕西、宁夏、甘肃、湖北、湖南、重庆、四川等地。

【采集加工】秋季采挖，洗净，鲜用或切片，晒干。

【性味归经】味辛，性温；有毒。

【功能主治】祛风除湿，散寒通络。治风湿腰痛、瘫痪，半身不遂，头痛，头疮白秃，跌打损伤。

【用法用量】10~15g，水煎服。外用适量鲜品捣烂敷患处。

4.133.97 一枝黄花

SOLIDAGINIS HERBA

【别名】粘糊菜、破布叶、金柴胡

【基原】来源于菊科 Compositae 一枝黄花属 Solidago 一枝黄花 Solidago decurrens Lour. 的全草入药。

【形态特征】多年生草本，高 30~100cm。茎直立，通常细弱，单生或少数簇生，不分枝或中部以上有分枝。中部茎叶椭圆形、长椭圆形、卵形或宽披针形，长 2~5cm，宽 1~1.5（2）cm，下部楔形渐窄，有具翅的柄，仅中部以上边缘有细齿或全缘；向上叶渐小；下部叶与中部茎叶同形，有长 2~4cm 或更长的翅柄。全部叶质地较厚，叶两面、沿脉及叶缘有短柔毛或下面无毛。头

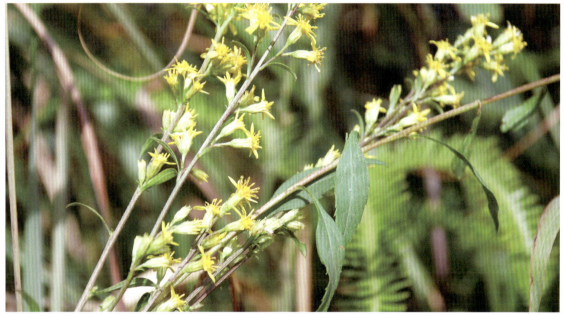

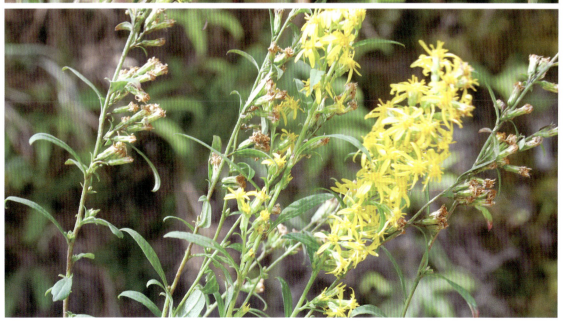

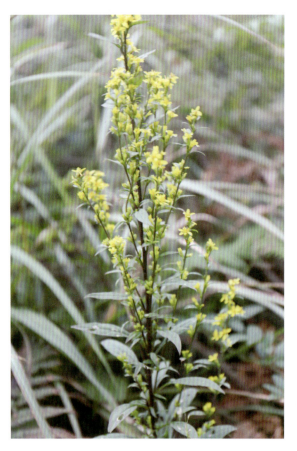

状花序较小，长6~8mm，宽6~9mm，多数在茎上部排列成紧密或疏松的长6~25cm的总状花序或伞房圆锥花序，少有排列成复头状花序。总苞片4~6层，披针形或狭披针形，顶端急尖或渐尖，中内层长5~6mm。舌状花舌片椭圆形，长6mm。瘦果长3mm，无毛，极少有在顶端被稀疏柔毛的。花、果期4~11月。

【生境】生于草坡、路旁或林缘等处。

【分布】江苏、浙江、安徽、江西、四川、贵州、湖南、湖北、广东、广西、云南、陕西、台湾。

【采集加工】秋季花果期采挖，除去泥沙，晒干。

【药材性状】本品全长30~100cm。茎圆柱形，直径0.2~0.5cm，表面黄绿色、灰棕色或暗紫红色，有棱线，上部被毛，基部簇生根须；质脆，易折断，断面纤维质，有髓。叶多皱缩或破碎，完整叶片展平后呈卵形或披针形，长4~7cm，基部骤狭下延，全缘或有不规则疏锯齿。头状花序直径约0.7cm；总苞片数层，卵状披针形；舌状花为黄色，但常脱落，多皱卷扭曲。瘦果细小，冠毛黄白色。气微香，味微苦、辛。以叶多、色绿者为佳。

【性味归经】味苦、辛，性凉，归肺、肝。

【功能主治】疏风清热，解毒消肿。治扁桃体炎，咽喉肿痛，支气管炎，肺炎，肺结核咯血，急、慢性肾炎，小儿疳积。外用治跌打损伤，毒蛇咬伤，乳腺炎，痈疖肿毒。

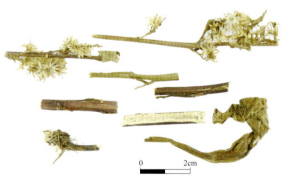

【用法用量】9~30g，水煎服。外用适量鲜品捣烂敷患处，或水煎浓汁外搽。

【注意】孕妇忌服。

【附方】① 治上呼吸道感染、肺炎：一枝黄花9g，一点红6g，水煎服。

② 治上呼吸道感染、扁桃体炎、咽喉炎、疮疖肿毒：一枝黄花冲剂，每次服6g，每日2次。

③ 治扁桃体炎：一枝黄花、白毛鹿茸草各30g，水煎服。

④ 治小儿喘息性支气管炎：一枝黄花、酢浆草各15~30g，干地龙、枇杷叶各6g，冰糖适量，水煎服，每日1剂，分2次服。

⑤ 治肺结核咯血：一枝黄花60g，冰糖适量，水煎服，每日1剂，分2次服。

4.133.98 苣荬菜

SONCHI ARVENSIS HERBA

【别名】野苦菜、苦荬菜、苦苦菜、败酱

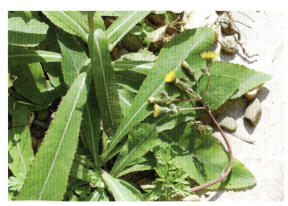
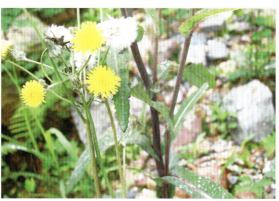

【基原】来源于菊科 Compositae 苦苣菜属 Sonchus 苣荬菜 Sonchus arvensis L. 的全草入药。

【形态特征】多年生草本。根长圆锥形，具多数侧根，棕褐色。茎直立，不分枝，无毛，下部常常紫红色。基生叶和茎下部叶长椭圆形、长椭圆状披针形或倒披针形，顶端圆钝或急尖，基部渐狭成具翅的柄，茎下部叶柄基部稍扩大半抱茎，边缘具波状牙齿或羽状浅裂，裂片边缘具不规则的细尖齿牙，两面无毛；茎中部叶与下部叶相似，基部耳状抱茎，耳圆形；茎上部叶小，披针形或线状披针形。头状花序 4~10 个，在茎顶排列成疏散的伞房花序；总苞宽钟形，总苞片约 3 层；舌状花黄色。瘦果长椭圆形，稍扁，褐色；冠毛白色。花果期 1~8 月。

【生境】生于田边、路边、沟渠边或村庄附近。

【分布】全国各地普遍分布。几分布全世界。

【采集加工】4~6 月开花前挖取幼苗，洗净，晒干。

【性味归经】味苦，性寒。

【功能主治】清热解毒，利湿排脓，凉血止血。治咽喉肿痛，疮疖肿毒，痔疮，急性菌痢，肠炎，肺脓疡，急性阑尾炎，衄血，咯血，尿血，便血，崩漏。

【用法用量】9~15g，水煎服。外用鲜品适量，捣烂敷患处或煎汤熏洗。

【附方】① 治急性细菌性痢疾：苣荬菜 50g，水煎服。

② 治急性咽炎：鲜苣荬菜 50g（切碎），灯心草 5g，水煎服。

③ 治内痔脱出发炎：苣荬菜 100g，煎汤，熏洗患处，每天 1~2 次。

④ 治阑尾炎：苣荬菜 25~50g，红藤 100g，水煎服。

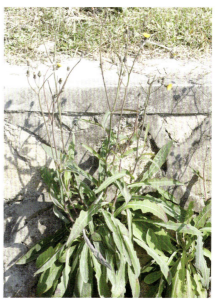
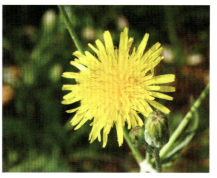

4.133.99　花叶滇苦菜

SONCHI ASPERIS HERBA

【别名】续断菊

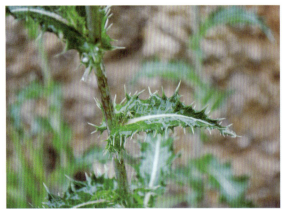

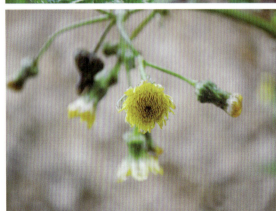

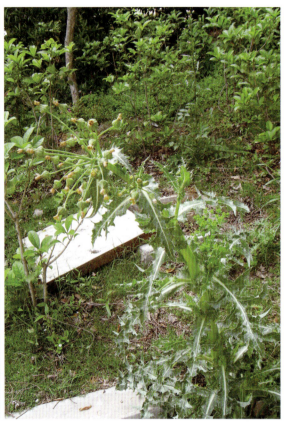

【基原】来源于菊科 Compositae 苦苣菜属 Sonchus 花叶滇苦菜 Sonchus asper（L.）Hill. 的全草入药。

【形态特征】一年生或二年生草本。茎直立，中空，高 50~100cm，中部以上具疏腺毛。茎下部与中部叶长圆形或长卵状椭圆形，长 15~20cm，宽 3~8cm，不分裂或缺刻状羽状浅裂，稀近半裂，侧裂片 3~5 对，裂片边缘密生长刺状尖齿或小尖齿，下部叶基部渐狭成具狭翅的柄；中部叶基部扩大成圆耳状抱茎；上部叶长椭圆状披针形，边缘具刺状尖齿，基部圆耳状抱茎。头状花序直径 1~1.5cm，5~10 个在茎端排成伞房花序状的聚伞状花序；总花梗无毛或有腺毛；总苞长钟形；总苞片 2~3 层；舌状花多数，舌片黄色。瘦果卵状椭圆形，略扁，两面各具 3 条纵肋，肋间无横皱纹，有宽的边缘；冠毛白色。花、果期 5~10 月。

【生境】生于路旁、田野、旷野。

【分布】几遍全国。

【采集加工】夏、秋季采收，将全草晒干。

【性味归经】味苦，性寒。

【功能主治】清热解毒，止血。治疮疡肿毒，小儿咳喘，肺痨咯血。

【用法用量】9~15g，水煎服。外用鲜品捣烂敷患处。

4.133.100 苦苣菜

SONCHI OLERACEI HERBA

【别名】苦菜

【基原】来源于菊科 Compositae 苦苣菜属 Sonchus 苦苣菜 Sonchus oleraceus L. 的地上全草入药。

【形态特征】一年生草本，高 30~80cm，有白色乳汁。根圆锥形或纺锤形。茎直立，中空，具纵沟棱，不分枝或上部分枝。叶互生，纸质，无毛；叶片长椭圆形或披针形，长 10~20cm，宽 3~6cm，羽状深裂、大头羽裂或羽状半裂，顶裂片大，宽三角形，有时顶裂片与侧裂片等大，稀不裂，边缘有不规则刺状尖齿；茎下部叶有具翅短柄，柄基扩大抱茎，中部叶及上部叶无柄，基部宽大或戟状环形抱茎。头状花序数个，在顶端排列成伞房状，花序梗与总苞下部疏生腺毛；总苞钟状，长 1.0~1.2cm，宽 1.0~1.5cm，暗绿色；总苞片 3 层，外层者卵状披针形，内层者披针形或条状披针形；舌状花黄色，长约 1.3cm，两性。瘦果长椭圆形，长 2.5~3.0mm，压扁，褐色或红褐色，边缘具微齿，两面各有 3 条隆起的纵肋；冠毛白色，长 6~7mm。花果期 6~9 月。

【生境】生于田埂、路边、荒地及村庄附近。

【分布】全国各地均有分布。世界各地广布。

【采集加工】夏、秋二季花未开或开放期采收地上全草，除去杂质及泥土，晒干或切段后晒干。

【性味归经】味苦，性寒。

【功能主治】清热，凉血，解毒。治痢疾，黄疸，血淋，痔瘘；外用治痈疮肿毒，中耳炎。

【用法用量】15~30g，水煎服。外用适量，鲜品捣烂敷患处或捣汁滴耳。

【附方】治慢性支气管炎：苦苣菜 500g，大枣 20 枚。苦苣菜煮烂，取煎液煮大枣，待枣皮展开后取出，余液熬成膏。早晚各服药膏 1 匙，大枣 1 枚。

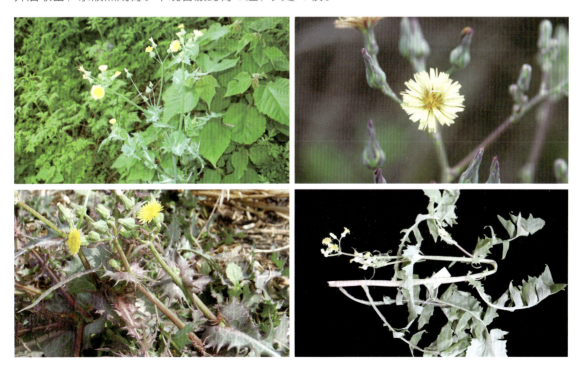

4.133.101　绢毛苣

SOROSERIS GLOMERATAE HERBA

【别名】空桶参、空洞参、空空参

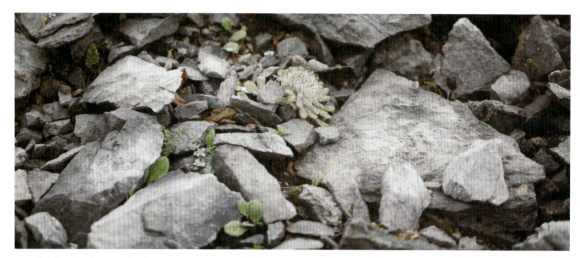

【基原】来源于菊科 Compositae 绢毛苣属 Soroseris 绢毛苣 Soroseris glomerata（Decne.）Stebbins 的全草入药。

【形态特征】多年生草本。高 3~20cm。根直伸。地下根状茎直立，为流石覆埋，被退化的鳞片状叶；鳞片状叶卵形至长披针形，长 0.7~1.5cm，宽 3~5mm；地上茎极短，被稠密的莲座状叶，莲座状叶匙形至倒卵形，含叶柄长 2~3.5cm，宽 0.4~1cm。头状花序多数，在莲座状叶丛中集成直径为 3~5cm 的团伞花序。总苞狭圆柱状，直径 2mm；总苞片 2 层，外层线状长披针，长 0.9~1.3cm，内层长椭圆形，长 0.7~1.1cm，宽 2~3mm，均被稀疏或稠密的白色长柔毛。舌状小花 4~6 枚，黄色。瘦果微扁，长圆柱状，长约 6mm，顶端截形。冠毛灰色或浅黄色，长约 1cm。花、果期 5~9 月。

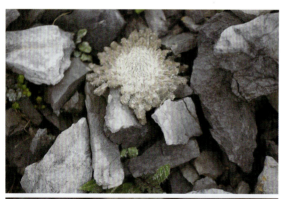

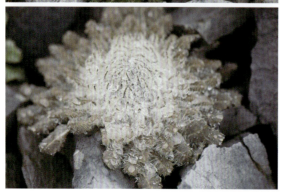

【生境】生于海拔 3200~5600m 的高山流石滩及高山草甸。

【分布】四川、云南和西藏。印度、尼泊尔也有分布。

【采集加工】夏季采挖全草，除去枯叶和杂质，晒干。

【性味归经】味苦、微辛，性寒。

【功能主治】清热解毒，凉血止血。治感冒发热、咽喉肿痛、支气管炎、疮疖肿毒、乳腺炎、风湿痹痛、衄血、崩漏、带下、跌打损伤等。

【用法用量】6~13g，水煎服。

4.133.102　金纽扣

SPILANTHEI PANICULATAE HERBA

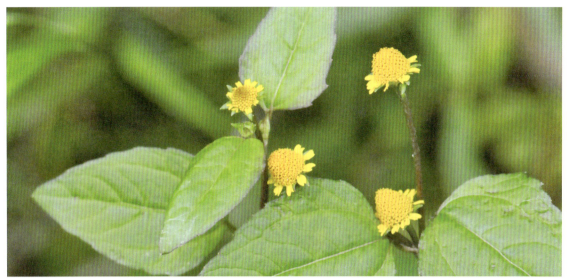

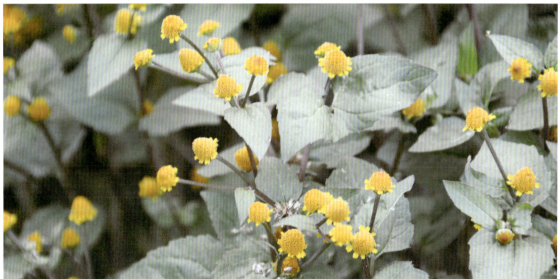

【基原】来源于菊科 Compositae 金纽扣属 Spilanthes 金纽扣 Spilanthes paniculata Wall. ex DC. 全草入药。

【形态特征】一年生草本。茎直立或斜升，高 15~80cm，带紫红色，有明显的纵纹；茎、枝被短柔毛或近无毛。叶卵形、宽卵圆形或椭圆形，长 3~5cm，宽 0.6~2.5cm，顶端急尖或稍钝，全缘、微波状，或具波状钝锯齿，基部宽楔形至圆形；侧脉细，2~3 对，两面无毛或近无毛；叶柄长 0.3~1.5cm，被短毛或近无毛。头状花序直径 7~8mm，单生分枝顶；总花梗长 2.5~5cm，稀更长，顶端有疏短毛；总苞卵钟形，总苞片约 8 枚，2 层，卵形或卵状长圆形，顶端钝或稍尖，无毛或边缘有缘毛；花序托圆锥形；托片膜质，倒卵形；舌状花少数，舌片黄色，阔卵形或近圆形，长 1~1.5mm，檐部 3 浅裂或无舌状花；管状花稍多数，花冠檐部 4~5 裂。瘦果长圆形，稍压扁，暗褐色，基部缩小，有白色软骨质边缘，上端稍厚，有疣状腺体及疏微毛，边缘或一侧有缘毛；冠毛为 1~2 条不等长的细芒。花、果期 4~11 月。

【生境】生于山地、路旁、田边、沟边、溪旁潮湿地、荒地及林缘。

【分布】香港、广东、海南、广西、云南、台湾。越南、泰国、印度、尼泊尔、缅甸、老挝、柬埔寨、印度尼西亚、马来西亚、日本也有分布。

【采集加工】夏、秋采收，将全草晒干。

【性味归经】味辛，性温；有小毒。

【功能主治】解毒散结，消肿止痛，止喘定喘。治腹泻、疟疾、龋齿痛、蛇伤、狗咬伤、痈疮肿毒、感冒风寒、气管炎、肺结核、咳嗽、哮喘、牙痛、瘰疬等。

【用法用量】15~30g，水煎服。

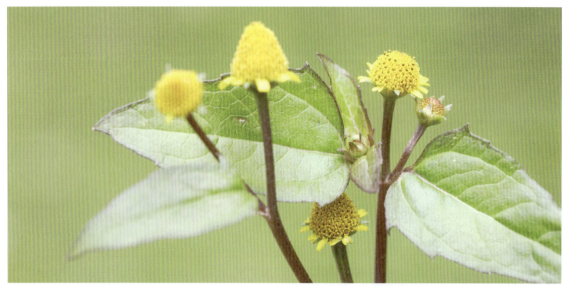

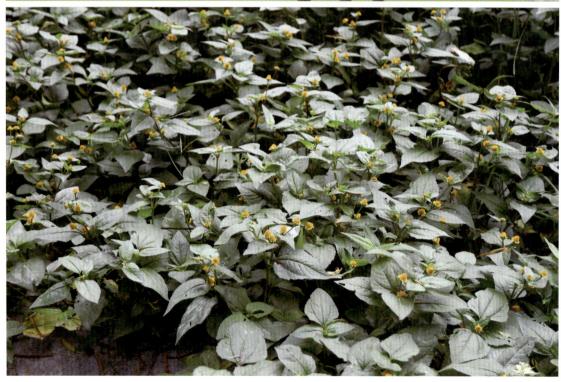

4.133.103 漏芦

STEMMACANTHAE UNIFLORAE RADIX

【别名】独花山牛蒡、和尚头花

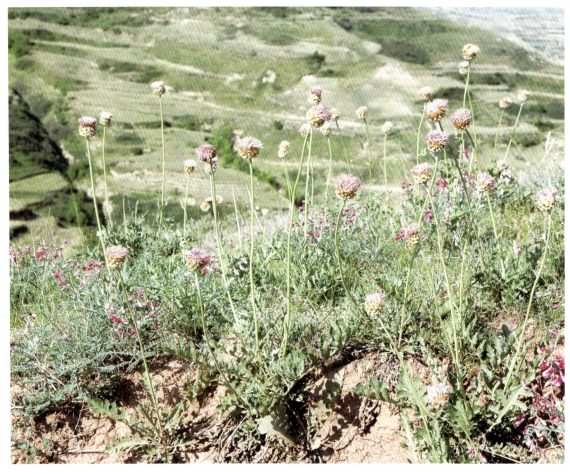

【基原】来源于菊科 Compositae 漏芦属 Stemmacantha 祁州漏芦 Stemmacantha uniflora（L.）Dittrich [Rhaponticum uniflorum（L.）DC.] 的根入药。

【形态特征】多年生草本，高达 100cm。基生叶及下部茎叶椭圆形、长椭圆形或倒披针形，长 10~24cm，宽 4~9cm，羽状深裂或几全裂，叶柄长 6~20cm。侧裂片 5~12 对，椭圆形或倒披针形，边缘有锯齿；中上部茎叶渐小；全部叶质地柔软，两面灰白色，被稠密的或稀疏的蛛丝毛及多细胞糙毛和黄色小腺点；叶柄灰白色，被稠密的蛛丝状绵毛。头状花序单生茎顶；总苞半球形，直径 3.5~6cm；总苞片约 9 层，覆瓦状排列，向内层渐长，外层不包括顶端膜质附属物长三角形，长 4mm，宽 2mm；中层不包括顶端膜质附属物椭圆形至披针形；内层及最内层不包括顶端附属物披针形，长约 2.5cm，宽约 5mm；全部苞片顶端有膜质附属物，附属物宽卵形或几圆形，长达 1cm，宽达 1.5cm，浅褐色；小花两性，管状，花冠紫红色，长 3.1cm，细管部长 1.5cm，花冠裂片长 8mm。瘦果 3~4 棱，楔状，长 4mm，宽 2.5mm，顶端有果喙，果喙边缘细尖齿，侧生着生面。冠毛褐色，多层，不等长，向内层渐长，长达 1.8cm，基部联合成环，整体脱落；冠毛刚毛糙毛状。花果期 4~9 月。

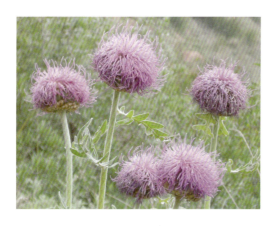

【生境】生于向阳山坡、草地、路旁。

【分布】东北、华北及陕西、甘肃、山东等省。

【采集加工】春、秋二季采挖,除去须根,晒干。

【性味归经】味苦,性寒。归胃经。

【功能主治】清热解毒,消痈,下乳,舒筋通脉。治乳痈肿痛、痈疽发背、瘰疬疮毒、乳汁不通、湿痹拘挛等。

【用法用量】4.5~9g,水煎服。

【注意】孕妇慎用。

【附方】① 治痈疖初起、红肿热痛:漏芦 9g,连翘、金银花各 12g,大黄、甘草各 6g,水煎服。

② 治乳汁不通、乳房胀痛:漏芦 9g,瓜蒌、蒲公英各 12g,土贝母 9g,水煎服。

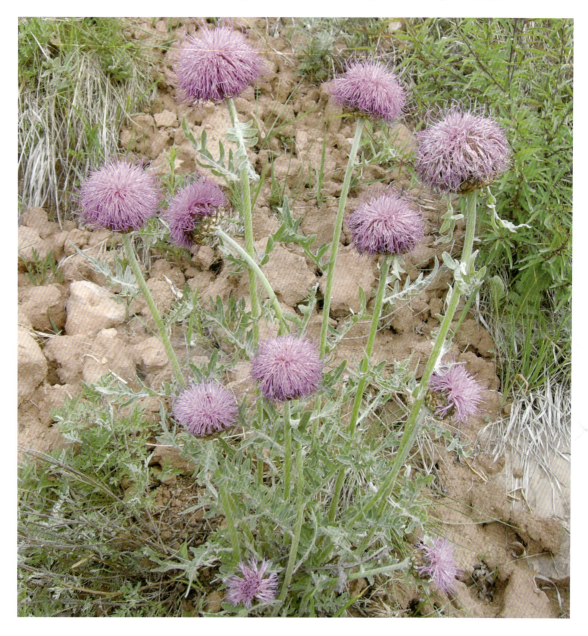

4.133.104　黄花合头菊

SYNCALATHII CHRYSOCEPHALI HERBA

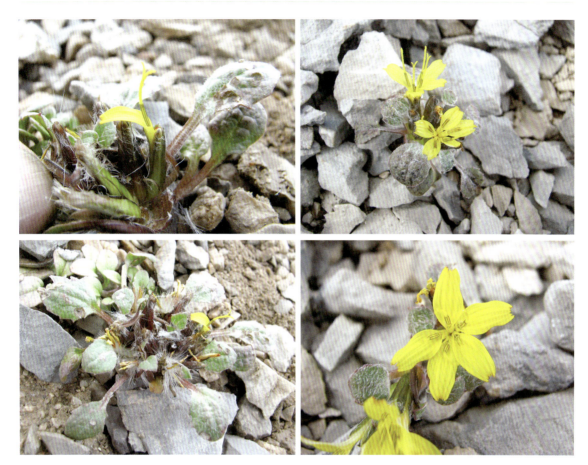

【基原】来源于菊科 Compositae 合头菊属 Syncalathium 黄花合头菊 Syncalathium chrysocephalum（Shih）Shih 的全草入药。

【形态特征】多年生莲座状草本。高 3~5cm。根细，垂直直伸。茎极短或几无茎。叶圆形或卵圆形，长 3~8mm，宽 3~7mm，基部截形或近截形，顶端钝，急尖或圆形，边缘有锯齿，两面几无毛或多少有柔毛，叶柄长 1.1cm。头状花序含 5 枚舌状小花，少数或多数在茎顶莲座状叶丛中密集成直径 2cm 的团伞花序，花序梗有 1 枚线形小苞片。总苞狭圆柱状，直径 3mm；总苞片 1 层，5 枚，几等长，长椭圆形，长 1.1cm，宽 3mm，顶端圆形，外面上部被白色长柔毛，外面下部被少数硬毛或无硬毛。舌状小花黄色，5 枚。瘦果未成熟，压扁，长倒卵形，一面有 1 条细脉纹，另一面有 2 条细脉纹。冠毛等长，长 7mm，稀微锯齿状。花期 8 月；果期 9~10 月。

【生境】生于海拔 4100m 左右的高山流石滩。

【分布】西藏。

【采集加工】夏季采挖全草，除去枯叶和杂质，晒干。

【性味归经】味辛、微甘，性凉。

【功能主治】疏风解毒。治外感风热、恶风、头痛、头晕、跌打损伤、红肿疼痛等。

【用法用量】6~12g，水煎服。

4.133.105 兔儿伞

SYNEILESIS ACONITIFOLIAE HERBA

【别名】雨伞菜、一把伞、水鹅掌

【基原】来源于菊科 Compositae 兔儿伞属 *Syneilesis* 兔儿伞 *Syneilesis aconitifolia*（Bunge）Maxim. 全草入药。

【形态特征】多年生草本。根状茎短，横走；茎单生，高 40~80cm，无毛，具纵棱。基生叶 1 片，花期萎谢；茎生叶 2 片，互生，圆形，盾状着生，直径 10~30cm，第一回掌状深裂至全裂，裂片 6~9 枚，再羽状深裂，小裂片 2~3 片，或裂片不再分裂，裂片或小裂片边缘具不规则的锐齿，两面无毛；苞片叶小。头状花序多数，含同型两性花；总花梗长 0.5~2cm，具线形小苞叶；总苞圆筒形，外层狭小，内层长圆形或长圆状披针形，边缘膜质，无毛；管状花花冠淡红色，檐部具 5 裂齿。瘦果圆柱形，有纵条纹；冠毛白色至淡红褐色。花、果期 6~10 月。

【生境】生于山坡荒地、林缘、路旁。

【分布】广东、广西、安徽、河南、河北、陕西、山西、山东、江西。朝鲜、日本、俄罗斯也有分布。

【采集加工】夏、秋采收，将全草晒干。

【性味归经】味辛，微温。

【功能主治】祛风湿，舒筋活血，止痛。治腰腿疼痛，跌打损伤。

【用法用量】6~15g，水煎服。

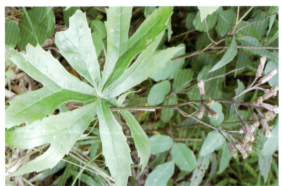
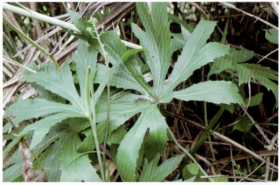
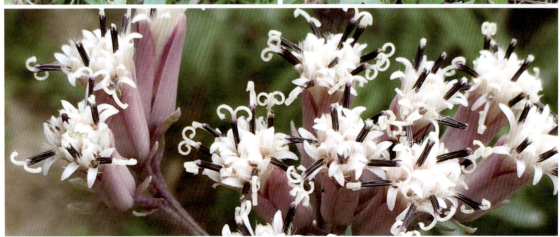

4.133.106 万寿菊

TAGETEI ERECTAE RADIX ET FLOS

【别名】蜂窝菊、金盏菊、臭菊花、臭芙蓉、芙蓉花

【基原】来源于菊科 Compositae 万寿菊属 Tagetes 万寿菊 Tagetes erecta L. 的根、花入药。

【形态特征】一年生草本。茎直立，高 50~150cm，具纵细棱，分枝多，向上平展。叶长 5~10cm，宽 4~8cm，羽状全裂或几全裂，裂片长椭圆形或披针形，边缘具锐锯齿，上部叶裂片的齿端有长细芒，沿叶缘有少数腺体。头状花序直径 5~8cm；总花梗顶端粗大，棒状；总苞长筒形，总苞片 1 层，合生，顶端具齿尖；舌状花舌片倒卵形，黄色或暗橙色，顶端微凹缺，基部收缩成长柄；管状花花冠黄色。瘦果倒卵状长圆形，基部缩小，黑色或褐色，被短微毛；冠毛 3~5 枚，其中 1~2 枚长芒状，另 2~3 枚为短而钝的膜片。花期 7~9 月。

【生境】栽培。

【分布】我国各地均有栽培。原产美洲。

【采集加工】秋、冬采收，将花晒干，根鲜用。

【性味归经】味苦，性凉。

【功能主治】花：清热解毒，化痰止咳。治上呼吸道感染，百日咳，气管炎，眼结膜炎，咽炎，口腔炎，牙痛。根：解毒消肿。根外用治腮腺炎，乳腺炎，痈疮肿毒。

【用法用量】9~15g，水煎服。外用适量，花研粉，醋调匀搽患处；鲜根捣烂敷患处。鲜草外用，捣烂敷治乳腺炎、无名肿毒、疔疮。

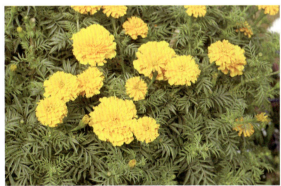
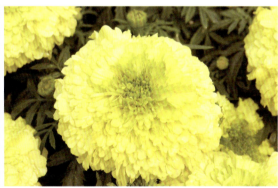
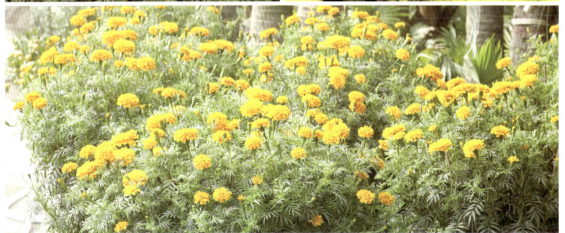

4.133.107 孔雀草

TAGETEI PATULAE HERBA

【别名】小万寿菊、红黄万寿菊、红黄草、小芙蓉花、藤菊

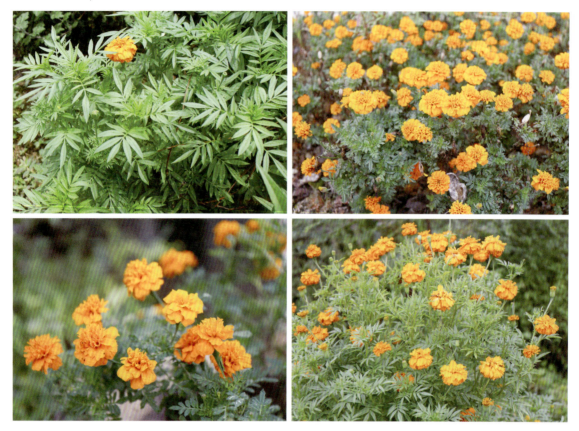

【基原】来源于菊科 Compositae 万寿菊属 *Tagetes* 孔雀草 *Tagetes patula* L. 全草入药。

【形态特征】一年生草本。茎直立，高 30~100cm，分枝多。叶长 2~9cm，宽 1.5~3cm，羽状全裂或几全裂，裂片线状披针形，边缘有锯齿，齿端常有细长芒，基部有 1 个腺体。头状花序直径 3.5~4cm；总花梗长 5~6.5cm，顶端稍粗大，棒状；总苞长筒形，总苞片 1 层，合生，上端具锐齿，有腺点；舌状花舌片近圆形，金黄色或橙色，常有红色斑块，顶端微凹，基部收缩成长柄；管状花花冠黄色。瘦果长圆形，基部缩小，黑色，被短柔毛；冠毛 3~5 枚，其中 1~2 枚长芒状，另 2~3 枚膜片状，较短而钝。花期 7~9 月。

【生境】栽培。

【分布】广东、广西、贵州、四川、云南、湖南、江西、福建等地有栽培。原产墨西哥。

【采集加工】秋、冬采收，将全草晒干。

【性味归经】味苦，性平。

【功能主治】清热利湿，止咳，止痛。治上呼吸道感染，痢疾，咳嗽，百日咳，牙痛，风火眼痛。外用治腮腺炎，乳腺炎。

【用法用量】9~15g，水煎或研粉分数次用开水送服。外用适量，加重楼、金银花共研末，陈醋调敷患处。

4.133.108　蒲公英

TARAXACI HERBA

【别名】黄花地丁、婆婆丁、紫花地丁、公英

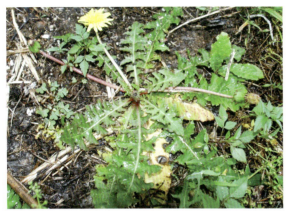
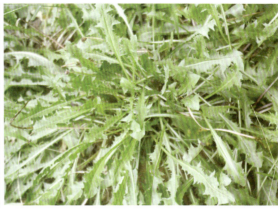

【基原】来源于菊科 Compositae 蒲公英属 *Taraxacum* 蒲公英 *Taraxacum mongolicum* Hand.-Mazz. 的带根全草入药。

【形态特征】多年生无茎草本，具乳汁管。根单一，垂直生，多成狭长纺锤形。叶数枚排列成莲座状，叶片椭圆状、倒披针形或倒卵状椭圆形，长 4~18cm，宽 1.5~5.5cm，近无毛，边缘倒向羽状或提琴状深裂或浅裂，裂片每边 4~6 枚，三角形或浅三角形，叶基部渐狭成柄。夏、秋季开花。头状花序直径 2~3cm，每花葶顶生花序一个，内含同型、两性的舌状花数朵至十余朵，舌片黄色，花葶与叶近等长或略比叶长，疏被蛛丝状毛；总苞片 2~3 层，线形或披针形，具狭窄、膜质边檐。瘦果卵形，上端具短喙并有白色冠毛。花果期 5~9 月。

【生境】生于田野、路旁等处。

【分布】黑龙江、吉林、辽宁、内蒙古、河北、山西、陕西、甘肃、青海、山东、江苏、安徽、浙江、福建北部、台湾、河南、湖北、湖南、广东北部、四川、贵州、云南等地区。朝鲜、蒙古、俄罗斯也有分布。

【采集加工】春至秋季花初开时采收全草，除去杂质，洗净，晒干。

【药材性状】本品呈皱缩卷曲的团块。根呈圆锥形，稍弯曲，长 3~7cm，根头部直径 3~7mm，有或无棕色或黄白色的茸毛，表面紫棕色或棕色，有不规则纵皱纹，质脆易断。叶多数卷曲皱缩，完整的叶片呈倒披针形，边缘倒向羽状深裂，表面灰绿色。常有具长梗的黄白色头状花序或果序。气微弱，味微苦。以叶多、色鲜、根完整、花少者为佳。

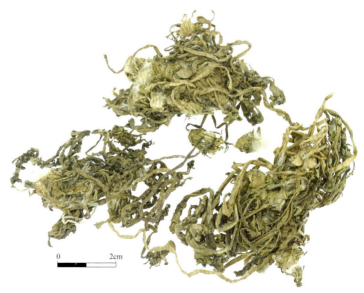

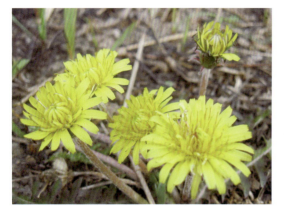

【性味归经】味甘、苦,性寒。归肝、胃经。

【功能主治】清热解毒,消痈散结,利尿通淋。治上呼吸道感染,急性扁桃体炎,眼结膜炎,流行性腮腺炎,急性乳腺炎,胃炎,肠炎,痢疾,肝炎,胆囊炎,急性阑尾炎,泌尿系感染,盆腔炎,痈疖疔疮。

【用法用量】10~15g,水煎服。外用适量鲜品洗净捣烂敷患处。

【附方】① 治上呼吸道感染、扁桃体炎:蒲公英片,每服4~8片(小儿酌减),每6~8小时1次。或服蒲公英糖浆,每次服8ml,每日3次。儿童酌减。

② 治流行性腮腺炎:鲜蒲公英洗净,捣烂敷患处。

③ 治急性乳腺炎(早期未化脓):鲜蒲公英60g(干品30g),每日分2次,水煎服;同时用鲜蒲公英适量,洗净捣烂敷患处。

④ 治慢性胃炎:蒲公英(全草)15g,酒酿1食匙,水煎2次,混合,分3次饭后服。

⑤ 治肠炎、痢疾、眼结膜炎:蒲公英、板蓝根、生石膏各15g,黄连3g,黄柏6g,金银花9g。将板蓝根、生石膏、蒲公英、黄柏水煎3次,过滤,浓缩成浸膏,再将黄连、金银花研细粉与浸膏混合拌匀,60℃烘干,研成细粉,过80目筛,分装胶囊,每粒重0.5g,每服4粒,每日4次。

⑥ 治急、慢性阑尾炎:蒲公英15g,地耳草、半边莲各15g,泽兰、青木香各9g,水煎服。

⑦ 治急性胆道感染:蒲公英、刺针草各30g,海金沙、连钱草各15g,郁金12g,川楝子6g。水煎2次,浓缩至150ml,每服50ml,每日3次。对胆绞痛严重者配合耳针或小剂量阿托品穴位注射,部分病例佐以补液。

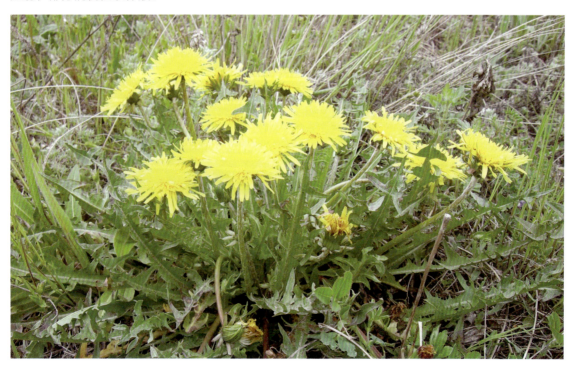

4.133.109 锡金蒲公英

TARAXACI SIKKIMENSIS HERBA

【基原】来源于菊科 Compositae 蒲公英属 Taraxacum 锡金蒲公英 *Taraxacum sikkimense* Hand.-Mazz. 的全草入药。

【形态特征】多年生草本。叶基生,倒披针形,长 5~12cm,羽状半裂至深裂。花葶长 5~30cm,头状花序直径 40~50mm;总苞钟形,长约 15mm,总苞片干后淡墨绿色至墨绿色;外层总苞片披针形至卵状披针形,与内层总苞片等宽,顶端具狭而明显的膜质边缘;内层总苞片顶端稍扩大;舌状花黄色、淡黄色乃至白色,顶端有时带红晕,边缘花舌片背面有紫色条纹。瘦果倒卵状长圆形,深紫色、红棕色至橘红色,长约 3mm,顶端缢缩成喙基,喙纤细,长 6~8mm;冠毛白色,长 5~6mm。花期 7~10 月;果期 8~11 月。

【生境】生于海拔 2800~4800m 山坡草地或路旁。

【分布】青海、四川、云南和西藏。尼泊尔、巴基斯坦也有分布。

【采集加工】春至秋季花初开时采挖,除去杂质,洗净晒干。

【性味归经】味苦、微甘,性寒。

【功能主治】清热解毒,散结消肿,利尿通淋。治疗疮肿毒、乳痈、瘰疬、目赤、咽痛、肺痈、肠痈、湿热黄疸、热淋涩痛等。

【用法用量】30~50g,水煎服。

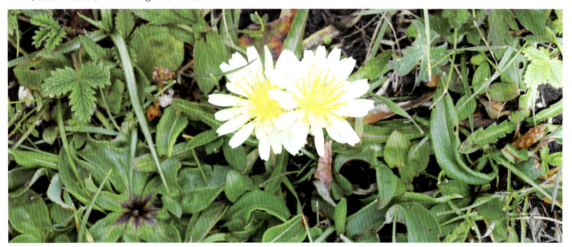
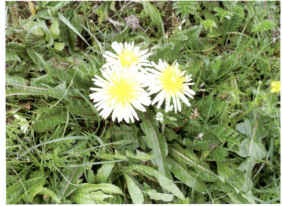
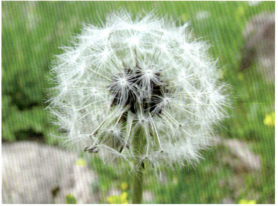

4.133.110 狗舌草

TEPHROSERIS KIRILOWII HERBA

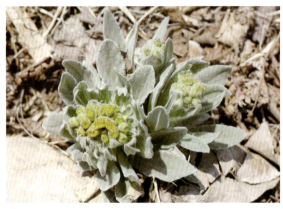
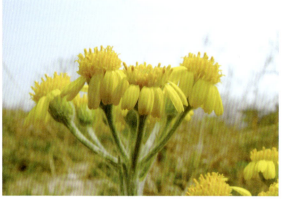

【基原】来源于菊科 Compositae 狗舌草属 Tephroseris 狗舌草 Tephroseris kirilowii (Turcz. ex DC.) Holub 的全草入药。

【形态特征】多年生草本，根状茎斜升，常覆盖以褐色宿存叶柄，具多数纤维状根。茎单生，近莛状，直立，高 20~60cm。基生叶数个，莲座状，具短柄，在花期生存，长圆形或卵状长圆形，长 5~10cm，宽 1.5~2.5cm；茎叶少数，向茎上部渐小，下部叶倒披针形，或倒披针状长圆形，长 4~8cm，宽 0.5~1.5cm，上部叶小，披针形，苞片状，顶端尖。头状花序径 1.5~2cm，3~11 个排列多少伞形状顶生伞房花序。总苞近圆柱状钟形，长 6~8mm，宽 6~9mm；总苞片 18~20 个，披针形或线状披针形，宽 1~1.5mm。舌状花 13~15，管部长 3~3.5mm；舌片黄色，长圆形，

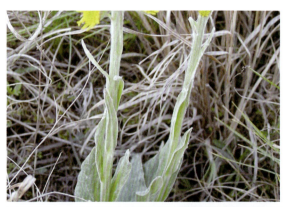

长 6.5~7mm。管状花多数，花冠黄色，长约 8mm，檐部漏斗状。花药长 2.2mm。瘦果圆柱形，长 2.5mm。花期 5~6 月；果期 6~7 月。

【生境】生于丘陵坡地、山野向阳地及草地等处。

【分布】黑龙江、辽宁、吉林、内蒙古、河北、河南、江苏、浙江、安徽、江西、福建、台湾、山东、山西、陕西、湖北、湖南、四川、贵州、广东、甘肃等。

【采集加工】夏、秋季采收全草，除去杂质，切段，洗净，鲜用或晒干。

【性味归经】味苦，性寒；有小毒。

【功能主治】清热解毒，利水杀虫，活血消肿。治肺痈脓疡、肾炎水肿、尿路感染、小便淋漓、白血病、口腔溃疡、疥疮疔肿等。

【用法用量】15~25g，水煎服。外用适量鲜草捣烂敷患处。

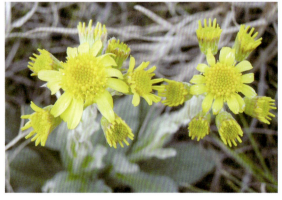

4.133.111 湿生狗舌草

TEPHROSERIS PALUSTRIS HERBA

【别名】湿生千里光

【基原】来源于菊科 Compositae 狗舌草属 Tephroseris 湿生狗舌草 Tephroseris palustris (L.) Four. 的全草入药。

【形态特征】二年生或一年生草本，具多数纤维状根。茎单生，中空，直立，高 20~60cm。基生叶数个，具柄，在花期枯萎；下部茎叶具柄，中部茎叶无柄，长圆形、长圆状披形或披针状线形，长 5~15cm，宽 0.7~1.8cm，顶端钝，基部半抱茎。头状花序，少数至多数排列成密至疏顶生伞房花序；花序梗被密腺状柔毛。总苞钟状，长宽 5~7mm，无外层苞片；总苞片 18~20，披针形，顶端渐尖，草质，具膜质边缘，绿色。舌状花 20~25 个；管部长 3~3.5mm；舌片浅黄色，椭圆状长圆形，长 5.5mm，宽 2.5mm，顶端钝，具 2~3 细齿或全缘；管状花多数；花冠黄色，长 5mm，管部长 2.5mm，檐部漏斗状；裂片卵状披针形，顶端尖，具乳头状毛。花药线状长圆形，长 1.2mm；花柱分枝直立，长 0.6mm，顶端截形。瘦果圆柱形，长 2.5mm，无毛；冠毛丰富，白色，长 3~3.5mm；结果期长 12~13mm。花期 6~7 月；果期 7~8 月。

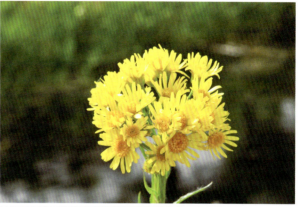

【生境】生于沼泽及潮湿地或水池边等处。

【分布】黑龙江、辽宁、吉林、内蒙古、河北。除格陵兰岛及欧洲西北部外，在世界各国均有分布。

【采集加工】夏季采收全草，切段，洗净，鲜用或晒干。

【性味归经】清热解毒，活血消肿。

【功能主治】治支气管哮喘、痉挛性结肠炎、神经性高血压、耳鸣、头痛、痉挛性便秘等。

【用法用量】15~25g，水煎服。

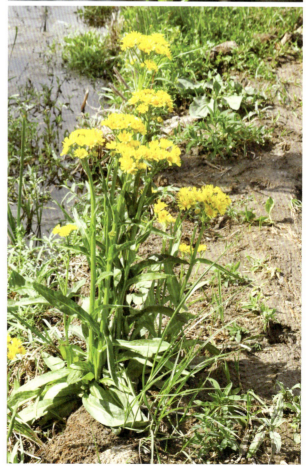

4.133.112 肿柄菊

TITHONIAE DIVERSIFOLIAE FOLIUM

【别名】假向日葵、金光菊、异叶肿柄菊

【基原】来源于菊科 Compositae 肿柄菊属 Tithonia 肿柄菊 Tithonia diversifolia A. Gray 的叶入药。

【形态特征】一年生草本，高 2~5m。茎直立，有粗壮的分枝，被稠密的短柔毛或通常下部脱毛。叶卵形、卵状三角形或近圆形，长 7~20cm，3~5 深裂，有长叶柄，上部的叶有时不分裂，裂片卵形或披针形，边缘有细锯齿，背面被尖状短柔毛，沿脉的毛较密，基出三脉。头状花序大，宽 5~15cm，顶生于假轴分枝的长花序梗上。总苞片 4 层，外层椭圆形或椭圆状披针形，基部革质；内层苞片长披针形，上部叶质或膜质，顶端钝。舌状花 1 层，黄色，舌片长卵形，顶端有不明显的 3 齿；管状花黄色。瘦果长椭圆形，长约 4mm，扁平，被短柔毛。花、果期 9~11 月。

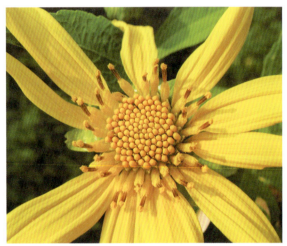

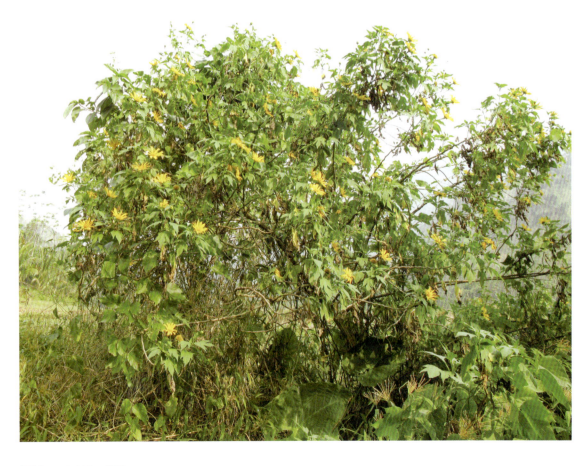

【生境】生于旷野、路旁、村边荒地上。

【分布】广东、海南、广西有逸生。原产墨西哥。

【采集加工】全年可采，叶鲜用。

【性味归经】味苦，性寒。

【功能主治】清热解毒。治疮痈肿毒，急性胃肠炎。

【用法用量】10~15g，水煎服。外用鲜叶捣烂敷患处。

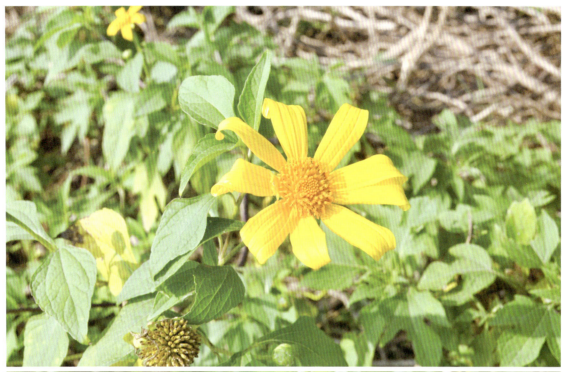

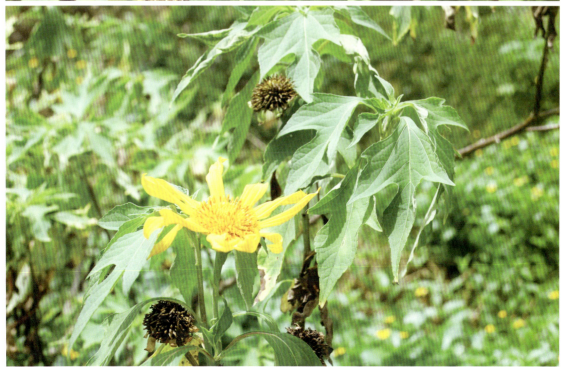

4.133.113 款冬花

FARFARAE FLOS

【别名】冬花

【基原】来源于菊科 Compositae 款冬属 *Tussilago* 款冬 *Tussilago farfara* L. 的花蕾入药。

【形态特征】多年生草本，高 10~25cm。根状茎横走，具多数须根。基生叶花后生出，宽心形或卵形，质厚，顶端钝，基部心形或近圆形，边缘浅波状，具顶端增厚呈浅褐色的疏齿，叶面绿色，无毛，背面灰白色，密被绵毛，后渐脱落；叶柄带红紫色，被白色绵毛。早春叶前由根茎抽出

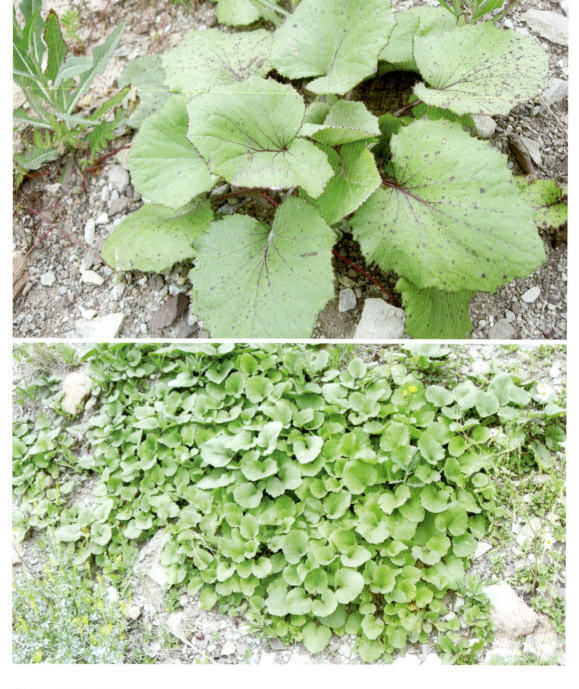

数条花茎，被疏或密的绵毛，具互生鳞片状叶十多枚，长椭圆形或披针形，红紫色或淡紫褐色，头状花序顶生，总苞筒状钟形，总苞片1~2层，披针形，顶端尖，膜质，常带紫红色，背面被绵毛；边花黄色，数层，雌性，舌状，舌片丝状；盘花黄色，两性，管状，顶端5裂。瘦果长椭圆形，具纵肋，冠毛淡黄色。花期3~4月。

【生境】生于山谷河边、阴湿沟边。

【分布】东北、华北、华东和西北、华中、西南。印度、伊朗、巴基斯坦、俄罗斯、西欧和北非也有分布。

【采集加工】秋末至冬季花尚未出土时挖取花蕾，置通风处阴干，待半干时筛去泥土，去净花梗及杂质，再凉至全干。不宜水洗和日晒，严防受冻，以免变色，影响质量。

【药材性状】本品呈长圆棒状。单生或2~3个基部连生，长1~2.5cm，直径5~10mm。上端较粗，下端渐细或带有短柄，外面被有多数鱼鳞状苞片。苞叶外表面紫红色或淡红色，内面密被白色絮状茸毛。体轻，气香，味微苦而辛。

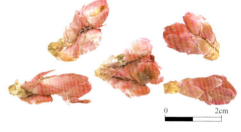

【性味归经】味辛、微苦，性温。归肺经。

【功能主治】润肺下气，止咳化痰。治新久咳嗽，喘息痰多，劳嗽咯血。

【用法用量】5~10g，水煎服。

【附方】① 治久咳、痰中带血：款冬花、百合各120g，炼蜜为丸，每次服10g，每日2次。

② 治咳嗽痰喘：款冬花、紫菀、杏仁、半夏各10g，水煎服。

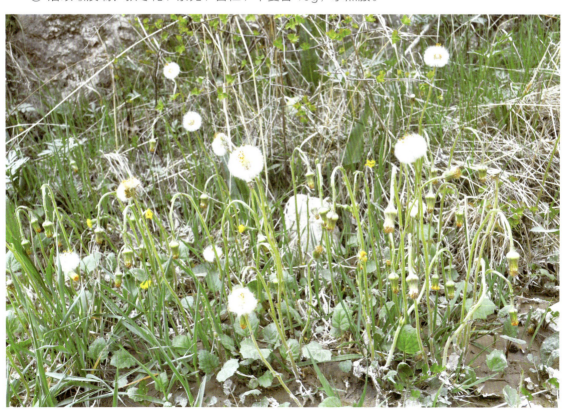

4.133.114 夜香牛

VERNONIAE CINEREAE HERBA

【别名】伤寒草、消山虎

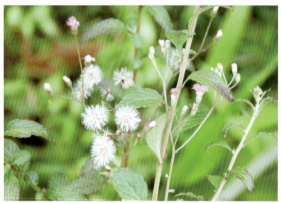
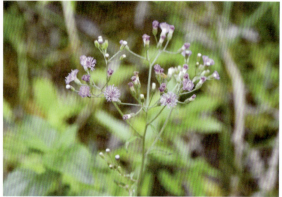

【基原】来源于菊科 Compositae 斑鸠菊属 *Vernonia* 夜香牛 *Vernonia cinerea*（L.）Less. 的全草入药。

【形态特征】一年生或多年生直立草本。高达 1m，被白色、稀淡黄色柔毛。茎直立，通常上部分枝，或稀自基部分枝而呈铺散状，具条纹，被灰色贴生短柔毛，具腺。叶具短或长柄，线形、披针形、卵形或菱形，长 2~7cm，宽 4~37mm，顶端钝、急尖或有时渐尖，基部渐狭或阔楔形，边缘有粗或细锯齿或有时全缘，腹面被稀疏白色或淡黄色柔毛，背面较密。头状花序多数，直径约 6mm，具 19~23 花，有长总花梗（长常为总苞 2 至数倍），具多数紫红色小花，排成顶生的伞房状花序；总苞钟形，总苞片线形至披针形，被白色柔毛，杂以腺体，内层的顶端紫色，渐尖，外层顶端急尖。瘦果稍扁压，密被白色柔毛，通常无纵肋；冠毛白色或稍带黄色，内层的伸

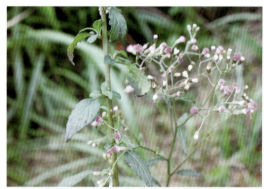

出，长为总苞的 1 倍，外层的多数，很短，不易脱落。花期全年。

【生境】常见于山坡、旷野、田边、路旁。

【分布】海南、广东、浙江、江西、福建、台湾、湖北、湖南、广西、云南、四川。印度、日本、印度尼西亚、中南半岛余部、非洲也有分布。

【采集加工】夏、秋季采收，将全草晒干备用。

【性味归经】味苦、微甘，性凉。

【功能主治】疏风散热，凉血解毒，安神。治感冒发热，咳嗽，痢疾，黄疸性肝炎，神经衰弱；外用治痈疖肿毒，蛇咬伤。

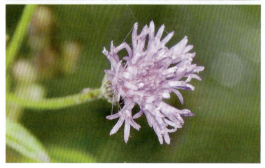

【用法用量】15~30g，水煎服。外用适量鲜品捣烂敷患处。

【附方】治神经衰弱：夜香牛、豨莶草各 15g，四叶萍、酢浆草各 12g，益智 6g，水煎服。

4.133.115　毒根斑鸠菊

VERNONIAE CUMINGIANAE RADIX ET CAULIS

【别名】细脉斑鸠菊、过山龙、藤牛七、发痧藤

【基原】来源于菊科 Compositae 斑鸠菊属 Vernonia 毒根斑鸠菊 Vernonia cumingiana Benth. [Vernonia andersonii C. B. Clarke] 的根、藤茎入药。

【形态特征】攀援小灌木。茎长 3~12m，枝具条纹，密被锈色或灰褐色茸毛。叶厚纸质，卵状长圆形、长圆状椭圆形或长圆状披针形，长 7~21cm，宽 3~8cm，顶端尖或短渐尖，全缘或稀具疏浅齿，基部楔形或近圆形，背面叶脉明显突起，侧脉 5~7 对，弧状上升在近顶端边缘相联结，网脉明显，叶面除中脉和侧脉被短毛外，其余无毛或近无毛，背面被疏或较密的锈色短柔毛，两面有腺体；叶柄长 0.5~1.5cm，密被锈色茸毛。头状花序较多数，在茎、枝端排成疏而开展的圆锥花序状的聚伞状花序；总花梗密被锈色或灰褐色短茸毛和腺体，常具线形小苞叶；总苞片 5 层，外

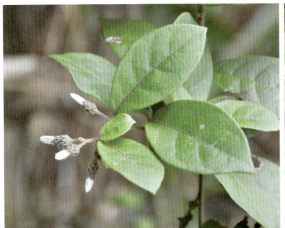
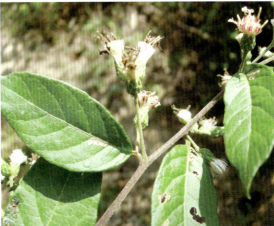
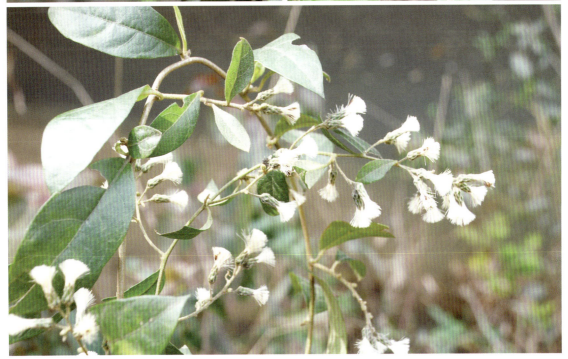

层的短，内层的卵形至长圆形，顶端钝或稍尖，背面被锈色黄褐色短茸毛；花序托平，被锈色短柔毛，具窝孔；管状花 18~21 朵，花冠淡红色或淡红紫色，具腺体，檐部裂片线状披针形。瘦果近圆柱形，具 10 条肋，被短柔毛；冠毛红色或红褐色，外层少数或无，易脱落，内层糙毛状。花期：10 月至翌年 4 月。

【生境】生于疏林下或山坡灌丛中。

【分布】香港、广东、海南、云南、四川、贵州、广西、福建、台湾。泰国、越南、老挝、柬埔寨、中南半岛余部也有分布。

【采集加工】夏、秋季采收，根、藤茎晒干。

【性味归经】味苦，性凉；有小毒。

【功能主治】祛风解表，舒筋活络，截疟。治风湿性关节痛，腰腿痛，跌打损伤，疟疾。外用治眼结膜炎。

【用法用量】15~30g，水煎服。外用适量煎水洗眼。

【附方】防治疟疾：鲜毒根斑鸠菊 60g，鲜黄皮叶、鲜土牛膝各 65g，水煎服，每日 1 剂，连服 3~4 日。

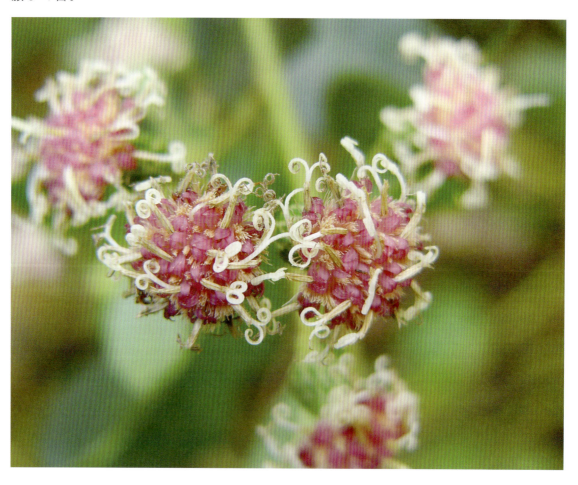

4.133.116　咸虾花

VERNONIAE PATULAE HERBA

【别名】狗仔花

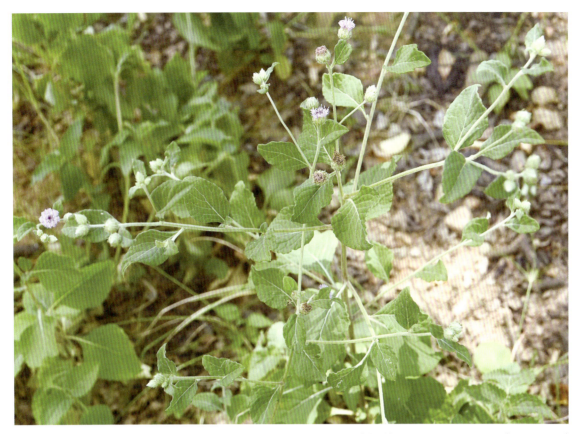

【基原】来源于菊科 Compositae 斑鸠菊属 Vernonia 咸虾花 Vernonia patula（Dryand.）Merr. [V. chinensis Less.] 的全草或根入药。

【形态特征】一年生粗壮草本，高 30~90cm。茎直立，基部茎直径 4~5mm，多分枝，枝圆柱形，开展，具明显条纹，被灰色短柔毛，具腺。基部和下部叶在花期常凋落，中部叶具柄，卵形、卵状椭圆形，稀近圆形，长 2~9cm，宽 1~5cm，顶端钝或稍尖，基部宽楔状狭窄成叶柄，边缘具圆齿状具小尖的浅齿，波状，或近全缘，侧脉 4~5 对，弧状斜升，叶面绿色，被疏短毛或近无毛，背面被灰色绢状柔毛，具腺点，叶柄长 1~2cm，下部无翅，上部叶向上渐小；头状花序通常 2~3 个生于枝顶端，或排列成分枝宽圆锥状或伞房状；直径 8~10mm，具 75~100 朵花；花序梗长 5~25mm，密被绢状长柔毛，无苞片；总苞扁球状，长 6~7mm，宽 8~10mm，基部圆形，多少凹入；总苞片 4~5 层，绿色，披针形，向外渐短，最外层开展，长 3~4mm，近刺状渐尖，背面绿色或多少紫色，边缘黄色，近革质，被绢状柔毛，杂有腺体，中层和内层狭长圆状披针形，长约 6mm，顶端具短刺尖；花托稍凸起，边缘具细齿的窝孔；花淡红紫色，花冠管状，长 4~5mm，向上稍扩大，裂片线状披针形，顶端尖，外面被疏微毛和腺点；瘦果近圆柱状，具 4~5 棱，长 1~1.5mm，无毛，具腺点；冠毛白色，1 层，糙毛状，近等长，长 2~3mm，易脱落。花期 7 月至翌年 5 月。

【生境】常长于荒地、旷野、村边、路旁。

【分布】香港、广东、福建、台湾、广西、贵州、云南。印度、中南半岛余部、印度尼西亚也有分布。

【采集加工】夏、秋季采收，全草（根最好）晒干。

【性味归经】味微苦、辛，性平。

【功能主治】清热利湿，散瘀消肿。治感冒发热，头痛，乳腺炎，急性胃肠炎，痢疾。外用治疮疖，湿疹，荨麻疹，跌打损伤。

【用法用量】15~30g，水煎服。外用适量，鲜草捣烂敷患处。

【附方】① 治荨麻疹：鲜咸虾花叶适量，捣烂加水适量，外搽患处。

② 治乳腺炎：咸虾花60g，酒适量。捣烂榨汁加温内服，第1天服2次，以后每天服1次。如病情重的，可将药渣贴敷患处。

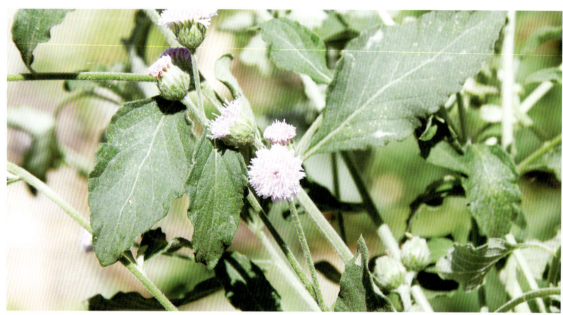

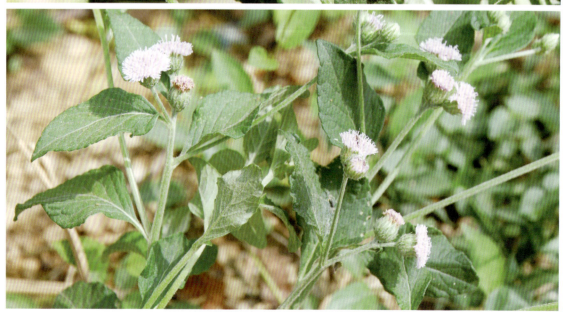

4.133.117　茄叶斑鸠菊

VERNONIAE SOLANIFOLIAE RADIX ET FOLIUM

【别名】斑鸠木、斑鸠菊、白花毛桃

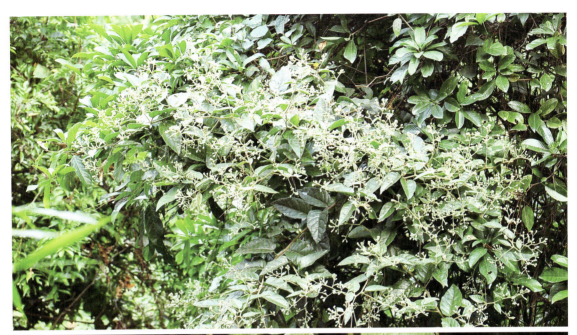

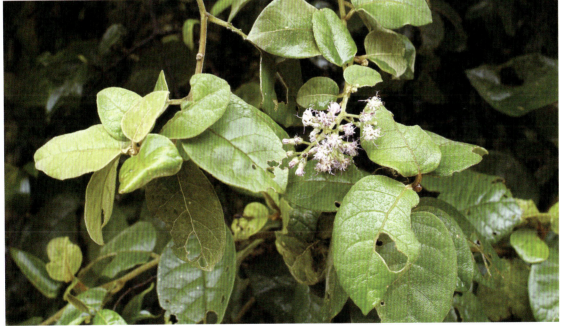

【基原】来源于菊科 Compositae 斑鸠菊属 *Vernonia* 茄叶斑鸠菊 *Vernonia solanifolia* Benth. 的根和叶入药。

【形态特征】直立大灌木或小乔木。茎高 8~12m，枝开展或有时攀援状，密被黄褐色或淡黄色茸毛。叶卵形或卵状长圆形，长 6~16cm，顶端钝或急尖，全缘，浅波状或具疏钝齿，基部圆形，近心形，有时截平，多少不等侧，侧脉 7~9 对，细脉稍平行，叶面粗糙，疏被贴生短硬毛，后多少脱落，有腺体，背面密被黄色茸毛；叶柄粗壮，长 1~2.5cm，被密茸毛。头状花序多数，在茎、枝端排成伞房花序状的聚伞状花序；总花梗密被茸毛；总苞片 4~5 层，卵形、椭圆形或长圆形，顶端极钝，背面密被淡黄色短茸毛；花序托平，具小窝孔；管状花 8~10 朵，花冠粉红色或淡紫色，有香气，檐部裂片线状披针形，顶端具白色短微毛。瘦果稍扁压，具 4~5 条纵棱，无毛；冠毛淡黄色，2 层，外层冠毛极短，内层冠毛糙毛状。花期 11 月至翌年 4 月。

【生境】生于山谷疏林中或攀援于乔木上。

【分布】香港、海南、广西、福建、云南。印度、老挝、中南半岛余部也有分布。

【采集加工】夏、秋季采收，根、叶晒干备用或鲜用。

【性味归经】味甘、苦，性凉。

【功能主治】凉血止血，润肺止咳。根：治咽喉肿痛，肺结核咳嗽、咯血。叶：外用治外伤出血。

【用法用量】15~60g，水煎服。叶外用适量，捣烂敷患处。

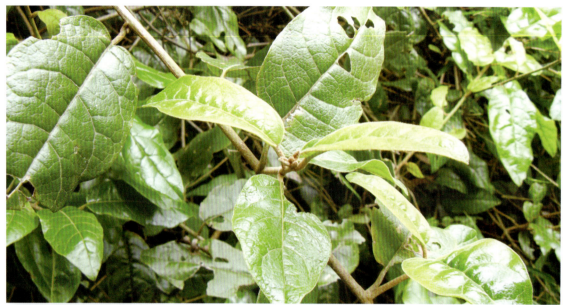

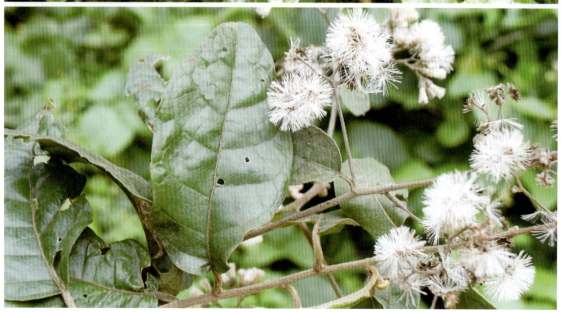

4.133.118 蟛蜞菊

WEDELIAE HERBA

【别名】黄花蟛蜞菊、黄花墨菜、黄花龙舌草、田黄菊

【基原】来源于菊科 Compositae 蟛蜞菊属 Wedelia 蟛蜞菊 Wedelia chinensis (Osbeck.) Merr. 的全草入药。

【形态特征】多年生草本。茎匍匐，上部近直立，基部各节生出不定根，分枝，有阔沟纹，疏被贴生的短糙毛或下部脱毛。叶无柄，椭圆形、长圆形或线形，长 3~7cm，宽 7~13mm，基部狭，顶端短尖或钝，全缘或有 1~3 对疏粗齿，两面疏被贴生的短糙毛，中脉于叶面明显或有时不明显，背面稍凸起，侧脉 1~2 对，通常仅有下部离基发出的 1 对较明显，无网状脉。头状花序少数，直径 15~20mm，单生于枝顶或叶腋内；花序梗长 3~10cm，被贴生短粗毛；总苞钟形，宽

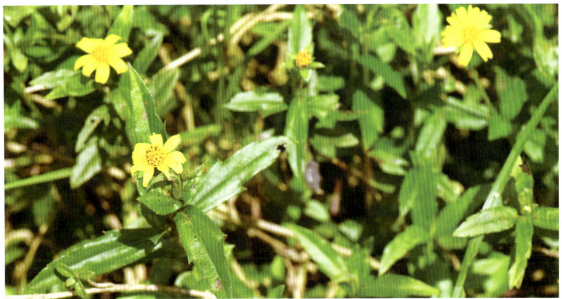

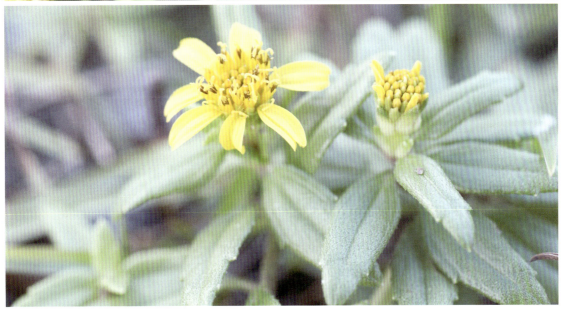

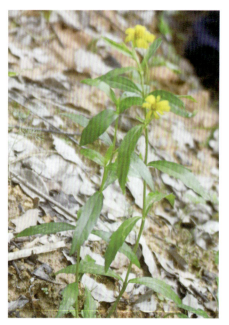

约1cm，长约12mm；总苞2层，外层叶质，绿色，椭圆形，长10~12mm，顶端钝或浑圆，背面疏被贴生短糙毛，内层较小，长圆形，长6~7mm，顶端尖，上半部有缘毛；托片折叠成线形，长约6mm，无毛，顶端渐尖，有时具3浅裂。舌状花1层，黄色，舌片卵状长圆形，长约8mm，顶端2~3深裂，管部细短，长为舌片的1/5。管状花较多，黄色，长约5mm，花冠近钟形，向上渐扩大，檐部5裂，裂片卵形，钝。瘦果倒卵形，长约4mm，多疣状突起，顶端稍收缩，舌状花的瘦果具3边，边缘增厚。无冠毛，而有具细齿的冠毛环。花期3~9月。

【生境】生于路旁、田边、沟边或湿润草地上。

【分布】广东、海南、广西、福建、台湾。印度、中南半岛余部、印度尼西亚、日本也有分布。

【采集加工】夏、秋季采收，将全草晒干。

【性味归经】味甘、微酸，性凉。

【功能主治】清热解毒，化痰止咳，凉血平肝。预防麻疹，治感冒发热，白喉，咽喉炎，扁桃体炎，支气管炎，肺炎，百日咳，咯血，高血压病。外用治疗疮疖肿。

【用法用量】15~30g，水煎服。外用适量鲜品捣烂敷患处。

【附方】① 防治白喉：a.预防：蟛蜞菊鲜全草15~30g，水煎服，连服3天；或鲜全草捣烂绞汁，加相当药量1/4的醋，喷咽或漱口，每天1~2次，连用3天。b.治疗：蟛蜞菊鲜全草60g，甘草6g，通草1.5g，水煎浓汁服，每天1~4剂，另用鲜全草捣汁，加药量1/2的醋，用棉签蘸药液涂抹伪膜，每日2~3次。

② 防治百日咳：a.预防：蟛蜞菊、忍冬藤各1.5kg，钩藤0.75kg，鱼腥草根250g，玉叶金花500g，加水25kg，煎至15kg，为150人一次量。每日1次，连服5日，停药1天，再服5日。b.治疗：蟛蜞菊18g，钩藤、鱼腥草根、玉叶金花各6g，忍冬藤9g，水煎服。

③ 预防麻疹：蟛蜞菊15~30g，水煎2次，每日1剂，连服3日，停药7日。

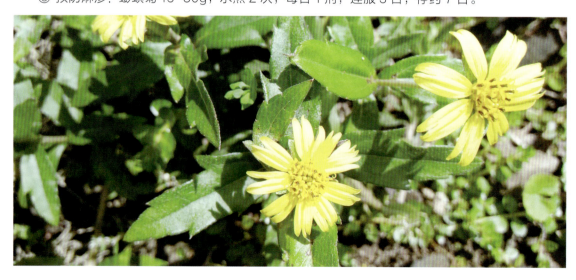

4.133.119　麻叶蟛蜞菊

WEDELIAE URTICIFOLIAE RADIX

【别名】接骨草、女金丹、小血藤

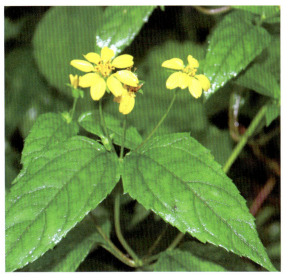
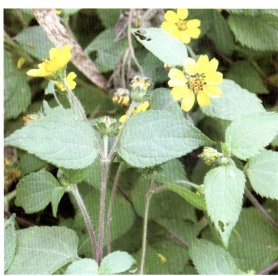

【基原】来源于菊科 Compositae 蟛蜞菊属 Wedelia 麻叶蟛蜞菊 Wedelia urticifolia DC. 的根入药。

【形态特征】草本。高达 1m，分枝，有粗沟纹，被稍开展的糙毛或下部脱毛，节间长 9~15cm。叶柄长 5~40mm，叶片卵形或卵状披针形，长 8~11cm，宽 3~7cm，基部通常短楔尖或稀浑圆，顶端渐尖，边缘有不规则的锯齿或重齿，叶面被有基部为疣状的糙毛，背面的毛较细密，近基出三脉，中脉中部以上常有 1~3 对侧脉，网脉通常明显；上部叶小，有短柄或无柄，叶片披针形，长 2.5~6cm，宽 1~2.5cm，基部通常浑圆，稀楔尖，顶端短尖或渐尖。头状花序少数，直径达 2~2.5cm，每两个生叶腋，或单生枝顶；花序梗长 2~4cm，被白色开展的糙毛；总苞阔钟形或半球形，直径约 15mm；总苞片 2 层，外层叶质，绿色，长圆形或倒披针形，长约 8mm，宽 3~4mm，顶端渐尖，背面密被长粗毛，内层长圆形至倒卵状长圆形，长 5~6mm，顶端钝，被疏毛；托片折叠成长圆形，长约 8mm，顶端芒尖或中央骤然紧缩成芒状刺尖，背面及上部边缘被粗毛。舌状花 1 层，黄色，舌片卵状长圆形，长约 11mm，宽约 4mm，顶端 2 齿裂，稀 3 裂，管部短，长 3~4mm。管状花多数，黄色，檐部 5 浅裂，裂片三角状渐尖，被疏毛。瘦果倒卵形、背腹略扁，长约 4mm，宽 2~3mm，褐红色，密被白色疣状突起，顶端收缩而近浑圆，收缩部分密被毛。冠毛短刺芒状，2~3 个，不等长，基部有冠毛环。花期 7~11 月。

【生境】生于溪畔谷地、坡地、空旷草丛中。

【分布】云南、贵州、广西、广东、湖南。印度、中南半岛余部、印度尼西亚也有分布。

【采集加工】夏、秋季采收，根晒干。

【性味归经】味甘，性温。

【功能主治】补肾，养血，通络。治肾虚腰痛，气血虚弱，跌打损伤。

【用法用量】6~9g，水煎服。外用鲜品捣烂敷患处。

4.133.120　卤地菊

WEDELIAE PROSTRATAE HERBA

【别名】尖刀草、黄花龙舌草、龙舌三尖刀、黄花冬菊

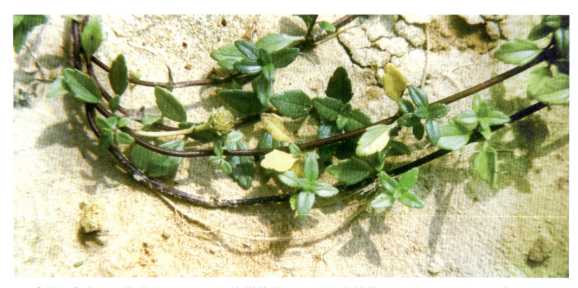

【基原】来源于菊科 Compositae 蟛蜞菊属 Wedelia 卤地菊 Wedelia prostrata（Hook. et. Arn.）Hemsl. 的全草入药。

【形态特征】一年生匍匐草本。茎长 25~80cm 以上，基部茎节上生不定根；茎、枝疏被基部为疣状或钩状的短糙毛。叶披针形或长圆状披针形，长 0.8~4cm，宽 4~9mm，顶端钝，边缘有 1~3 对不规则的粗或细锯齿，稀全缘，基部稍狭，两面密被短糙毛，近基出脉 3，叶脉不明显，无柄或具极短的柄。头状花序少数，直径 0.8~1.5cm，单生茎端及叶腋；总花梗无梗或具短梗；总苞近钟形，总苞片 2 层，外层叶质，卵形至卵状长圆形，背面被基部为疣状的短粗毛，内层倒卵形或倒卵状长圆形，顶端尖，上部疏被短粗毛；托片折合，顶端短尖，背面上端疏被短糙毛；舌状花 1 层，舌片黄色，长圆形，檐部 3 浅裂，中裂片较小；管状花黄色，钟状，檐部 5 裂，裂片近三角形，顶端稍钝，疏被短毛。瘦果倒卵状三棱形，顶端截平，中央稍凹入，凹入处密被短毛；无冠毛及冠毛环。花、果期：6~10 月。

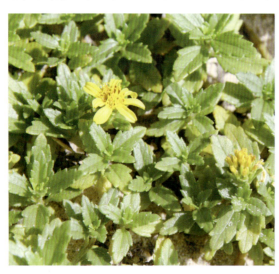

【生境】生于海岸干燥沙土地。

【分布】香港、广东、海南、澳门、广西、台湾、福建、浙江、江苏。印度、越南、菲律宾、朝鲜、日本也有分布。

【采集加工】夏、秋采收，将全草晒干。

【性味归经】味甘、淡，性凉。归肝、脾经。

【功能主治】清热解毒、祛痰止咳。治流感，白喉，咽喉炎，急性扁桃体炎及扁桃体周围脓肿，肺炎，支气管炎，百日咳，齿龈炎，高血压病。

【用法用量】15~30g，水煎服。

4.133.121 苍耳子

XANTHII FRUCTUS

【别名】苍子、痴头猛、羊带归

【基原】来源于菊科 Compositae 苍耳属 *Xanthium* 苍耳 *Xanthium sibiricum* Patrin. ex Widder 的成熟带总苞的果实入药。

【形态特征】一年生草本，高 1m。叶三角状卵形或心形，长 4~9cm，宽 5~10cm，近全缘，或有 3~5 不明显浅裂，顶端尖或钝，基部稍心形或截形，与叶柄连接处成相等的楔形，边缘有不规则的粗锯齿，有三基出脉，侧脉弧形，直达叶缘，脉上密被糙伏毛，叶面绿色，背面苍白色，被糙伏毛；叶柄长 3~11cm。雄性的头状花序球形，径 4~6mm，有或无花序梗，总苞片长圆状披针形，长 1~1.5mm，被短柔毛，花托柱状，托片倒披针形，长约 2mm，顶端尖，有微毛，有多数的雄花，花冠钟形，管部上端有 5 宽裂片；花药长圆状线形；雌性的头状花序椭圆形，外层总苞片小，披针形，长约 3mm，被短柔毛，内层总苞片结合成囊状，宽卵形或椭圆形，绿色、淡黄绿色或有时带红褐色，在瘦果成熟时变坚硬，连同喙部长 12~15mm，宽 4~7mm，外面有疏生的具钩状的刺，刺极细而直，基部微增粗或几不增粗，长 1~1.5mm，基部被柔毛，常有腺点，或全部无毛；喙坚硬，锥形，上端略呈镰刀状，长 1.5~2.5mm，常不等长，少有结合而成 1 个喙。瘦果 2，倒卵形。花期 7~8 月；果期 9~10 月。

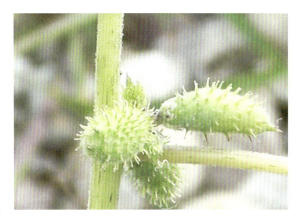

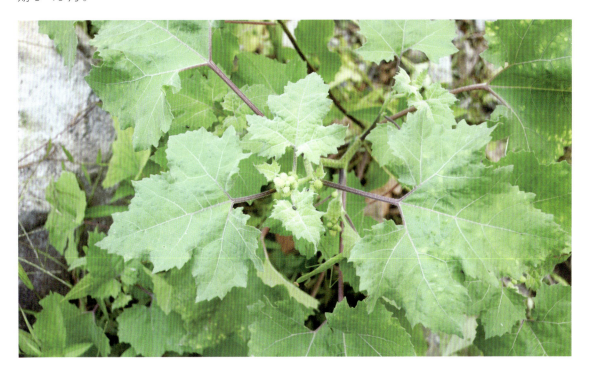

【生境】生于路旁、村边、旷野或荒地上。

【分布】全国各地区。伊朗、印度、朝鲜、日本、俄罗斯也有分布。

【采集加工】秋季果实成熟时采收，干燥，除去梗、叶等杂质。

【药材性状】本品呈纺锤形或卵圆形，长1~1.5cm，直径4~7mm。表面黄棕色或黄绿色，全体有钩刺，顶端有2枚较粗的刺，分离或相连，基部有果梗痕。质硬而韧，横切面中央有纵隔膜，2室，各有1枚瘦果。瘦果略呈纺锤形，一面较平坦，顶端具1突起的花柱基，果皮薄，灰黑色，具纵纹。种皮膜质，浅灰色，子叶2枚，有油性。气微，味微苦。

【性味归经】味苦、辛，性温；有毒。归肺经。

【功能主治】发汗通窍，散风祛湿，消炎镇痛。治感冒头痛，慢性鼻窦炎，副鼻窦炎，疟疾，风湿性关节炎，子宫出血，深部脓肿，麻风，皮肤湿疹。

【用法用量】3~10g，水煎服。

【附方】① 治慢性鼻炎、鼻窦炎：a.（苍耳子散）苍耳子10g，辛夷、白芷各9g，薄荷4.5g，葱白3根，茶叶1撮。水煎服。b. 复方苍耳子膏，每服10ml，每日两次，温开水冲服。

② 治流行性腮腺炎：苍耳子、马蓝、金银花、板蓝根各10g，防风、薄荷各6g，每日1剂，分2次煎服。

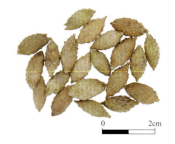

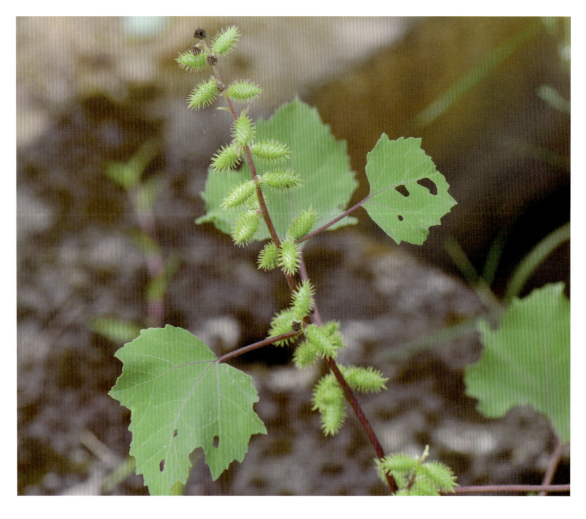

4.133.122 黄鹌菜

YOUNGIAE JAPONICAE HERBA

【别名】毛连连、野芥菜、黄花枝香草、野青菜

【基原】来源于菊科 Compositae 黄鹌菜属 *Youngia* 黄鹌菜 *Youngia japonica*（L.）DC. 的全草入药。

【形态特征】一年生草本，高 10~100cm。茎直立，单生或少数茎成簇生，粗壮或细。基生叶全形倒披针形、椭圆形、长椭圆形或宽线形，长 2.5~13cm，宽 1~4.5cm，大头羽状深裂或全裂，叶柄长 1~7cm，有狭或宽翼或无翼，顶裂片卵形、倒卵形或卵状披针形，顶端圆形或急尖，边缘有锯齿或几全缘，侧裂片 3~7 对，椭圆形，向下渐小，最下方的侧裂片耳状，全部侧裂片边缘有锯齿或细锯齿或边缘有小尖头，极少边缘全缘；无茎叶或极少有 1~2 枚茎生叶，且与基生叶同形并等样分裂；全部叶及叶柄被皱波状长或短柔毛。头状花序含 10~20 枚舌状小花，少数或多数在茎枝顶端排成伞房花序，花序梗细。总苞圆柱状，长 4~5mm，极少长 3.5~4mm；总苞片 4 层，外层及最外层极短，宽卵形，长宽不足 0.6mm，顶端急尖，内层及最内层长，长 4~5mm，极少长 3.5~4mm，宽 1~1.3mm，披针形，顶端急尖，边缘白色宽膜质，内面有贴伏的短糙毛；全部总苞片外面无毛；舌状小花黄色，花冠管外面有短柔毛。瘦果纺锤形，压扁，褐色或红褐色，长 1.5~2mm，向顶端有收缢，顶端无喙，有 11~13 条粗细不等的纵肋，肋上有小刺毛；冠毛长 2.5~3.5mm，糙毛状。花、果期 4~10 月。

【生境】生于村边、路旁或荒地上。

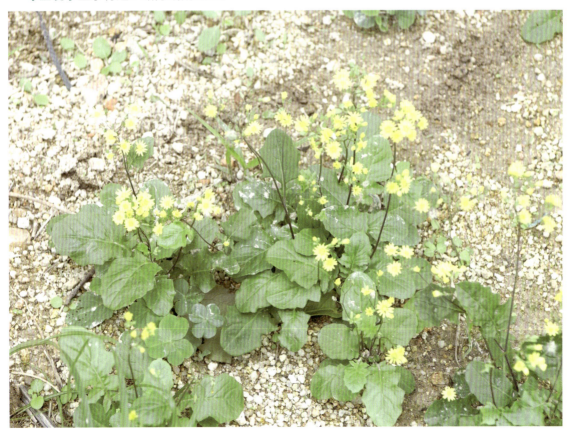

【分布】海南、广东、广西、河北、陕西、甘肃、山东、江苏、安徽、浙江、福建、河南、湖北、湖南、广西、四川、云南、西藏、台湾。越南、日本、中南半岛余部、印度、马来半岛、朝鲜也有分布。

【采集加工】夏、秋季采收，将全草晒干。

【性味归经】味甘、微苦，性凉。

【功能主治】清热解毒，利尿消肿，止痛。治咽炎，乳腺炎，牙痛，小便不利，肝硬化腹水。外用治疮疖肿毒。

【用法用量】15~30g，水煎服。外用适量鲜品捣烂敷患处。

【附方】① 治咽喉炎：a.鲜黄鹌菜适量，洗净，捣汁，加醋适量含漱（治疗期间忌食油腻食物）。b.鲜黄鹌菜60g，捣烂取汁调蜜服。

② 治乳腺炎：鲜黄鹌菜适量，水煎，酌加酒服，渣捣烂加热外敷患处。

③ 治指头疔、带状疱疹：鲜黄鹌菜适量，捣烂，连渣涂敷。

④ 治肿痛：鲜黄鹌菜适量，黄土、食盐各少许，捣烂敷患处。

⑤ 治毒蛇咬伤、蜂蜇伤：鲜黄鹌菜适量，捣烂绞汁服，渣敷患处。

⑥ 治鹅口疮：鲜黄鹌菜根50g，用二次淘米水洗，捣烂取汁调蜜服。

⑦ 治急性肾炎：鲜黄鹌菜2~3株，烤干研末，和鸡蛋炒食。

⑧ 治痢疾：鲜黄鹌菜60g，捣烂绞汁冲蜜糖服。

⑨ 治肝硬化腹水：鲜黄鹌菜根12~18g，水煎服。

⑩ 治咽喉痛：鲜黄鹌菜，洗净，捣汁加醋含漱。

⑪ 治乳腺炎：鲜黄鹌菜30~60g，水煎后去渣，加酒饮，并用药渣捣烂加热敷患处。

⑫ 治头疔、带状疱疹：黄鹌菜捣烂，连渣涂敷。

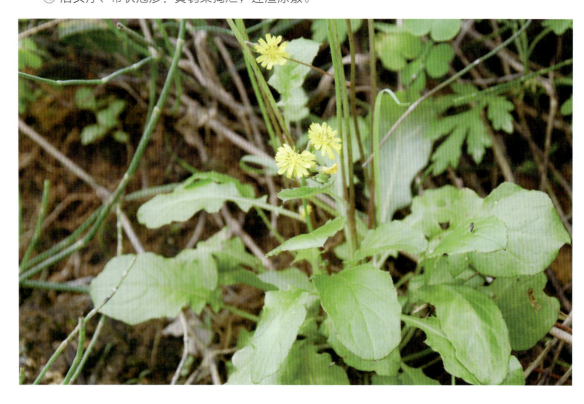

4.134 龙胆科

4.134.1 罗星草

CANSCORAE MELASTOMACEAE HERBA

【别名】糖果草

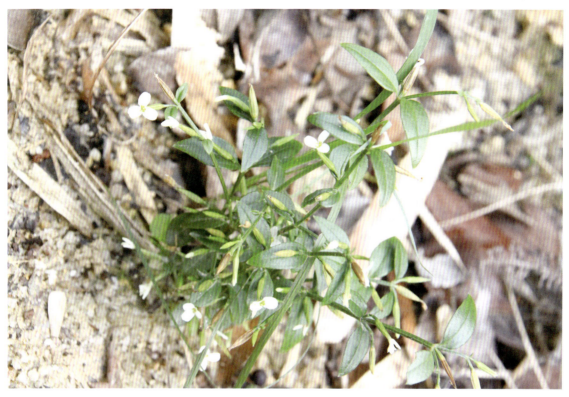

【基原】来源于龙胆科 Gentianaceae 穿心草属 Canscora 罗星草 Canscora melastomacea Hand.-Mazz. 的全草入药。

【形态特征】一年生草本。茎高 20~150cm，具钝棱，无毛。茎下部叶小，不分裂，边缘具锯齿，花期凋萎；中部叶长 4~13cm，3~5 深裂，或近基部一对浅裂，具一对小裂片，顶端裂片较大，披针形或长椭圆状披针形，长 5~11cm，宽 1.5~3cm，两侧裂片略小，披针形至狭披针形，长 3~7cm，宽 8~12mm，稀不分裂，为椭圆形或椭圆状披针形，叶或裂片边缘具疏锯齿，无毛或背面有极稀疏的小硬毛，叶柄边缘有狭翅；上部叶较小，披针形，3 裂或不分裂。头状花序直径 1~3cm；总花梗长 1~1.5cm；外层总苞片 5~9 片，叶状，线形或匙状倒披针形，顶端钝，具缘毛，内层的长椭圆形或卵状披针形；托片线状披针形；无舌状

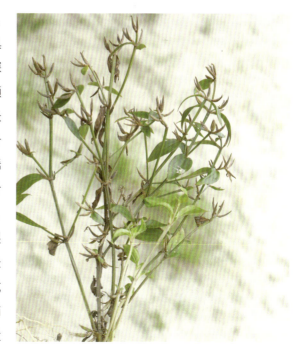

花；管状花两性，花冠冠檐部4齿裂，花药基部钝，顶端有椭圆形的附属体。瘦果扁，楔形或倒卵状楔形，边缘有倒刺毛；冠毛为芒刺，通常2枚，芒刺两侧有倒刺毛。花、果期6~10月。

【生境】生于山坡草地。

【分布】广东、广西、云南、湖南。

【采集加工】夏、秋季采收，将全草晒干。

【性味归经】苦，性寒。

【功能主治】清热消肿，散瘀止痛。治急性胆囊炎，急性肠炎，急性扁桃体炎。

【用法用量】9~12g，水煎服。外用治跌打损伤，骨折，关节肿痛，鲜品适量捣敷患处。

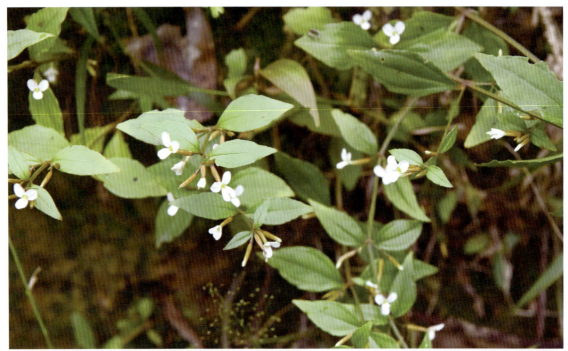

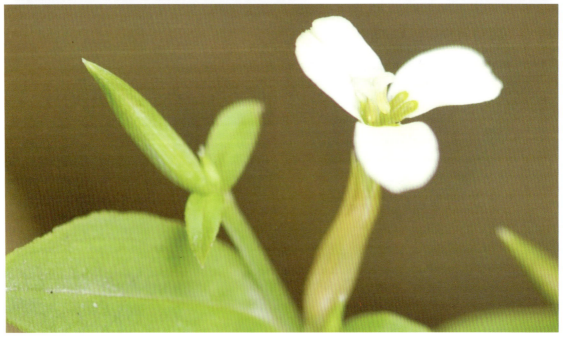

4.134.2 喉毛花
COMASTOMATIS PULMONARII HERBA

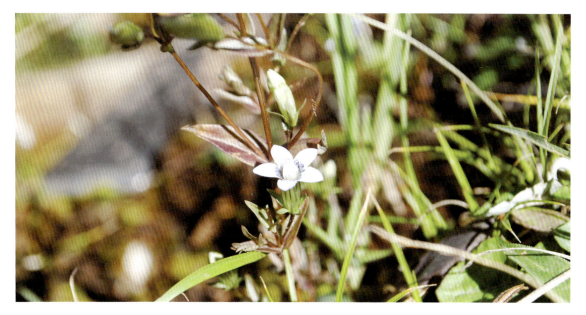

【基原】来源于龙胆科 Gentianaceae 喉毛花属 Comastoma 喉毛花 Comastoma pulmonarium (Turcz.) Toyokuni 的全草入药。

【形态特征】一年生草本。高 5~30cm。茎近四棱形。基生叶矩圆形或矩圆状匙形，长 1.5~2.2cm，宽 4.5~7mm，顶端圆形，基部渐狭；茎生叶卵状披针形，长 0.6~2.8cm，宽 0.3~1cm，茎上部叶渐小。聚伞花序顶生；花 5 数，花萼开张，深裂近基部，裂片卵状三角形或狭椭圆形，长 6~8mm；花冠淡蓝色，筒形或宽筒形，直径 6~7mm，长 9~23mm，裂片椭圆状三角形，长 5~6mm，喉部具一圈白色副冠，副冠 5 束，长 3~4mm，上部流苏状条裂；雄蕊着生于冠筒中上部，花丝白色，花药黄色；子房狭矩圆形，柱头 2 裂。蒴果椭圆状披针形，长 2~2.7cm；种子淡褐色，近圆球形，直径 0.8~1mm。花、果期 7~11 月。

【生境】生于海拔 3000~4800m 的河滩、山坡草地、林下、灌丛及高山草甸。

【分布】西藏、云南、四川、青海、甘肃、陕西和山西。日本、俄罗斯也有分布。

【采集加工】夏、秋季采集全草，去除杂质，洗净，晒干。

【性味归经】味苦，性寒。

【功能主治】祛风除湿，清热解毒。治黄疸、肝热、胆热、胃热、创伤等。

【用法用量】9~15g，水煎服。

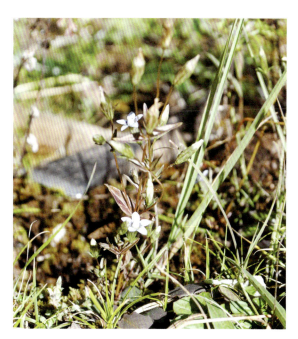

4.134.3 天蓝龙胆

GENTIANAE CAELESTIS HERBA

【别名】华丽龙胆、天兰龙胆、雪花龙胆

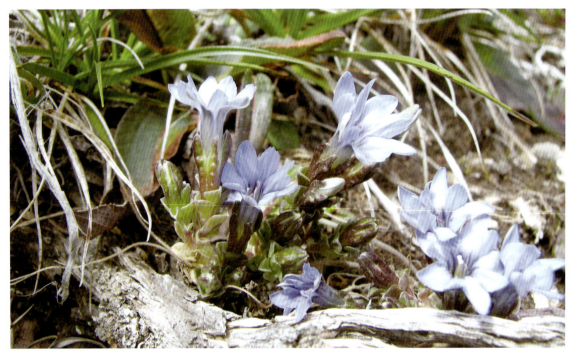

【基原】来源于龙胆科 Gentianaceae 龙胆属 Gentiana 天蓝龙胆 Gentiana caelestis（Marq.）H. Smith 的全草入药。

【形态特征】多年生草本。高 5~8cm。根略肉质。莲座丛叶披针形，长 4~30mm，宽 3~4mm；茎生叶密集，中下部叶卵形，长 4~8mm，宽 3.5~4.5mm，上部叶线状披针形，长 12~18mm，宽 2.5~3mm。花单生枝顶，萼筒倒锥状筒形，长 10~13mm，裂片与上部叶同形，长 8~10mm，宽 1.5~2.5mm；花冠上部淡蓝色，下部黄绿色，钟形，长 4~5cm，花萼喉部直径 1.8~2.2cm；雄蕊着生于冠筒中下部，整齐，花丝钻形，长 11~13mm，基部联合成短筒包围子房，花药狭矩圆形，长 2.5~3mm；子房狭椭圆形，长 10~12mm，花柱线形，连柱头长 4~5mm，柱头 2 裂。花、果期 8~10 月。

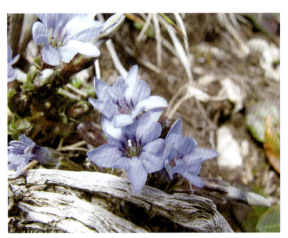

【生境】生于海拔 2600~4500m 的山坡草地、高山草甸、灌丛中及山沟路旁。

【分布】西藏东南部、云南北部及四川西南部。

【采集加工】夏、秋季采集，洗净，晒干。

【性味归经】味苦，性寒。

【功能主治】清肝胆热，解毒。治湿热黄疸、目赤、头痛、咽炎、气喘、咳痰不爽等。

【用法用量】15~30g，水煎服。

4.134.4 秦艽

GENTIANAE MACROPHYLLAE RADIX

【别名】牛尾秦艽、萝卜秦艽、大秦艽

【基原】来源于龙胆科 Gentianaceae 龙胆属 *Gentiana* 粗茎秦艽 *Gentiana crassicaulis* Duthie ex Burk.、达乌里龙胆 *Gentiana dahurica* Fisch.、秦艽 *Gentiana macrophylla* Pall. 和麻花秦艽 *Gentiana straminea* Maxim. 的根入药。

【形态特征】A. 粗茎秦艽：多年生草本。高 30~40cm。基部被枯存的纤维状叶鞘。枝丛生，黄绿色或带紫红色。莲座丛叶卵状椭圆形或狭椭圆形，长 12~20cm，宽 4~6.5cm，顶端钝或急尖，基部渐尖；茎生叶卵状椭圆形至卵状披针形，长 6~16cm，宽 3~5cm，顶端钝至急尖，基部钝。花多数在茎顶簇生呈头状；花萼筒长 4~6mm，一侧开裂呈佛焰苞状，萼齿长 0.5~1mm；花冠筒部黄白色，冠檐蓝紫色，内面有斑点，壶形，长 2~2.2cm，裂片卵状三角形，长 2.5~3.5mm；雄蕊着生于冠筒中部，花丝线状钻形，长 7~8mm，花药狭矩圆形，子房狭椭圆形，花柱线形，柱头 2 裂。蒴果内藏，椭圆形，长 18~20mm；种子红褐色，矩圆形，长 1.2~1.5mm。花、果期 6~10 月。

【生境】生于 2100~4500m 的山坡草地。

【分布】西藏、云南、四川、贵州、青海和甘肃，云南丽江有栽培。

【形态特征】B. 达乌里龙胆：多年生草本，高 10~25cm，全株光滑无毛，基部被枯存的纤维状叶鞘包裹。须根多条，向左扭结成一个圆锥形的根。枝多数丛生，斜升，黄绿色或紫红色，近

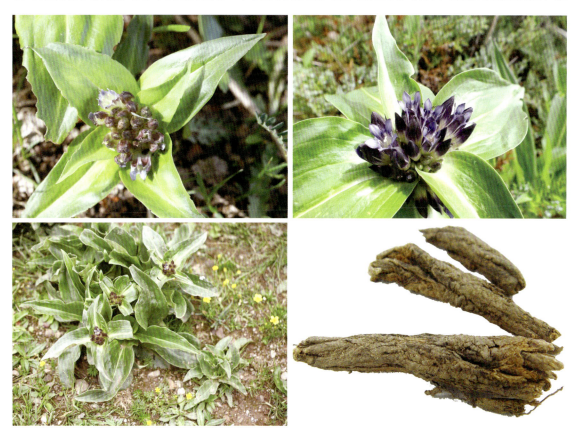

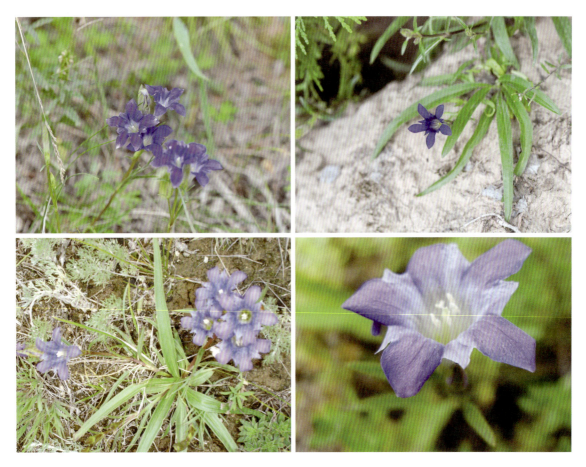

圆形，光滑。莲座丛叶披针形或线状椭圆形。长5~15cm，宽0.8~1.4cm，顶端渐尖，基部渐狭，边缘粗糙，叶脉3~5条，在两面均明显，并在下面突起，叶柄宽，扁平，膜质，长2~4cm，包被于枯存的纤维状叶鞘中；茎生叶少数，线状披针形至线形，长2~5cm，宽0.2~0.4cm，顶端渐尖，基部渐狭，边缘粗糙，叶脉1~3条，在两面均明显，中脉在下面突起，叶柄宽，长0.5~10cm，愈向茎上部叶愈小，柄愈短。花1~3朵或更多，聚伞排列于茎顶或上部叶腋，花萼管部通常不裂，稀一侧浅裂；花冠蓝色，长3.5~4cm，子房长圆形，有柄。蒴果椭圆形，与花冠几等长。花期7~8月；果期8~10月。

【生境】生于山地草丛、草原、灌丛。

【分布】华北、西北地区及四川、西藏等地区。蒙古、俄罗斯也有分布。

【形态特征】C. 秦艽：多年生草本。高30~60cm。茎基部被枯存的纤维状叶鞘包裹。枝黄绿色带紫红色。莲座丛叶卵状椭圆形或狭椭圆形，长6~28cm，宽2.5~6cm，顶端钝，基部渐狭；茎生叶椭圆状披针形或狭椭圆形，长4.5~15cm，宽1.2~3.5cm，边缘平滑。花多数簇生枝顶呈头状；花萼筒黄绿色带紫色，长7~9mm；花冠筒部黄绿色，冠檐蓝紫色，壶形，长1.8~2cm，裂片卵形或卵圆形，长3~4mm；花药矩圆形，长2~2.5mm；子房椭圆状披针形或狭椭圆形，长9~11mm，顶端渐狭，花柱线形，柱头2裂。蒴果卵状椭圆形，长15~17mm；种子红褐色，矩圆形，长1.2~1.4mm，表面具细网纹。花、果期7~10月。

【生境】生于海拔400~2400m的河滩、水沟边、山坡草地、草甸、林下及林缘。

【分布】新疆、宁夏、陕西、山西、河北、内蒙古及东北各地。俄罗斯及蒙古也有分布。

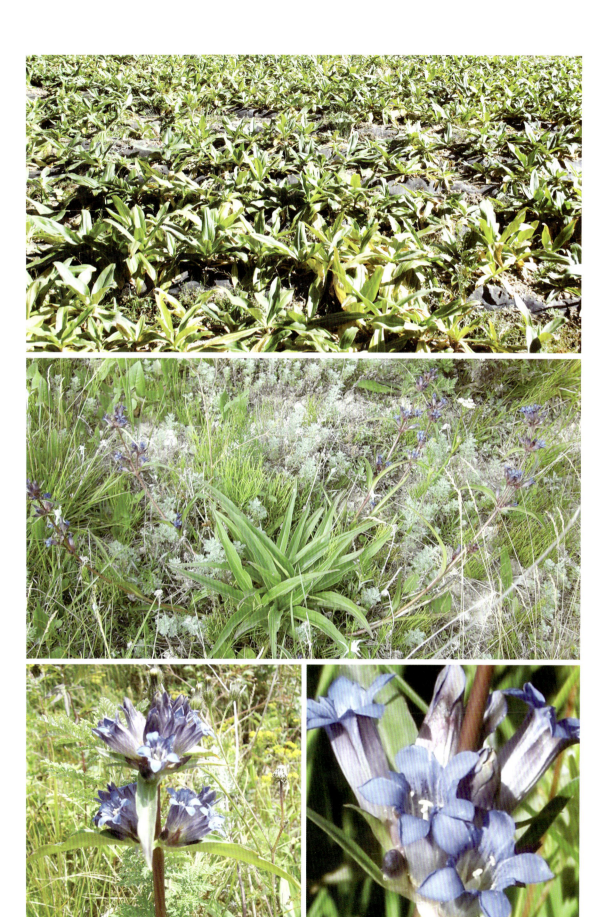

【形态特征】D. 麻花秦艽：多年生草本，高 10~35cm，全株光滑无毛，基部被枯存的纤维状叶鞘包裹。须根多数，扭结成一个粗大、圆锥形的根。茎多数丛生，斜升，黄绿色，稀带紫红色，近圆形。莲座丛叶宽披针形或卵状椭圆形，长 6~20cm，宽 0.8~4cm，两端渐狭，叶脉 3~5 条，两面均明显，并在背面突起，叶柄宽，膜质，茎生叶小，线状披针形至线形，聚伞花序顶生及腋生，排列成疏松的花序；花梗斜伸，黄绿色，稀带紫红色，小花梗长达 4cm；花萼筒膜质，黄绿色，长 1.5~2.8cm；花冠黄绿色，喉部具多数绿色斑点，有时外面带紫色或蓝灰色，漏斗形，长 3~4.5cm，裂片卵形或卵状三角形，长 5~6mm，顶端钝，全缘，褶偏斜，三角形，长 2~3mm；雄蕊着生于冠筒中下部，整齐。蒴果内藏，椭圆状披针形，长 2.5~3cm，顶端渐狭，基部钝，柄长 7~12mm。花果期 7~10 月。

【生境】生于高山草甸、灌丛、林下、林间空地、山沟、多石干山坡及河滩等地。

【分布】西藏、四川、青海、甘肃、宁夏、湖北西部。尼泊尔也有分布。

【采集加工】春、秋季采挖，除去泥沙，先晒软，堆置"发汗"至表面呈红黄色或灰黄色时再摊开晒干。

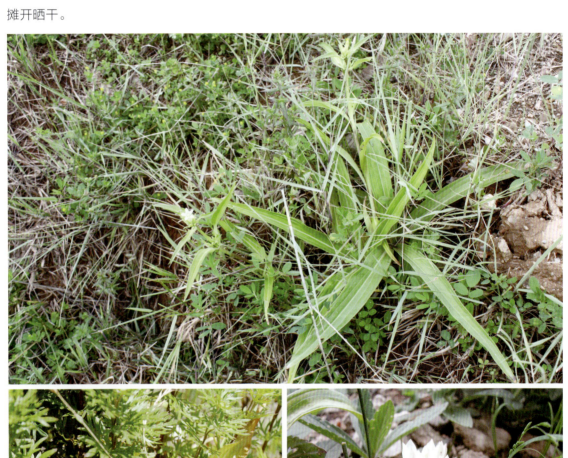

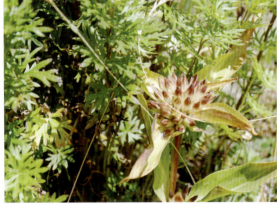

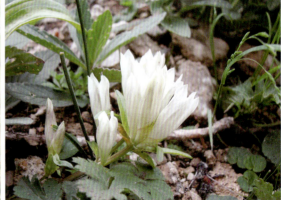

【药材性状】A. 粗茎秦艽：药材性状与秦艽相近。

B. 达乌里龙胆：呈类圆锥形或类圆柱形，长 8~15cm，直径 2~10mm。表面棕黄色。主根常 1 个，残存的茎基有纤维状叶鞘，下部多分枝。断面黄白色。

C. 秦艽：呈类圆柱形，上粗下细，扭曲不直，长 10~30cm，直径 1~3cm。表面黄棕色或灰黄色，有纵向或扭曲的纵皱纹，顶端有残存茎基及纤维状叶鞘。质硬而脆，易折断，断面略显油性，皮部黄色或棕黄色，木部黄色。气特异，味苦、微涩。

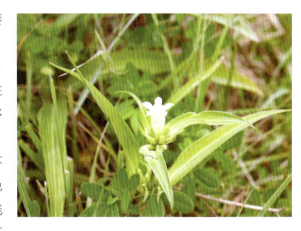

D. 麻花秦艽：呈类圆锥形，多由数个小根纠聚而膨大，直径可达 7cm。表面棕褐色，粗糙，有裂隙呈网状孔纹。质松脆，易折断，断面多呈枯朽状。

【性味归经】味辛、苦，性平。归胃、肝、胆经。

【功能主治】祛风湿，清湿热，止痹痛，退虚热。治风湿痹痛、中风半身不遂、筋脉拘挛、骨节酸痛、湿热黄疸、骨蒸潮热、小儿疳积发热等。

【用法用量】3~10g，水煎服。

【附方】① 治风湿痹痛、筋脉拘挛：秦艽、独活、防风、木瓜各 10g，水煎服。

② 治骨蒸潮热：秦艽、知母、地骨皮各 10g，青蒿、甘草各 6g，水煎服。

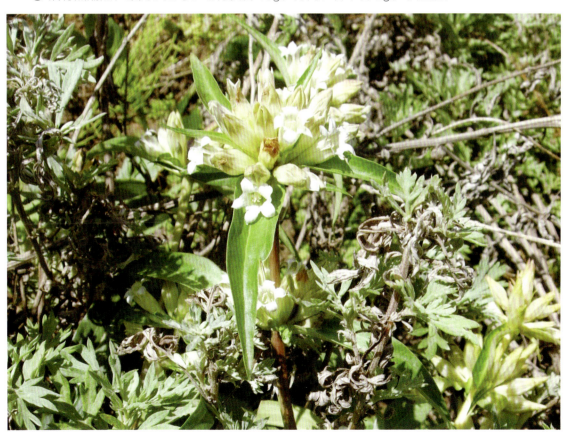

4.134.5 五岭龙胆

GENTIANAE DAVIDII HERBA

【别名】九头青、簇花龙胆、落地荷花

【基原】来源于龙胆科 Gentianaceae 龙胆属 *Gentiana* 五岭龙胆 *Gentiana davidii* Franch. 的全草入药。

【形态特征】多年生草本，高 5~15cm。须根略肉质。花枝多数，丛生，斜升，紫色或黄绿色，中空，近圆形，下部光滑，上部多少具乳突。叶线状披针形或椭圆状披针形，顶端钝，基部渐狭，边缘微外卷，有乳突，叶脉 1~3 条，在两面均明显；莲座状叶长 3~9cm，宽 0.6~1.2cm，叶柄膜质，长 0.5~1.1cm；茎生叶多对，长 1.3~5.5cm，宽 0.3~0.8cm，叶柄长 0.4~0.7cm，越向茎上部叶越大，柄越短。花多数，簇生枝端呈头状，被包围于最上部的苞叶状的叶丛中；无花梗；花萼狭倒锥形，长 1.4~1.6cm，萼筒膜质，全缘不开裂，裂片绿色，不整齐，2 枚大，3 枚小，线状披针形或披针形，长 3~7mm，顶端渐尖，边缘有乳突，裂片间弯缺宽，截形；花冠蓝色，无斑点和条纹，狭漏斗形，长 2.5~4cm，裂片卵状三角形，长 2.5~4mm，顶端具尾尖，全缘，褶偏斜，截形或三角形，长 1~1.5mm，全缘或边缘有不明显波状齿；雄蕊着生于冠筒下部，整齐，花丝线状钻形，长 10~15mm，花药狭长圆形，长 1.5~2mm；子房线状椭圆形，长 10~12mm，两端渐狭，柄长 5~7mm，花柱线形，连柱头长 4~6mm，柱头 2 裂，裂片线形。蒴果内藏或外露，狭椭圆形或卵状椭圆形，长 1.5~1.7cm，两端渐狭，柄长至 2.5cm；种子淡黄色，有光泽，近圆球形，长 0.8~1mm，表面具蜂窝状网隙。花果期 8~11 月。

【生境】生于海拔 350~1200m 的山坡草丛、路旁、林缘、林下。

【分布】广东、海南、台湾、福建、江西、浙江、安徽、湖南、广西。

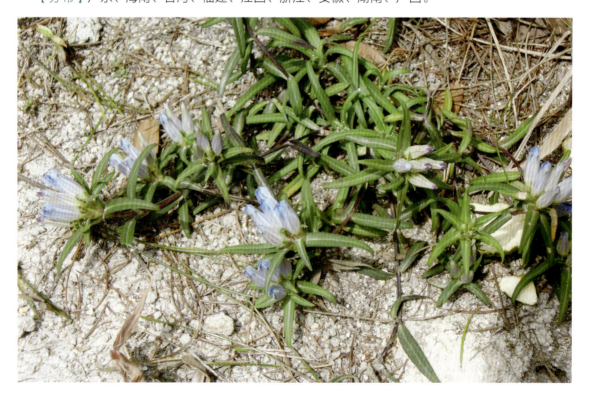

【采集加工】夏、秋采收，将全草晒干。

【性味归经】味苦，性寒。

【功能主治】清热解毒，利湿。治小儿惊风，目赤肿痛，咽痛，肝炎，痢疾，化脓性骨髓炎，痈疮肿毒，毒蛇咬伤。

【用法用量】15~30g，水煎服。

【附方】① 治结膜炎：五岭龙胆15g，金银花9g，徐长卿3g，水煎服。

② 治尿路感染：五岭龙胆30g，水煎服。

③ 治化脓性骨髓炎：五岭龙胆、筋骨草、一枝黄花、蒲公英、紫花地丁各30g，野菊花15g，水煎服。

④ 治疔、痈：鲜五岭龙胆加糯米饭捣烂敷患处。

⑤ 治疝气：五岭龙胆30g，炖白绒鸡服。

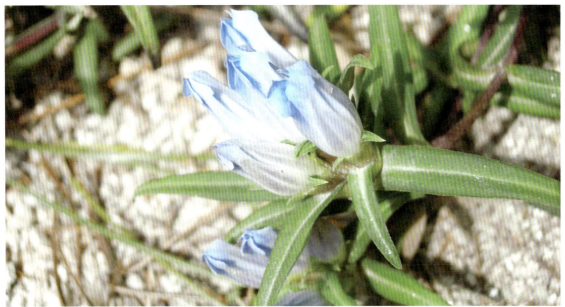

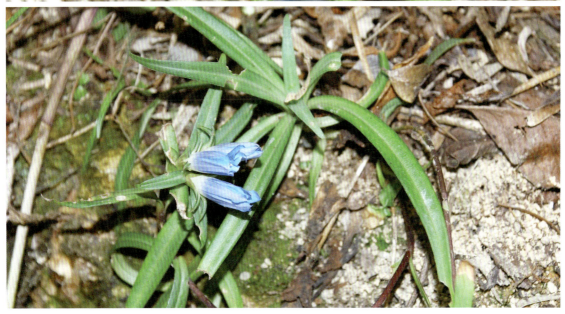

4.134.6　华南龙胆

GENTIANAE LOUREIRII HERBA

【别名】蓝花草、紫花地丁

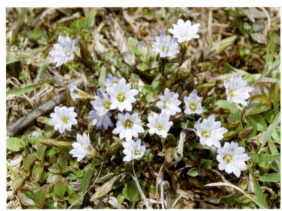
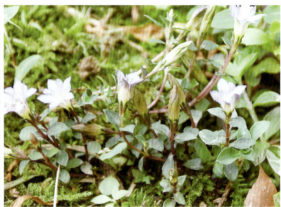

【基原】来源于龙胆科 Gentianaceae 龙胆属 Gentiana 华南龙胆 Gentiana loureirii Griseb. 的全草入药。

【形态特征】多年生草本，高 3~8cm。根略肉质，粗壮，根皮易剥落。茎少数丛生，紫红色，直立，密被乳突。基生叶在花期不枯萎，莲座状，狭椭圆形，长 15~30mm，宽 3.5~5mm，顶端钝，密生短睫毛，叶面具细乳突，背面光滑，中脉细，叶柄宽，边缘密生短睫毛，长 4~7mm；茎生叶疏离，远短于节间，椭圆形或椭圆披针形，长 5~7mm，宽 1~2.5mm，顶端钝，边缘密生短睫毛，叶面密被极细乳突，背面光滑，叶柄边缘具短睫毛，背面具乳突，联合成长 1~1.5mm 的筒。花数朵，单生于小枝顶端；花梗紫红色，密被乳突，长 5~12mm，裸露；花萼钟形，长 5~6mm，裂片直立或开展，披针形或线状披针形，长 2.5~3.5mm，顶端急尖或钝，具小尖头，边缘密生短睫毛，中脉细，不明显，弯缺狭，楔形；花冠紫色，漏斗形，长 12~14mm，裂片卵形，长 2~2.5mm，顶端钝，褶卵状椭圆形，长 1~1.5mm，顶端截形，边缘有不整齐不明显的细齿；雄蕊着生于冠筒中下部，长 4.5~5.5mm，花药线形，长 1.8~2mm，子房椭圆形，长 5~6mm，两端渐狭，柄长 2.5~3mm，花柱线形，长约 2.5mm，柱头 2 裂，裂片长圆形。蒴果倒卵形，顶端圆形，有宽翅，两侧边缘有狭翅。花果期 2~9 月。

【生境】生于丘陵或山坡草地上。

【分布】香港、广东、海南、台湾、福建、江西、浙江、江苏、湖南、广西。不丹、印度、缅甸、泰国、越南也有分布。

【采集加工】夏、秋采收，将全草晒干。

【性味归经】味苦、辛，性寒。

【功能主治】清热利湿，解毒消痈。治咽喉肿痛，阑尾炎，白带病，尿血。外用治疮疡肿毒，淋巴结结核。

【用法用量】6~15g，水煎服。外用适量，捣烂敷患处。

4.134.7 龙胆

GENTIANAE RADIX ET RHIZOMA

【别名】滇龙胆、龙胆、苦胆草、胆草

【基原】来源于龙胆科 Gentianaceae 龙胆属 *Gentiana* 条叶龙胆 *Gentiana manshurica* Kitag.、滇龙胆草 *Gentiana rigescens* Franch.、龙胆 *Gentiana scabra* Bunge 和三花龙胆 *Gentiana triflora* Pall. 的根和根茎入药,习惯上将条叶龙胆、龙胆和三花龙胆的药材称为"龙胆",而将滇龙胆称为"坚龙胆"。

【形态特征】A. 条叶龙胆:多年生草本,高 20~30cm。根茎平卧或直立,短缩或长达 4cm,具多数粗壮、略肉质的须根。茎下部叶膜质;淡紫红色,鳞片形,长 5~8mm,上部分离,中部以下联合成鞘状抱茎;中、上部叶近革质,无柄,线状披针形至线形,长 3~10cm,宽 3~10mm,顶端急尖或近急尖,基部钝,边缘微外卷,平滑,上面具极细乳突,下面光滑,叶脉 1~3 条。花 1~2 朵,顶生或腋生;无花梗或具短梗;每朵花下具 2 个苞片,苞片线状披针形与花萼近等长,长 1.5~2cm;花萼筒钟状,长 8~10mm,裂片线形或线状披针形,长 8~15mm,顶端急尖,边缘微外卷,平滑,中脉在背面突起,弯缺截形;花冠蓝紫色或紫色,筒状钟形,长 4~5cm,裂片卵状三角形,长 7~9mm,先端渐尖,全缘,褶偏斜,卵形,长 3.5~4mm,顶端钝,边缘有不整齐细齿;雄蕊着生于冠筒下部,整齐,花丝钻形,长 9~12mm,花药狭长圆形,长 3.5~4mm;子房长 6~7mm,两端渐狭,柄长 7~9mm,花柱短,连柱头长 2~3mm,柱头 2 裂。蒴果内藏,宽椭圆形,两端钝,柄长至 2cm。花果期 8~11 月。

【生境】生于山坡草地、湿草地、路旁,海拔 100~1100m。

【分布】内蒙古、黑龙江、吉林、辽宁、河南、湖北、湖南、江西、安徽、江苏、浙江、广东、广西。朝鲜也有分布。

【形态特征】B. 滇龙胆草:多年生草本,高 30~50cm。主茎粗壮,有分枝,枝多数,丛生,直立,木质化。无莲座状基生叶丛;茎生叶多对,下部 2~4 对小,鳞片形,中上部叶卵状长圆形、倒卵形或卵形,长 1~4cm,宽 0.7~2cm,顶端钝,基部楔形,具乳突或光滑,叶面深绿色,背面黄绿色,叶脉 1~3 条,上面不显,下面凸起,叶柄长 5~8mm,边缘具乳突。花多数簇生枝顶,稀腋生、无梗;花萼锥形,长 10~12mm,萼管膜质,裂片绿色,不整齐,2 大,3 小,大

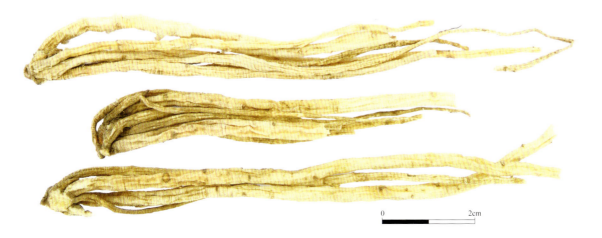

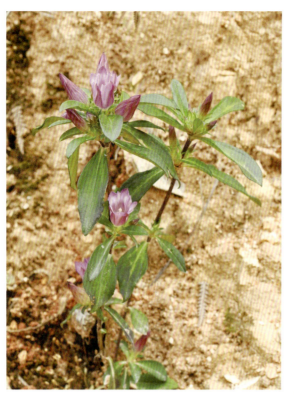

者倒卵状长圆形或长圆形，长5~8mm，顶端钝，具小尖头，基部狭缩成爪，中脉明显，小者线形或披针形，长2~3mm，顶端渐尖，基部不狭缩；花冠漏斗形或钟形，蓝紫色，冠檐具多数深蓝色或绿色斑点，长2.5~3cm，裂片宽三角形，长约5mm，顶端具尾尖，全缘或边缘下部有细齿，褶偏斜，三角形，长1~1.5mm，顶端钝，全缘；雄蕊着生花冠管下部，整齐，花丝线状钻形，长13~15mm，花药长圆形，长2~3mm；子房线状披针形，长10~13mm，两端渐狭，柄长8~10mm，花柱线形，长1~2mm，柱头2裂，裂片线形，外卷。蒴果内藏，椭圆形，长10~12mm，顶端尖或钝，基部钝，柄长15mm。花期7~9月；果期10~12月。

【生境】生于海拔1000~2800m的山坡草地、林下或灌丛中。

【分布】云南、四川、贵州、湖南、广西。

【形态特征】C.龙胆：多年生草本，高30~60cm。具多数粗壮、略肉质的须根。下部叶膜质，淡紫红色，鳞片形，长4~6mm，顶端分离，中部以下联合成筒状抱茎；中、上部叶近革质，无柄，卵形或卵状披针形至线状披针形，长2~7cm，宽2~3cm，有时宽仅约0.4cm，顶端急

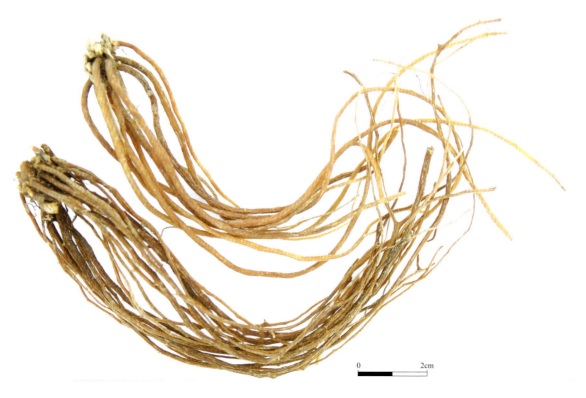

尖，基部心形或圆形，边缘微外卷，粗糙，上面密生极细乳突，下面光滑，叶脉 3~5 条，在上面不明显，在下面突起，粗糙。花多数，簇生枝顶和叶腋；无花梗；花下具 2 个苞片，苞片披针形或线状披针形，与花萼近等长，长 2~2.5cm；花萼筒倒锥状筒形或宽筒形，长 10~12mm，裂片常外反或开展，不整齐，线形或线状披针形，长 8~10mm，顶端急尖，边缘粗糙，中脉在背面突起，弯缺截形；花冠蓝紫色，有时喉部具多数黄绿色斑点，筒状钟形，长 4~5cm，裂片卵形或卵圆形，长 7~9mm，顶端有尾尖，全缘，褶偏斜，狭三角形，长 3~4mm，顶端急尖或 2 浅裂；雄蕊着生冠筒中部，整齐，花丝钻形，长 9~12mm，花药狭长圆形，长 3.5~4.5mm；子房狭椭圆形或披针形，长 1.2~1.4cm，花柱短，连柱头长 3~4mm，柱头 2 裂，裂片长圆形。蒴果内藏，宽椭圆形，长 2~2.5cm，两端钝，柄长至 1.5cm。花、果期 5~11 月。

【生境】生于山坡、路旁、田边的荒地上。

【分布】福建、安徽、浙江、江苏、广东、广西、贵州、湖南、湖北、陕西、内蒙古、黑龙江、吉林、辽宁。俄罗斯、朝鲜、日本也有分布。

【形态特征】D. 三花龙胆：多年生草本，高 35~80cm。根茎平卧或直立，具多数粗壮、略肉质的须根。花枝单生，直立，下部黄绿色，上部紫红色。茎下部叶膜质，淡紫红色，鳞片形，长 1~1.2cm，中部以下联合成筒状抱茎；

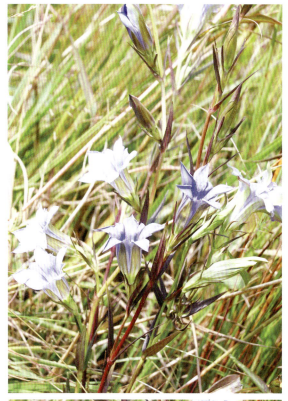

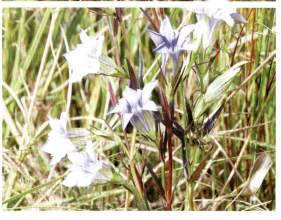

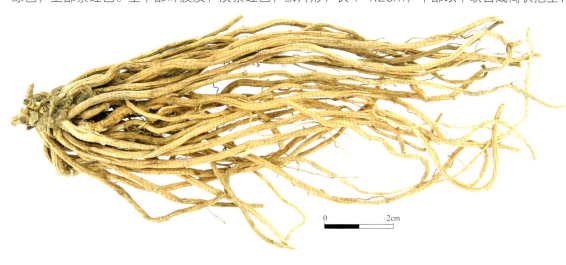

中上部叶近革质，线状披针形至线形，长 5~10cm，宽 0.4~0.7cm，愈向茎上部叶愈小，顶端急尖或近急尖，叶脉 1~3 条。花多数，稀 3 朵，簇生枝顶及叶腋；无花梗；每朵花下具 2 个苞片，苞片披针形，长 8~12mm；花萼外面紫红色，萼筒钟形，长 10~12mm；花冠蓝紫色，钟形，长 3.5~4.5cm，裂片卵圆形，长 5~6mm，顶端钝圆；雄蕊着生于冠筒中部，整齐，花丝钻形，长 7~10mm，花药狭矩圆形，长 4~4.5mm；子房狭椭圆形，长 8~10mm。蒴果内藏，宽椭圆形，长 1.5~1.8cm，两端钝，柄长至 1cm；种子褐色，有光泽，线形或纺锤形，长 2~2.5mm。花期 8~9 月；果期 9~10 月。

【生境】生于林缘、灌丛、草甸及路旁等处。

【分布】黑龙江、吉林、辽宁、内蒙古。俄罗斯、朝鲜、日本也有分布。

【采集加工】夏、秋季采挖，洗净，干燥。

【药材性状】龙胆：根茎呈不规则的块状，长 1~3cm，直径 3~10mm，表面暗灰色或深棕色，上端有茎痕或残留茎基，周围和下端着生多数细长的根。根圆柱形，略扭曲，长 10~20cm，直径 2~5mm，表面淡黄色或黄棕色，上部多有显著的横皱纹，下部较细，有纵皱纹及支根痕。质脆，易折断，断面略平坦，皮部黄白色或淡黄棕色，木部色较浅，呈点状环列。气微，味非常苦。

坚龙胆：表面无横皱纹，外皮膜质，易脱落，木部黄白色，易与皮部分离。

【性味归经】味苦，性寒。归肝、胆经。

【功能主治】清肝胆火，除湿热，健胃。治湿热黄疸，目赤头痛，耳聋耳肿，胁痛，口苦，咽喉肿痛，阴肿阴痒，带下，胁痛口苦，强中，惊风抽搐。

【用法用量】3~6g，水煎服。

【附方】① 治高血压病（肝阳上亢型）：龙胆 6g，黄芩、钩藤各 15g，夏枯草 18g，菊花 9g，水煎服。

② 治目赤肿痛：龙胆 6g，生地黄 15g，黄芩、菊花、栀子各 9g，水煎服。

③ 治胸胁痛、黄疸：龙胆 6g，柴胡、川楝子、枳壳、栀子各 9g，香附 12g，茵陈 30g，水煎服。

④ 治急性传染性肝炎：龙胆、夏枯草、板蓝根、大叶金钱草各 12g，金银花 30g，加水 1kg，煎至 300ml。每服 100~150ml，儿童 50~70ml，每日 2 次。

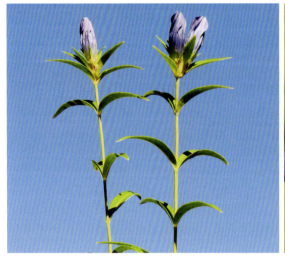
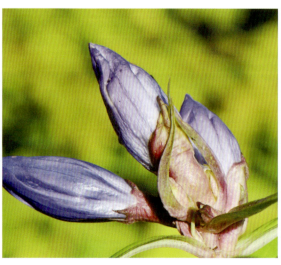

4.134.8　荇菜

NYMPHOIDEI PELTATAE HERBA

【别名】金莲子、莲叶荇菜

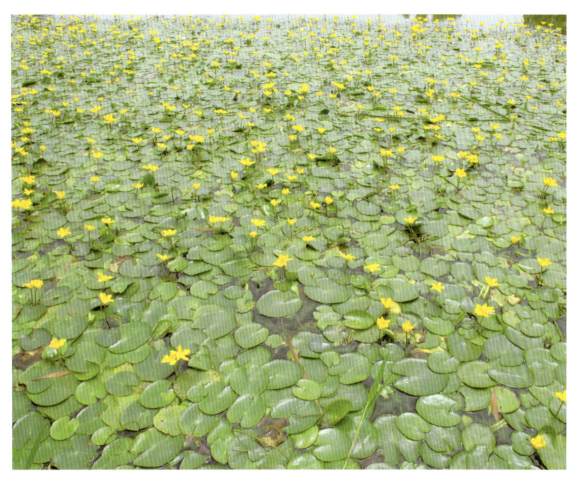

【基原】来源于龙胆科 Gentianaceae 荇菜属 Nymphoides 荇菜 Nymphoides peltatum (Gmel.) O. Kuntze 的全草入药。

【形态特征】多年生水生草本。茎圆柱形，多分枝，密生褐色斑点，节下生根。上部叶对生，下部叶互生，叶片漂浮水面，近革质，圆形或卵圆形，直径 1.5~8cm，基部心形，全缘，有不明显的掌状叶脉，背面紫褐色，密生腺体，粗糙，叶面光滑，叶柄圆柱形，长 5~10cm，呈鞘状，半抱茎。花常多数，簇生节上，5数；花梗圆柱形，不等长，稍短于叶柄，长 3~7cm；花萼长 9~11mm，分裂至近基部，裂片椭圆形或椭圆状披针形，顶端钝，全缘；花冠黄色，长 2~3cm，直径 2.5~3cm，分裂至近基部，冠筒短，喉部具 5 束长柔毛，裂片宽倒卵形，顶端圆形或凹陷，中部质厚的部分卵状长圆形，边缘宽膜质，近透明，具不整齐的细条裂齿；雄蕊着生于冠筒上，整齐，花丝基部疏被长毛；在短花柱的花中，雌蕊长 5~7mm，花柱长 1~2mm，柱头小，花丝长 3~4mm，花药常弯曲，箭形，长 4~6mm；在长花柱的花中，雌蕊长 7~17mm，花柱长达 10mm，柱头大，2 裂，裂片近圆形，花丝长 1~2mm，花药长 2~3.5mm；腺体 5 枚，黄色，环绕子房基部。蒴果无柄，椭圆形，长 1.7~2.5cm，宽 0.8~1.1cm，宿存花柱长 1~3mm，成熟时不开裂；种子大，褐色，椭圆形，长4~5mm，边缘密生睫毛。花、果期4~10月。

【生境】生于浅水塘或不流动的河溪中。

【分布】我国大部分地区有分布。中欧、俄罗斯、蒙古、朝鲜、日本、伊朗、克什米尔地区也有分布。

【采集加工】夏、秋采收，将全草晒干。

【性味归经】味甘、辛，性寒。

【功能主治】发汗透疹，利尿通淋，清热解毒。治感冒发热无汗，麻疹透发不畅，水肿，小便不利，热淋，诸疮肿毒，毒蛇咬伤。

【用法用量】9~15g。水煎服。外用鲜品捣烂敷患处。

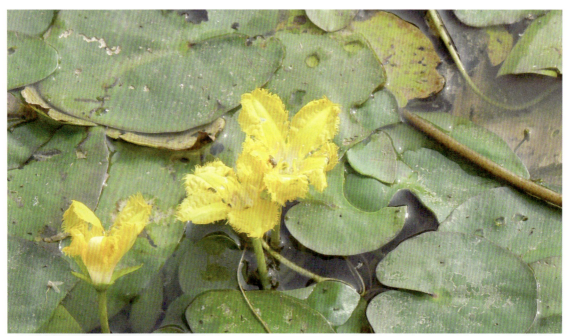

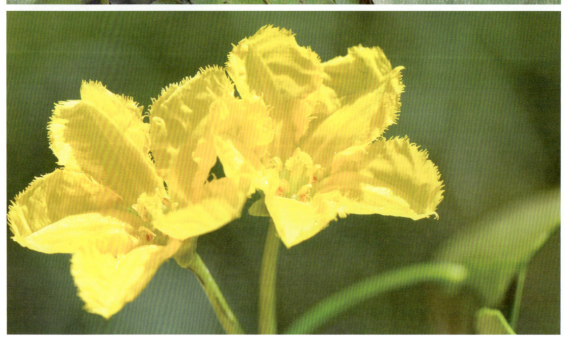

4.134.9 獐牙菜

SWERTIAE BIMACULATAE HERBA

【别名】大苦草、黑节苦草

【基原】来源于龙胆科 Gentianaceae 獐牙菜属 Swertia 獐牙菜 Swertia bimaculata（Sieb. et Zucc.）Hook. f. et Thoms. ex C. B. Clarke 的全草入药。

【形态特征】一年生草本，高 0.3~1.8m。根细，棕黄色。茎直立，圆形，中空，基部直径 2~6mm，中部以上分枝。基生叶在花期枯萎；茎生叶无柄或具短柄，叶片椭圆形至卵状披针形，长 3.5~9cm，宽 1~4cm，顶端长渐尖，基部钝，叶脉 3~5 条，弧形，在背面明显突起，最上部叶苞叶状。大型圆锥状复聚伞花序疏松，开展，长达 50cm，多花；花梗较粗，直立或斜伸，不等

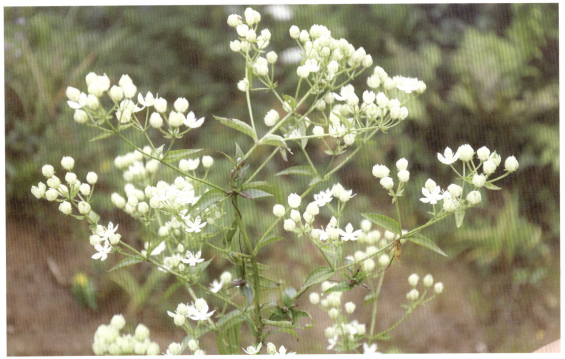

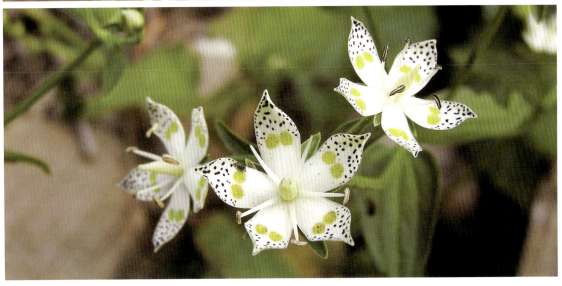

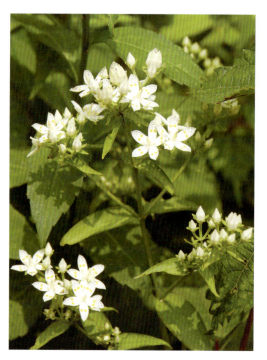

长，长 6~40mm；花 5 数，直径达 2.5cm；花萼绿色，长为花冠的 1/4~1/2，裂片狭倒披针形或狭椭圆形，长 3~6mm，顶端渐尖或急尖，基部狭缩，边缘具窄的白色膜质，常外卷，背面有细的、不明显的 3~5 脉；花冠黄色，上部具多数紫色小斑点，裂片椭圆形或长圆形，长 1~1.5cm，顶端渐尖或急尖，基部狭缩，中部具 2 个黄绿色、半圆形的大腺斑；花丝线形，长 5~6.5mm，花药长圆形，长约 2.5mm；子房无柄，披针形，长约 8mm，花柱短，柱头小，头状，2 裂。蒴果无柄，狭卵形，长至 2.3cm；种子褐色，圆形，表面具瘤状突起。花、果期 6~11 月。

【生境】生于山坡、路旁草地上。

【分布】广东、福建、江西、浙江、江苏、安徽、湖南、湖北、河南、河北、山西、陕西、甘肃、广西、贵州、云南、四川、西藏。印度、尼泊尔、不丹、缅甸、越南、马来西亚、日本也有分布。

【采集加工】夏、秋季采收，将全草晒干。

【性味归经】味苦，性微寒。

【功能主治】清热解毒，健脾利胆，舒肝。治消化不良，目赤肿痛，急慢性肝炎，胆囊炎，尿路感染，肠胃炎，感冒发热，流感，咽喉炎，牙痛。

【用法用量】9~15g，水煎服。

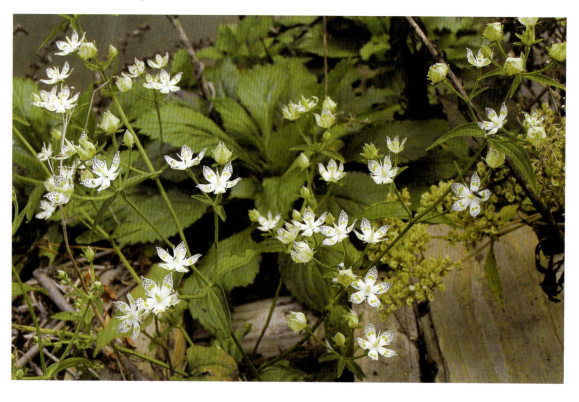

4.134.10 当药

SWERTIAE HERBA

【别名】紫花当药

【基原】来源于龙胆科 Gentianaceae 獐牙菜属 Swertia 瘤毛獐牙菜 Swertia pseudochinensis Hara 的全草入药。

【形态特征】一年生草本，高 10~15cm。主根明显。茎直立，四棱形，棱上有窄翅，从下部起多分枝，基部直径 2~3mm。叶无柄，线状披针形至线形，长达 3.5cm，宽至 0.6cm，两端渐狭，下面中脉明显突起。圆锥状复聚伞花序多花，开展；花梗直立，四棱形，长至 2cm；花 5 数，直径达 2cm；花萼绿色，与花冠近等长，裂片线形，长达 15mm，顶端渐尖，下面中脉明显突起；花冠蓝紫色，具深色脉纹，裂片披针形，长 9~16mm，顶端锐尖，基部具 2 个腺窝，腺窝矩圆形，沟状，基部浅囊状，边缘具长柔毛状流苏，流苏表面有瘤状突起；花丝线形，长 6~8mm，花药窄椭圆形，长约 3mm；子房无柄，狭椭圆形，花柱短，不明显，柱头 2 裂，裂片半圆形。花期 8~9 月；果期 9~10 月。

【生境】生于山坡灌丛、杂木林下、路边及荒地等处。

【分布】黑龙江、吉林、辽宁、内蒙古、河北、河南、山东、山西。朝鲜、俄罗斯（远东地区）、日本也有分布。

【采集加工】夏、秋季采挖全草，除去杂质，洗净，晒干。

【药材性状】本品长 10~25cm。根呈圆锥形，长 2~7cm，黄色或黄褐色，断面类白色。茎方柱形，常具狭翅，多分枝，直径 1~2.5mm，黄绿色或黄棕色带紫色，节处略膨大，质脆，易折断，断面中空。叶对生，无柄，完整叶片展平后呈条状披针形，长 2~3.5cm，宽 3~6mm，顶端渐尖，基部楔形，边全缘。圆锥状聚伞花序顶生或腋生；花萼 5 深裂，裂片线形；花冠淡蓝紫色或暗紫色，5 深裂，裂片内侧基部有 2 腺体，腺体周围有长毛。蒴果椭圆形。气微，味苦。

【性味归经】味苦，性寒。归肝、胃、大肠经。

【功能主治】清热利湿，健胃。治消化不良，食欲不振，胃炎，胆囊炎，黄疸，传染性肝炎，急慢性细菌性痢疾，火眼，牙痛，口疮。

【用法用量】6~12g，水煎服。

【附方】① 治急性黄疸性肝炎：当药 12g，水煎服，每日一剂。

② 治疮毒肿痛：鲜当药全草捣烂外敷。

③ 治急、慢性菌痢，腹痛：当药 12g，水煎服。

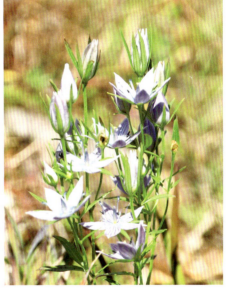

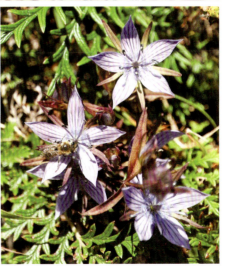

4.134.11　黄秦艽

VERATRILLAE BAILLONII RADIX

【别名】滇黄芩、大苦参、黄龙胆

【基原】来源于龙胆科 Gentianaceae 黄秦艽属 *Veratrilla* 黄秦艽 *Veratrilla baillonii* Franch. 的根入药。

【形态特征】多年生草本。高 30~60cm。全株光滑，基部有枯存的黑褐色残叶，主根粗壮，圆锥形。基部叶莲座状，具长柄，叶片矩圆状匙形，长 5~14cm，宽 1.2~2.5cm；茎生叶多对，卵状椭圆形，长 3.5~8cm，宽 1.3~3.5cm。复聚伞花序，雌株花少，花序狭窄，疏松，雄株花甚多，花序宽大，密集；花 4 数；雌花萼片长 4~5mm，卵状披针形，雄花萼片长 2~2.5mm，线状披针形；花冠黄绿色，长 6~7mm，冠筒长 1.5~2mm，雌花的顶端常凹形，基部具 2 个紫色腺斑，

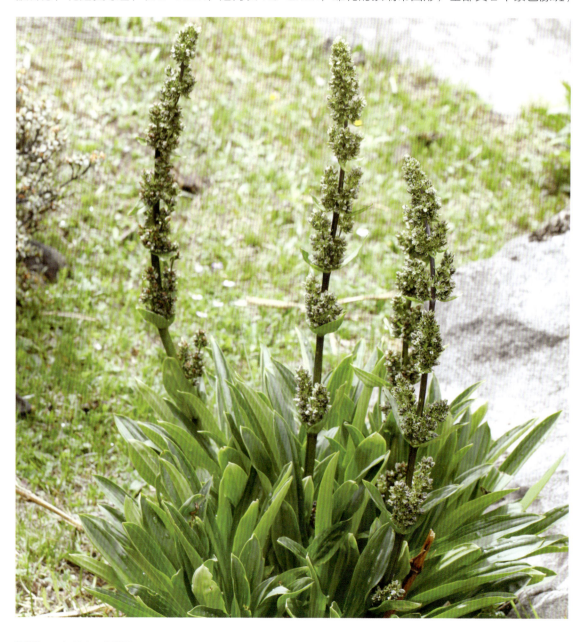

雌花的雄蕊退化，长仅 0.5mm，雄花的雄蕊发育，花丝线形，长 1.5~2mm。蒴果无柄，卵圆形，长 6~7mm；种子深褐色，近圆形，直径 1.7~2mm，表面具细网纹。花、果期 5~8 月。

【生境】生于海拔 3200~4600m 的山坡草地、灌丛中、高山灌丛草甸。

【分布】西藏、云南和四川。印度也有分布。

【采集加工】夏季采挖，除去茎叶，洗净，晒干。

【性味归经】味苦，性寒；有毒。

【功能主治】清热解毒，活络止痛，消炎，杀虫。治肺热咳嗽、扁桃体炎、胃炎、痢疾、慢性胆囊炎、肾炎、乳腺炎、蛔虫病、烧伤、跌打损伤、痈疮肿毒等。

【用法用量】6~12g，水煎服。

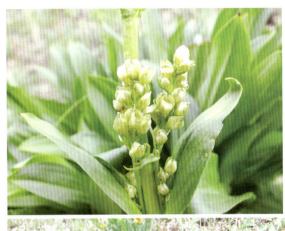
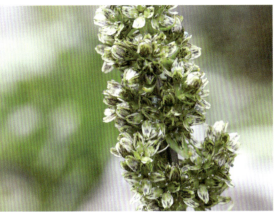
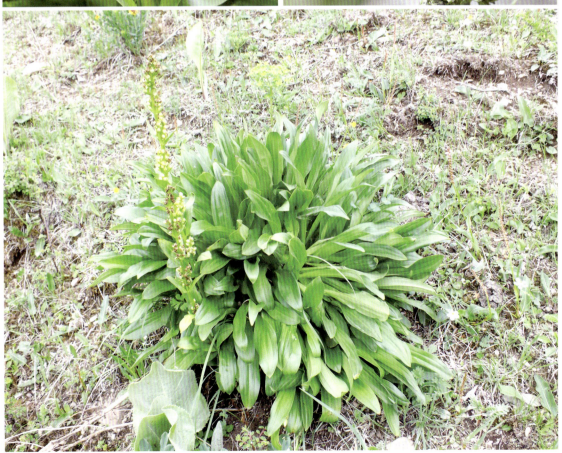

4.135 报春花科

4.135.1 莲叶点地梅

ANDROSACES HENRYI HERBA

【别名】云雾草

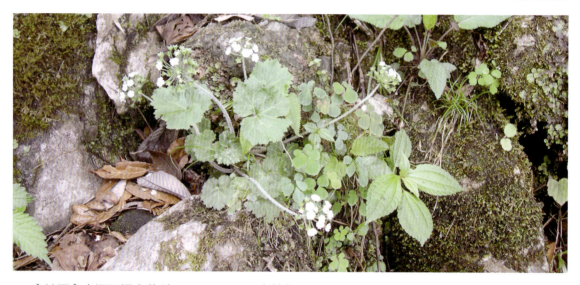

【基原】来源于报春花科 Primulaceae 点地梅属 Androsace 莲叶点地梅 Androsace henryi Oliv. 的全草入药。

【形态特征】多年生草本。根状茎粗短，基部具多数纤维状须根。叶基生，圆形至圆肾形，直径 3~7cm，顶端圆形，基部心形弯缺深达叶片的 1/3，边缘具浅裂状圆齿或重牙齿，两面被短糙伏毛，具 3 基出脉；叶柄长 6~16cm，被稍开展的柔毛。花葶通常 2~4 枚自叶丛中抽出，高 15~30cm；伞形花序 12~40 花；苞片小，线形或线状披针形，长 3~9mm；花梗纤细，近等长，长 10~18mm，密被小柔毛；花萼漏斗状，长 3~4mm，被小伏毛，分裂达中部，裂片三角形或狭卵状三角形，果时几不增大，具明显的 3~5 脉；花冠白色，筒部与花萼近等长，裂片倒卵状心形。蒴果近陀螺形，顶端近平截。花期 4~5 月；果期 5~6 月。

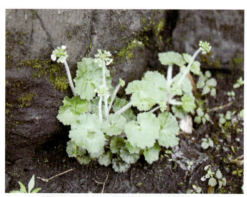

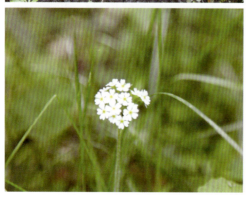

【生境】生于山坡疏林下、沟谷水边和石上。

【分布】陕西、湖北、重庆、四川、云南和西藏。缅甸北部也有分布。

【采集加工】春、夏季采收全草，洗净，鲜用或晒干。

【性味归经】味苦，性凉。

【功能主治】清热解毒，止咳，利湿，止痒。治肝热头目疼痛，肺热咳嗽，疔疮疖肿，湿疹瘙痒。

【用法用量】9~15g，水煎服。外用适量，煎水洗患处。

4.135.2　点地梅

ANDROSACES UMBELLATAE HERBA

【别名】喉咙草

【基原】来源于报春花科 Primulaceae 点地梅属 Androsace 点地梅 Androsace umbellata (Lour.) Merr. 的全草入药。

【形态特征】一年生或二年生草本。主根不明显，具多数须根。叶全部基生，叶片近圆形或卵圆形，直径 5~20mm，顶端钝圆，基部浅心形至近圆形，边缘具三角状钝牙齿，两面均被贴伏的短柔毛；叶柄长 1~4cm，被开展的柔毛。花葶通常数枚自叶丛中抽出，高 4~15cm，被白色短柔毛；伞形花序 4~15 花；苞片卵形至披针形，长 3.5~4mm；花梗纤细，长 1~3cm，果时伸长可达 6cm，被柔毛并杂生短柄腺体；花萼杯状，长 3~4mm，密被短柔毛，分裂近达基部，裂片菱状卵圆形，具 3~6 纵脉，果期增大，呈星状展开；花冠白色，直径 4~6mm，筒部长约 2mm，短于花萼，喉部黄色，裂片倒卵状长圆形，长 2.5~3mm，宽 1.5~2mm。蒴果近球形，直径 2.5~3mm，果皮白色，近膜质。花期 2~4 月；果期 5~6 月。

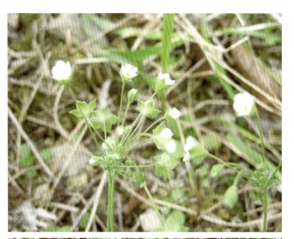

【生境】生于山地路旁或田边空旷草地上。

【分布】东北、华北以及长江以南各地。朝鲜、菲律宾、越南、缅甸、印度也有分布。

【采集加工】夏、秋季采收，将全草晒干。

【性味归经】味辛、苦，性寒。

【功能主治】清热解毒，消肿止痛。治扁桃体炎，咽喉炎，口腔炎，急性结膜炎，跌打损伤。

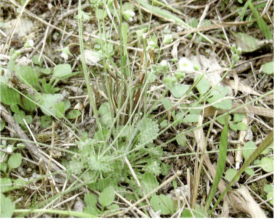

【用法用量】9~15g，水煎服。

【附方】① 治扁桃体炎、咽喉炎、口腔炎：点地梅、连翘各 15g，桔梗、生甘草各 6g，水煎服。

② 治牙痛：点地梅 15g，菊花 9g，水煎服并熏洗。

③ 治跌打损伤或久坐腰酸腰痛：点地梅 30g，仙桃草 15g，土鳖虫 9g，泡酒 250ml，每日 2 次，每次限 30ml。

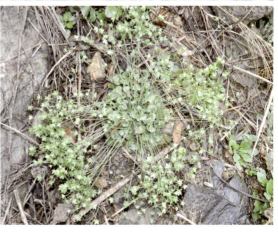

4.135.3　广西过路黄

LYSIMACHIAE ALFREDII HERBA

【别名】过路黄

【基原】来源于报春花科 Primulaceae 珍珠菜属 Lysimachia 广西过路黄 Lysimachia alfredii Hance 的全草入药。

【形态特征】多年生草本,茎簇生,直立或有时基部倾卧生根,高 10~45cm,单一或近基部有分枝,被褐色多细胞柔毛。叶对生,茎下部的较小,常成圆形,上部茎叶较大,茎端的 2 对间距很短,密聚成轮生状,叶片卵形至卵状披针形,长 3.5~11cm,宽 1~5.5cm,顶端锐尖或钝,基部楔形或近圆形,边缘具缘毛,两面均被糙伏毛,极密或有时稀疏,密布黑色腺条和腺点,侧脉纤细,不明显;叶柄长 1~2.5cm,密被柔毛。总状花序顶生,缩短成近头状;花序轴极短或长达 1cm;苞片阔椭圆形或阔倒卵形,长 6~25mm,宽 5~14mm,顶端圆钝,基部渐狭,密被糙伏毛;花梗长 2~3mm,密被柔毛;花萼长 6~8mm,分裂近达基部,裂片狭披针形,边缘膜质,背面被毛,有黑色腺条;花冠黄色,长 10~15mm,基部合生部分长 3~5mm,裂片披针形,顶端钝或锐尖,密布黑色腺条;花丝下部合生成高 2.5~3.5mm 的筒,分离部分长 3~5mm。蒴果近球形,褐色,直径 4~5mm。花期 4~5 月;果期 6~8 月。

【生境】生于海拔 200~600m 的山谷、溪边及林下。

【分布】福建、江西、湖南、广东、广西。

【采集加工】夏、秋季采收,将全草晒干。

【性味归经】味苦、辛,性凉。

【功能主治】清热利湿,排石利胆。治黄疸性肝炎、尿路感染、尿路结石等。

【用法用量】30~60g,水煎服。

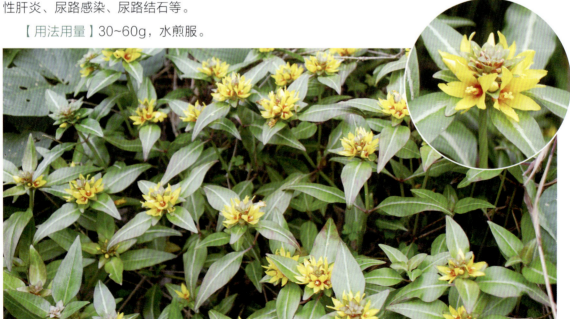

4.135.4　泽珍珠菜

LYSIMACHIAE CANDIDAE HERBA

【别名】白水花、水硼砂

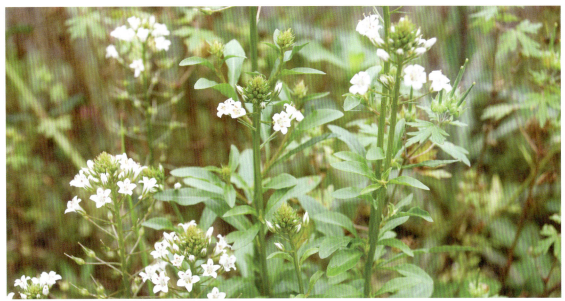

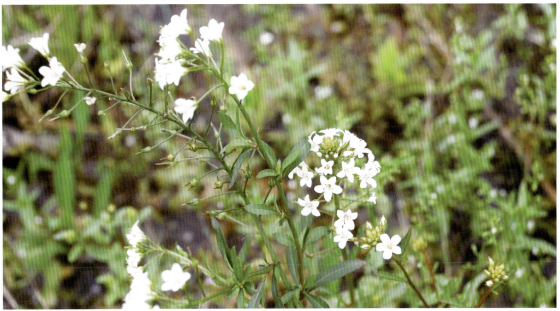

【基原】来源于报春花科 Primulaceae 珍珠菜属 Lysimachia 泽珍珠菜 Lysimachia candida Lindl. 的全草入药。

【形态特征】一年生或二年生草本，全体无毛。茎单生或数条簇生，直立，高 10~30cm，单一或有分枝。基生叶匙形或倒披针形，长 2.5~6cm，宽 0.5~2cm，具有狭翅的柄，开花时存在或早凋；茎叶互生，很少对生，叶片倒卵形、倒披针形或线形，长 1~5cm，宽 2~12mm，顶端渐尖或钝，基部渐狭，下延，边缘全缘或微皱呈波状，两面均有黑色或带红色的小腺点，无柄或近于无柄。总状花序顶生，初时因花密集而呈阔圆锥形，其后渐伸长，果时长 5~10cm；苞片线

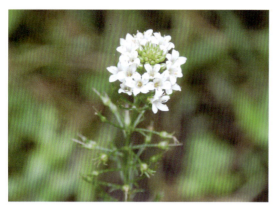

形，长 4~6mm；花梗长约为苞片的 2 倍，花序最下方的长达 1.5cm；花萼长 3~5mm，分裂近达基部，裂片披针形，边缘膜质，背面沿中肋两侧有黑色短腺条；花冠白色，长 6~12mm，筒部长 3~6mm，裂片长圆形或倒卵状长圆形，顶端圆钝；雄蕊稍短于花冠，花丝贴生至花冠的中下部，分离部分长约 1.5mm；花药近线形，长约 1.5mm；子房无毛，花柱长约 5mm。蒴果球形，直径 2~3mm。花期 3~6 月；果期 4~7 月。

【生境】生于田边、路旁潮湿处或田埂中。

【分布】香港、广东、海南、福建、江西、浙江、江苏、安徽、湖南、湖北、河南、山东、陕西、广西、云南、贵州、四川。越南、缅甸、日本、印度也有分布。

【采集加工】夏、秋季采收，全草鲜用。

【性味归经】味苦，性凉。

【功能主治】清热解毒，消肿散结。外用治无名肿毒，痈疮疔肿，稻田皮炎，跌打骨折。

【用法用量】外用鲜品捣烂敷患处。

【附方】① 治无名肿毒、痈疮疔肿：鲜泽珍珠菜全草适量，捣烂，或用干全草研粉，加酒糟炒热外敷。

② 治稻田皮炎：鲜泽珍珠菜水煎加醋外洗。

③ 治跌打骨折：复位后用鲜泽珍珠菜全草 90~120g，捣烂外敷。

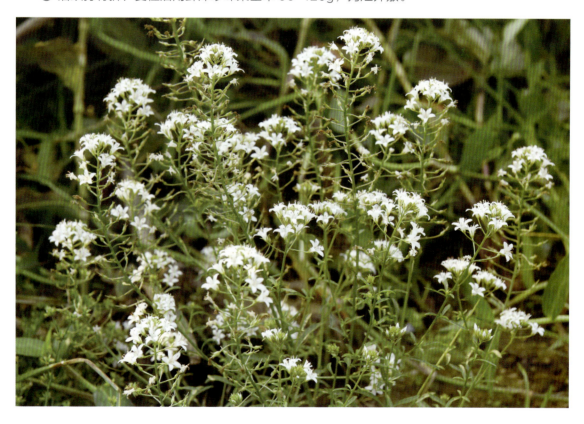

4.135.5 金钱草

LYSIMACHIAE HERBA

【别名】对座草、路边黄、遍地黄

【基原】来源于报春花科 Primulaceae 珍珠菜属 *Lysimachia* 过路黄 *Lysimachia christinae* Hance 的全草入药。

【形态特征】草本，茎柔弱，平卧延伸，长 20~60cm，无毛、被疏毛，幼嫩部分密被褐色无柄腺体，下部节间较短，常发出不定根，中部节间长 1.5~5cm。叶对生，卵圆形、近圆形以至肾圆形，长 2~6cm，宽 1~4cm，顶端锐尖、圆钝或圆形，基部截形至浅心形，鲜时稍厚，透光可见密布的透明腺条，干时腺条变黑色，两面无毛或密被糙伏毛；叶柄比叶片短或近等长，无毛以至密被毛。花单生叶腋；花梗长 1~5cm，通常不超过叶长，毛被如茎，多少具褐色无柄腺体；花萼长 5~7mm，分裂近达基部，裂片披针形、椭圆状披针形以至线形或上部稍扩大而呈近匙形，顶端锐尖或稍钝，无毛、被柔毛或仅边缘具缘毛；花冠黄色，长 7~15mm，基部合生部分长 2~4mm，裂片狭卵形以至近披针形，顶端锐尖或钝，质地稍厚，具黑色长腺条；花丝长 6~8mm，下半部合生成筒；花药卵圆形，长 1~1.5mm；子房卵珠形，花柱长 6~8mm。蒴果球形，直径 4~5mm，无毛，有稀疏黑色腺条。花期 5~7 月；果期 7~10 月。

【生境】生于荒地、路旁、沟边湿润处。

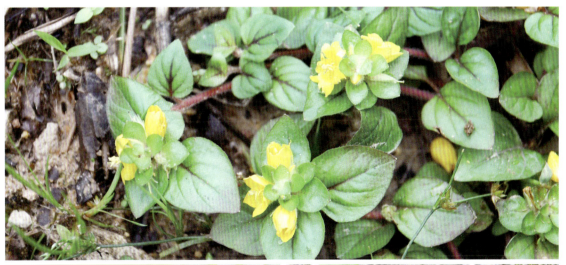

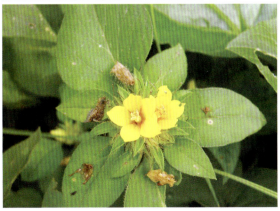

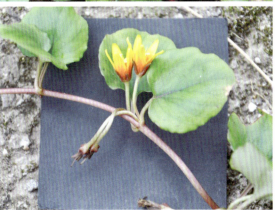

【分布】长江流域以及山西等地。

【采集加工】夏、秋季采收，除去杂质，将全草晒干。

【药材性状】本品缠结成团，无毛或疏被柔毛。茎扭曲，表面棕色或暗棕红色，有纵纹，下部茎节上有时具须根，断面实心。叶对生，多皱缩，展平后呈宽卵形或心形，长1~4cm，基部微凹，边全缘，叶面灰绿色或棕褐色，背面色较浅，主脉明显突起，用水浸后，对光透视可见黑色或褐色条纹；叶柄长1~4cm。花黄色，单生叶腋，具长梗。蒴果球形。气微，味淡。

【性味归经】味苷、咸，性微寒。归肝、胆、肾、膀胱经。

【功能主治】解毒消肿，利尿通淋，利湿退黄。治肝、胆结石，胆囊炎，黄疸性肝炎，泌尿系结石，水肿，跌打损伤，毒蛇咬伤，毒蕈及药物中毒。外用治化脓性炎症，烧、烫伤。

【用法用量】15~60g，水煎服。外用适量鲜品捣烂敷或取汁涂患处。

【附方】① 治胆结石：金钱草60g，水煎服。每日1剂，连服2~3个月。对严重胆石症患者，可使胆石阴影消失，临床症状消除。

② 治胆囊炎：金钱草45g，虎杖15g，水煎服，如有疼痛加郁金15g。

③ 治黄疸性肝炎：a. 金钱草、茵陈、虎杖各9g，紫金牛15g，仙鹤草12g，水煎服。b. 金钱草、蒲公英、板蓝根各30g，水煎，分2次服，每日1剂。

④ 治梗阻性黄疸：金钱草60g，郁金15g，广木香、枳壳、黄芩各9g，水煎服，若大便秘结可加生大黄6~9g，芒硝6g（冲服）。

⑤ 治肾结石：金钱草、车前草各15g，滑石30g，生地黄、川续断、桑寄生各12g，补骨脂、杜仲、丹参、香附各9g，水煎服。

⑥ 治输尿管结石：金钱草、车前草、生地黄、萹蓄、萆薢各15g，牛膝、冬葵子、王不留行、当归、丹参各9g，滑石30g，水煎服。

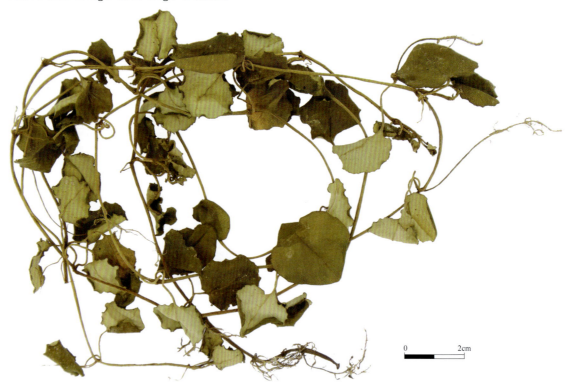

4.135.6 延叶珍珠菜

LYSIMACHIAE DECURRENTIS HERBA

【别名】疬子草、延叶排草、大羊古臊

【基原】来源于报春花科 Primulaceae 珍珠菜属 *Lysimachia* 延叶珍珠菜 *Lysimachia decurrens* Forst. F. 的全草入药。

【形态特征】多年生草本,全体无毛。茎直立,粗壮,高40~90cm,有棱角,上部分枝,基部常木质化。叶互生,有时近对生,叶片披针形或椭圆状披针形,长6~13cm,宽1.5~4cm,顶端锐尖或渐尖,基部楔形,下延至叶柄成狭翅,干时膜质,叶面绿色,背面淡绿色,两面均有不规则的黑色腺点,有时腺点仅见于边缘,并常联结成条;叶柄长1~4cm,基部沿茎下延。总状花序顶生,长10~25cm;苞片钻形,长2~3mm;花梗长2~9mm,斜展或下弯,果时伸长达10~18mm;花萼长3~4mm,分裂近达基部,裂片狭披针形,边缘有腺状缘毛,背面具黑色短腺条;花冠白色或带淡紫色,长2.5~4mm,基部合生部分长约1.5mm,裂片匙状长圆形,顶端圆钝,裂片间弯缺近圆形;雄蕊明显伸出花冠外,花丝密被小腺体,贴生于花冠裂片的基部,分离部分长约5mm;花药卵圆形,紫色,长约1mm;子房球形,花柱细长,长约5mm。蒴果球形或略扁,直径3~4mm。花期4~5月;果期6~7月。

【生境】生于山坡路旁或疏林下。

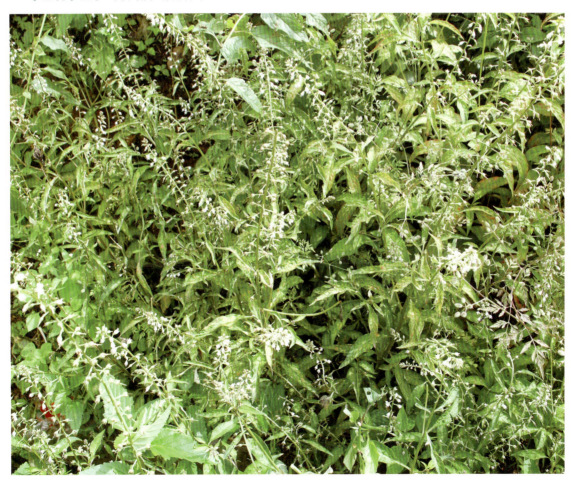

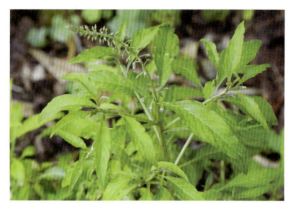

【分布】香港、广东、海南、台湾、福建、江西、湖南、广西、云南、贵州、四川。日本、印度尼西亚、中南半岛余部也有分布。

【采集加工】夏、秋季采收，将全草晒干。

【性味归经】味苦、辛，性平。

【功能主治】活血调经，消肿散结。治月经不调。外用治颈淋巴结结核，跌打骨折。

【用法用量】12~15g，水煎服。外用适量。

【附方】① 治月经不调：疬子草 12~15g，水煎服。

② 治跌打骨折：鲜疬子草捣烂调酒炒热外敷。

③ 治颈淋巴结结核、疔疮肿毒：鲜疬子草适量，加酸糟少许，捣烂外敷。

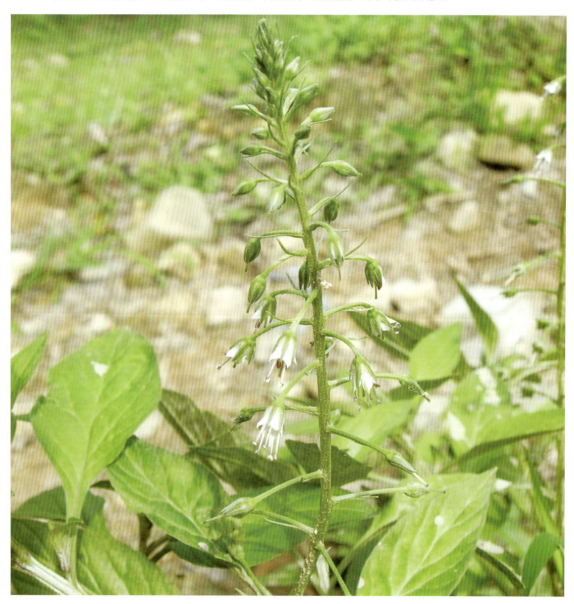

4.135.7 灵香草

LYSIMACHIAE FOENUM-GRAECAE HERBA

【别名】排草、零陵香、广零陵香、满山香

【基原】来源于报春花科 Primulaceae 珍珠菜属 *Lysimachia* 灵香草 *Lysimachia foenum-graecum* Hance 的全草入药。

【形态特征】多年生草本，株高 20~60cm，干后有浓郁香气。越年老茎匍匐，发出多数纤细的须根，当年生茎部为老茎的单轴延伸，上升或近直立，草质，具棱，棱边有时呈狭翅状，绿色。叶互生，位于茎端的通常较下部的大 1~2 倍，叶片阔卵形至椭圆形，长 4~11cm，宽 2~6cm，顶端锐尖或稍钝，具短骤尖头，基部渐狭或为阔楔形，边缘微皱呈波状，草质，干时两面密布极不

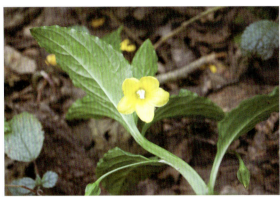
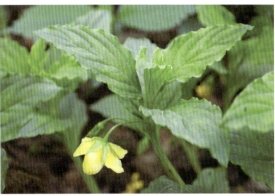
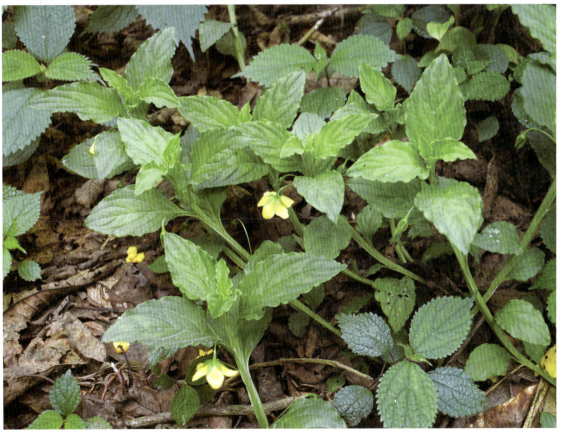

明显的下陷小点和稀疏的褐色无柄腺体，侧脉 3~4 对，网脉通常不明显；叶柄长 5~12mm，具狭翅。花单出腋生；花梗纤细，长 2.5~4cm；花萼长 7~12mm，深裂近达基部，裂片卵状披针形或披针形，宽 2.5~5mm，顶端渐尖，有时呈钻状，草质，两面多少被褐色无柄腺体；花冠黄色，长 12~17mm，分裂近达基部，裂片长圆形，宽 6~9mm，顶端圆钝；花丝基部与花冠合生约 0.5mm，分离部分极短；花药长 4~5mm，基部心形，宽约 1.75mm，顶孔开裂；花柱长 5~7mm。蒴果近球形，灰白色，直径 6~7mm，不开裂或顶端浅裂。花期 5 月；果期 8~9 月。

【生境】生于林下或山谷阴湿处。

【分布】广东、广西、云南。印度也有分布。

【采集加工】夏、秋季采收，将全草晒干。

【性味归经】味淡、甘，性平。

【功能主治】清热行气，止痛，驱蛔虫。治感冒头痛，牙痛，咽喉肿痛，伤寒，胸腹胀满，下痢，鼻塞，蛔虫病。

【用法用量】9~15g，水煎服。

【附方】治蛔虫病：灵香草 9~15g，水煎，于睡前一次服；亦可用 15~30g 鲜叶或鲜枝尖切细炖鸡蛋一次服。小儿用量酌减。

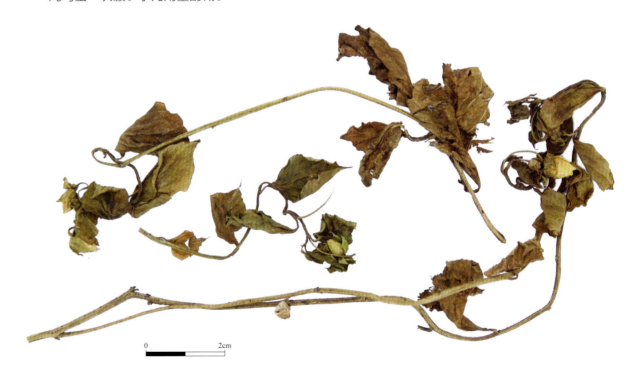

4.135.8 大叶过路黄

LYSIMACHIAE FORDIANAE HERBA

【别名】大叶排草

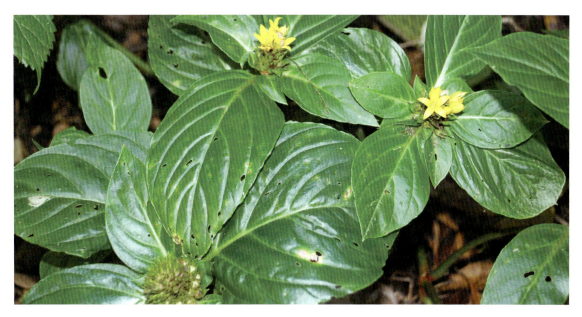

【基原】来源于报春花科 Primulaceae 珍珠菜属 Lysimachia 大叶过路黄 Lysimachia fordiana Oliv. 的全草入药。

【形态特征】多年生草本。茎通常簇生,直立,肥厚多汁,高 30~50cm,圆柱状,散布稀疏黑色腺点,通常不分枝。叶对生,茎端的 2 对间距短,常近轮生状,叶片椭圆形、阔椭圆形以至菱状卵圆形,长 6~18cm,宽 3~10cm,顶端锐尖或短渐尖,基部阔楔形,叶面深绿色,背面粉绿色,无毛,两面密布黑色腺点,侧脉 4~6 对,在下面稍隆起,网脉纤细,不明显;叶柄长 5~25mm;近茎基部的 1~2 对叶退化呈鳞片状。花序为顶生缩短成近头状的总状花序;苞片卵状披针形至披针形,长 1~1.5cm,密布黑色腺点;花梗极短或花序下部的长达 6mm;花萼长 6~12mm,分裂近达基部,裂片长圆状披针形,宽 2~3.5mm,密布黑色腺点;花冠黄色,长 1.2~1.9cm,基部合生部分长 4~5mm,裂片长圆形或长圆状披针形,顶端钝或稍尖,有黑色腺点;花丝下部生成高约 3mm 的筒,分离部分长 3~4mm;花药卵形,长约 1mm;子房卵珠形,花柱长约 7mm。蒴果近球形,直径 3~4mm,常有黑色腺点。花期 5 月;果期 7 月。

【生境】生于山谷、溪边或林荫下。

【分布】广西、广东、云南。

【采集加工】夏、秋季采收,将全草晒干。

【性味归经】味淡,性平。

【功能主治】清热利湿,消肿解毒。治跌打损伤,瘰疬,喉痛,痈毒,蛇伤,黄疸。

【用法用量】10~15g,水煎服。外用鲜叶捣烂敷患处。

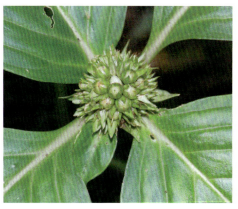

4.135.9　星宿菜

LYSIMACHIAE FORTUNEI HERBA

【别名】大田基黄、赤脚草、黄脚鸡

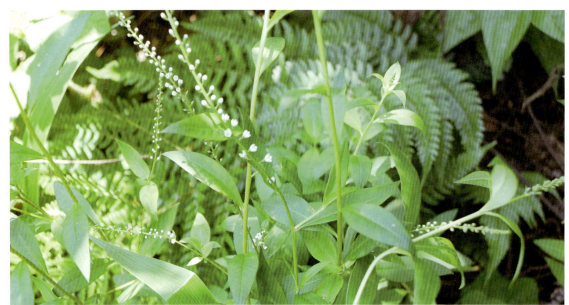

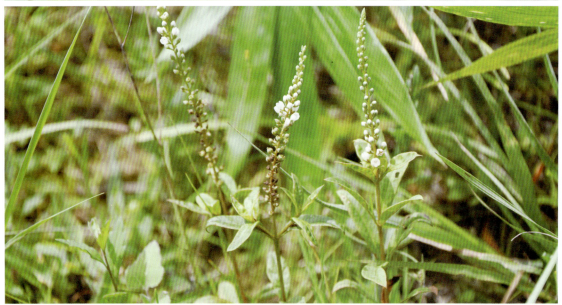

【基原】来源于报春花科 Primulaceae 珍珠菜属 *Lysimachia* 星宿菜 *Lysimachia fortunei* Maxim. 的全草入药。

【形态特征】多年生草本，全株无毛。根状茎横走，紫红色。茎直立，高 30~70cm，圆柱形，有黑色腺点，基部紫红色，通常不分枝，嫩梢和花序轴具褐色腺体。叶互生，近于无柄，叶片长圆状披针形至狭椭圆形，长 4~11cm，宽 1~2.5cm，顶端渐尖或短渐尖，基部渐狭，两面均有黑色腺点，干后成粒状突起。总状花序顶生，细瘦，长 10~20cm；苞片披针形，长 2~3mm；花梗与苞片近等长或稍短；花萼长约 1.5mm，分裂近达基部，裂片卵状椭圆形，顶端钝，周边膜质，有腺状缘毛，背面有黑色腺点；花冠白色，长约 3mm，基部合生部分长约 1.5mm，裂片椭圆形或卵状椭圆形，顶端圆钝，有黑色腺点；雄蕊比花冠短，花丝贴生于花冠裂片的下部，分离部分长约 1mm；花药卵圆形，长约 0.5mm；子房卵圆形，花柱粗短，长约 1mm。蒴果球形，直径 2~2.5mm。花期 6~8 月；果期 8~11 月。

【生境】生于路旁、田埂及溪边草丛中。

【分布】全国各地均有产。朝鲜、日本也有分布。

【采集加工】夏、秋季采收，将全草晒干。

【性味归经】味微苦、涩，性平。

【功能主治】清热利湿，活血调经。治感冒，咳嗽咯血，肠炎，痢疾，肝炎，疳积，疟疾，风湿关节痛，痛经，闭经，白带病，乳腺炎，结膜炎，蛇咬伤，跌打损伤。

【用法用量】15~30g，水煎服。外用适量鲜品捣烂敷患处。

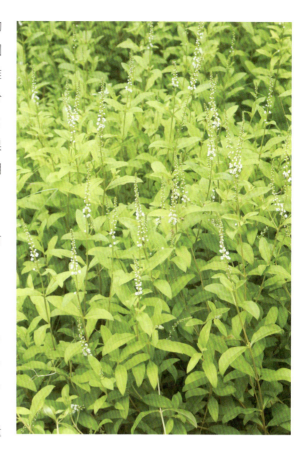

【附方】① 治细菌性痢疾：星宿菜 30g，鱼腥草、凤尾草各 21g，水煎服，每日 2 剂。

② 治跌打损伤疼痛：星宿菜鲜全草 90~150g，捣烂外敷伤处。

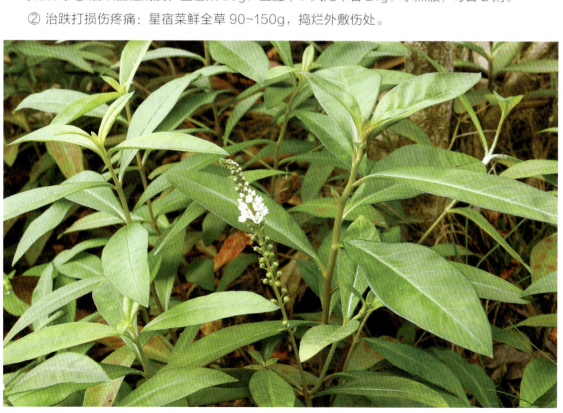

4.135.10 落地梅

LYSIMACHIAE PARIDIFORMIS HERBA

【别名】重楼排草、四块瓦、四叶黄、四儿风

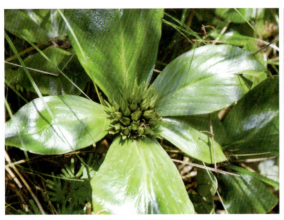
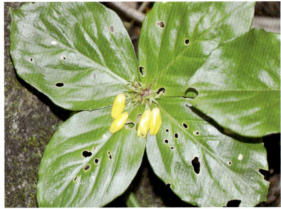

【基原】来源于报春花科 Primulaceae 珍珠菜属 *Lysimachia* 落地梅 *Lysimachia paridiformis* Franch. 的全草入药。

【形态特征】多年生草本。茎通常2至数条簇生，直立，高10~45cm，无毛，不分枝，节部稍膨大。叶4~6片在茎端轮生，极少出现第二轮叶，下部叶退化呈鳞片状，叶片倒卵形以至椭圆形，长5~17cm，宽3~10cm，顶端短渐尖，基部楔形，无柄或近于无柄，干时坚纸质，无毛，两面散生黑色腺条，有时腺条颜色不显现，仅见条状隆起，侧脉4~5对，在下面稍隆起，网脉隐蔽。花集生茎端成伞形花序，有时亦有少数花生于近茎端的1对鳞片状叶腋；花梗长5~15mm；花萼长8~12mm，分裂近达基部，裂片披针形或自卵形的基部长渐尖，无毛或具稀疏缘毛，有时

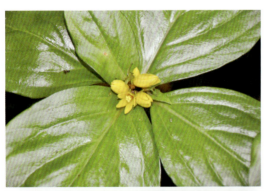

具稀疏黑腺条；花冠黄色，长12~14mm，基部合生部分长约3mm，裂片狭长圆形，宽约4.5mm，顶端钝或圆形；花丝基部合生成高2mm的筒，分离部分长3~5mm；花药椭圆形，长约1.5mm；子房无毛，花柱长约8.5mm。蒴果近球形，直径3.5~4mm。花期5~6月；果期7~9月。

【生境】生于林下及阴湿沟边。

【分布】广东、广西、贵州、云南、四川、湖南、湖北。

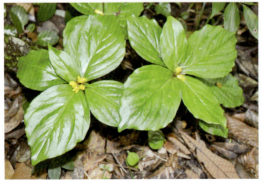

【采集加工】夏、秋季采收，将全草晒干。

【性味归经】味辛、苦，性温。

【功能主治】祛风除湿，活血止痛，止咳，解毒。治风湿性疼痛，脘腹疼痛，咳嗽，跌打损伤，疔肿疔疮，毒蛇咬伤。

【用法用量】15~30g，水煎服。外用鲜品捣烂敷患处。

4.135.11　羽叶点地梅

POMATOSACES FILICULAE HERBA

【基原】来源于报春花科 Primulaceae 羽叶点地梅属 *Pomatosace* 羽叶点地梅 *Pomatosace filicula* Maxim. 的全草入药。

【形态特征】多年生草本。高 3~9cm。具粗长的主根和少数须根。叶多数，叶片线状矩圆形，长 1.5~9cm，宽 6~15mm，羽状深裂至近羽状全裂，裂片线形或窄三角状线形，宽 1~2mm，顶端钝或稍锐尖，全缘或具 1~2 牙齿。花葶通常多枚自叶丛中抽出，高 3~16cm，疏被长柔毛；伞形花序 6~12 花；苞片线形，长 2~6mm，疏被柔毛；花梗长 1~12mm，无毛；花萼杯状或陀螺状，长 2.5~3mm，果时长达 4~4.5mm，分裂略超过全长的 1/3，裂片三角形，锐尖，内面被微柔毛；花冠白色，冠筒长约 1.8mm，冠檐直径约 2mm，裂片矩圆状椭圆形，宽约 0.8mm，顶端钝圆。蒴果近球形，直径约 4mm，周裂成上下两半，具种子 6~12 粒。花期 5~6 月；果期 7~9 月。

【生境】生于海拔 3000~4500m 的高山草甸和河滩砂地。

【分布】青海、四川、云南和西藏。

【采集加工】夏季采集全草，除去杂质，晒干。

【性味归经】味辛、苦，性寒。

【功能主治】平肝，凉血，止血，镇痛，降压。治肝炎，高血压病，子宫出血，月经不调，疝痛，关节炎。

【用法用量】10~20g，水煎服。

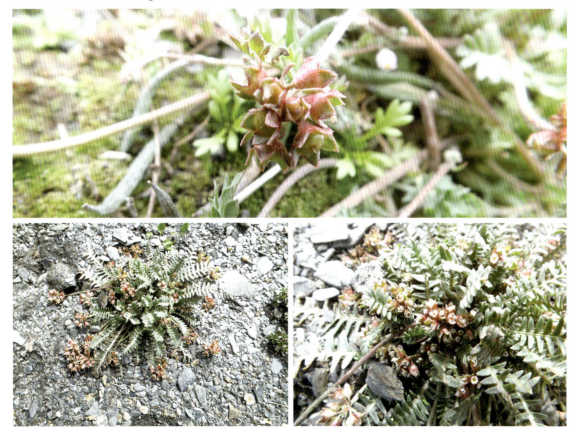

4.136 白花丹科

4.136.1 毛蓝雪花

CERATOSTIGMATIS GRIFFITHII RADIX

【别名】转子莲、紫金标

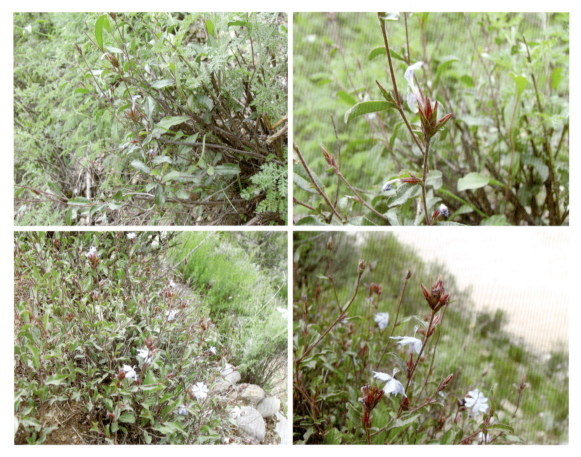

【基原】来源于白花丹科 Plumbaginaceae 蓝雪花属 Ceratostigma 毛蓝雪花 Ceratostigma griffithii Clarke 的根入药。

【形态特征】常绿灌木。高 0.4~1.3m。枝较硬，老枝红褐色至暗褐色，新枝常密被锈色长硬毛而呈红褐色。叶倒卵形至近菱形，长 2~7.6cm，宽 10~22mm，顶端急尖，下部渐狭成柄，两面密被长硬毛。花序顶生，有 10~20 花；苞片长 6~7.5mm，宽 2~2.8mm，长圆状披针形至长圆状卵形；萼长 8~9.5mm，直径约 1.5mm，裂片长约 2.5mm；花冠长 15~19mm，筒部紫红色，花冠裂片蓝色，长 6~7mm，宽 4.5~5mm，心状倒三角形；子房卵形，柱头上部外露。蒴果淡黄褐色，长约 6mm；种子黑褐色，略显 5 棱粗糙。花期 8~12 月；果期 9 至翌年 1 月。

【生境】生于干热河谷的灌丛边和路边。

【分布】西藏、云南和四川。不丹也有分布。

【采集加工】夏、秋季采收，切碎，晒干或鲜用。

【性味归经】味甘，性温。

【功能主治】活血止痛，化瘀生新。治跌打损伤、脘腹胁痛、骨折等。

【用法用量】1.5~6g，水煎服。

4.136.2　黄花矶松

LIMONII AUREI FLOS

【别名】黄花补血草、金色补血草、金匙叶草

【基原】来源于白花丹科 Plumbaginaceae 补血草属 Limonium 黄花矶松 Limonium aureum (L.) Hill. 的花入药。

【形态特征】多年生草本，高 15~30cm，全株除萼外无毛，茎基往往被有残存的叶柄和红褐色芽鳞。叶花期早凋，通常长圆状匙形至倒披针形，长 1~4cm，宽 0.5~1.0cm，顶端圆或钝，有时急尖，下部渐狭成平扁的柄，花序为伞房状圆锥状，花序轴 2 至多数，绿色，密被疣状突起（有时仅上部嫩枝具疣），由下部作数回叉状分枝，往往呈之字形曲折，下部的多数分枝成为不育枝，末级的不育枝短而常略弯；穗状花序位于上部分枝顶端，由 3~5 个小穗组成；小穗含 2~3 花；外

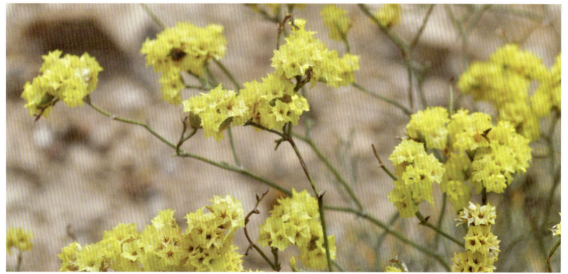

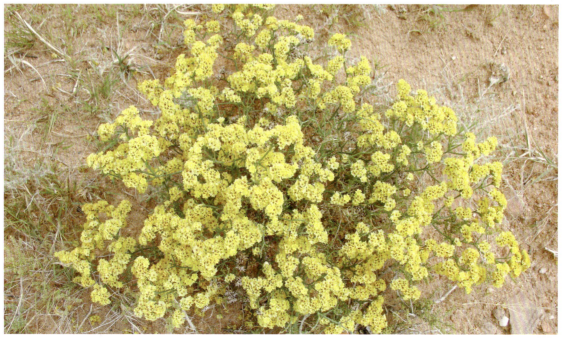

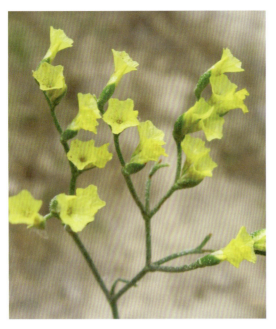

苞长 1.5~2mm，宽卵形，顶端钝或急尖；萼长 5~7mm，漏斗状，基部偏斜，全部沿脉和脉间密被长毛，萼檐金黄色（干后有时变橙黄色），裂片正三角形，脉伸出裂片顶端成一芒尖或短尖，沿脉常疏被微柔毛，间生裂片常不明显；花冠橙黄色。长约 6.5mm，常超出花萼；蒴果倒卵形，长约 2.2mm，具 5 棱。花期 6~8 月；果期 7~8 月。

【生境】多生于荒漠平原、轻度盐化低地及沙砾质、沙质土壤。

【分布】华北、西北及四川北部地区。蒙古和俄罗斯也有分布。

【采集加工】夏、秋采集花枝，晒干，收集花穗。

【性味归经】味淡，性凉。

【功能主治】止痛，消炎，补血。治神经痛，月经量少，耳鸣，乳汁不足，感冒；外用治牙痛及疮疖痈肿。

【用法用量】5~7.5g，水煎服，每日 2 次；外用煎水含漱或外洗。

【附方】① 治感冒：黄花补血草 4.5g，水煎服。

② 治牙痛、齿槽脓肿：黄花补血草适量，煎水含漱。

③ 治疮疖痈肿：黄花补血草适量，煎水外洗。

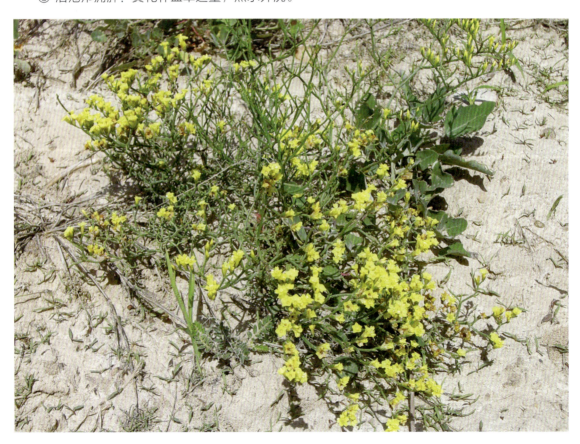

4.136.3 二色补血草

LIMONII BICOLORIS HERBA

【别名】补血草、血见愁、苍蝇花、蝇子草

【基原】来源于白花丹科 Plumbaginaceae 补血草属 *Limonium* 二色补血草 *Limonium bicolor* (Bunge) O. Kuntze 的根或全草入药。

【形态特征】多年生草本，高 20~50cm，全株除花萼外无毛。叶基生，偶见花序轴下部 1~3 节上有叶，花期叶常存在，匙形至长圆状匙形，长 3~15cm，宽 0.5~3cm，顶端通常圆或钝，基部渐狭成平扁的柄。花序圆锥状；花序轴单生，或 2~5 枚各由不同的叶丛中发出，通常有 3~4 棱，有时具沟槽，稀主轴圆柱状，常中部以上数回分枝，末级小枝二棱形；不育枝少（花序受伤害时则下部可生多数不育枝），通常简单，位于分枝下部或单生于分叉处；穗状花序有柄至无柄，排列

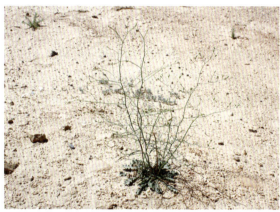
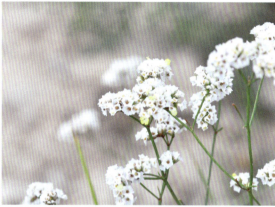
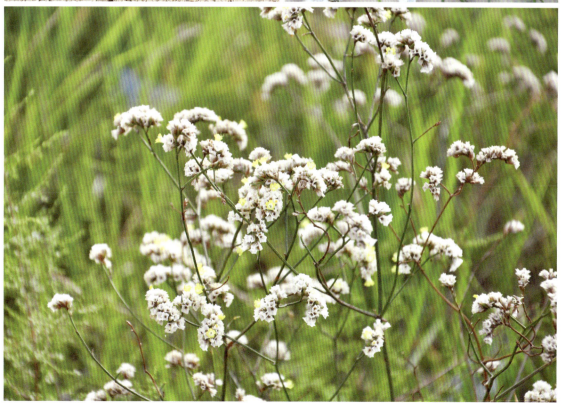

在花序分枝的上部至顶端，由 3~5（9）个小穗组成；小穗含 2~3（5）花；外苞长 2.5~3.5mm，长圆状宽卵形（草质部呈卵形或长圆形），第一内苞长 6~6.5mm；萼长 6~7mm，漏斗状，萼筒径约 1mm，全部或下半部沿脉密被长毛，萼檐初时淡紫红或粉红色，后来变白，宽 3~3.5mm，开张幅径与萼的长度相等，裂片宽短而顶端通常圆，稀有一易落的软尖，间生裂片明显，脉不达于裂片顶缘（向上变为无色），沿脉被微柔毛或变无毛；花冠黄色。花期 5~7 月；果期 6~8 月。

【生境】生于山坡、地埂或路边。

【分布】河北、陕西、山西、内蒙古、辽宁、江苏、山东、河南、甘肃、新疆等地。蒙古也有分布。

【采集加工】5~7 月采集全草，9~11 月采挖全根，晒干备用。

【性味归经】味甘、微苦，性平。

【功能主治】补益气血，散瘀止血。治病后体弱，胃脘痛，消化不良，妇女月经不调，崩漏，带下病，尿血，痔血。

【用法用量】15~30g，水煎服。

【附方】治功能性子宫出血、宫颈癌、肾盂肾炎、尿血：二色补血草 15~30g，水煎服。

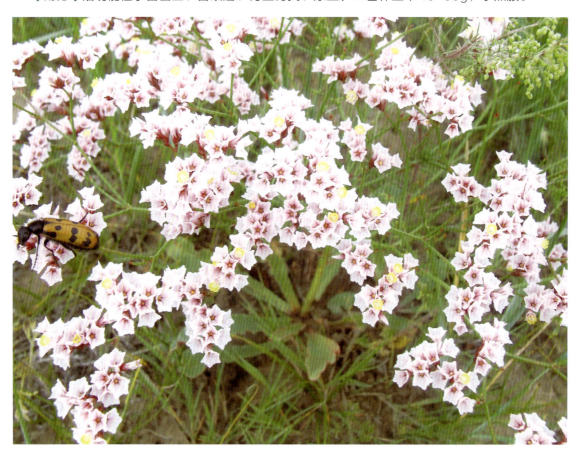

4.136.4 白花丹

PLUMBAGONIS ZEYLANICAE RADIX ET FOLIUM

【别名】白雪花、白皂药

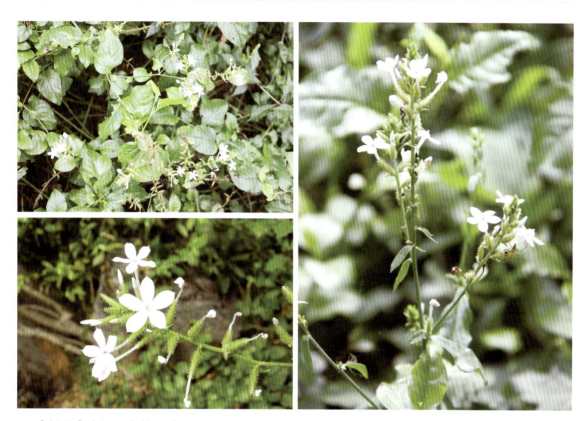

【基原】来源于白花丹科 Plumbaginaceae 白花丹属 *Plumbago* 白花丹 *Plumbago zeylanica* L. 的根和叶入药。

【形态特征】常绿半灌木，高 1~3m，直立，多分枝；枝条开散或上端蔓状，常被明显钙质颗粒，除具腺外无毛。叶薄，通常长卵形，长 5~10cm，宽 2~5cm，顶端渐尖，下部骤狭成钝或截形的基部而后渐狭成柄；叶柄基部无或有常为半圆形的耳。穗状花序通常含 25~70 朵花；总花梗长 5~15mm；花轴长 3~12cm，结果时延长可达 1 倍，与总花梗皆有头状或具柄的腺；苞片长 4~6（8）mm，宽 1.5~2.5mm，狭长卵状三角形至披针形，顶端渐尖或有尾尖；小苞长约 2mm，宽约 0.5mm，线形；花萼长 10.5~11.5mm，结果时至 13mm，萼筒中部直径约 2mm，顶端有 5 枚三角形小裂片，几全长沿绿色部分着生具柄的腺；花冠白色或微带蓝白色，花冠筒长 1.8~2.2cm，中部直径 1.2~1.5mm，冠檐直径 1.6~1.8cm，裂片长约 7mm，宽约 4mm，倒卵形，顶端具短尖；雄蕊约与花冠筒等长，花药长约 2mm，蓝色；子房椭圆形，有 5 棱，花柱无毛。蒴果长椭圆形，淡黄褐色；种子红褐色，长约 7mm，宽约 1.5mm，厚约 0.6mm，顶端尖。花期 10 月至翌年 3 月；果期 12 月至翌年 4 月。

【生境】生于污秽阴湿处或半遮阴的地方。各地庭园、药圃常有栽培。

【分布】香港、广东、海南、台湾、福建、广西、贵州、云南、四川。南亚和东南亚各国也有分布。

【采集加工】夏、秋采收，根、叶晒干。

【性味归经】味苦，性微温；有毒。

【功能主治】散瘀消肿，祛风止痛。根：治风湿性骨痛，跌打肿痛，胃痛，肝脾肿大。叶：外用治跌打肿痛，扭挫伤，体癣。

【用法用量】根9~15g，水煎服，但要久煎3~4小时以上，孕妇忌服。叶外用适量，捣烂敷患处，一般外敷不宜超过30min，局部有灼热感即除去。

【附方】① 治关节扭伤、软组织挫伤：白花丹叶5片，地耳草15~21g，松树二层皮、苦楝树叶各适量（皆为鲜品）。将上药捣烂加酒，炒后趁温外敷于局部（避开伤口），每日1次，每次30min。

② 治肝炎、肝硬化：鲜白花丹根150g，加水久煎7~8小时，去渣，浓缩至1000ml，加入白糖适量，成人每日90~300ml，分3次饭后服，10~15天为一个疗程（治疗剂量由小到大）。如无不良反应可连服2~3个疗程。

③ 治白血病：白花丹根（先煎）、葵树子、白花蛇舌草、马鞭草各30g，夏枯草15g，久煎，浓缩成浸膏，制成18小丸，每次服6丸，每日3次。

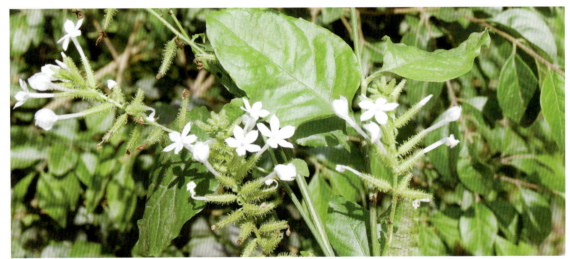

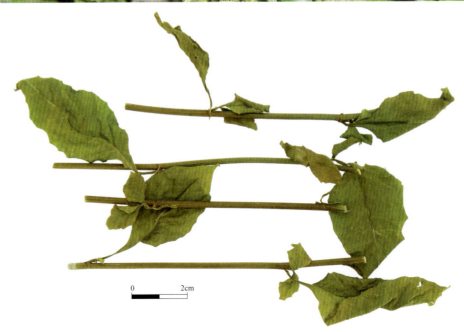

4.137 车前科

4.137.1 车前子

PLANTAGINIS SEMEN

【别名】牛舌草、猪耳朵草

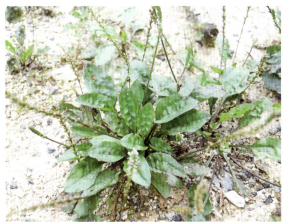
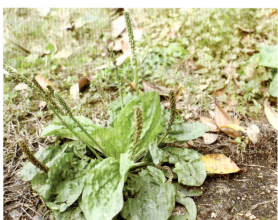
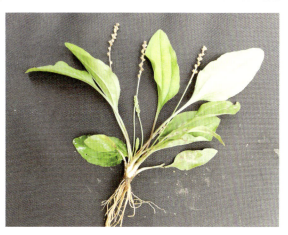

【基原】来源于车前科 Plantaginaceae 车前属 *Plantago* 车前 *Plantago asiatica* L. 和平车前 *Plantago depressa* Willd. 的成熟种子入药。

【形态特征】A. 车前：二年生或多年生草本。须根多数。根茎短，稍粗。叶基生呈莲座状，平卧、斜展或直立；叶片薄纸质或纸质，宽卵形至宽椭圆形，长 4~12cm，宽 2.5~6.5cm，顶端钝圆至急尖，边缘波状、全缘或中部以下有锯齿、牙齿或裂齿，基部宽楔形或近圆形，多少下延，两面疏生短柔毛；脉 5~7 条；叶柄长 2~15cm，基部扩大成鞘，疏生短柔毛。花序 3~10 个，直立或弓曲上升；花序梗长 5~30cm，有纵条纹，疏生白色短柔毛；穗状花序细圆柱状，长 3~40cm，紧密或稀疏，下部常间断；苞片狭卵状三角形或三角状披针形，长 2~3mm，长大于宽，龙骨突宽厚，无毛或顶端疏生短毛。花具短梗；花萼长 2~3mm，萼片顶端钝圆或钝尖，龙骨突不延至顶端，前对萼片椭圆形，龙骨突较宽，两侧片稍不对称，后对萼片宽倒卵状椭圆形或宽倒卵形；花冠白色，无毛，冠筒与萼片约等长，裂片狭三角形，长约 1.5mm，顶端渐尖或急尖，具明显的中脉，于花后反折；雄蕊着生于冠筒内面近基部，与花柱明显外伸，花药卵状椭圆形，长 1~1.2mm，顶端具宽三角形突起，白色，干后变淡褐色；胚珠 7~15。蒴果纺锤状卵形、卵球形或圆锥状卵形，长 3~4.5mm，于基部上方周裂。花期 4~8 月；果期 6~9 月。

【生境】生于村边路旁、沟边、田埂等处。

【分布】我国南北各地。欧、亚两洲余部也有分布。

【形态特征】B. 平车前：一年生或二年生草本。直根长，具多数侧根，多少肉质。根茎短。叶基生呈莲座状，平卧、斜展或直立；叶片纸质，椭圆形、椭圆状披针形或卵状披针形，长 3~12cm，

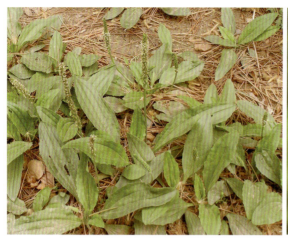
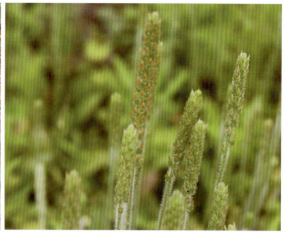

宽 1~3.5cm，顶端急尖或微钝，边缘具浅波状钝齿、不规则锯齿或牙齿，基部宽楔形至狭楔形，脉 5~7 条；叶柄长 2~6cm。花序 3~10 余个；花序梗长 5~18cm；穗状花序细圆柱状，上部密集，基部常间断，长 6~12cm；苞片三角状卵形，长 2~3.5mm。花萼长 2~2.5mm，龙骨突宽厚。花冠白色，冠筒等长或略长于萼片，裂片极小，椭圆形或卵形。雄蕊着生于冠筒内面近顶端，同花柱明显外伸，花药卵状椭圆形或宽椭圆形，长 0.6~1.1mm，顶端具宽三角状小突起。胚珠 5。蒴果卵状椭圆形至圆锥状卵形，长 4~5mm，于基部上方周裂。种子 4~5，椭圆形，腹面平坦，长 1.2~1.8mm，黄褐色至黑色；子叶背腹向排列。花期 6~7 月；果期 8~9 月。

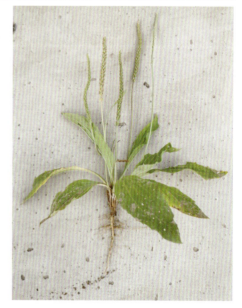

【生境】生于山野、路旁、田埂、河边及住宅附近，常聚生成片生长。

【分布】黑龙江、辽宁、吉林、内蒙古、河北、山东、江苏、河南、安徽、江西、山西、陕西、湖北、四川、宁夏、甘肃、青海、云南、新疆、西藏等。朝鲜、俄罗斯、哈萨克斯坦、阿富汗、蒙古、巴基斯坦也有分布。

【采集加工】夏、秋季种子成熟时采收果穗，晒干，搓出种子，除去杂质。

【药材性状】本品呈椭圆形、不规则长圆形或三角状长圆形，略扁，长 2mm，宽约 1mm，表面黄棕色至黑褐色，有细皱纹，一面有灰白色凹点状种脐。质硬。气微，味淡。

【性味归经】味甘，性寒。归肝、肾、肺、小肠经。

【功能主治】清热利尿，渗湿止泻，祛痰止咳，明目。治泌尿系感染，结石，肾炎水肿，小便不利，肠炎，细菌性痢疾，急性黄疸性肝炎，支气管炎，急性眼结膜炎。

【用法用量】9~30g，水煎服。车前草与车前子的功效相近。

4.137.2 长叶车前

PLANTAGONIS LANCEOLATAE SEMEN

【别名】窄叶车前

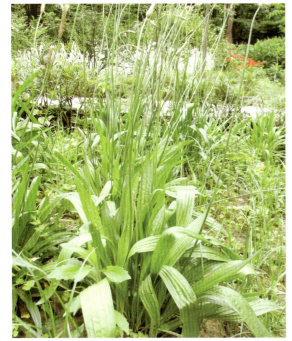
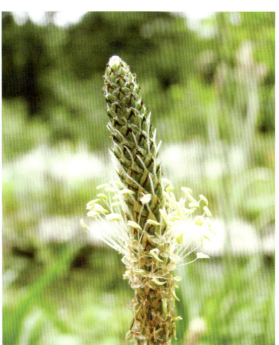

【基原】来源于车前科 Plantaginaceae 车前属 Plantago 长叶车前 Plantago lanceolata L. 的种子入药。

【形态特征】多年生草本。直根粗长，根茎粗短。叶基生呈莲座状，叶片纸质，线状披针形或椭圆状披针形，长6~20cm，宽0.5~4.5cm，顶端渐尖至急尖，边缘全缘或具极疏的小齿，基部狭楔形。花序3~15个；花序梗直立或弓曲上升，长10~60cm，棱上多少贴生柔毛；苞片卵形或椭圆形，长2.5~5mm，顶端膜质，尾状，龙骨突匙形，密被长粗毛。花萼长2~3.5mm，前对萼片宽倒卵圆形，后对萼片宽卵形。花冠白色，冠筒约与萼片等长，裂片披针形或卵状披针形，长1.5~3mm，顶端尾状急尖，花后反折。雄蕊着生于冠筒内面中部，与花柱明显外伸，花药椭圆形，长2.5~3mm，顶端白色至淡黄色。蒴果狭卵球形，长3~4mm，于基部上方周裂。种子狭椭圆形至长卵形，长2~2.6mm，淡褐色至黑褐色，有光泽。花期5~6月；果期6~7月。

【生境】生于海拔900m以下的海滩、河滩、草原湿地或栽培。

【分布】辽宁、甘肃、新疆、山东等地；江苏、浙江、江西、云南、重庆等地有栽培。俄罗斯、蒙古、朝鲜及北美洲也有分布。

【采集加工】夏、秋季采集果序，晒干去除果梗、果壳等杂质。

【性味归经】味甘，性寒。归肝、肾、小肠经。

【功能主治】清热明目，镇咳祛痰，利尿，止泻。治泌尿系感染，结石，肾炎水肿，小便不利，肠炎，细菌性痢疾，急性黄疸性肝炎，支气管炎。

【用法用量】6~15g，水煎服。

4.137.3 大车前

PLANTAGONIS MAJORIS HERBA

【别名】钱串草、钱贯草

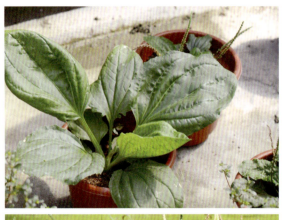
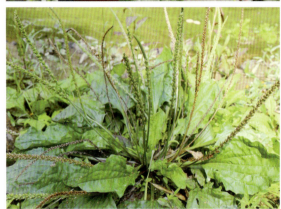
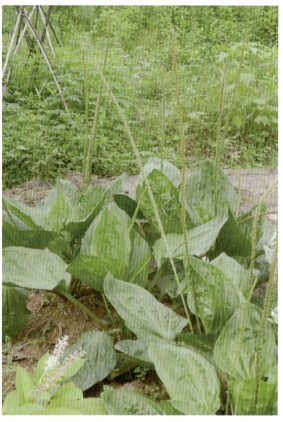

【基原】来源于车前科 Plantaginaceae 车前属 *Plantago* 大车前 *Plantago major* L. 的全草和种子入药。

【形态特征】二年生或多年生草本。须根多数。根茎粗短。叶基生呈莲座状,平卧、斜展或直立;叶片草质、薄纸质,宽卵形至宽椭圆形,长 18~30cm,宽 10~21cm,顶端钝尖或急尖,边缘波状,疏生不规则牙齿或近全缘,两面疏生短柔毛或近无毛,少数被较密的柔毛,脉(3)5~7 条;叶柄长 10~26cm,基部鞘状,常被毛。花序 1 至数个;花序梗直立或弓曲上升,长 5~18(45)cm,有纵条纹,被短柔毛或柔毛;穗状花序细圆柱状,长 3~20(40)cm,基部常间断;苞片宽卵状三角形,长 1.2~2mm,宽与长约相等或略超过,无毛或顶端疏生短毛,龙骨突宽厚。花无梗;花萼长 1.5~2.5mm,萼片顶端圆形,无毛或疏生短缘毛,边缘膜质,龙骨突不达顶端,前对萼片椭圆形至宽椭圆形,后对萼片宽椭圆形至近圆形;花冠白色,无毛,冠筒等长或略长于萼片,裂片披针形至狭卵形,长 1~1.5mm,于花后反折。雄蕊着生于冠筒内面近基部,与花柱明显外伸,花药椭圆形,长 1~1.2mm,通常初为淡紫色,稀白色,干后变淡褐色;胚珠 12 至 40 余颗。蒴果近球形、卵球形或宽椭圆球形,长 2~3mm,于中部或稍低处周裂。花期 6~8 月;果期 7~9 月。

【生境】生于村落、路旁、旷野、溪边、田埂等潮湿处。

【分布】我国南北各地。欧、亚两洲均有分布。

【采集加工】夏、秋季采收,全草和种子晒干。

【性味归经】味甘,性寒。归肝、肾、小肠经。

【功能主治】清热祛湿,利尿通淋,止咳。治尿路感染、尿路结石、肾炎水肿、脚气水肿、感冒咳嗽、支气管炎、肠炎腹泻、高血压病、急性结膜炎、青光眼、新生婴儿脐带感染等。

【用法用量】9~30g,水煎服。

【附方】① 治泌尿系感染:车前草、虎杖、马鞭草各30g,白茅根、蒲公英、海金沙各15g,忍冬藤、紫花地丁、十大功劳各9g。加水煎成300ml。每日1剂,分6次服。

② 治肠炎:鲜车前草15g(干品9g),水煎服,每日2次。

③ 治小儿细菌性痢疾:鲜车前草30g,加适量水煎成100ml,每日服30ml,3~4天为1个疗程。平均2天症状消失,大便次数正常。

④ 治慢性气管炎:车前草(干品),洗净,煎煮2次,过滤去渣,浓缩成膏,烘干粉碎制粒,压成0.5g片剂。每服2片,每日3次(每日量相当于干品30g)。

⑤ 治慢性肾盂肾炎:车前草30g,柴胡、黄芩、金银花、蒲公英(或紫花地丁)、滑石各15g,生地黄、续断各12g,枳实、当归各9g,生甘草3g,水煎服。

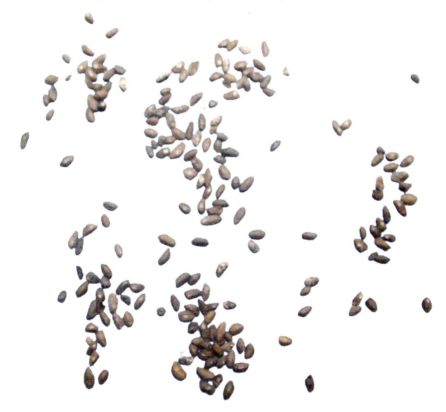

4.137.4 小车前

PLANTAGONIS MINUTAE HERBA

【别名】车前

【基原】来源于车前科 Plantaginaceae 车前属 *Plantago* 小车前 *Plantago minuta* Pall. 的全草入药。

【形态特征】一年生或多年生小草本。叶、花序梗及花序轴密被灰白色或灰黄色长柔毛,有时变近无毛。直根细长,无侧根或有少数侧根。根茎短。叶基生呈莲座状,平卧或斜展;叶片硬纸质、线形、狭披针形或狭匙状线形,长 3~8cm,宽 1.5~8mm,顶端渐尖,边缘全缘,基部渐狭并下延,叶柄不明显,脉 3 条,基部扩大成鞘状。花序 2 至多数;花序梗直立或弓曲上升,长(1)2~12cm,纤细;穗状花序短圆柱状至头状,长 0.6~2cm,紧密,有时仅具少数花;苞片宽卵形

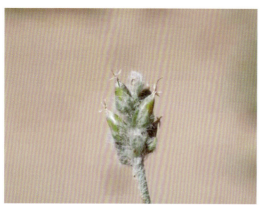

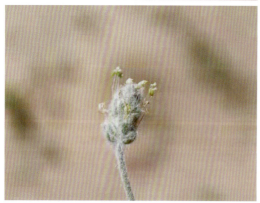

或宽三角形,长 2.2~2.8mm,宽稍过于长,龙骨突延及顶端,顶端钝圆,干时变黑褐色,与萼片外面密生或疏生长柔毛,或仅龙骨状及边缘有长柔毛,毛宿存或于花后脱落,稀近无毛。花萼长 2.7~3mm,龙骨突较宽厚,延至萼片顶端,前对萼片椭圆形或宽椭圆形,后对萼片宽椭圆形。花冠白色,无毛,冠筒约与萼片等长,裂片狭卵形,长 1.4~2mm,全缘或顶端波状或有啮齿状细齿,中脉明显,花后反折。雄蕊着生于冠筒内面近顶端,花丝与花柱明显外伸,花药近圆形,顶端具三角形小尖头,长约 1mm,干后黄色。胚珠 2。蒴果卵球形或宽卵球形,长 3.5~4(5)mm,于基部上方周裂。花期 6~8 月;果期 7~9 月。

【生境】生于海拔 400~4300m 的戈壁滩、沙地、沟谷、河滩、沼泽地、盐碱地或田边。

【分布】蒙古、山西、陕西、宁夏、甘肃、青海、新疆、西藏。俄罗斯、高加索、哈萨克斯坦也有分布。

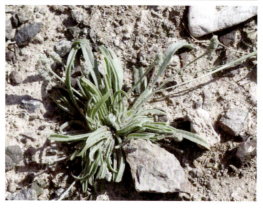

【采集加工】全年均可采收,将全草晒干。

【性味归经】味甘,性寒。

【功能主治】清热,利尿,祛痰止咳,明目。治泌尿系感染,结石,肾炎水肿,小便不利,肠炎,支气管炎,急性结膜炎,细菌性痢疾,急性黄疸性肝炎。

【用法用量】15~30g,水煎服。

4.138 桔梗科

4.138.1 展枝沙参

ADENOPHORAE DIVARICATAE RADIX

【别名】四叶菜

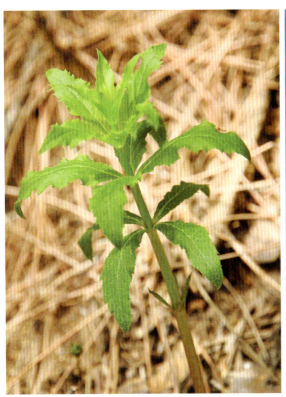 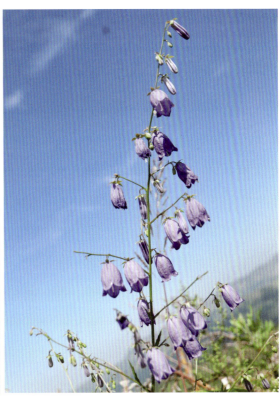

【基原】来源于桔梗科 Campanulaceae 沙参属 Adenophora 展枝沙参 Adenophora divaricata Franch. et Sav. 的根入药。

【形态特征】多年生草本，高 50~100cm。根粗壮。茎直立，单一。基生叶花期枯萎；茎生叶 3~5 枚轮生，无柄或近无柄，菱状卵形或菱状椭圆形，长 4~11cm，宽 2~7cm，基部楔形，顶端锐尖或渐尖，背面常有光泽，边缘具粗锐锯齿。花序圆锥状，分枝较开展，下部分枝轮生，上部分枝互生；花序轴无毛；花常下垂；花萼无毛，萼筒圆锥状，顶端 5 裂，裂片披针形，长 5~10mm，宽 2mm 余，全缘，花期反折或不反折；花冠钟形，长 1~2cm，蓝色，蓝紫色或淡蓝色。顶端 5 浅裂；雄蕊 5；花柱有微毛，与花冠近等长，柱头 3 裂；花盘短筒状，长约 2mm。蒴果扁圆锥形；种子长约 2mm，黑褐色。花期 7~8 月；果期 8~9 月。

【生境】生于林缘、灌丛、山坡、草地及路旁等处。

【分布】黑龙江、吉林、辽宁、内蒙古、河北、山东、山西。朝鲜、俄罗斯远东地区、日本也有分布。

【采集加工】春、秋季采挖根，除去泥土，洗净，晒干。

【性味归经】味甘、微苦，性凉。

【功能主治】清热润肺，化痰止咳，养阴养胃，生津止渴。治肺热燥咳，热病口干，饮食不振。

【用法用量】10~15g，水煎服。

4.138.2 杏叶沙参

ADENOPHORAE HUNANENSIS RADIX

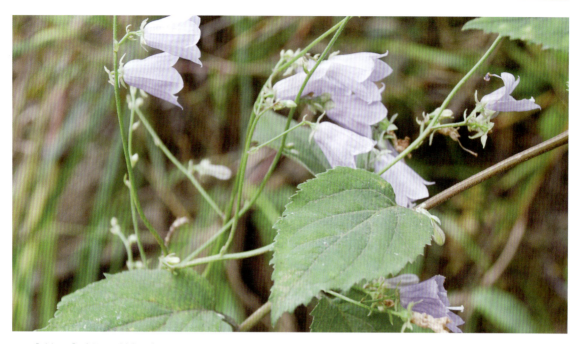

【基原】来源于桔梗科 Campanulaceae 沙参属 Adenophora 杏叶沙参 Adenophora hunanensis Nannf. 的根入药。

【形态特征】草本，高 60~120cm，不分枝，无毛或稍有白色短硬毛。茎生叶至少下部的具柄，稀近无柄，叶片卵圆形、卵形至卵状披针形，基部常楔状渐尖，或近于平截形而突然变窄，沿叶柄下延，顶端急尖至渐尖，边缘具疏齿，两面被短硬毛，较少被柔毛，稀全无毛的，长 3~10（15）cm，宽 2~4cm。花序分枝长，几乎平展或弓曲向上，常组成大而疏散的圆锥花序，极少分枝很短或长而几乎直立因而组成窄的圆锥花序。花梗极短而粗壮，长仅 2~3mm，极少达 5mm，花序轴和花梗有短毛或近无毛；花萼常有或疏或密的白色短毛，稀无毛，筒部倒圆锥状，裂片卵形至长卵形，长 4~7mm，宽 1.5~4mm，基部通常彼此重叠；花冠钟状，蓝色、紫色或蓝紫色，长 1.5~2cm，裂片三角状卵形，为花冠长的 1/3；花盘短筒状，长 1~2.5mm，顶端被毛或无毛；花柱与花冠近等长。蒴果球状椭圆形，或近于卵状，长 6~8mm，直径 4~6mm。种子椭圆状，有一条棱，长 1~1.5mm。花期 7~9 月。

【生境】生于山地草丛或疏林下。

【分布】广东、广西、贵州、四川、湖南、湖北、江西、河南、河北、山西、陕西。

【采集加工】夏、秋采收，根晒干。

【性味归经】味甘、苦，性微寒。

【功能主治】养阴清热，润肺化痰，止咳。治肺热咳嗽，燥咳痰少，虚热喉痹，津伤口渴。

【用法用量】10~15g，水煎服。

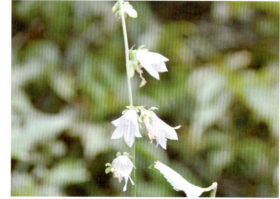

4.138.3 川藏沙参

ADENOPHORAE LILIIFOLIOIDIS RADIX

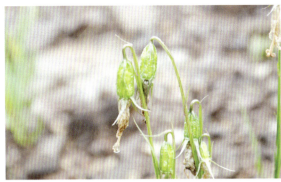
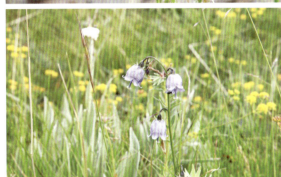
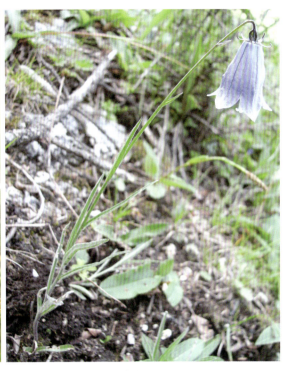

【基原】来源于桔梗科 Campanulaceae 沙参属 Adenophora 川藏沙参 Adenophora liliifolioides Pax et Hoffm. 的根入药。

【形态特征】茎常单生，不分枝，高 30~100cm，直径至 3mm，通常被长硬毛，少无毛的。基生叶心形，具长柄，边缘有粗锯齿；茎生叶卵形，披针形至条形，边缘具疏齿或全缘，长 2~11cm，宽 0.4~3cm，背面常有硬毛，少完全无毛的。花序常有短分枝，组成狭圆锥花序，有时全株仅数朵花。花萼无毛，筒部圆球状，裂片钻形，基部宽近 1mm，长 3~5mm，全缘，极少具瘤状齿；花冠细小，近于筒状或筒状钟形，蓝色、紫蓝色或淡紫色，极少白色，长 8~12mm；花盘细筒状，长 3~6.5mm，通常无毛；花柱长 15~17mm。蒴果卵状或长卵状，长 6~8mm，直径 3~4mm。花期 6~8 月；果期 9~11 月。

【生境】生于海拔 2400~4600m 的山坡草地、灌丛和乱石中。

【分布】西藏、四川、甘肃、陕西等地。

【采集加工】春、秋季采挖，除去须根和枯枝叶，晒干或低温烘干。

【性味归经】味甘、微苦，性凉。归肺、胃经。

【功能主治】清热养阴，润肺止咳，益胃生津，祛痰。治肺热燥咳、虚劳咳嗽、咽喉痛、阴虚久咳、痨嗽痰血、虚热喉痹、津伤口渴等。

【用法用量】10~15g，水煎服。

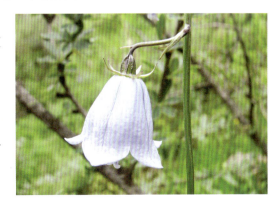

4.138.4　石沙参

ADENOPHORAE POLYANTHAE RADIX

【别名】糙萼沙参

【基原】来源于桔梗科 Campanulaceae 沙参属 *Adenophora* 石沙参 *Adenophora polyantha* Nakai 的根入药。

【形态特征】多年生草本，茎1至数支发自一条茎基上，常不分枝，高20~100cm。基生叶叶片心状肾形，边缘具不规则粗锯齿，基部沿叶柄下延；茎生叶完全无柄，卵形至披针形，边缘具疏离而三角形的尖锯齿或几乎为刺状的齿，长2~10cm，宽0.5~2.5cm。花序常不分枝而成假总状花序，或有短的分枝而组成狭圆锥花序。花梗短，长一般不超过1cm；花萼通常各式被毛，有的整个花萼被毛，有的仅筒部被毛，毛有密有疏，有的为短毛，有的为乳头状突起，筒部倒圆锥状，裂片狭三角状披针形，长3.5~6mm，宽1.5~2mm；花冠紫色或深蓝色，钟状，喉部常稍稍收缢，长14~22mm，裂片短，不超过全长1/4，常先直而后反折；花盘筒状，长2~4mm；花柱常稍稍伸出花冠，有时在花大时与花冠近等长。蒴果卵状椭圆形，长约8mm，直径约5mm。种子黄棕色，卵状椭圆形，稍扁，长1.2mm。花期8~9月；果期9~10月。

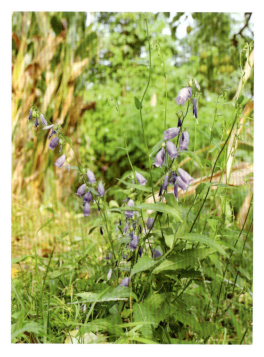

【生境】生于阳坡开旷草地上。

【分布】吉林、辽宁、内蒙古、河北、山东、江苏、安徽、河南、山西、陕西、甘肃、宁夏。朝鲜也有分布。

【采集加工】春、秋季采挖根，除去泥土，洗净，鲜用或晒干。

【性味归经】味甘，性凉。归肺、胃经。

【功能主治】清热养阴，祛痰止咳。治肺热燥咳、虚痨久咳、咽喉痛等。

【用法用量】10~15g，水煎服。

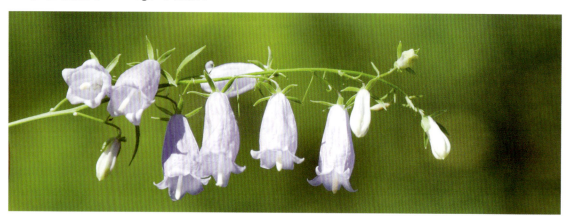

4.138.5 长柱沙参

ADENOPHORAE STENANTHINAE RADIX

【基原】来源于桔梗科 Campanulaceae 沙参属 Adenophora 长柱沙参 Adenophora stenanthina（Ledeb.）Kitag. 的根入药。

【形态特征】茎常数支丛生，高 40~120cm，有时上部有分枝，通常被倒生糙毛。基生叶心形，边缘有深刻而不规则的锯齿；茎生叶从丝条状到宽椭圆形或卵形，长 2~10cm，宽 1~20mm，全缘或边缘有疏离的刺状尖齿，通常两面被糙毛。花序无分枝，因而呈假总状花序或有分枝而集成圆锥花序；花萼无毛，筒部倒卵状或倒卵状短圆形，裂片钻状三角形至钻形，长 1.5~5（7）mm，全缘或偶有小齿；花冠细，近于筒状或筒状钟形，5 浅裂，长 10~17mm，直径 5~8mm，浅蓝色、蓝色、蓝紫色、紫色；雄蕊与花冠近等长；花盘细筒状，长 4~7mm，无毛或被柔毛；花柱长 2~2.2cm。蒴果椭圆状，长 7~9mm，直径 3~5mm。花期 8~9 月。

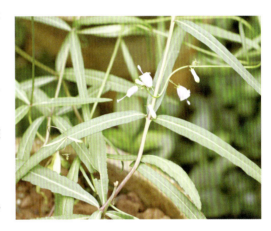

【生境】生于山地草甸、草原。

【分布】我国东北、内蒙古、河北、山西、陕西、宁夏、甘肃、青海。蒙古、俄罗斯也有分布。

【采集加工】夏、秋季采收，除去须根，洗后趁鲜刮去粗皮，洗净，晒干备用。

【性味归经】味甘，性微寒。归肺、胃经。

【功能主治】养阴清肺，益胃生津，化痰，益气。治热病伤津，舌干口渴，肺热咳嗽，食欲不振。

【用法用量】9~15g，水煎服。不宜与藜芦同用。

【附方】治肺热咳嗽无痰、咽干：长柱沙参、桑叶、麦冬各 12g，杏仁、贝母、枇杷叶各 9g，水煎服。

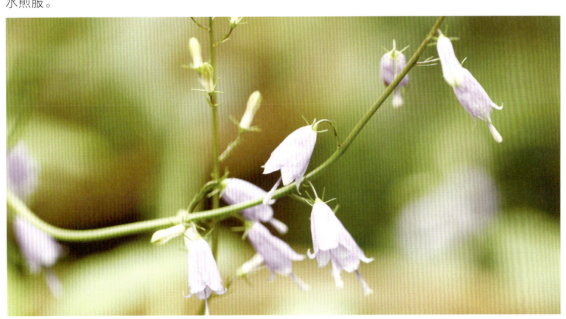

4.138.6　南沙参

ADENOPHORAE RADIX

【别名】杏叶沙参

【基原】来源于桔梗科 Campanulaceae 沙参属 Adenophora 沙参 Adenophora stricta Miq. 和轮叶沙参 Adenophora tetraphylla（Thunb.）Fisch. 的根入药。

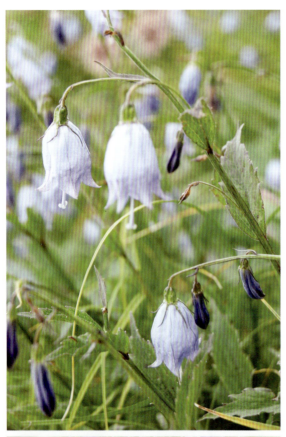

【形态特征】A. 沙参：草本，高 40~80cm，不分枝，常被短硬毛或长柔毛，少无毛的。基生叶心形，大而具长柄；茎生叶无柄，或仅下部的叶有极短而带翅的柄，叶片椭圆形或狭卵形，基部楔形，少近于圆钝的，顶端急尖或短渐尖，边缘有不整齐的锯齿，两面疏生短毛或长硬毛，或近于无毛，长 3~11cm，宽 1.5~5cm。花序常不分枝而成假总状花序，或有短分枝而成极狭的圆锥花序，极少具长分枝而为圆锥花序的。花梗常极短，长不足 5mm；花萼常被短柔毛或粒状毛，少完全无毛的，筒部常倒卵状，少为倒卵状圆锥形，裂片狭长，多为钻形，少为条状披针形，长 6~8mm，宽至 1.5mm；花冠宽钟状，蓝色或紫色，外面无毛或有硬毛，特别是在脉上，长 1.5~2.3cm，裂片长为全长的 1/3，三角状卵形；花盘短筒状，长 1~1.8mm，无毛；花柱常略长于花冠，少较短的。蒴果椭圆状球形，极少为椭圆状，长 6~10mm。种子棕黄色，稍扁，有一条棱，长约 1.5mm。花期 8~10 月。

【生境】生于草坡林边。

【分布】广西、广东、湖南、江西、福建等地。日本也有分布。

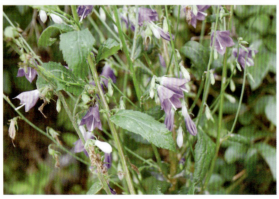

【形态特征】B. 轮叶沙参：多年生草本，高达 1.5m，不分枝，无毛，少有毛。茎生叶 3~6 枚轮生，无柄或有不明显叶柄，叶片卵圆形至条状披针形，长 2~14cm，边缘有锯齿，两面疏生短柔毛。花序狭圆锥状，花序分枝（聚伞花序）大多轮生，细长或很短，生数朵花或单花。花萼无毛，筒部倒圆锥状，裂片钻状，长 1~2.5（4）mm，全缘；花冠筒状细钟形，口部稍缢缩，蓝色或蓝紫色，长 7~11mm，裂片短，三角形，长 2mm；花盘细管状，长 2~4mm；花柱长约 20mm。蒴果球状圆锥形或卵圆状圆锥形，长 5~7mm，直径 4~5mm。种子黄棕色，长圆状圆锥形，稍扁，有一条棱，并由棱扩展成一条白带，长 1mm。花期 7~9 月。

【生境】生于草地和灌丛中。

【分布】我国东北、华北、华南及西南。朝鲜、日本、俄罗斯及越南也有分布。

【采集加工】春、秋二季采挖，除去须根，洗后趁鲜刮去粗皮，洗净，干燥。

【药材性状】本品呈圆锥形或圆柱形，略弯曲，长 7~27cm，直径 0.8~3cm，表面黄白色或淡棕黄色，凹陷处常有残留粗皮，上部多有深陷横纹，呈断续的环状，下部有纵纹和纵沟。顶端具 1 或 2 个根茎。体轻，质松泡，易折断，断面不平坦，黄白色，多裂隙。气微，味微甘。

【性味归经】味甘，性微寒。归肺、胃经。

【功能主治】养阴清肺，益胃生津，化痰，益气。用于肺热燥咳，阴虚劳嗽，干咳痰黏，胃阴不足，食少呕吐，气阴不足，烦热口干。

【用法用量】10~15g，水煎服。不能与藜芦同用。

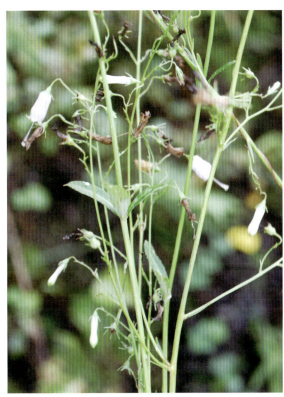
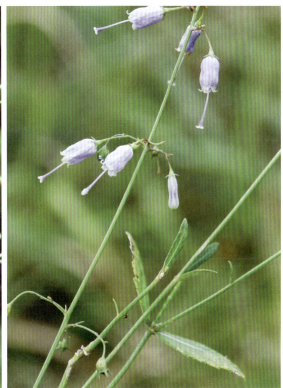
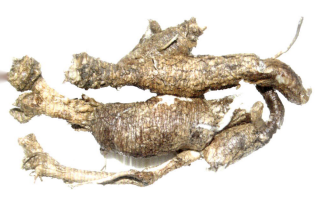
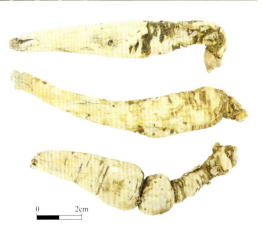

4.138.7　大花金钱豹

CAMPANUMOEAE JAVANICAE RADIX

【别名】土党参

【基原】来源于桔梗科 Campanulaceae 金钱豹属 *Campanumoea* 大花金钱豹 *Campanumoea javanica* Blume 的根入药。

【形态特征】草质缠绕藤本，具乳汁，具胡萝卜状根。茎无毛，多分枝。叶对生，极少互生的，具长柄，叶片心形或心状卵形，边缘有浅锯齿，极少全缘的，长 3~11cm，宽 2~9cm，无毛或有时背面疏生长毛。花单朵生叶腋，各部无毛，花冠大，长（1.8）2~3cm；花萼与子房分离，5 裂至近基部，裂片卵状披针形或披针形；花冠上位，白色或黄绿色，内面紫色，花冠钟状，裂至中部；雄蕊 5 枚；柱头 4~5 裂，子房和蒴果 5 室。浆果直径（12）15~20mm，黑紫色或紫红色，球状。种子不规则，常为短柱状，表面有网状纹饰。花期 5~8 月或 9~11 月。

【生境】生于山地、山谷、疏林下或沟边灌丛中。

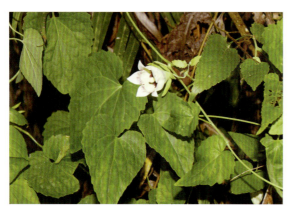

【分布】广东、广西、福建、台湾、浙江、安徽、江西、湖南、贵州、湖北、四川、云南等地。日本也有分布。

【采集加工】夏、秋采收，根晒干。

【性味归经】味甘，性平。补中益气，润肺生津。

【功能主治】治气虚乏力，脾虚泄泻，肺虚咳嗽，小儿疳积，乳汁稀少。

【用法用量】9~15g，水煎服。

【附方】① 治气虚乏力、脾虚泄泻：土党参 15g，山药、大枣各 9~15g，水煎服。

② 治肺虚咳嗽：鲜土党参 30g，百部 9g，水煎服。

③ 治乳汁稀少：土党参、四叶参、薜荔果（均鲜品）各 30g，水煎服。

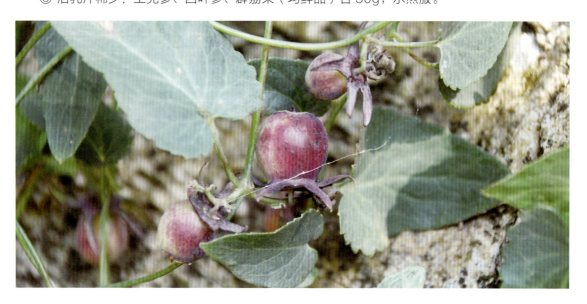

4.138.8 土党参

CAMPANUMOEA JAVANICA RADIX

【别名】金钱豹、桂党参

【基原】来源于桔梗科 Campanulaceae 金钱豹属 *Campanumoea* 土党参 *Campanumoea javanica* Blume subsp. japonica（Makino）Hong 的根入药。

【形态特征】草质缠绕藤本，具乳汁，具胡萝卜状根。茎无毛，多分枝。叶对生，极少互生的，具长柄，叶片心形或心状卵形，边缘有浅锯齿，极少全缘的，长 3~11cm，宽 2~9cm，无毛或有时背面疏生长毛。花单朵生叶腋，各部无毛，花萼与子房分离，5 裂至近基部，裂片卵状披针形或披针形，长 1~1.8cm；花冠上位，白色或黄绿色，内面紫色，花冠长 10~13mm，钟状，裂至中部；雄蕊 5 枚；柱头 4~5 裂，子房和蒴果 5 室。浆果直径 10~12（15）mm，黑紫色，紫红色，球状。种子不规则，常为短柱状，表面有网状纹饰。花期 8~9 月。

【生境】生于山地、山谷、疏林下或沟边灌丛中。

【分布】广东、广西、福建、台湾、浙江、安徽、江西、湖南、贵州、湖北、四川、云南等地。日本也有分布。

【采集加工】夏、秋采收，根晒干。

【性味归经】味甘，性平。

【功能主治】补中益气，润肺生津。治气虚乏力，脾虚泄泻，肺虚咳嗽，小儿疳积，乳汁稀少。

【用法用量】9~15g，水煎服。

【附方】① 治气虚乏力、脾虚泄泻：土党参 15g，山药、大枣各 9~15g，水煎服。

② 治肺虚咳嗽：鲜土党参 30g，百部 9g，水煎服。

③ 治乳汁稀少：土党参、四叶参、薛荔果（均鲜品）各 30g，水煎服。

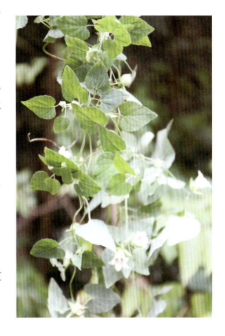

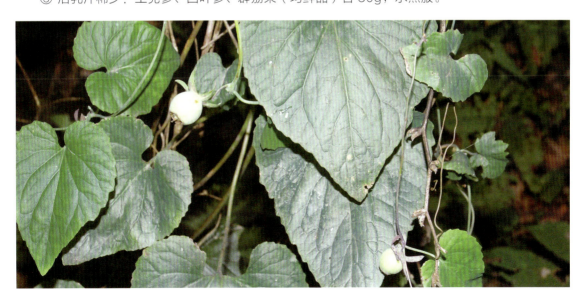

4.138.9　桃叶金钱豹

CAMPANUMOEAE LANCIFOLIAE RADIX

【别名】长叶轮钟草、剑叶金钱豹

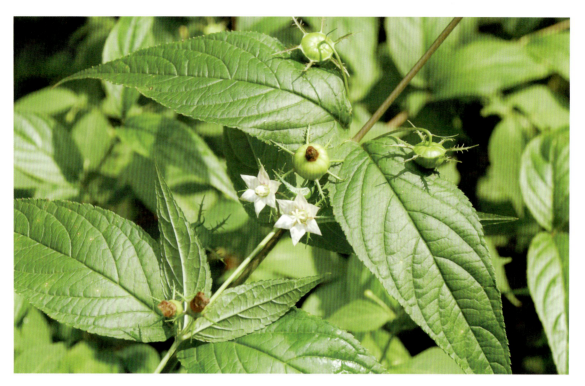

【基原】来源于桔梗科 Campanulaceae 金钱豹属 *Campanumoea* 桃叶金钱豹 *Campanumoea lancifolia*（Roxb.）Merr. 的根入药。

【形态特征】草本，有乳汁。高达 3m，中空，分枝多而长，平展或下垂。叶对生，偶有 3 枚轮生的，具短柄，叶片卵形、卵状披针形至披针形，长 6~15cm，宽 1~5cm，顶端渐尖，边缘具细尖齿、锯齿或圆齿。花通常单朵顶生兼腋生，有时 3 朵组成聚伞花序，花梗或花序梗长 1~10cm，花梗中上部或在花基部有一对丝状小苞片；花萼仅贴生至子房下部，裂片（4）5（7）枚，相互间远离，丝状或条形，边缘有分枝状细长齿；花冠白色或淡红色，管状钟形，长约 1cm，5~6 裂至中部，裂片卵形至卵状三角形；雄蕊 5~6 枚，花丝与花药等长，花丝基部宽而成片状，其边缘具长毛，花柱有或无毛，柱头（4）5~6 裂；子房（4）5~6 室。浆果球状，（4）5~6 室，熟时紫黑色，直径 5~10mm。种子极多数，呈多角体。花期 7~10 月。

【生境】生于草坡、沟边或林中湿润处。

【分布】海南、广东、台湾、福建、江西、湖南、湖北、广西、贵州、云南、四川。亚洲东南余部。

【采集加工】夏、秋采收，将根晒干。

【性味归经】味甘，微苦，性平。

【功能主治】益气，祛瘀，止痛。治气虚乏力，跌打损伤。

【用法用量】15~30g，炖肉吃或泡酒服。外用适量捣烂敷患处。

4.138.10 鸡蛋参

CODONOPSIS CONVOLVULACEAE RADIX

【别名】牛尾参、补血草

【基原】来源于桔梗科 Campanulaceae 党参属 Codonopsis 鸡蛋参 Codonopsis convolvulacea Kurz. 的地下块茎入药。

【形态特征】多年生草本。茎基极短而有少数瘤状茎痕。根块状，近于卵球状或卵状，长 2.5~5cm，直径 1~1.5cm，表面灰黄色。茎缠绕或近于直立，不分枝或有少数分枝，长可达 1m，无毛或被毛。叶互生或有时对生，均匀分布于茎上或密集地聚生于茎的中下部，被毛或无毛；完全无叶柄至有长达 5.5cm 的长叶柄；叶片几乎条形至宽大而呈卵圆形，叶基楔形、圆钝或心形，顶端钝、急尖或渐尖，全缘或具波状钝齿，质地厚而纸质或薄而成薄纸质或膜质，长 2~10cm，宽 0.2~10cm。花单生于主茎及侧枝顶端；花梗长 2~12cm，无毛；花萼贴生至子房顶端，裂片上位着生，筒部倒长圆锥状，长 3~7mm，直径 4~10mm，裂片狭三角状披针形，顶端渐尖或急尖，全缘，长 0.4~1.1cm，宽 1~5mm，无毛；花冠辐状而近于 5 全裂，裂片椭圆形，长 1~3.5cm，宽 0.6~1.2cm，淡蓝色或蓝紫色，顶端急尖；花丝基部宽大，内密被长柔毛，上部纤细，长仅 1~2mm，花药长 4~5mm。蒴果上位部分短圆锥状，裂瓣长约 4mm，蒴果下位部分倒圆锥状，长 1~1.6cm，直径 8mm，有 10 条脉棱，无毛。花、果期 7~10 月。

【生境】生于海拔 1000~3000m 的草坡或灌丛中，缠绕于高草或灌木上。

【分布】云南、四川。缅甸也有分布。

【采集加工】秋季挖取，块茎洗净泥土，晒干。

【性味归经】味甘、微苦、涩，性微凉。

【功能主治】补养气血，健脾，生津清热。治感冒，咳嗽，扁桃体炎，胸痛，食欲不振，营养不良。

【用法用量】50~100g，水煎服或炖肉服。

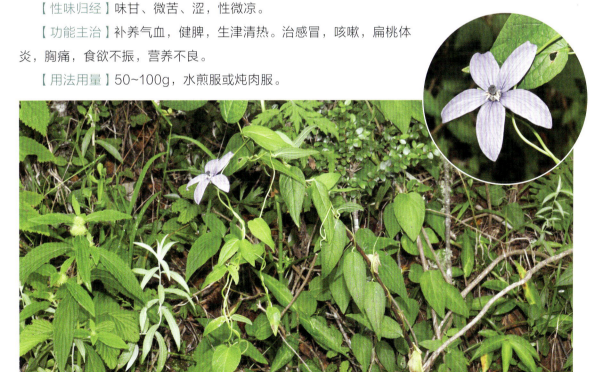

4.138.11 羊乳

CODONOPSIS LANCEOLATAE RADIX

【别名】四叶参、奶参、山海螺、乳头薯

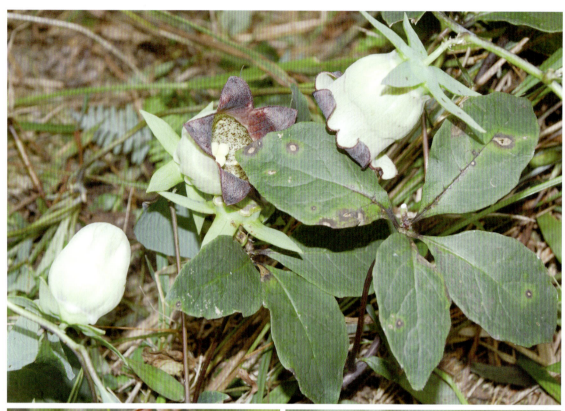

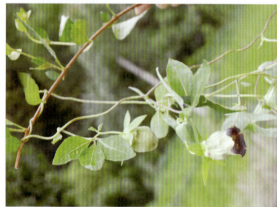

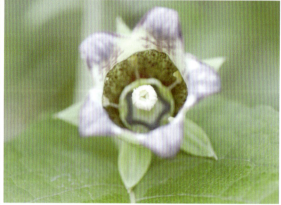

【基原】来源于桔梗科 Campanulaceae 党参属 Codonopsis 羊乳 Codonopsis lanceolata（Sieb. et Zucc.）Trautv. 的根入药。

【形态特征】藤本，植株光滑无毛。根常肥大呈纺锤状而有少数细小侧根，长 10~20cm，直径 1~6cm。茎缠绕，长约 2m，常有多数短细分枝，黄绿而微带紫色。叶在主茎上的互生，披针形或菱状狭卵形，细小，长 0.8~1.4cm，宽 3~7mm；在小枝顶端通常 2~4 叶簇生，而近于对生或轮生状，叶柄短小，长 1~5mm，叶片菱状卵形、狭卵形或椭圆形，长 3~10cm，宽 1.3~4.5cm，顶端尖或钝，基部渐狭，通常全缘或有疏波状锯齿，叶面绿色，背面灰绿色，叶脉明显。花单生或对生于小枝顶端；花梗长 1~9cm；花萼贴生至子房中部，筒部半球状，裂片弯缺尖狭，或开花后渐变宽钝，裂片卵状三角形，长 1.3~3cm，宽 0.5~1cm，端尖，全缘；花冠阔钟状，长 2~4cm，直径 2~3.5cm，浅裂，裂片三角状，反卷，长 0.5~1cm，黄绿色或乳白色内有紫色斑；花盘肉质，深绿色；花丝钻状，基部微扩大，长 4~6mm，花药 3~5mm；子房下位。蒴果下部半球状，上部有喙，直径 2~2.5cm。花果期 7~8 月。

【生境】生于山野、草地、灌丛、疏林中或沟边湿润处。

【分布】自华南、西南至东北各地。亚洲东部余部也有分布。

【采集加工】秋季采收。挖取根，除去须根及残茎，晒干或晒至半干时，每天搓揉一次，直至全干，或趁鲜切片，晒干。

【性味归经】味甘，性平。

【功能主治】补肾通乳，排脓解毒。治病后体虚，乳汁不足，乳腺炎，肺脓疡，痈疖疮疡。

【用法用量】15~60g，水煎服。

【附方】① 治病后体虚：羊乳 60g，猪瘦肉 15g，水炖，喝汤食肉。

② 治乳汁不足：羊乳 60g，猪脚 2 个，共炖熟，汤肉同食，连服 1~2 剂。

③ 治痈疖疮疡及乳腺炎：羊乳 60g，水煎服，连服 3~7 天。

④ 治急性乳腺炎初起：羊乳、蒲公英各 15g，水煎服。

⑤ 治肺脓疡：羊乳 60g，冬瓜子、芦根各 30g，薏苡仁 15g，野菊花 9g，金银花 9g，桔梗、甘草各 6g，水煎服。

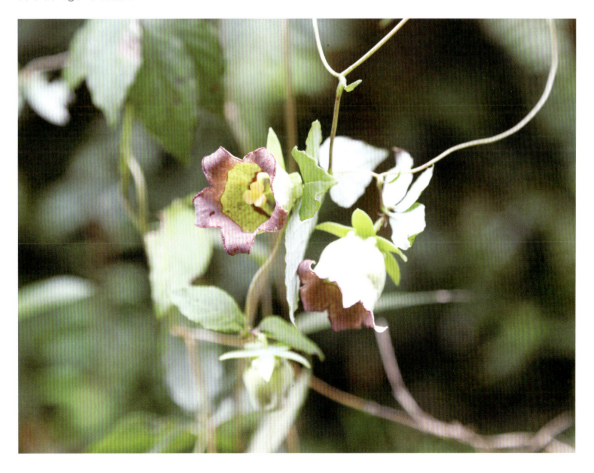

4.138.12 脉花党参

CODONOPSIS NERVOSAE RADIX

【别名】柴党、高山党参、臭党参

【基原】来源于桔梗科 Campanulaceae 党参属 Codonopsis 脉花党参 Codonopsis nervosa (Chipp) Nannf. 的根入药。

【形态特征】多年生草本。根常肥大，圆柱状，长 15~25cm，直径 1~2cm，表面灰黄色。主茎直立或上升，能育，长 20~30cm，直径 2~3mm，疏生白色柔毛；侧枝集生于主茎下部，仅具叶。叶片阔心状卵形，长、宽 1~1.5cm，顶端钝或急尖，叶基心形。花单朵着生于茎顶端，花微下垂；花梗长 1~8cm，被稀疏毛；花萼贴生至子房中部，筒部半球状，裂片卵状披针形，长 7~20mm，宽 2~7mm；花冠球状钟形，淡蓝白色，内面基部有红紫色斑，长 2~4.5cm，直径 2.5~3cm，裂片圆三角形；雄蕊花丝基部微扩大，长约 5mm，花药长 4~5mm。蒴果下部半球状，上部圆锥状。种子椭圆状，棕黄色，光滑无毛。花期 7~9 月；果期 9~11 月。

【生境】生于海拔 2400~4500m 的高山草甸、灌丛、林缘或山坡疏林中。

【分布】甘肃、青海、重庆、四川、云南和西藏等地。

【采集加工】春、秋季采挖，除去枯枝叶，晒干。

【性味归经】味甘，性平。

【功能主治】补中益气，健脾益肺。治脾胃虚弱、气血两亏、体倦无力、食少、口渴、泄泻、脱肛等。

【用法用量】15~30g，水煎服。

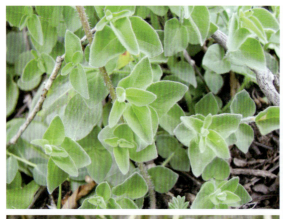

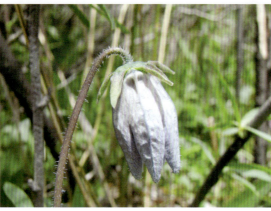

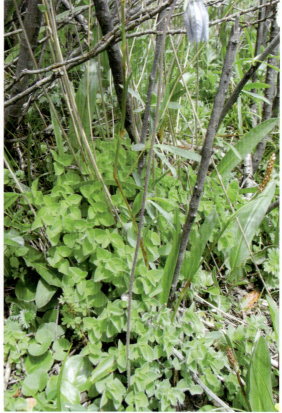

4.138.13 党参

CODONOPSIS RADIX

【别名】东党、台党、潞党、口党

【基原】来源于桔梗科 Campanulaceae 党参属 Codonopsis 党参 Codonopsis pilosula (Franch.) Nannf. 和川党参 Codonopsis tangshen Oliv. 的根入药。

【形态特征】A. 党参：草质藤本；根常肥大呈纺锤状或纺锤状圆柱形，较少分枝或中部以下略有分枝，长15~30cm，直径1~3cm，表面灰黄色，上端5~10cm部分有细密环纹，而下部则疏生横长皮孔，肉质。茎缠绕，长1~2m，侧枝15~50cm，小枝1~5cm，具叶，不育或顶端着花，黄绿色或黄白色，无毛。叶在主茎及侧枝上的互生，在小枝上的近于对生，叶柄长0.5~2.5cm，有疏短刺毛，叶卵形或狭卵形，长1~6.5cm，宽0.8~5cm，顶端钝或微尖，基部近于心形，边缘具波状钝锯齿，分枝上叶渐狭窄，叶基部圆形或楔形，叶面绿色，背面灰绿色，两面疏被柔毛。花单生于枝端，与叶柄互生或近于对生，有梗；花萼贴生至子房中部，筒部半球状，裂片宽披针形或狭长圆形，长1~2cm，宽6~8mm，顶端钝或微尖；花冠

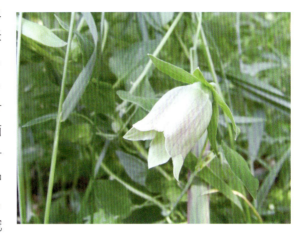

上位，阔钟状，长1.8~2.3cm，直径1.8~2.5cm，黄绿色，内面有明显紫斑，浅裂，裂片正三角形；花丝基部微扩大，长约5mm，花药长形，长5~6mm；柱头有白色刺毛。蒴果下部半球状，上部短圆锥状。花、果期7~10月。

【生境】栽培。

【分布】四川、甘肃、陕西、河南、山西、河北、内蒙古及东北各地。华南有少量栽培。

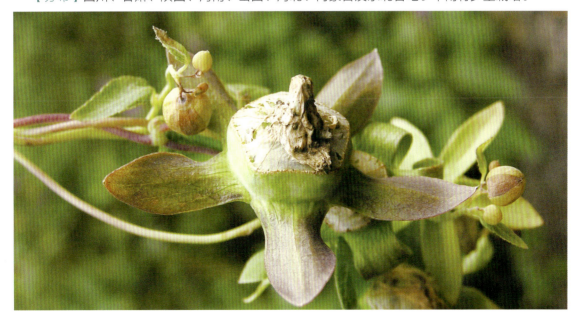

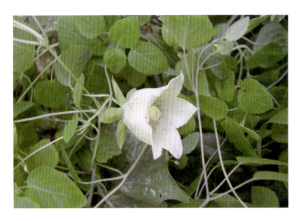

【形态特征】B. 川党参：草质藤本。植株除叶片两面密被微柔毛外，全体几近于光滑无毛。茎基微膨大，具多数瘤状茎痕，根常肥大呈纺锤状或纺锤状圆柱形，长 15~30cm，直径 1~1.5cm，肉质。茎缠绕，长达 3m，多分枝，侧枝长 15~50cm，小枝长 1~5cm，黄绿色或微带紫色。叶在主茎及侧枝上互生，在小枝上的近于对生，叶柄长 0.7~2.4cm；叶卵形、狭卵形或披针形，长 2~8cm，宽 0.8~3.5cm，上面绿色，下面灰绿色。花单生于枝端，与叶柄互生或近于对生；花萼不贴生于子房上，全裂，裂片长圆状披针形，长 1.4~1.7cm，宽 5~7mm；花冠钟状，长 1.5~2cm，直径 2.5~3cm，淡黄绿色内有紫斑，裂片近三角形；花丝基部微扩大，长 7~8mm，花药长 4~5mm；子房直径 5~1.4cm。蒴果下部近于球状，上部短圆锥状，直径 2~2.5cm。种子多数，椭圆状，无翼，细小，光滑，棕黄色。花、果期 7~10 月。

【生境】生于海拔 900~2300m 的山地林边灌丛中或栽培。

【分布】四川、重庆、贵州、湖南、湖北及陕西。

【采集加工】一般种植 2~3 年方可采挖，采收季节以秋季为宜，采挖后除去茎叶及须根，抖净泥土，整理顺直，晒至足干。

【药材性状】党参：呈长圆柱形，稍弯曲，长 10~35cm，直径 0.4~2cm，表面灰黄色、黄棕色至灰棕色，根头部有多数疣状突起的茎痕及芽，每个茎痕的顶端呈凹下的圆点状；根头下有致密

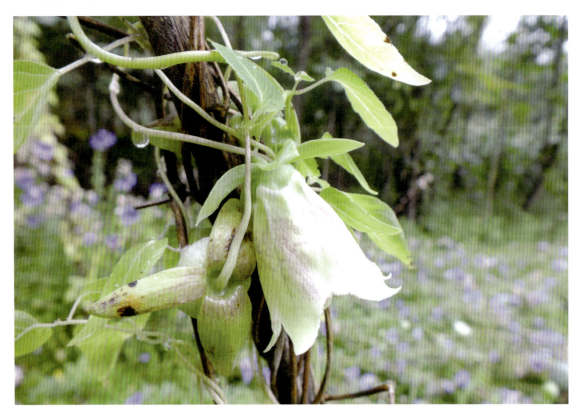

的环状横纹，向下渐稀疏，有的达全长的一半，栽培品环状横纹少或无，全体有纵皱纹和散在的横长皮孔样突起，支根断落处有黑褐色胶状物。质稍硬或略带韧性，断面稍平坦，有裂隙或放射状纹理，皮部淡黄白色至黄棕色，木部淡黄色至黄色。有特殊香气，味微甜。

川党参：长10~45cm，直径0.5~2cm，表面灰黄色至黄棕色，有明显不规则的纵沟。质较软而结实，断面裂隙较少，皮部黄白色。

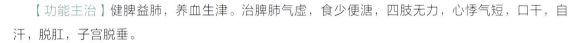

【性味归经】味甘，性平。归脾、肺经。

【功能主治】健脾益肺，养血生津。治脾肺气虚，食少便溏，四肢无力，心悸气短，口干，自汗，脱肛，子宫脱垂。

【用法用量】6~15g，单用可至30g，水煎服。不宜与藜芦同用。

【附方】① 治慢性腹泻（脾胃虚型）：党参、茯苓、白术、炙甘草、山药、诃子、莲肉各9g，赤石脂15g，水煎服。

② 治脱肛：党参30g，升麻9g，甘草6g，水煎2次，早晚各服1次。另用芒硝30g、甘草9g，加水2500~3000ml，加热至沸5min，待温，坐浴洗肛部，早晚各1次。

③ 治血小板减少性紫癜（阳虚气弱）：党参、黄芪、白术、白芍、当归、何首乌、枣仁、茜草、蒲黄各9g，水煎服。

④ 治内耳眩晕症（气虚型）：党参、黄芪、当归、茯苓、龙眼肉各9g，远志、枣仁、木香、甘草各9g，水煎服。

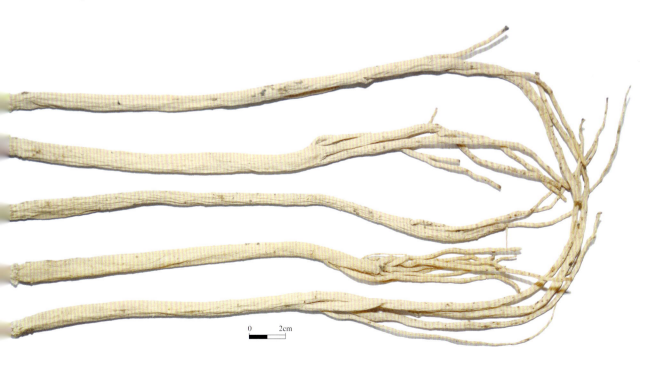

4.138.14 桔梗

PLATYCODI RADIX

【别名】包袱花、铃铛花

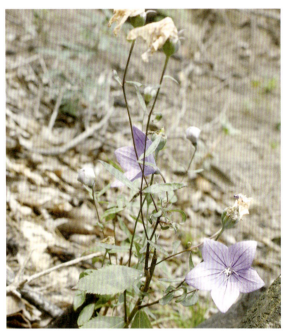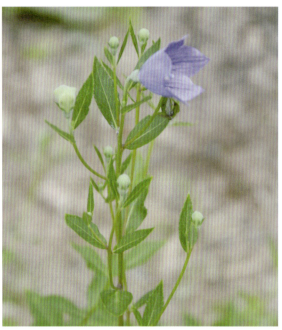

【基原】来源于桔梗科 Campanulaceae 桔梗属 *Platycodon* 桔梗 *Platycodon grandiflorus* (Jacq.) A. DC. 的根入药。

【形态特征】多年生草本，高达 120cm，无毛，偶密被短毛，不分枝，极少上部分枝。叶全部轮生、部分轮生至全部互生，无柄或有极短的柄，叶卵形、卵状椭圆形至披针形，长 2~7cm，宽 0.5~3.5cm，基部宽楔形至圆钝，顶端急尖，叶面无毛而绿色，背面常无毛而有白粉，有时脉上有短毛或瘤突状毛，边缘具细锯齿。花单朵顶生，或数朵集成假总状花序，或有花序分枝而集成圆锥花序；花萼筒部半圆球状或圆球状倒锥形，被白粉，裂片三角形，或狭三角形，有时齿状；花冠大，长 1.5~4.0cm，蓝色或紫色。蒴果球状，或球状倒圆锥形，或倒卵状，长 1~2.5cm，直径约 1cm。花期 7~9 月。

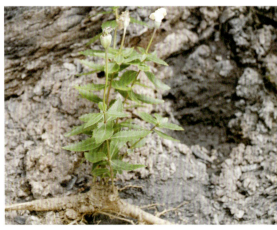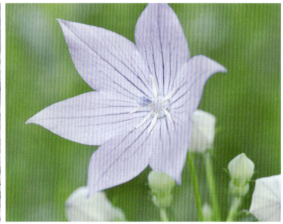

【生境】生于土层较深厚的石山或荒山草坡上。

【分布】华南和云南及东北各地区。朝鲜、日本和俄罗斯也有分布。

【采集加工】春、秋两季采挖根，洗净泥土，除去地上茎和小根，趁鲜用竹刀或瓷片刮去外皮（忌用铁器）或不去外皮，晒干。

【药材性状】本品呈圆柱形或略呈纺锤形，下部渐细，有的有分枝，略扭曲，长 7~20cm，直径 0.7~2cm，表面淡黄白色至白色，不去外皮者表面黄棕色至灰棕色，具纵扭皱沟，并有横长的皮孔样斑痕，上部有横纹。有的顶端有较短的根茎或不明显，其上有数个半月形茎痕。质脆，断面不平坦，形成层环棕色，皮部类白色，有裂隙，木部淡黄白色。气微，味微甜后苦。

【性味归经】味苦、辛，性平。归肺经。

【功能主治】宣肺，利咽，祛痰，排脓。治外感咳嗽，咳痰不爽，咽喉肿痛，胸闷腹胀，支气管炎，肺脓疡，胸膜炎。

【用法用量】3~9g，水煎服。

【附方】① 治咽喉肿痛：桔梗 6g，薄荷、牛蒡子各 9g，生甘草 6g，水煎服。

② 治外感咳嗽，咳痰不爽：复方桔梗片，每片 0.5g，每服 1~3 片，每日 3 次，饭后服。凡有胃及十二指肠溃疡病者慎用。

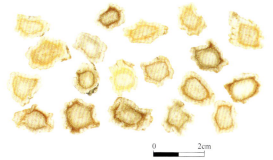

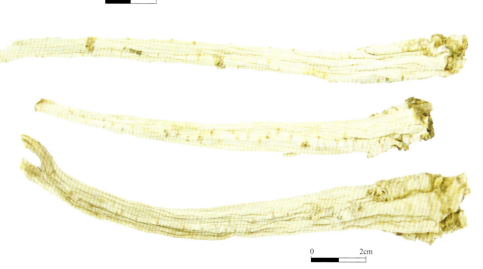

4.138.15 蓝花参

WAHLENBERGIAE MARGINATAE HERBA

【别名】娃儿草、细叶沙参

【基原】来源于桔梗科 Campanulaceae 蓝花参属 *Wahlenbergia* 蓝花参 *Wahlenbergia marginata*（Thunb.）A. DC. 的根或全株入药。

【形态特征】多年生草本，有白色乳汁。根细长，外面白色，细胡萝卜状，直径可达 4mm，长约 10cm。茎自基部多分枝，直立或上升，长 10~40cm，无毛或下部疏生长硬毛。叶互生，无柄或具长至 7mm 的短柄，常在茎下部密集，下部的匙形、倒披针形或椭圆形，上部的条状披针形或椭圆形，长 1~3cm，宽 2~8mm，边缘波状或具疏锯齿，或全缘，无毛或疏生长硬毛。花梗极长，细而伸直，长可达 15cm；花萼无毛，筒部倒卵状圆锥形，裂片三角状钻形；花冠钟状，蓝色，长 5~8mm，分裂达 2/3，裂片倒卵状长圆形。蒴果倒圆锥状或倒卵状圆锥形，有 10 条不甚明显的肋，长 5~7mm，直径约 3mm。种子长圆状，光滑，黄棕色，长 0.3~0.5mm。花、果期 2~5 月。

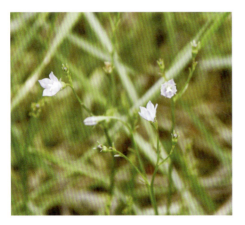

【生境】生于平原旷地或丘陵草地上。

【分布】自华南、云南至陕西南部。亚洲热带、亚热带余部及澳大利亚也有分布。

【采集加工】夏、秋采收，将根或全草切段晒干。

【性味归经】味甘，性平。

【功能主治】益气补虚，祛痰，截疟。治病后体虚，小儿疳积，支气管炎，肺虚咳嗽，疟疾，高血压病，产后失血过多，白带病。

【用法用量】15~30g，水煎服。

【附方】① 治间日疟：蓝花参全草 30g，水煎，日服 2 次，于疟疾发作前 2~4 小时各服 1 次。

② 治疳积：鲜蓝花参 15~30g（干品 9~15g），炖肉或鸡蛋吃，日服 1 剂。

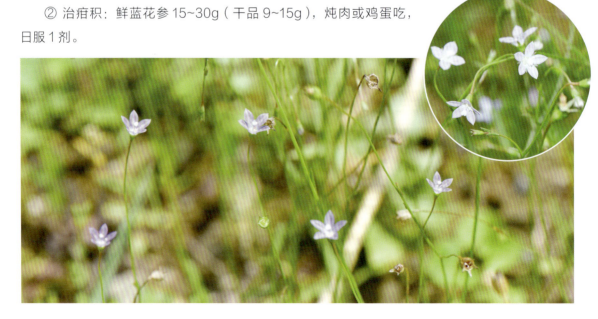

4.139 半边莲科

4.139.1 半边莲

LOBELIAE CHINENSIS HERBA

【别名】细米草、急解索、紫花莲

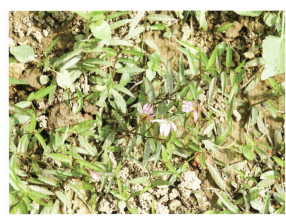
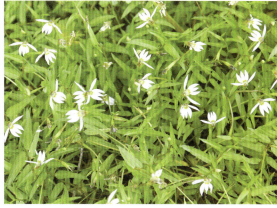

【基原】来源于半边莲科 Lobeliaceae 半边莲属 *Lobelia* 半边莲 *Lobelia chinensis* Lour. 的全株入药。

【形态特征】多年生小草本。茎细弱,匍匐,节上生根,分枝直立,高 6~15cm,无毛。叶互生,无柄或近无柄,椭圆状披针形至条形,长 8~25mm,宽 2~6mm,顶端急尖,基部圆形至阔楔形,全缘或顶部有明显的锯齿,无毛。花通常 1 朵,生于分枝的上部叶腋;花梗细,长 1.2~2.5(3.5)cm,基部有长约 1mm 的小苞片 2 枚、1 枚或者没有,小苞片无毛;花萼筒倒长锥状,基部渐细而与花梗无明显区分,长 3~5mm,无毛,裂片披针形,约与萼筒等长,全缘或下部有 1 对小齿;花冠粉红色或白色,长 10~15mm,背面裂至基部,喉部以下生白色柔毛,裂片全部平展于下方,呈一个平面,2 侧裂片披针形,较长,中间 3 枚裂片椭圆状披针形,较短;雄蕊长约 8mm,花丝中部以上联合,花丝筒无毛,未联合部分的花丝侧面生柔毛,花药管长约 2mm,背部无毛或疏生柔毛。蒴果倒锥状,长约 6mm。种子椭圆状,稍扁压,近肉色。花、果期 5~10 月。

【生境】生于溪河旁、水沟边、水稻田埂或潮湿的草地上。

【分布】长江中下游及以南各地。东亚至东南亚余地也有分布。

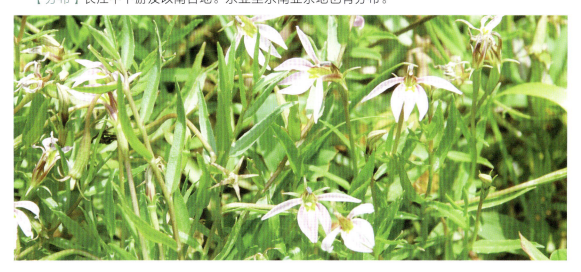

【采集加工】夏、秋采收，将全草晒干。

【药材性状】本品常缠结成团。根茎极短，直径1~2mm；表面淡棕黄色，平滑或有细纵纹。根细小，黄色，侧生纤细须根。茎细长，有分枝，灰绿色，节明显，有的可见附生的细根。叶互生，无柄，叶片多皱缩，绿褐色，展平后叶片呈狭披针形，长1~2.5cm，宽2~5mm，边缘具疏浅齿或全缘。花梗细长，花小，单生于叶腋，花冠基部筒状，上部5裂，偏向一边，浅紫红色，花冠筒内有白色茸毛。气微特异，味微甘而辛。

【性味归经】味辛，性平。归心、小肠、肺经。

【功能主治】清热解毒，利尿消肿。治毒蛇咬伤，肝硬化腹水，晚期腹水型血吸虫病，肾炎水肿，扁桃体炎，阑尾炎。外用治跌打损伤，痈疖疔疮。

【用法用量】9~15g，水煎服。外用适量鲜品捣烂敷患处。

【附方】① 治毒蛇咬伤：a. 半边莲、天胡荽、连钱草（均用鲜品）各等量，共捣烂绞汁内服，并用药渣外敷伤口周围。b. 半边莲240g，巴豆霜、青木香、黄柏、姜半夏各120g，蜈蚣39条，共研粉制丸。成人内服1g，严重者加倍，儿童减半，一般内服1次即可，如服药6小时后，大便仍不通者，可重复应用，直至水泻为止。其后，如出现便秘或大便干燥，应酌情应用，以保持大便稀薄为原则。孕妇或患严重胃肠病者慎用；局部伤处采用刀刺排毒疗法及配合外敷其他有关治蛇伤草药。

② 治小儿多发性疖肿：半边莲30g，紫花地丁15g，野菊花9g，金银花6g。水煎服，取第3次煎汁洗患处。

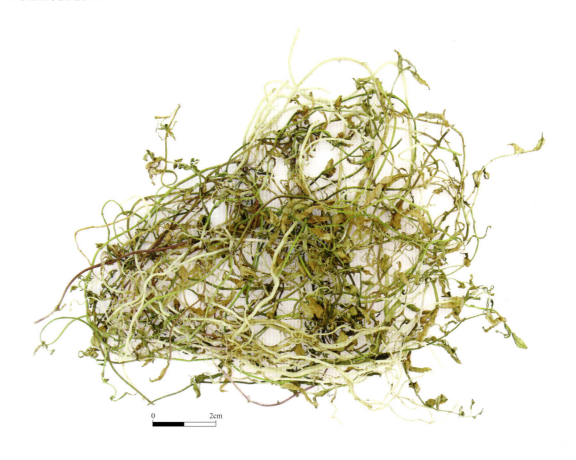

4.139.2 江南山梗菜

LOBELIAE DAVIDII HERBA

【别名】苦菜、节节花

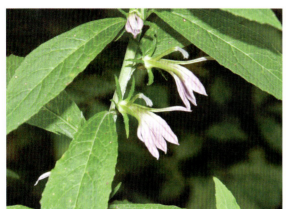
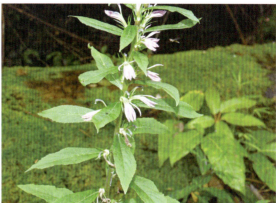
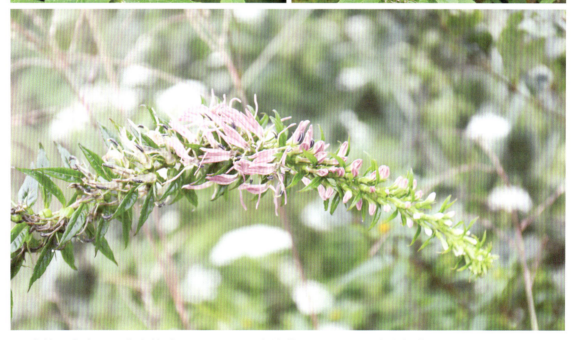

【基原】来源于半边莲科 Lobeliaceae 半边莲属 Lobelia 江南山梗菜 Lobelia davidii Franch. 的全株入药。

【形态特征】多年生草本，高达180cm。主根粗壮，侧根纤维状。茎直立，分枝或不分枝，幼枝有隆起的条纹，无毛或有极短的倒糙毛，或密被柔毛。叶螺旋状排列，下部的早落；叶片卵状椭圆形至长披针形，大的长可达17cm，宽达7cm，顶端渐尖，基部渐狭成柄；叶柄两边有翅，向基部变窄，柄长可达4cm。总状花序顶生，长20~50cm，花序轴无毛或有极短的柔毛。苞片卵状披针形至披针形，比花长；花梗长3~5mm，有极短的毛和很小的小苞片1或2枚；花萼筒倒卵状，长约4mm，基部浑圆，被极短的柔毛，裂片条状披针形，长5~12mm，宽1~1.5mm，边缘有小齿；花冠紫红色，长1.1~2.8cm，近二唇形，上唇裂片条形，下唇裂片长椭圆形或披针状椭圆形，中肋明显，无毛或具微毛，喉部以下生柔毛；雄蕊在基部以上联合成筒，花丝筒无毛或在近花药处生微毛，下方 2 枚花药顶端生髯毛。蒴果球状，直径 6~10mm，底部常背向花序轴，无毛或有微毛。种子黄褐色，稍压扁，椭圆状，一边厚而另一边薄，薄边颜色较淡。花、果期 8~10 月。

【生境】生于海拔 500~1350m 的山谷荫处。

【分布】福建、广东、江西、浙江、安徽、湖南、湖北、广西、贵州、云南、四川。

【采集加工】夏、秋采收，将全草晒干。

【性味归经】味甘、辛，性平；有小毒。

【功能主治】祛痰止咳，清热解毒，利尿消肿。治咳嗽痰多，身面水肿，疔疮痈疖，下肢溃烂，毒蛇咬伤。

【用法用量】3~9g，水煎服。外用鲜品捣烂敷患处。

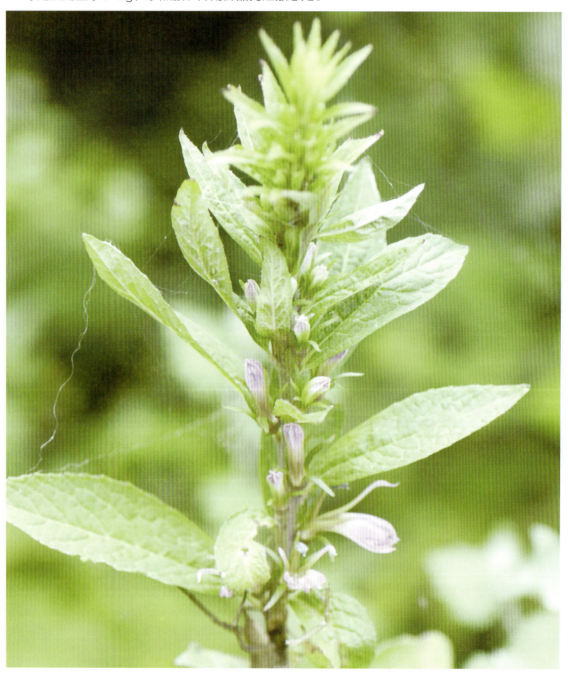

4.139.3 线萼山梗菜

LOBELIAE MELLIANAE HERBA

【别名】东南山梗菜

【基原】来源于半边莲科 Lobeliaceae 半边莲属 *Lobelia* 线萼山梗菜 *Lobelia melliana* E. Wimm. 的全株入药。

【形态特征】多年生草本，高80~150cm。主根粗，侧根纤维状。茎禾杆色，无毛，分枝或不分枝。叶螺旋状排列，多少镰状卵形至镰状披针形，长6~15cm，宽1.5~4cm，薄纸质，光滑无毛，顶端长尾状渐尖，基部宽楔形，边缘具睫毛状小齿；有短柄或近无柄。总状花序生主茎和分

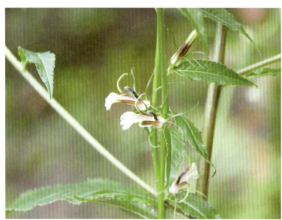
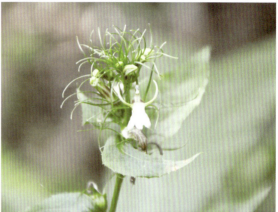
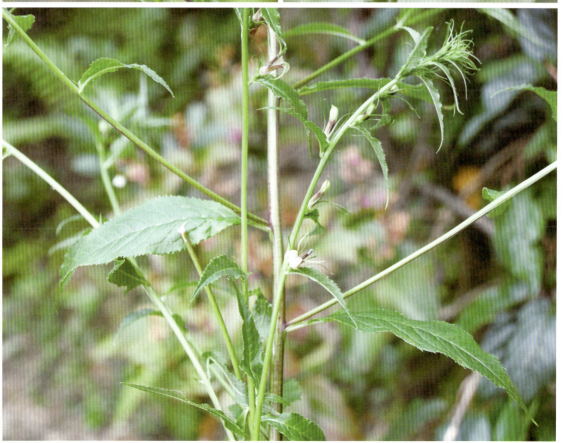

枝顶端，长15~40cm，花稀疏，朝向各方，下部花的苞片与叶同形，向上变狭至条形，长于花，具睫毛状小齿；花梗背腹压扁，长3~5mm，中部附近生钻状小苞片2枚；花萼筒半椭圆状，长3~4mm，无毛，裂片窄条形，长13~21mm，宽不及1mm，全缘；果期外展；花冠淡红色，长12~17mm，檐部近二唇形，上唇裂片条状披针形，上升，约与花冠筒等长，内面生长柔毛，下唇裂片披针状椭圆形，约为花冠筒长的2/3，内面亦密生长柔毛，外展；雄蕊基部密生柔毛，在基部以上联合成筒，花丝筒无毛，花药管长约4mm，背部疏生柔毛，仅下方2枚花药顶端生笔毛状髯毛。蒴果近球形，上举，直径5~6mm，无毛。种子长圆状，稍压扁，长约0.6mm，表面有蜂窝状纹饰。花、果期8~10月。

【生境】生于1000m以下的沟谷、水边或林中湿地。

【分布】福建、江西、浙江、湖南、广东、广西。

【采集加工】夏、秋采收，将全草晒干。

【性味归经】味辛，性平。

【功能主治】宣肺化痰，清热解毒，利尿消肿。治咳嗽痰多，水肿，乳痈，痈肿疔疮，毒蛇咬伤，蜂蜇。

【用法用量】6~9g，水煎服。外用鲜品捣烂敷患处。

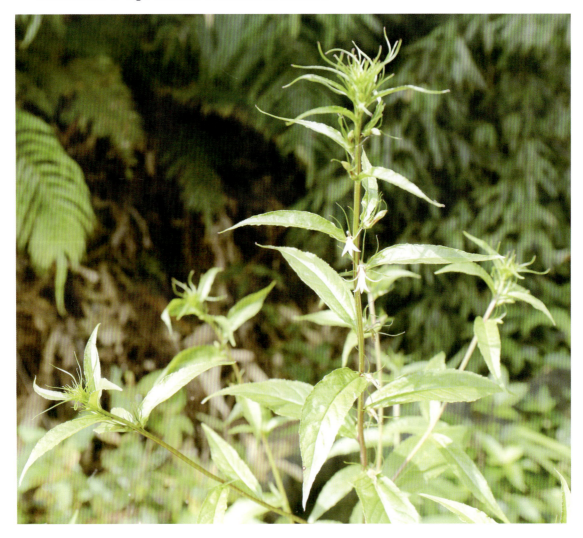

4.139.4 铜锤玉带草

PRATIAE NUMMULARIAE HERBA

【别名】地钮子、地茄子、扣子草

【基原】来源于半边莲科 Lobeliaceae 铜锤玉带属 Pratia 铜锤玉带草 Pratia nummularia (Lam.) A. Br. et Aschers. 的全株入药。

【形态特征】多年生草本，有白色乳汁。茎平卧，长 12~55cm，被开展的柔毛，不分枝或在基部有长或短的分枝，节上生根。叶互生，叶片圆卵形、心形或卵形，长 0.8~1.6cm，宽 0.6~1.8cm，顶端钝圆或急尖，基部斜心形，边缘有牙齿，两面疏生短柔毛，叶脉掌状至掌状羽脉；叶柄长 2~7mm，生开展短柔毛。花单生叶腋；花梗长 0.7~3.5cm，无毛；花萼筒坛状，长 3~4mm，宽 2~3mm，无毛，裂片条状披针形，伸直，长 3~4mm，每边生 2 或 3 枚小齿；花冠紫红色、淡紫色、绿色或黄白色，长 6~7（10）mm，花冠筒外面无毛，内面生柔毛，檐部二唇形，裂片 5 枚，上唇 2 裂片条状披针形，下唇裂片披针形；雄蕊在花丝中部以上联合，花丝筒无毛，花药管长 1mm，背部生柔毛，下方 2 枚花药顶端生髯毛。果为浆果，紫红色，椭圆状球形，长 1~1.3cm。种子多数，近圆球状，稍压扁，表面有小疣突。花、果期基本全年。

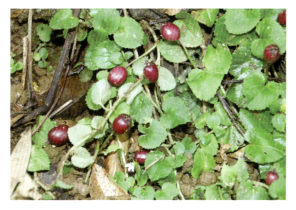

【生境】生于山谷、草地路旁、林下、水坑、石隙等荫蔽处。

【分布】西南、华南至华东及华中。印度、尼泊尔、缅甸至巴布亚新几内亚也有分布。

【采集加工】夏、秋采收，将全草晒干。

【性味归经】味辛、苦，性平。

【功能主治】祛风利湿，活血散瘀。治风湿疼痛，月经不调，白带病，遗精。外用治跌打损伤，创伤出血。

【用法用量】30~60g，水煎服。外用适量鲜品捣烂敷患处。

【注意】孕妇忌服。

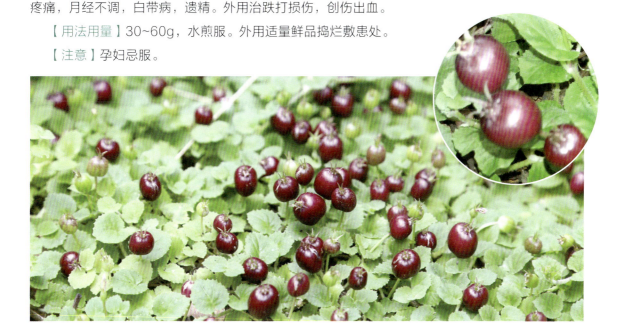

4.140 紫草科

4.140.1 斑种草

BOTHRIOSPERMI CHINENIS HERBA

【别名】蛤蟆草、细叠子草

【基原】来源于紫草科 Boraginaceae 斑种草属 *Bothriospermum* 斑种草 *Bothriospermum chinense* Bge. 的全草入药。

【形态特征】一年生草本，稀为二年生，高 20~30cm。根为直根，细长，不分枝。茎数条丛生，直立或斜升，由中部以上分枝或不分枝。基生叶及茎下部叶具长柄，匙形或倒披针形，通常长 3~6cm，宽 1~1.5cm，顶端圆钝，基部渐狭为叶柄，边缘皱波状或近全缘，茎中部及上部叶无柄，长圆形或狭长圆形，长 1.5~2.5cm，宽 0.5~1cm，顶端尖，基部楔形或宽楔形。花序长 5~15cm，具苞片；苞片卵形或狭卵形；花梗短，花期长 2~3mm，果期伸长；花萼长 2.5~4mm，裂片披针形，裂至近基部；花冠淡蓝色，长 3.5~4mm，檐部直径 4~5mm，裂片圆形，长宽约 1mm，喉部有 5 个顶端深 2 裂的梯形附属物；花药卵圆形或长圆形，长约 0.7mm，花丝极短，着生花冠筒基部以上 1mm 处；花柱短，长约为花萼 1/2。小坚果肾形，长约 2.5mm，有网状皱褶及稠密的粒状突起，腹面有椭圆形的横凹陷。花期 5~6 月；果期 8~9 月。

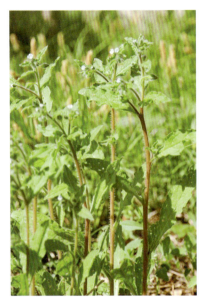

【生境】生于荒野路边、山坡草丛及林下等处。

【分布】辽宁、河北、山东、山西、河南、陕西、甘肃。

【采集加工】夏季采收全草，洗净，晒干。

【性味归经】味微苦，性凉。

【功能主治】解毒消肿，利湿止痒。治痔疮、肛门肿痛、湿疹等。

【用法用量】10~15g，水煎服。外用煎水洗患处。

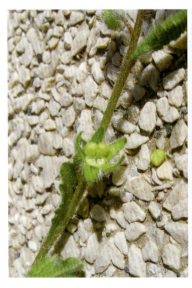
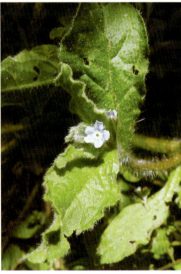
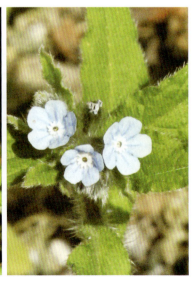

4.140.2 琉璃草

CYNOGLOSSI ZEYLANICI RADIX ET FOLIUM

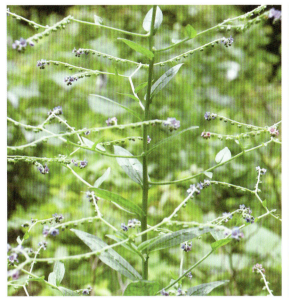
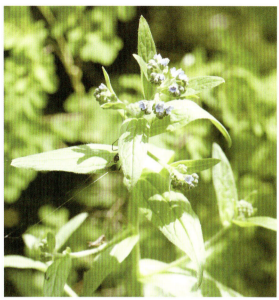

【基原】来源于紫草科 Boraginaceae 琉璃草属 Cynoglossum 琉璃草 Cynoglossum zeylanicum (Vahl) Thunb. ex Lehm. 的根和叶入药。

【形态特征】直立草本，高 40~70cm。茎单一或数条丛生，密被黄褐色糙伏毛。基生叶及茎下部叶具柄，长圆形或长圆状披针形，长 12~20cm，宽 3~5cm，顶端钝，基部渐狭，两面密生贴伏毛；茎上部叶无柄，狭小，被密伏毛。花序顶生及腋生，分枝钝角叉状分开，无苞片，果期延长呈总状；花梗长 1~2mm，果期较花萼短，密生贴伏的糙伏毛；花萼长 1.5~2mm，果期稍增大，长约 3mm，裂片卵形或卵状长圆形，外面密伏短糙毛；花冠蓝色，漏斗状，长 3.5~4.5mm，檐部直径 5~7mm，裂片长圆形，顶端圆钝，喉部有 5 个梯形附属物，附属物长约 1mm，顶端微凹，边缘密生白柔毛；花药长圆形，长约 1mm，宽 0.5mm，花丝基部扩张，着生花冠筒上 1/3 处；花柱肥厚，略四棱形，长约 1mm，果期长达 2.5mm，较花萼稍短。小坚果卵球形，长 2~3mm，直径 1.5~2.5mm，背面突，密生锚状刺，边缘无翅边或稀中部以下具翅边。花果期 5~10 月。

【生境】生于山坡、路旁、河滩沙土或林间草地。

【分布】除西北外全国各地。南亚、东南亚各部也有分布。

【采集加工】夏、秋采收，将根、叶晒干。

【性味归经】味苦，性凉。

【功能主治】清热解毒，散瘀止血。治痈肿疮疖，崩漏，咯血，跌打损伤，外伤出血，毒蛇咬伤。

【用法用量】9~12g，水煎服。外用鲜品捣烂敷患处。

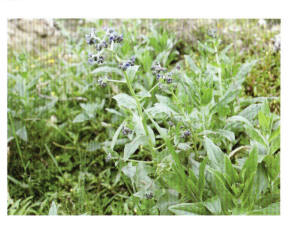

4.140.3 粗糠树

EHRETIAE MACROPHYLLAE CORTEX

【别名】毛叶厚壳树、粗厚壳树、云南厚壳树

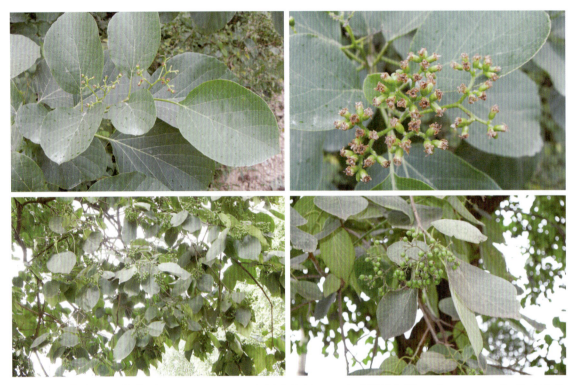

【基原】来源于紫草科 Boraginaceae 厚壳树属 Ehretia 粗糠树 Ehretia macrophylla Wall. [E. dicksoni Hance] 的树皮入药。

【形态特征】落叶乔木，高约15m；树皮灰褐色，纵裂；枝条褐色，小枝淡褐色，均被柔毛。叶宽椭圆形、椭圆形、卵形或倒卵形，长8~25cm，宽5~15cm，顶端渐尖，基部宽楔形或近圆形，边缘具开展的锯齿，叶面密生具基盘的短硬毛，极粗糙，背面密生短柔毛；叶柄长1~4cm，被柔毛。聚伞花序顶生，呈伞房状或圆锥状，宽6~9cm，具苞片或无；花无梗或近无梗；苞片线形，长约5mm，被柔毛；花萼长3.5~4.5mm，裂至近中部，裂片卵形或长圆形，具柔毛；花冠筒状钟形，白色至淡黄色，芳香，长8~10mm，基部直径2mm，喉部直径6~7mm，裂片长圆形，长3~4mm，比筒部短；雄蕊伸出花冠外，花药长1.5~2mm，花丝长3~4.5mm，着生花冠筒基部以上3.5~5.5mm处；花柱长6~9mm，无毛或稀具伏毛，分枝长1~1.5mm。核果黄色，近球形，直径10~15mm，内果皮成熟时分裂为2个具2粒种子的分核。花期3~5月；果期6~7月。

【生境】生于村边空旷地上。

【分布】长江流域及以南各地。日本、越南、不丹、尼泊尔也有分布。

【采集加工】夏、秋季采收，树皮鲜用。

【性味归经】味微苦、辛，性凉。

【功能主治】散瘀消肿。治跌打损伤。

【用法用量】3~9g，水煎服。外用鲜品捣烂敷患处。

4.140.4 厚壳树

EHRETIAE THYRSIFLORAE CAULIS ET FOLIUM

【别名】大红茶、大岗茶

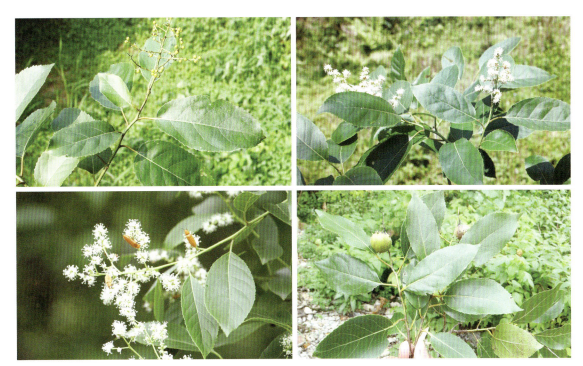

【基原】来源于紫草科 Boraginaceae 厚壳树属 Ehretia 厚壳树 Ehretia thyrsiflora（Sieb. et Zucc.）Nakai 的叶、树枝及心材入药。

【形态特征】落叶乔木。高达15m，具条裂的黑灰色树皮；枝淡褐色，平滑，小枝褐色，有明显的皮孔；腋芽椭圆形，扁平，通常单一。叶椭圆形、倒卵形或长圆状倒卵形，长5~13cm，宽4~6cm，顶端尖，基部宽楔形，稀圆形，边缘有整齐的锯齿，齿端向上而内弯，无毛或被稀疏柔毛；叶柄长1.5~2.5cm，无毛。聚伞花序圆锥状，长8~15cm，宽5~8cm，被短毛或近无毛；花多数，密集，小，芳香；花萼长1.5~2mm，裂片卵形，具缘毛；花冠钟状，白色，长3~4mm，裂片长圆形，开展，长2~2.5mm，较筒部长；雄蕊伸出花冠外，花药卵形，长约1mm，花丝长2~3mm，着生花冠筒基部以上0.5~1mm处。核果黄色或橘黄色，直径3~4mm；核具皱褶，成熟时分裂为2个具2粒种子的分核。

【生境】生于丘陵、平地、村旁或山地疏林中。

【分布】香港、广东、海南、台湾、福建、江西、浙江、江苏、安徽、湖南、湖北、广西、贵州、云南。日本、越南也有分布。

【采集加工】夏、秋采收，叶、心材、树枝切片晒干备用。

【性味归经】叶：味甘，微苦，性平。心材：味甘、咸，性平。树枝：味苦，性平。

【功能主治】叶：清热解暑，去腐生肌。治感冒、偏头痛。心材：破瘀生新，止痛生肌。治跌打肿痛，骨折，痈疮红肿。树枝：收敛止泻。治肠炎腹泻。

【用法用量】15~30g，水煎服。

4.140.5 大尾摇

HELIOTROPII INDICI HERBA

【别名】象鼻草、全虫草、狗尾虫

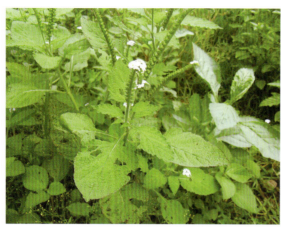
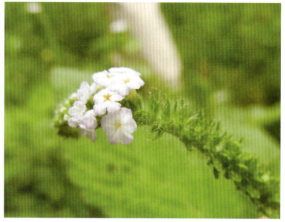

【基原】来源于紫草科 Boraginaceae 天芥菜属 *Heliotropium* 大尾摇 *Heliotropium indicum* L. 的全草入药。

【形态特征】一年生草本，高 20~50cm。茎粗壮，直立，多分枝，被开展的糙伏毛。叶互生或近对生，卵形或椭圆形，长 3~9cm，宽 2~4cm，顶端尖，基部圆形或截形，下延至叶柄呈翅状，叶缘微波状或波状，两面均被短柔毛或糙伏毛，有时硬毛稀疏散生，叶脉明显，侧脉 5~7 对，上面凹陷，下面凸起，被开展的硬毛及糙伏毛；叶柄长 2~5cm。镰状聚伞花序长 5~15cm，单一，不分枝，无苞片；花无梗，密集，呈 2 列排列于花序轴的一侧；萼片披针形，长 1.5~2mm，被糙伏毛；花冠浅蓝色或蓝紫色，高脚碟状，长 3~4mm，基部直径约 1mm，喉部收缩为 0.5mm，檐部直径 2~2.5mm，裂片小，近圆形，直径约 1mm，皱波状；花药狭卵形，长约 0.5mm，着生花冠筒基部以上 1mm 处；子房无毛，花柱长约 0.5mm，上部变粗，柱头短，呈宽圆锥体状，被毛。核果无毛或近无毛，具肋棱，长 3~3.5mm，深 2 裂，每裂瓣又分裂为 2 个具单种子的分核。花、果期 4~10 月。

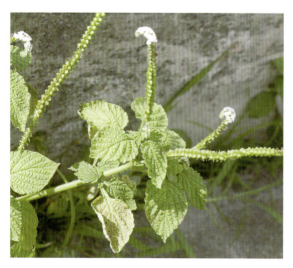

【生境】生于村旁、旷地或杂草丛中。

【分布】香港、广东、海南、台湾、福建、云南。世界热带及亚热带余部地区也有分布。

【采集加工】夏、秋季采收，将全草切段晒干备用。

【性味归经】味苦，性平。

【功能主治】清热解毒。治肺炎，肺脓肿，脓胸，腹泻，痢疾，睾丸炎，白喉，口腔糜烂，痈疖。

【用法用量】15~30g，水煎服。外用适量，捣烂敷或取汁漱口。

4.140.6 紫草

LITHOSPERMI ERYTHRORHIZI RADIX

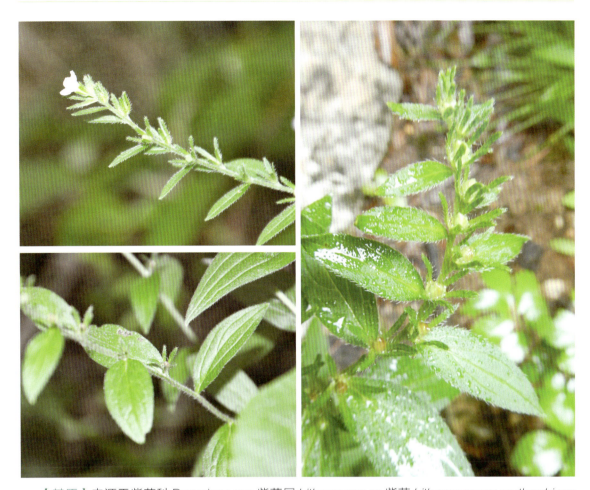

【基原】来源于紫草科 Boraginaceae 紫草属 Lithospermum 紫草 Lithospermum erythrorhizon Sieb. et Zucc. 的根入药。

【形态特征】多年生草本，根富含紫色物质。茎通常1~3条，直立，高40~90cm，有贴伏和开展的短糙伏毛，上部有分枝，枝斜升并常稍弯曲。叶无柄，卵状披针形至宽披针形，长3~8cm，宽7~17mm，顶端渐尖，基部渐狭，两面均有短糙伏毛，脉在叶下面凸起，沿脉有较密的糙伏毛。花序生茎和枝上部，长2~6cm，果期延长；苞片与叶同形而较小；花萼裂片线形，长约4mm，果期可达9mm，背面有短糙伏毛；花冠白色，长7~9mm，外面稍有毛，筒部长约4mm，檐部与筒部近等长，裂片宽卵形，长2.5~3mm，开展，全缘或微波状，顶端有时微凹，喉部附属物半球形，无毛；雄蕊着生花冠筒中部稍上，花丝长约0.4mm，花药长1~1.2mm；花柱长2.2~2.5mm，柱头头状。小坚果卵球形，乳白色或带淡黄褐色，长约3.5mm，平滑，有光泽，腹面中线凹陷呈纵沟。花期7~8月；果期8~9月。

【生境】生于林缘、灌丛及石砾山坡。

【分布】辽宁、河北、山东、山西、河南、江西、湖南、湖北、广西北部、贵州、四川、陕西至甘肃东南部。朝鲜、日本也有分布。

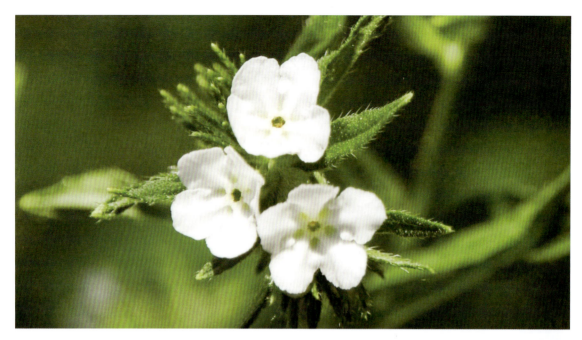

【采集加工】春、秋季采挖根,晒干药用。

【性味归经】味甘、咸,性寒。

【功能主治】清热解毒,凉血活血,透疹。治温热斑疹、湿热黄疸、痈疽疮疡、麻疹不透、猩红热、湿疹阴痒、紫癜、吐血、尿血、衄血、淋浊、血痢、大便秘结、烫火伤、丹毒及痈疡等。

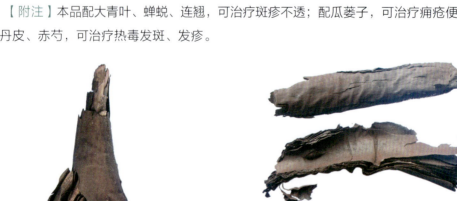

【用法用量】3~10g,水煎服。外用适量,捣烂调敷患处。

【注意】脾胃虚寒、大便滑泄者忌用。

【附注】本品配大青叶、蝉蜕、连翘,可治疗斑疹不透;配瓜蒌子,可治疗痈疮便秘;配生地黄、牡丹皮、赤芍,可治疗热毒发斑、发疹。

4.140.7 盾果草

THYROCARPI SAMPSONII HERBA

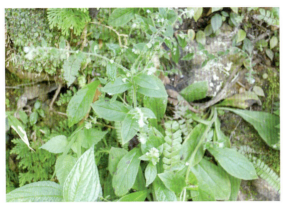
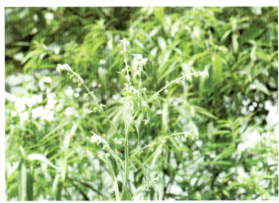

【基原】来源于紫草科 Boraginaceae 盾果草属 *Thyrocarpus* 盾果草 *Thyrocarpus sampsonii* Hance 的全株入药。

【形态特征】草本，茎 1 条至数条，直立或斜升，高 20~45cm，常自下部分枝，有开展的长硬毛和短糙毛。基生叶丛生，有短柄，匙形，长 3.5~19cm，宽 1~5cm，全缘或有疏细锯齿，两面都有具基盘的长硬毛和短糙毛；茎生叶较小，无柄，狭长圆形或倒披针形。花序长 7~20cm；苞片狭卵形至披针形，花生苞腋或腋外；花梗长 1.5~3mm；花萼长约 3mm，裂片狭椭圆形，背面和边缘有开展的长硬毛，腹面稍有短伏毛；花冠淡蓝色或白色，明显比萼长，筒部比檐部短 2.5 倍，檐部直径 5~6mm，裂片近圆形，开展，喉部附属物线形，长约 0.7mm，肥厚，有乳头状突起，顶端微缺；雄蕊 5 枚，着生花冠筒中部，花丝长约 0.3mm，花药卵状长圆形，长约 0.5mm。小坚果 4 颗，长约 2mm，黑褐色，碗状突起的外层边缘色较淡，齿长约为碗高的一半，伸直，顶端不膨大，内层碗状突起不向里收缩。花、果期 5~7 月。

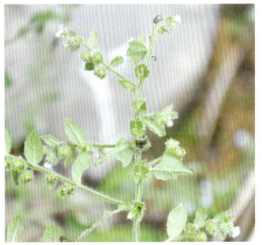

【生境】生于山坡草丛或灌丛下。

【分布】广东、广西、台湾、江西、浙江、江苏、安徽、湖南、湖北、河南、陕西、四川、云南、贵州。越南也有分布。

【采集加工】夏季采收，将全草晒干。

【性味归经】味苦，性凉。

【功能主治】清热解毒，消肿。治痈肿，疔疮，咽喉肿痛，泄泻，痢疾。

【用法用量】9~15g，水煎服。外用鲜品捣烂敷患处。

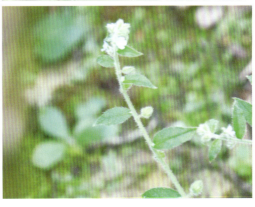

4.140.8 紫丹

TOURNEFORTIAE MONTANAE HERBA

【别名】友谊草、爱国草、聚合草

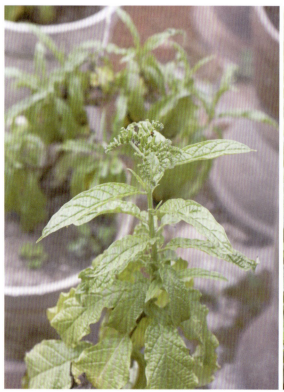
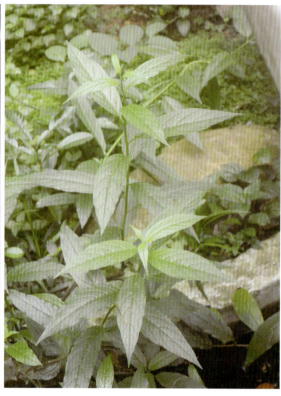

【基原】来源于紫草科 Boraginaceae 紫丹属 *Tournefortia* 紫丹 *Tournefortia montana* Lour. 的全株入药。

【形态特征】攀援灌木，高 1~2m；小枝具毛。叶披针形或卵状披针形，干后变黑，长 8~14cm，宽 1.5~4cm，顶端渐尖或尾尖，基部楔形或圆钝，两面均被稀疏糙伏毛；叶柄长 5~10mm。镰状聚伞花序生具叶枝条顶端，分枝稀疏，被糙伏毛，长 2~15cm，宽 4~10cm；花无梗，着生花序分枝的一侧；花萼长约 2mm，裂至中部或中部稍下，被糙伏毛，具披针形或三角状披针形裂片。核果近圆球形，直径约 5mm，成熟时内果皮分裂为 2 个各含 2 粒种子的分核，但通常有 1 粒种子不育。

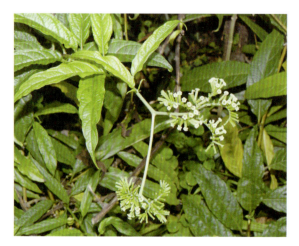

【生境】生于山地林中。

【分布】海南、广东、广西、云南。印度、越南也有分布。

【采集加工】夏季采收，将全草晒干。

【性味归经】味苦，性寒。祛风活血。

【功能主治】治风湿骨痛。

【用法用量】20~30g，水煎服。

4.140.9 附地菜

TRIGONOTIS PEDUNCULARIS HERBA

【别名】地胡椒

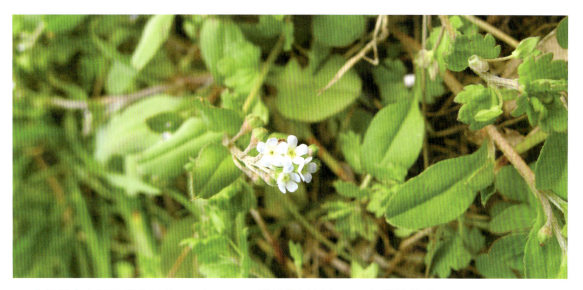

【基原】来源于紫草科 Boraginaceae 附地菜属 Trigonotis 附地菜 Trigonotis peduncularis (Trev.) Benth. ex Baker et Moore 的全株入药。

【形态特征】一年生或二年生草本。茎通常多条丛生，稀单一，密集，铺散，高 5~30cm，基部多分枝，被短糙伏毛。基生叶呈莲座状，有叶柄，叶片匙形，长 2~5cm，顶端圆钝，基部楔形或渐狭，两面被糙伏毛，茎上部叶长圆形或椭圆形，无叶柄或具短柄。花序生茎顶，幼时卷曲，后渐次伸长，长 5~20cm，通常占全茎的 1/2~4/5，只在基部具 2~3 个叶状苞片，其余部分无苞片；花梗短，花后伸长，长 3~5mm，顶端与花萼连接部分变粗呈棒状；花萼裂片卵形，长 1~3mm，顶端急尖；花冠淡蓝色或粉色，筒部甚短，檐部直径 1.5~2.5mm，裂片平展，倒卵形，顶端圆钝，喉部附属 5 物，白色或带黄色；花药卵形，长 0.3mm，顶端具短尖。小坚果 4 颗，斜三棱锥状四面体形，长 0.8~1mm，有短毛或平滑无毛，背面三角状卵形，具 3 锐棱，腹面的 2 个侧面近等大而基底面略小，凸起，具短柄，柄长约 1mm，向一侧弯曲。早春开花，花期甚长。

【生境】生于平原、丘陵草地或林缘。

【分布】广东、福建、江西、浙江、江苏、安徽、湖南、湖北、河北、山西、陕西、辽宁、广西、贵州、云南、四川、新疆。朝鲜、日本也有分布。

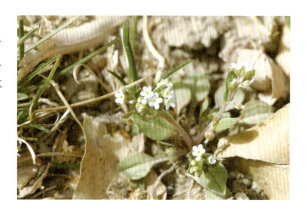

【采集加工】夏、秋采收，将全草晒干。

【性味归经】味甘、辛，性温。

【功能主治】温中健胃，消肿止痛，止血。治胃痛，吐酸，吐血；跌打损伤，骨折。

【用法用量】3~6g，研粉冲服 0.9~1.5g。外用适量，捣烂敷患处。

4.141 茄科

4.141.1 曼陀罗

DATURI STRAMONII FLOS

【别名】枫茄花、狗核桃、万桃花、洋金花

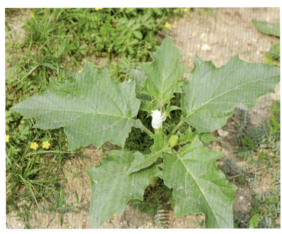
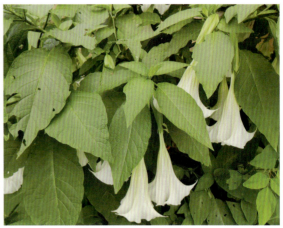

【基原】来源于茄科 Solanaceae 曼陀罗属 Datura 曼陀罗 Datura stramonium L. 的花、果、叶入药。

【形态特征】草本或半灌木状,高 0.5~1.5m,全株近于平滑无毛或在幼嫩部分被短柔毛。茎粗壮,圆柱状,淡绿色或带紫色,下部木质化。叶广卵形,顶端渐尖,基部不对称楔形,边缘有不规则波状浅裂,裂片顶端急尖,有时亦有波状牙齿,侧脉每边 3~5 条,直达裂片顶端,长 8~17cm,宽 4~12cm;叶柄长 3~5cm。花单生于枝杈间或叶腋,直立,有短梗;花萼筒状,长 4~5cm,筒部有 5 棱角,两棱间稍向内陷,基部稍膨大,顶端紧围花冠筒,5 浅裂,裂片三角形,花后自近基部断裂,宿存部分随果实而增大并向外反折;花冠漏斗状,下半部带绿色,上部白色或淡紫色,檐部 5 浅裂,裂片有短尖头,长 6~10cm,檐部直径 3~5cm;雄蕊不伸出花冠,花丝长约 3cm,花药长约 4mm;子房密生柔针毛,花柱长约 6cm。蒴果直立生,卵状,长 3~4.5cm,直径 2~4cm,表面生有坚硬针刺或有时无刺而近平滑,成熟后淡黄色,规则 4 瓣裂。种子卵圆形,稍扁,长约 4mm,黑色。花期 6~10 月;果期 7~11 月。

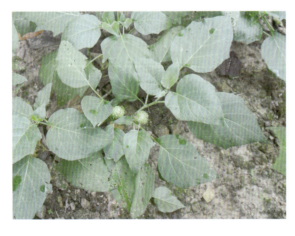

【分布】我国西南至东南部。广布世界热带和亚热带地区,温带地区有栽培。

【采集加工】夏、秋采收,花、果、叶晒干。

【性味归经】味辛、苦,性温;有大毒。

【功能主治】麻醉,镇痛,平喘止咳。治支气管哮喘,慢性喘息性支气管炎,胃痛,牙痛,风湿痛,损伤疼痛,手术麻醉。

【用法用量】0.3~0.6g,水煎服或制成酊剂、流浸膏服。

4.141.2 天仙子

HYOSCYAMI SEMEN

【别名】莨菪、莨菪子、救牙子、牙痛子

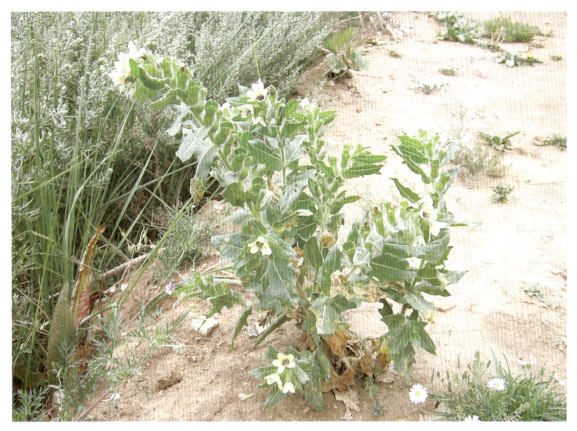

【基原】来源于茄科 Solanaceae 天仙子属 *Hyoscyamus* 天仙子 *Hyoscyamus niger* L. 的种子入药。

【形态特征】二年生草本，高达 1m，全体被黏性腺毛。根较粗壮，肉质而后变纤维质，直径 2~3cm。一年生的茎极短，自根茎发出莲座状叶丛，卵状披针形或长矩圆形，长可达 30cm，宽达 10cm，顶端锐尖，边缘有粗牙齿或羽状浅裂，主脉扁宽，侧脉 5~6 条直达裂片顶端，有宽而扁平的翼状叶柄，基部半抱根茎；第二年春茎伸长而分枝，下部渐木质化，茎生叶卵形或三角状卵形，顶端钝或渐尖，无叶柄而基部半抱茎或宽楔形，边缘羽状浅裂或深裂，向茎顶端的叶成浅波状，裂片多为三角形，顶端钝或锐尖，两面除生黏性腺毛外，沿叶脉并生有柔毛，长 4~10cm，宽 2~6cm。花单生于叶腋，常于茎端密集；花萼管状钟形；花冠漏斗状，黄绿色，具紫色脉纹；雄蕊 5 枚，不等长，花药深紫色；子房 2 室。蒴果卵球形，直径约 1.2cm，盖裂，藏于宿萼内。花期 6~7 月；果期 8~9 月。

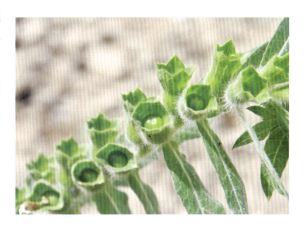

【生境】生于山坡、田边、沟边及路旁。

【分布】华北、西北、西南、华东有栽培或逸为野生。蒙古、俄罗斯、欧洲、印度也有分布。

【采集加工】夏、秋间果皮变黄色时采收果实，曝晒，打下种子，筛去果皮、枝梗，晒干。

【药材性状】本品呈类扁肾形或扁卵形，直径约1mm，表面棕黄色或灰黄色，有细密的网纹，略尖的一端有点状种脐。切面灰白色，油质，有胚乳，胚弯曲。气微，味微辛。

【性味归经】味苦、辛，性温；有大毒。归心、胃、肝经。

【功能主治】解痉止痛，平喘，安神。治胃痉挛疼痛，喘咳，癫狂。

【用法用量】0.06~0.6g，水煎服。

【注意】心脏病、心动过速、青光眼患者及孕妇忌服。

【附方】① 治胃痛：天仙子适量研末，每次服 0.6g，每日 1 次。

② 治龋齿痛：天仙子适量研末，每次用约 0.2g，塞入龋洞中。

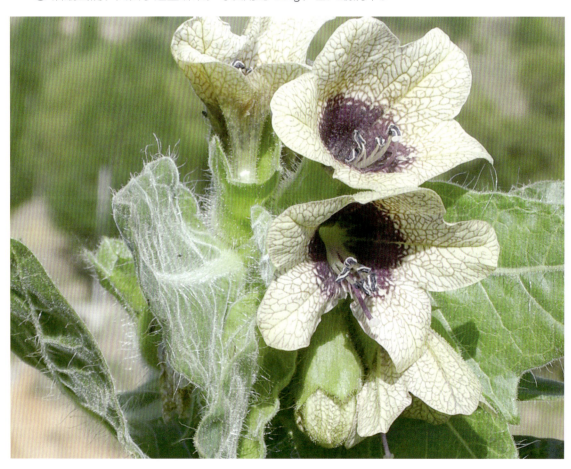

4.141.3 单花红丝线

LYCIANTHEI LYSIMACHIOIDIS HERBA

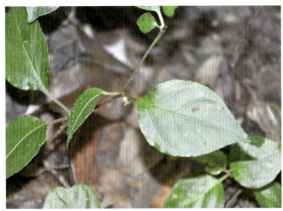 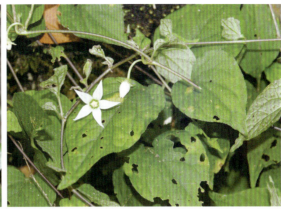

【基原】来源于茄科 Solanaceae 红丝线属 *Lycianthes* 单花红丝线 *Lycianthes lysimachioides* (Wall.) Bitter 的全株入药。

【形态特征】多年生草本，茎纤细，延长，基部常匍匐，从节上生出不定根。叶假双生，大小不相等或近相等，卵形、椭圆形至卵状披针形，顶端渐尖，基部楔形下延到叶柄而形成窄翅，大叶片长 4.5~7cm，宽 2.5~3.5cm，叶柄长 8~25mm；小叶片长 2~4.5cm，宽 1.2~2.8cm，叶柄长 5~18mm；两种叶片均为膜质，叶面绿色，被膜质、透明、具节、分散的单毛，背面淡绿，毛被与上面的相似，稀疏分散于叶脉上，边缘具较密的缘毛。侧脉每边 4~5 条。花序无柄，仅 1 朵花着生于叶腋内，花梗长 0.8~1cm，被白色透明分散的单毛，花萼杯状钟形，长约 5mm，直径约 7mm，具明显的 10 脉，萼齿 10 枚，钻状线形，稍不相等，长 3~5mm，萼外面毛被与花梗的相似；花冠白色至浅黄色，星形，直径约 1.8cm，冠檐长约 1.1cm，深 5 裂，裂片披针形，长约 10mm，宽 3~4mm，尖端稍反卷，并被疏稀而微小的缘毛；花冠筒长约 1.5mm，隐于萼内；雄蕊 5 枚，着生于花冠筒喉部，花丝长约 1mm，无毛，花药长椭圆形，长 4mm，宽 1.2mm，基部心形，顶孔向内，偏斜；子房近球形，直径约 1mm，光滑，花柱纤细，长约 9mm，长于雄蕊，顶端弯或近直立，柱头增厚，头状。

【生境】生于林下或溪旁。

【分布】台湾、广东、广西、贵州、云南、四川、湖北。

【采集加工】夏、秋采收，全草鲜用。

【性味归经】味辛，性温。

【功能主治】解毒消肿。治痈肿疮毒，鼻疮，耳疮。外用鲜品捣烂敷患处或煎水洗。

【用法用量】9~15g，水煎服。

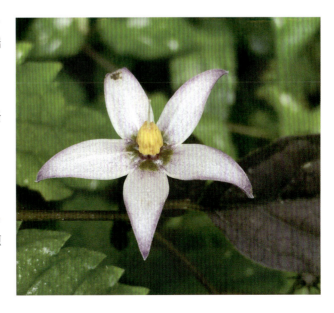

4.141.4 枸杞子

LYCII FRUCTUS

【别名】红果子、茨果子、西枸杞、明目子

【基原】来源于茄科 Solanaceae 枸杞属 *Lycium* 宁夏枸杞 *Lycium barbarum* L. 的成熟果实入药。

【形态特征】灌木，高 80~200cm，树冠圆形，主茎粗壮，分枝细长，顶端常弯曲下垂，常成刺状。单叶互生或有时数叶密集簇生于短枝上，叶片卵状披针形或窄倒卵形，长 2~8cm，宽 0.5~3cm，边缘全缘，两面无毛；叶柄短。花腋生，常单一或 2~6 朵簇生于短枝上，花梗细；花萼钟状，顶端 2~3 裂，稀 4~5 裂，常深裂至半或更深，裂片宽卵状或卵状三角形，裂片顶端有时再 2 浅裂；花冠漏斗状，管部长约 8mm，较裂片长，管中下部变窄，顶端 5 裂；雄蕊 5 枚，生于花冠管上，外露。浆果卵圆形或椭圆形，长 1~2cm，成熟时红色，有肾形扁平种子多数。

【生境】生于潮湿、强日照、土层深厚的黄土沟岸及山坡。多为栽培。

【分布】山西、内蒙古、陕西、甘肃、青海、宁夏、新疆等地。

【采集加工】夏、秋采收，果实热风烘干除去果梗，或晾至皮皱后，晒干，除去果梗。

【药材性状】本品呈类纺锤形或椭圆形，长 6~20mm，直径 3~10mm。表面红色或暗红色，顶端有小突起状的花柱痕，基部有白色的果梗痕。果皮柔韧，皱缩；果肉肉质，柔润。种子 20~50 粒，类肾形，长 1.5~1.9mm，宽 1~1.7mm，表面浅黄色或棕黄色。气微，味甜。

【性味归经】味甘，性平。归肝、肾经。

【功能主治】滋补肝肾，益精明目。治肾虚精血不足，腰脊酸痛，头目眩晕，视力减退。

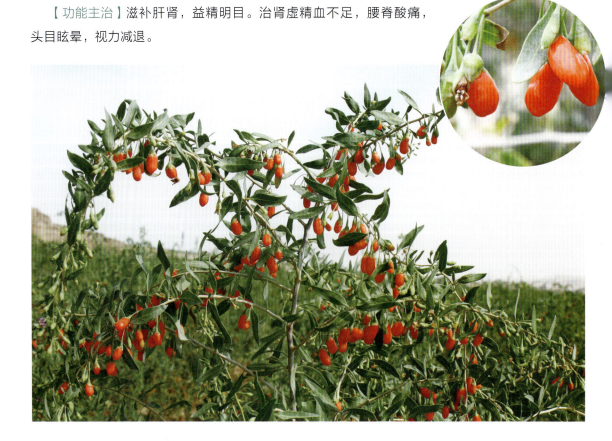

【用法用量】6~12g，水煎服。

【附方】① 治肝肾亏损，两目昏花：枸杞子、菊花各10g，熟地黄15g，水煎服。

② 治肝肾亏损，腰酸遗精：枸杞子、女贞子、金樱子、续断各10g，水煎服。

③ 治肝肾不足，头晕盗汗、迎风流泪：枸杞子、菊花、熟地黄、怀山药各12g，山茱萸、牡丹皮、泽泻各9g。水煎服。

④ 治肾虚腰痛：枸杞子、金狗脊各12g，水煎服。

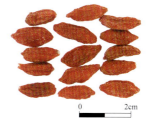

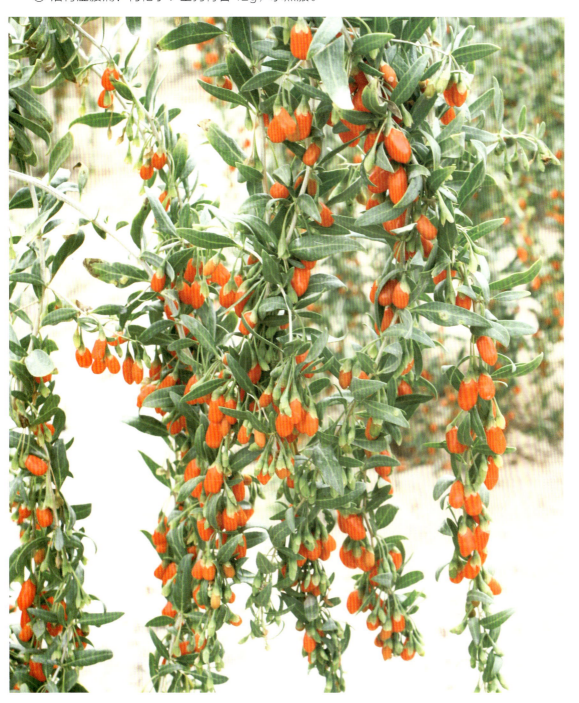

4.141.5 地骨皮

LYCII CORTEX

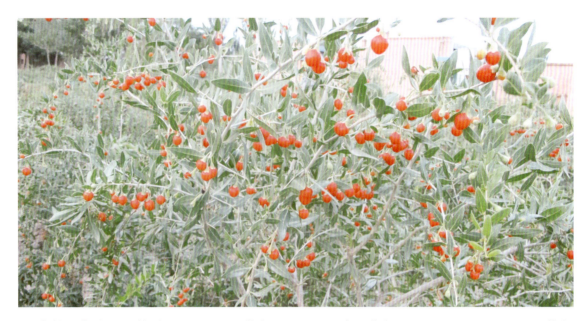

【基原】来源于茄科 Solanaceae 枸杞属 *Lycium* 宁夏枸杞 *Lycium barbarum* L. 和枸杞 *Lycium chinense* Mill. 的根皮入药。

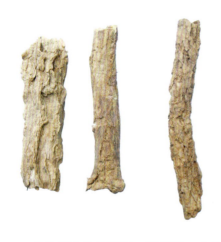

【形态特征】A. 宁夏枸杞：灌木，高 50~150cm，树冠圆形，主茎粗壮，分枝细长，顶端常弯曲下垂，常成刺状。单叶互生或有时数叶密集成簇于短枝上，叶片卵状披针形或窄倒卵形，长 2~8cm，宽 0.5~3cm，边缘全缘，两面无毛；叶柄短。花腋生，常单一或 2~6 朵簇生于短枝上，花梗细；花萼钟状，顶端 2~3 裂，稀 4~5 裂，常深裂至半或更深，裂片宽卵状或卵状三角形，裂片顶端有时再 2 浅裂；花冠漏斗状，管部长约 8mm，较裂片长，管中下部变窄，顶端 5 裂；雄蕊 5 枚，生于花冠管上，外露。浆果卵圆形或椭圆形，长 1~2cm，成熟时红色，有肾形扁平种子多数。

【生境】生于潮湿、强日照、土层深厚的黄土沟岸及山坡。多为栽培。

【分布】山西、内蒙古、陕西、甘肃、青海、宁夏、新疆等地。

【形态特征】B. 枸杞：落叶披散灌木；茎高 50~80cm，枝有棱角，疏生黑色小斑点，常具针状刺。单叶互生或有时数叶密集成簇，卵形或卵状披针形，长 1.5~4cm，宽 5~15mm，顶端短尖或钝，基部楔形至阔楔形，无毛；叶柄长不及 1cm。秋末冬初开紫色花，常 1~8 朵簇生于叶腋；花梗长约 6mm；花萼钟状，顶端 5 浅裂，宿存；花冠漏斗状，5 裂；雄蕊 5 枚，生于花冠管上，花药分离，纵裂。浆果椭圆形，长约 1.5cm，成熟时红色，有肾形扁平种子 10~30 颗。

【生境】栽培。

【分布】我国南北各地。朝鲜、日本、欧洲。

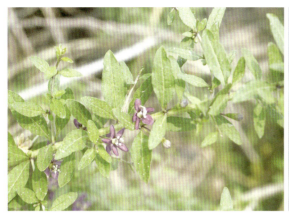 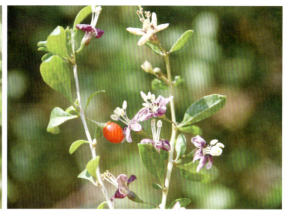

【采集加工】春初或秋后采挖根部,洗净,剥取根皮,晒干。

【药材性状】本品呈圆筒状或槽状,少分枝,顶部常带地上茎残基,灰黄色或棕黄色,粗糙,有微隆起的细根残痕和不甚规则的纵皱纹。质坚硬,不易折断,断面淡黄色或中部颜色略深。切成薄片的药材黄色。有枸杞香气,味微甘。原条以大而无地上茎、去净须根者为佳;切成薄片的以色黄、片薄者为佳。

【性味归经】味甘,性寒。归肺、肝、肾经。

【功能主治】凉血除蒸,清肺降火。治肺结核低热,肺热咳嗽,糖尿病,高血压病。

【用法用量】9~15g,水煎服。

【附方】① 治阴虚潮热:地骨皮、知母、银柴胡各 9g,鳖甲 12g。水煎服。

② 治肺热咳嗽:地骨皮 12g,桑白皮、知母各 9g,黄芩、甘草各 6g。水煎服。

③ 治疟疾:鲜地骨皮 30g,茶叶 3g,水煎。于发作前 2~3 小时服下。

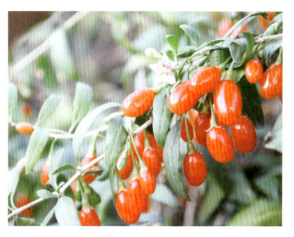

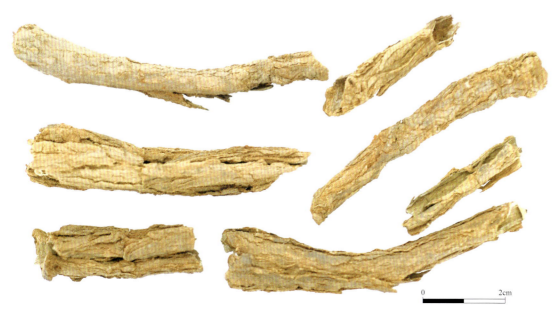

4.141.6 黑果枸杞

LYCII RUTHENICI RADIX ET FRUCTUS

【别名】紫果枸杞、黑枸杞

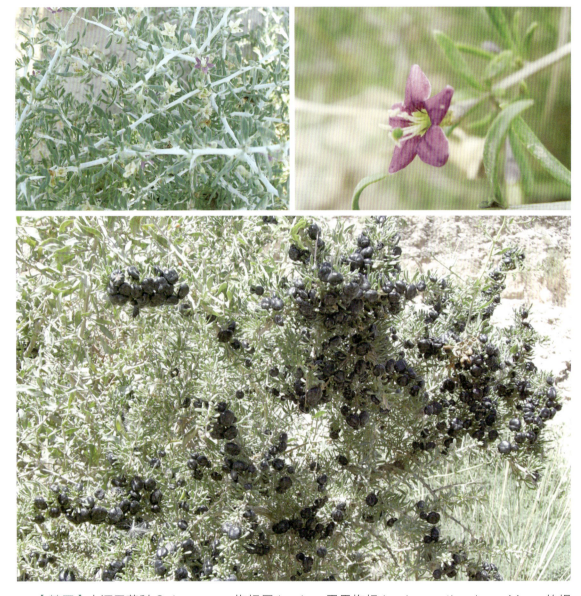

【基原】来源于茄科 Solanaceae 枸杞属 *Lycium* 黑果枸杞 *Lycium ruthenicum* Murr. 的根或果实入药。

【形态特征】多棘刺灌木，高 0.2~1.5m，多分枝，白色或灰白色，坚硬，小枝顶端渐尖成棘刺状，节间短缩，每节有长 0.3~1.5cm 的短棘刺；短枝位于棘刺两侧，在幼枝上不明显，在老枝上则成瘤状，生有簇生叶或花、叶同时簇生，更老的枝则短枝成不生叶的瘤状凸起。叶 2~6 枚簇生于短枝上，在幼枝上则单叶互生，肥厚肉质，近无柄，条形、条状披针形或条状倒披针形，有时成狭披针形，顶端钝圆，基部渐狭，两侧有时稍向下卷，中脉不明显，长 0.5~3cm，宽 2~7mm。花 1~2 朵生于短枝上；花梗细瘦，长 0.5~1cm。花萼狭钟状，长 4~5mm，果时稍膨大成半球状，包围于果实中下部，不规则 2~4 浅裂，裂片膜质，边缘有稀疏缘毛；花冠漏斗状，浅紫色，长约 1.2cm，筒部向檐部稍扩大，5 浅裂，裂片长圆状卵形，长为筒部的 1/3~1/2，无缘毛，耳片不明显；雄蕊稍伸出花冠，着生于花冠筒中部，花丝离基部稍上处有疏茸毛，同样在花冠内壁等高处亦有稀疏茸毛；花柱与雄蕊近等长。浆果紫黑色，球状，有时顶端稍凹陷，直径 4~9mm。花果期 5~10 月。

【生境】生于盐碱土荒地、沙地或路旁。

【分布】陕西北部、宁夏、甘肃、青海、新疆和西藏。

【采集加工】根春季采挖，洗净，切段晒干，秋、冬果实成熟时采收，晒干备用。

【性味归经】味甘，性寒。

【功能主治】清肺热，镇咳，消炎。治疗心脏病、月经不调、闭经等。

【用法用量】根 9~15g，杞子（果实）6~9g，水煎服。

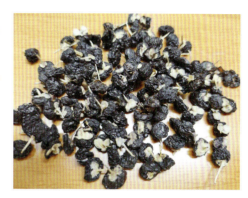

【附方】① 治哮喘性气管炎：黑枸杞根 1 份半，桑白皮 1 份，甘草半份，橘红 1 份，葶苈子半份，莱菔子 3 份，研粉，每服 4~7g，1 日 2 次。

② 止咳：黑枸杞根 2 两煎汤，口服。

③ 治牙龈出血：黑枸杞子（果），每次十几粒，日服 3 次。

④ 治感冒、咳嗽、发热：黑枸杞根 45g，桑白皮 30g，橘红 30g，甘草 15g，莱菔子 90g，生石膏 90g，研末，每次 4g，分早晚服。

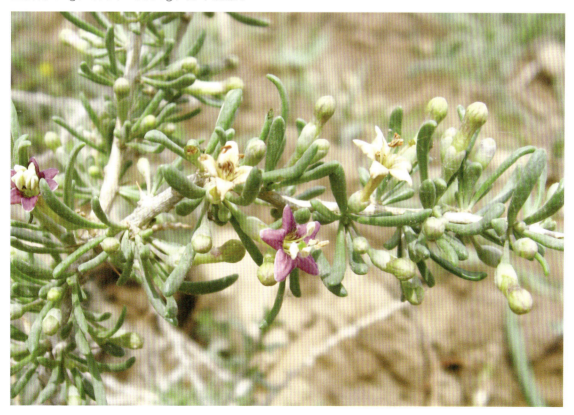

4.141.7 锦灯笼

PHYSALIS CALYX SEU FRUCTUS

【别名】灯笼草、灯笼果

【基原】来源于茄科 Solanaceae 酸浆属 Physalis 挂金灯 Physalis alkekengi L. var. franchetii (Mast.) Makino 的宿萼或带果实的宿萼入药。

【形态特征】多年生草本，基部常匍匐生根。茎高 40~80cm，基部略带木质，分枝稀疏或不分枝，茎节膨大，常被有柔毛，尤其以幼嫩部分较密。叶长 5~15cm，宽 2~8cm，长卵形至阔卵形，有时菱状卵形，顶端渐尖，基部不对称狭楔形、下延至叶柄，全缘而波状或者有粗牙齿，有时每边具少数不等大的三角形大牙齿，仅叶边缘被毛；叶柄长 1~3cm。花梗长 6~16mm，花梗近无毛或仅有稀疏柔毛；花萼阔钟状，长约 6mm，花萼除裂片密生毛外筒部毛被稀疏；花冠辐状，白色，直径 15~20mm，裂片开展，阔而短，顶端骤然狭窄成三角形尖头，外面有短柔毛，边缘有缘毛；雄蕊及花柱均较花冠为短。果梗长 2~3cm，多少被宿存柔毛；果萼毛被脱落而光滑无毛。浆果球状，橙红色，直径 10~15mm，柔软多汁。种子肾脏形，淡黄色，长约 2mm。花期 5~9 月；果期 6~10 月。

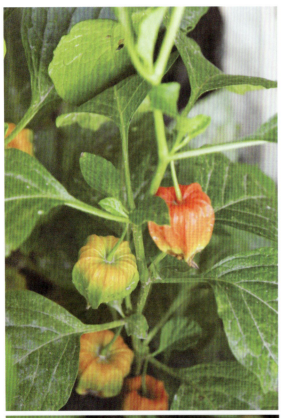

【生境】栽培或逸为野生。

【分布】广东、云南、贵州、四川、湖北、河南、甘肃、陕西。欧亚大陆也有分布。

【采集加工】秋季果实成熟、宿萼呈红色或橙红色时采收，干燥。

【药材性状】本品略呈灯笼状，多压扁，长 3~4.5cm，宽 2.5~4cm。表面橙黄色或橙黄色，有 5 条明显的纵棱，棱间有网状的细脉纹。顶端渐尖，微 5 裂，基部略平截，中心凹陷有果柄。体轻，质柔韧，中空，或内有棕红色或橙红色果实。果实球形，多压扁，直径 1~1.5cm，果皮皱缩，内含种子多数。气微，宿萼味苦，果实味甘、微酸。

【性味归经】味苦，性寒。归肺经。

【功能主治】清热解毒，利咽化痰，利尿通淋。治急性扁桃体炎，咽痛音哑，肺热咳嗽，小便不利，热淋涩痛。外用治天疱疮，湿疹。

【用法用量】3~9g，水煎服。外用鲜品捣烂敷患处。

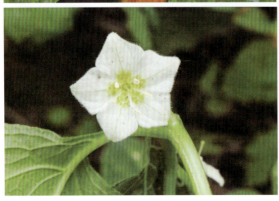

4.141.8 苦蘵

PHYSALIS ANGULATAE HERBA

【别名】灯笼草、灯笼果

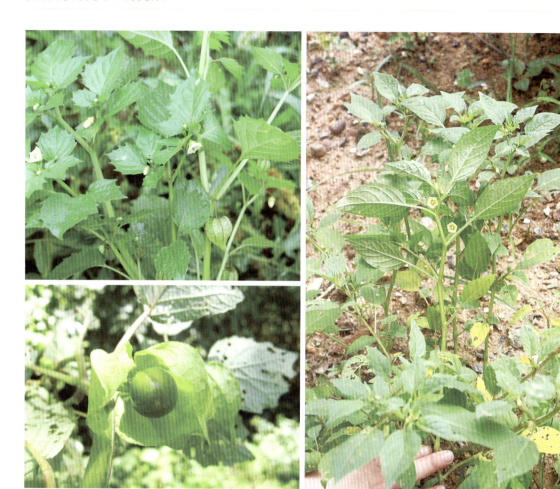

【基原】来源于茄科 Solanaceae 酸浆属 Physalis 苦蘵 Physalis angulata L. 的全株入药。

【形态特征】一年生草本，被疏短柔毛或近无毛，高 30~50cm；茎多分枝，分枝纤细。叶柄长 1~5cm，叶片卵形至卵状椭圆形，顶端渐尖或急尖，基部阔楔形或楔形，全缘或有不等大的牙齿，两面近无毛，长 3~6cm，宽 2~4cm。花梗长 5~12mm，纤细，和花萼一样生短柔毛，长 4~5mm，5 中裂，裂片披针形，生缘毛；花冠淡黄色，喉部常有紫色斑纹，长 4~6mm，直径 6~8mm；花药蓝紫色或有时黄色，长约 1.5mm。果萼卵球状，直径 1.5~2.5cm，薄纸质，浆果直径约 1.2cm。种子圆盘状，长约 2mm。花、果期 5~12 月。

【生境】生于山谷、村旁、荒地、路旁等土壤肥沃湿润地方。

【分布】我国东部至西南部。印度、越南、日本、澳大利亚和美洲也有分布。

【采集加工】夏、秋采收，将全草晒干。

【性味归经】味苦，性寒。

【功能主治】清热解毒，消肿散结。治咽喉肿痛，腮腺炎，牙龈肿痛，急性肝炎，菌痢。

【用法用量】15~30g，水煎服。

4.141.9 小酸浆

PHYSALIS MINIMAE HERBA

【别名】灯笼草、挂金灯、灯笼果

【基原】来源于茄科 Solanaceae 酸浆属 Physalis 小酸浆 Physalis minima L. 的全草入药。

【形态特征】一年生草本，根细瘦；主轴短缩，顶端多二歧分枝，分枝披散而卧于地上或斜升，生短柔毛。叶柄细弱，长1~1.5cm；叶片卵形或卵状披针形，长2~3cm，宽1~1.5cm，顶端渐尖，基部歪斜楔形，全缘而波状或有少数粗齿，两面脉上有柔毛。花具细弱的花梗，花梗长约5mm，生短柔毛；花萼钟状，长2.5~3mm，外面生短柔毛，裂片三角形，顶端短渐尖，缘毛密；花冠黄色，长约5mm；花药黄白色，长约1mm。果梗细瘦，长不及1cm，俯垂；果萼近球状或卵球状，直径1~1.5cm；果实球状，直径约6mm。

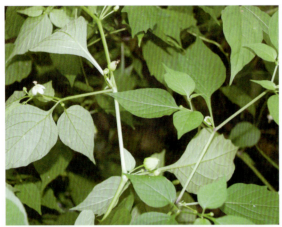

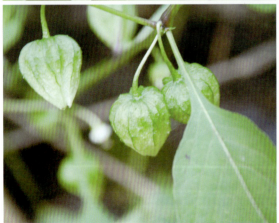

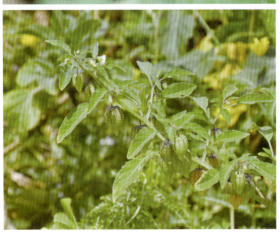

【生境】生于田野、坡地及空旷荒地上。

【分布】香港、广东、海南、江西、广西、贵州、云南、四川、湖南。印度、越南也有分布。

【采集加工】夏、秋季采收，将全草晒干。

【性味归经】味酸、苦，性凉。

【功能主治】清热利湿，祛痰止咳，软坚散结。治黄疸性肝炎，胆囊炎，感冒发热，咽喉肿痛，支气管炎，肺脓疡，腮腺炎，睾丸炎，膀胱炎，血尿，颈淋巴结核。外用治脓疱疮，湿疹，疖肿。

【用法用量】15~30g，水煎服。外用适量鲜品捣烂敷，煎水洗或煅灰存性撒患处。

【注意】孕妇忌服。

【附方】① 治腮腺炎：灯笼草、一点红各30g，水煎服。

② 治睾丸炎：灯笼草全草、黄皮根各30g，水煎服。

③ 治老年慢性气管炎：灯笼草全草（干）适量，煎水制成糖浆，加适量防腐剂。每服50ml，每日3次。10天为1个疗程，每疗程结束休息3天左右，进行系统随访观察。共治3个疗程。

4.141.10 灯笼果

PHYSALIS PERUVIANAE HERBA

【别名】小果酸浆

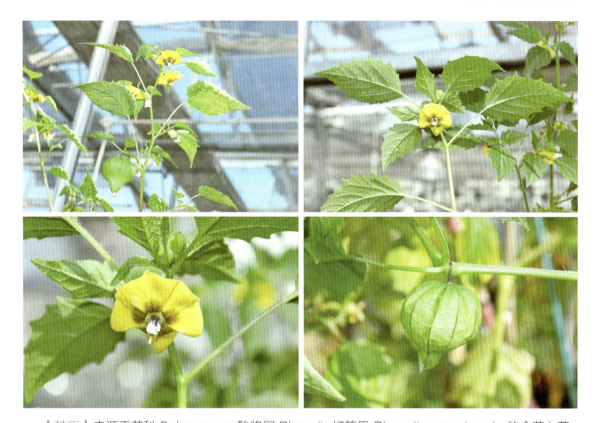

【基原】来源于茄科 Solanaceae 酸浆属 *Physalis* 灯笼果 *Physalis peruviana* L. 的全草入药。

【形态特征】多年生草本，高 45~90cm，具匍匐的根状茎。茎直立，不分枝或少分枝，密生短柔毛。叶较厚，阔卵形或心形，长 6~15cm，宽 4~10cm，顶端短渐尖，基部对称心形，全缘或有少数不明显的尖牙齿，两面密生柔毛；叶柄长 2~5cm，密生柔毛。花单独腋生，梗长约 1.5cm；花萼阔钟状，同花梗一样密生柔毛，长 7~9mm，裂片披针形，与筒部近等长；花冠阔钟状，长 1.2~1.5cm，直径 1.5~2cm，黄色而喉部有紫色斑纹，5 浅裂，裂片近三角形，外面生短柔毛，边缘有睫毛；花丝及花药蓝紫色，花药长约 3mm。果萼卵球状，长 2.5~4cm，薄纸质，淡绿色或淡黄色，被柔毛；浆果直径 1~1.5cm，成熟时黄色；种子黄色，圆盘状，直径约 2mm。花果期夏季。

【生境】栽培。

【分布】云南有逸生；华南有栽培。原产南美洲。

【采集加工】夏、秋季采收，将全草晒干。

【性味归经】味苦，性凉。

【功能主治】清热解毒，消炎利水。治感冒发热，腮腺炎，支气管炎，急性肾盂肾炎，睾丸炎，疱疹，疔疮，疝气痛。

【用法用量】15~30g，水煎服。

4.141.11　少花龙葵

SOLANI AMERICANI HERBA

【别名】衣扣草、白花菜

【基原】来源于茄科 Solanaceae 茄属 Solanum 少花龙葵 Solanum americanum Miller [S. photeinocarpum Nakamura et Odashima] 的全株入药。

【形态特征】草本。茎无毛或近于无毛，高约 1m。叶薄，卵形至卵状长圆形，长 4~8cm，宽 2~4cm，顶端渐尖，基部楔形下延至叶柄而成翅，叶缘近全缘，波状或有不规则的粗齿，两面均具疏柔毛，有时下面近于无毛；叶柄纤细，长 1~2cm，具疏柔毛。花序近伞形，腋外生，纤细，具微柔毛，着生 1~6 朵花，总花梗长 1~2cm，花梗长 5~8mm，花小，直径约 7mm；萼绿色，直径约 2mm，5 裂达中部，裂片卵形，顶端钝，长约 1mm，具缘毛；花冠白色，筒部隐于萼内，长不及 1mm，冠檐长约 3.5mm，5 裂，裂片卵状披针形，长约 2.5mm；花丝极短，花药黄色，长圆形，长 1.5mm，为花丝长度的 3~4 倍，顶孔向内；子房近圆形，直径不及 1mm，花柱纤细，长约 2mm，中部以下具白色茸毛，柱头小，头状。浆果球状，直径约 5mm，幼时绿色，成熟后黑色；种子近卵形，两侧压扁，直径 1~1.5mm。几全年均开花结果。

【生境】生于田野、荒地及村庄附近旷地上。

【分布】香港、广东、海南、台湾、福建、江西、湖南、广西等地。马来西亚也有分布。

【采集加工】夏、秋季采收，鲜用或晒干。

【性味归经】味甘、苦，性微寒；有小毒。

【功能主治】清热解毒，平肝，利尿排石。治感冒发热，头痛，喉痛，咳嗽，慢性支气管炎，小便不利，膀胱炎，带下病，痢疾，跌打，高血压病，狂犬咬伤，肝癌，食管癌。

【用法用量】15~30g，水煎服。

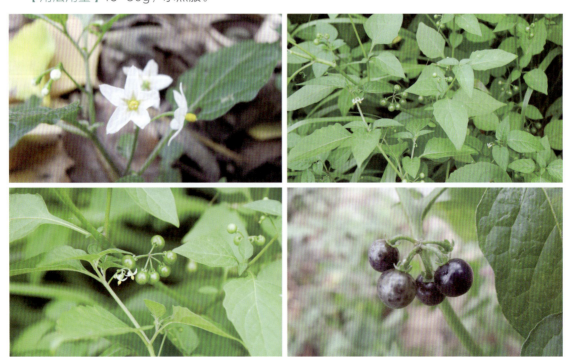

4.141.12　光白英

SOLANI BOREALI-SINENSIS FRUCTUS

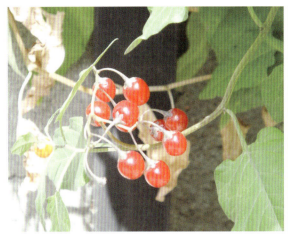
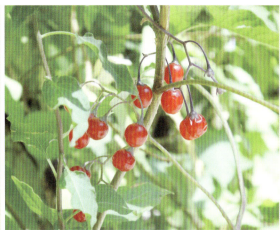

【基原】来源于茄科 Solanaceae 茄属 *Solanum* 光白英 *Solanum boreali-sinense* C. Y. Wu et S. C. Huang 的果实入药。

【形态特征】攀援亚灌木，高30~70cm。基部木质化，少分枝，茎土黄带青白色，具纵条纹及分散突起的皮孔。叶互生，薄膜质，卵形至广卵形，长达9cm，宽达6cm，顶端渐尖，基部宽心脏形至圆形下延到叶柄，边全缘，绝不分裂，上面绿色，光滑无毛，唯叶脉及边缘逐渐被微硬毛，边缘具细小而粗糙的缘毛，下面无毛；叶柄长约3cm，上部具狭翅，无毛。聚伞花序腋外生，多花，总花梗长达3cm，花梗长0.6~1cm，被微柔毛；花萼杯状，直径3mm，外面被毛，萼齿5枚，微成方形，长约1mm，顶端具短尖头；花冠紫色，直径1.5~2cm，花冠筒隐于萼内，长约1mm，冠檐长约10mm，顶端5深裂，裂片披针形，长约7mm；雄蕊5枚，着生于花冠筒喉部，花丝长约1mm，分离，花药联合成筒，长约4.5mm，顶孔向上；子房卵形，直径约1mm，花柱丝状，长约6mm，柱头头状。浆果熟时红色，直径约0.8cm。种子卵形，两侧压扁，长约3mm，宽约2.3mm。花、果期秋季。

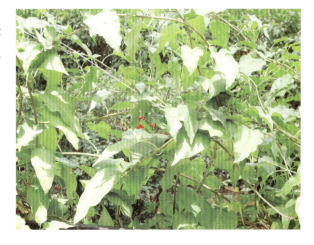

【生境】生于山地、草原、林缘、灌丛。

【分布】我国东北、华北、新疆。西伯利亚也有分布。

【采集加工】夏、秋采收，晒干备用。

【性味归经】味苦，性寒；有小毒。

【功能主治】清热解毒，利水消肿。治感冒发热，牙痛，慢性支气管炎，痢疾，泌尿系感染，乳腺炎，带下病，癌症；外用治痈疖疔疮，天疱疮，蛇咬伤。

【用法用量】10~15g，水煎服。外用适量，鲜品捣烂敷患处。

4.141.13 野茄

SOLANI COAGULANTIS FRUCTUS

【别名】黄水茄、丁茄、黄天茄

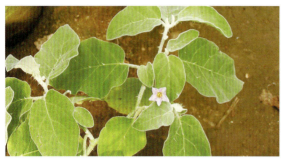
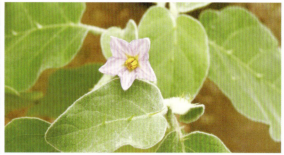

【基原】来源于茄科 Solanaceae 茄属 *Solanum* 野茄 *Solanum coagulans* Forsk. 的果实或全草入药。

【形态特征】亚灌木，高 0.5~2m，小枝，叶下面、叶柄、花序均密被灰褐色星状茸毛，小枝幼时密被星状毛及皮刺。上部叶常假双生，不相等；叶卵形至卵状椭圆形，长 5~13cm，宽 4~7cm，顶端渐尖、急尖或钝，基部不等形，多少偏斜，圆形、截形或近心脏形，边缘浅波状圆裂，裂片通常 5（7），叶面灰绿色，密被星状茸毛，背面浅灰绿色，被星状茸毛；中脉在下面凸出，在两面均具细直刺，侧脉每边 3~4 条；叶柄长 1~3cm，密被星状茸毛及直刺。蝎尾状花序长约 2.5cm，总花梗短，能孕花单独着生于花序的基部，花梗长约 1.7cm，有时有细直刺，花后下垂；不孕花蝎尾状，与能孕花并出，排列于花序的上端；能孕花较大，萼钟形，直径 1~1.5cm，外面密被星状茸毛及细直刺，内面仅裂片顶端被星状茸毛，萼片 5 枚，三角状披针形，长约 5mm，顶端渐尖，基部宽，花冠辐状，星形，紫蓝色，长约 1.8cm，直径约 3cm，花冠筒

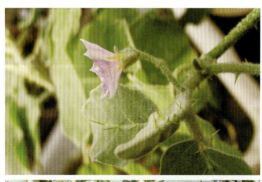

长 3mm，冠檐长 1.5cm，5 裂，裂片宽三角形，长宽均约 1cm，以薄而无毛的花瓣间膜相连接，外面在裂片的中央部分被星状茸毛，内面仅上部被较稀疏的星状茸毛；花丝长 1.5~1.8mm，无毛，花药椭圆状；柱头头状。浆果球状，无毛，直径约 2~3cm，成熟时黄色，果柄长约 2.5cm，顶端膨大。花期夏季；果冬季。

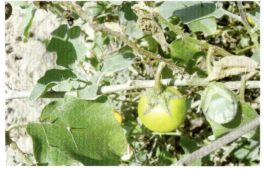

【生境】生于村边，路旁或荒地上。

【分布】香港、广东、海南、台湾、福建、广西、云南。越南也有分布。

【采集加工】夏、秋季采收，将果实或全草晒干。

【性味归经】味苦、辛，性温。

【功能主治】利湿，消肿，止痛。治风湿性关节炎，睾丸炎，牙痛。

【用法用量】9~15g，水煎服。

4.141.14　刺天茄

SOLANI INDICI HERBA

【别名】紫花茄、颠茄

【基原】来源于茄科 Solanaceae 茄属 Solanum 刺天茄 Solanum indicum L. 的根及全草入药。

【形态特征】灌木，高 0.5~2m，小枝、叶下面、叶柄、花序均密被星状茸毛。叶卵形，长 5~8cm，宽 2.5~7cm，顶端钝，基部心形、截形或不相等，边缘 5~7 深裂或成波状浅圆裂，叶面绿色，被具短柄星状短茸毛，背面灰绿，密被星状长茸毛；中脉及侧脉常在两面具有长 2~6mm 的钻形皮刺，侧脉每边 3~4 条；叶柄长 2~4cm，密被星状毛及具 1~2 枚钻形皮刺。蝎尾状花序腋外生，长 3.5~6cm，总花梗长 2~8mm，花梗长 1.5cm 或稍长，密被星状茸毛及钻形细直刺；花蓝紫色，或稀为白色，直径约 2cm；萼杯状，直径约 1cm，长 4~6mm，顶端 5 裂，裂片卵形，端尖，外面密被星状茸毛及细直刺，内面仅顶端被星状毛；花冠辐状，筒部长约 1.5mm，隐于萼内，冠檐长约 1.3cm，顶端深 5 裂，裂片卵形，长约 8mm，外面密被分枝多具柄或无柄的星状茸毛，内面上部及中脉疏被分枝少无柄的星状茸毛，很少有与外面相同的星状毛；花丝长约 1mm，基部稍宽大，花药黄色，长约为花丝长度的 7 倍，顶孔向上；子房长圆形，具棱，顶端被星状茸毛，花柱丝状。浆果球形，光亮，成熟时橙红色，直径约 1cm，宿存萼反卷。全年开花结果。

【生境】生于山坡、山谷、沟边或疏林中。

【分布】甘肃、陕西、河南、山东以及长江流域以南各地。

【采集加工】夏、秋采收，将根及全草晒干。

【性味归经】味微苦，性凉；有小毒。

【功能主治】解毒消肿，散瘀止痛。治扁桃体炎，咽喉炎，淋巴结炎，牙痛，胃痛，跌打损伤。

【用法用量】6~9g，水煎服。

【附注】本品有毒，过量服用可致口干、口渴、吞咽困难、体温升高、皮肤干燥发红、瞳孔扩大、视物模糊等中毒症状，重者可出现呼吸困难、循环抑制，甚至呼吸衰竭而致死。

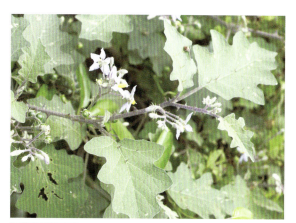
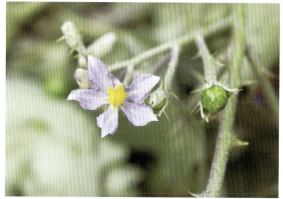
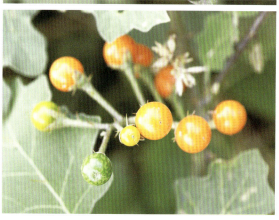

4.141.15 白英

SOLANI LYRATI HERBA

【别名】山甜菜、蔓茄、北风藤、白英

【基原】来源于茄科 Solanaceae 茄属 *Solanum* 白英 *Solanum lyratum* Thunb. 的全株入药。

【形态特征】草质藤本。长 0.5~1m，茎及小枝均密被具节长柔毛。叶互生，多数为琴形，长 3.5~5.5cm，宽 2.5~4.8cm，基部常 3~5 深裂，裂片全缘，侧裂片愈近基部的愈小，顶端钝，中裂片较大，通常卵形，顶端渐尖，两面均被白色发亮的长柔毛，中脉明显，侧脉在下面较清晰，通常每边 5~7 条；少数在小枝上部的为心脏形，小，长 1~2cm；叶柄长 1~3cm，被有与茎枝相同的毛被。聚伞花序顶生或腋外生，疏花，总花梗长 2~2.5cm，被具节的长柔毛，花梗长 0.8~1.5cm，无毛，顶端稍膨大，基部具关节；萼环状，直径约 3mm，无毛，萼齿 5 枚，圆

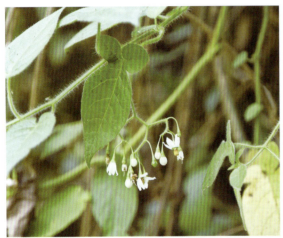
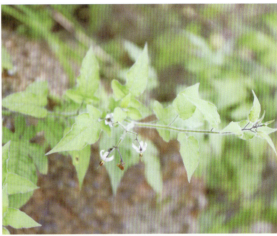
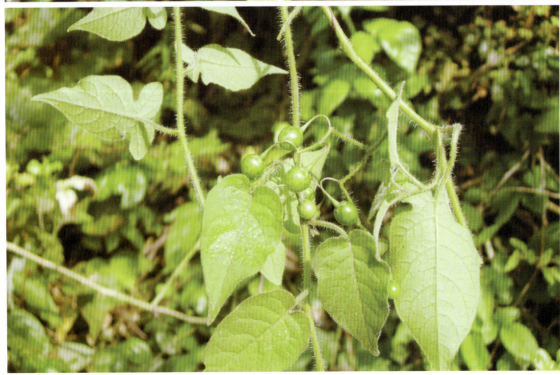

形，顶端具短尖头；花冠蓝紫色或白色，直径约1.1cm，花冠筒隐于萼内，长约1mm，冠檐长约6.5mm，5深裂，裂片椭圆状披针形，长约4.5mm，顶端被微柔毛；花丝长约1mm，花药长圆形，长约3mm，顶孔略向上；子房卵形，直径不及1mm，花柱丝状，长约6mm，柱头小，头状。浆果球状，成熟时红黑色，直径约8mm；种子近盘状，扁平，直径约1.5mm。花期夏、秋季，果熟期秋末。

【分布】福建、江西、浙江、江苏、安徽、湖南、湖北、河南、陕西、广西、云南、贵州、四川。日本和朝鲜、中南半岛南部也有分布。

【采集加工】夏、秋季采收，将全株晒干。

【性味归经】味甘、苦，性微寒。

【功能主治】清热解毒，消肿镇痛，利水消肿。治阴道糜烂，痈疮，癣疥，黄疸，丹毒，癌症，蛇伤，急性胃肠炎，瘰疬，带下病，风火赤眼，牙痛，甲状腺肿大，化脓性骨髓炎，痔疮。

【用法用量】15~30g，水煎服。

【附方】① 治黄疸性肝炎：白英、天胡荽各30g，虎刺根15g，水煎服。

② 治肺癌：白英、狗牙半支（垂盆草）各30g，水煎服，每日1剂。

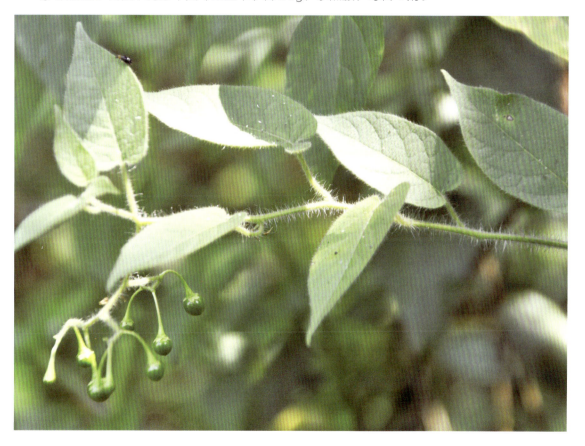

4.141.16 茄

SOLANI MELONGENI RADIX

【别名】茄子根、白茄、五角茄、五指茄

【基原】来源于茄科 Solanaceae 茄属 *Solanum* 茄 *Solanum melongena* L. 的根入药。

【形态特征】亚灌木，高达 1m，小枝、叶柄及花梗均被 6~8（10）带分枝的、平贴或具短柄的星状茸毛，小枝多为紫色，有皮刺。叶大，卵形至长圆状卵形，长 8~18cm，宽 5~11cm，顶端钝，基部不相等，边缘浅波状或深波状圆裂，叶面被 3~7（8）分枝短而平贴的星状茸毛，下面密被 7~8 分枝较长而平贴的星状茸毛，侧脉每边 4~5 条，在叶面疏被星状茸毛，背面则较密，中脉的毛被与侧脉的相同，有时中脉及侧脉在两面均具小皮刺，叶柄长 2~4.5cm，有时具皮刺。能孕花单生，花柄长 1~1.8cm，毛被较密，花后常下垂，不孕花蝎尾状与能孕花并出；萼近钟形，直径 2.5cm 或稍大，外面密被与花梗相似的星状茸毛及小皮刺，皮刺长约 3mm，萼裂片披针形，顶端锐尖，内面疏被星状茸毛，花冠辐状，外面星状毛被较密，内面仅裂片顶端疏被星状茸毛，花冠筒长约 2mm，冠檐长约 2.1cm，裂片三角形，长约 1cm；花丝长约 2.5mm，花药长约 7.5mm；子房圆形，顶端密被星状毛，花柱长 4~7mm，中部以下被星状茸毛，柱头浅裂。果的形状大小变异极大。

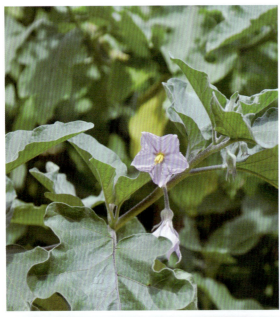

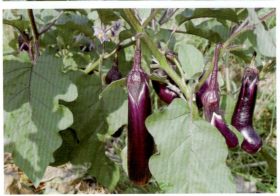

【生境】栽培。

【分布】我国各地栽培。原产亚洲热带。

【采集加工】夏、秋采收，将根晒干。

【性味归经】味甘，性凉。

【功能主治】清热利湿，驱风止咳，收敛止血。治风湿性关节炎，老年慢性气管炎，水肿，久咳，久痢，带下病，遗精，尿血，便血。外用治冻疮。

【用法用量】15~30g，水煎服。外用适量，煎水洗。

【附方】① 治慢性风湿性关节炎：茄子根 15g，水煎服；或用茄子根 90g，浸白酒 250g，浸泡 7 天后取服，每次服药酒 15g，1 日 2 次。

② 治冻伤：茄子根 120g，煎汤熏洗患部，每日 1~2 次。

③ 治老年慢性气管炎：茄子根糖浆，每日 2~3 次，每次 50ml。10 天为 1 个疗程，连服 3 个疗程。

④ 治乳头裂：霜打小茄子适量焙干，用香油调敷患处。

4.141.17 龙葵

SOLANI NIGRI HERBA

【别名】天茄子、苦葵

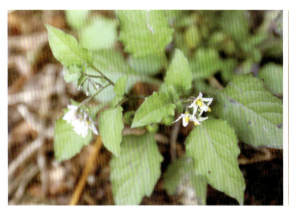
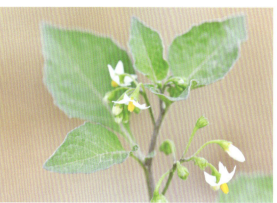

【基原】来源于茄科 Solanaceae 茄属 *Solanum* 龙葵 *Solanum nigrum* L. 的全草入药。

【形态特征】一年生草本。高可达 1m，茎无棱或具不明显的棱，被微柔毛或近无毛。叶片卵形或卵状椭圆形，长 3~10cm，宽 2~5.5cm，顶渐尖，基部楔形或阔楔形而下延至叶柄，边全缘或具波状粗齿，光滑或两面具疏短柔毛，叶脉每边 5~6 条；叶柄长 1~2.5cm。蝎尾状花序腋外生，由 3~6（10）朵花组成，总花梗长 1~2.5cm，花梗长约 5mm，近无毛或具短柔毛；花萼浅杯状，直径 1.5~2mm，5 裂，裂片卵形，顶钝；花冠白色，筒部隐于萼内，长不及 1mm，冠管长约 1mm，檐部长约 2.5mm，5 深裂，裂片卵圆形，长约 2mm；雄蕊 5 枚，着生花冠喉部，花药约 1.2mm，黄色，顶孔开裂；子房卵形，花柱长约 1.5mm，中部以下被白色茸毛，柱头小，头状。浆果球形，黑色，直径约 8mm，种子扁，近卵形。几乎全年开花结果。

【生境】生于山坡、荒地、田边及村庄附近旷地上。

【分布】香港、广东、海南、台湾、江西、浙江、江苏、湖南、湖北、河北、云南、贵州。欧、亚、美洲的温带余部地区也有分布。

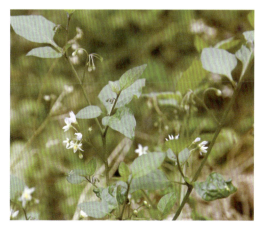

【采集加工】夏、秋季采收，将全草切段晒干备用。

【性味归经】味苦，性寒；有小毒。归肺、脾经。

【功能主治】清热解毒，利水消肿。治感冒发热，牙痛，慢性支气管炎，痢疾，泌尿系感染，乳腺炎，带下病，癌症；外用治痈疖疔疮，天疱疮，蛇咬伤。

【用法用量】9~30g，水煎服。外用适量鲜品捣烂敷患处。

【附方】① 治慢性气管炎：龙葵全草 30g，桔梗 9g，甘草 3g。上药为 1 日量，10 日为 1 个疗程。

② 治急性乳腺炎：龙葵 60g，水煎分 2 次服，每日 1 剂。一般在 3~7 天症状消失。

③ 治毒蛇咬伤：龙葵、六月雪鲜叶各 30g，捣烂取汁内服，将药渣外敷。连用 2 日。

4.141.18 水茄

SOLANI TORVI RADIX

【别名】金衫扣、山颠茄、刺番茄

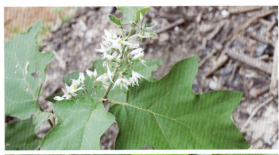
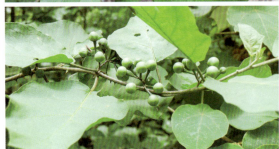
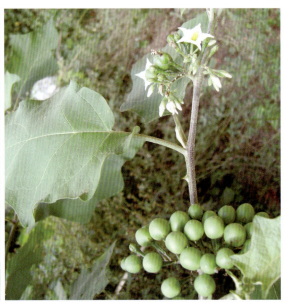

【基原】来源于茄科 Solanaceae 茄属 Solanum 水茄 Solanum torvum Sw. 的根入药。

【形态特征】灌木。高 1~3m，小枝、叶下面、叶柄及花序柄均被星状毛。叶单生或双生，卵形至椭圆形，长 6~15cm，宽 4~9cm，顶端尖，基部心脏形或楔形，两边不相等，边缘半裂或作波状，裂片通常 5~7，叶面绿色，毛被较下面薄，分枝少（5~7）的无柄的星状毛较多，分枝多的有柄的星状毛较少，背面灰绿，密被分枝多而具柄的星状毛；中脉在下面少刺或无刺，侧脉每边 3~5 条，有刺或无刺。叶柄长 2~4cm，具 1~2 枚皮刺或不具。伞房花序腋外生，2~3 歧，毛被厚，总花梗长 1~1.5cm，具 1 细直刺或无，花梗长 5~10mm，被腺毛及星状毛；花白色；萼杯状，长约 4mm，外面被星状毛及腺毛，顶端 5 裂，裂片卵状长圆形，长约 2mm，顶端骤尖；花冠辐形，直径约 1.5cm，筒部隐于萼内，长约 1.5mm，冠檐长约 1.5cm，顶端 5 裂，裂片卵状披针形，顶端渐尖，长 0.8~1cm，外面被星状毛；花丝长约 1mm，花药为花丝长度的 4~7 倍，顶孔向上；子房卵形，光滑，不孕花的花柱短于花药，能孕花的花柱长于花药；柱头截形；浆果黄色，光滑无毛，圆球形，直径 1~1.5cm，宿萼外面被稀疏的星状毛，果柄长约 1.5cm，上部膨大。全年均开花结果。

【生境】生于村边、路旁或山坡、荒地。

【分布】香港、广东、广西、云南、福建、台湾等地。亚洲和美洲其他热带地区也有分布。

【采集加工】夏、秋季采收，根晒干。

【性味归经】味辛，性微凉；有小毒。

【功能主治】散瘀，通经，消肿，止痛，止咳。根：治跌打瘀痛，腰肌劳损，胃痛，牙痛，闭经，久咳。水煎服或浸酒服。

【用法用量】9~15g，水煎服。鲜叶：捣烂外敷可治无名肿毒。青光眼患者忌内服，以免增加眼压而使病情恶化。

4.141.19 龙珠

TUBOCAPSICI ANOMALI HERBA

【别名】灯笼珠草、野靛青、赤珠、姑椒草

【基原】来源于茄科 Solanaceae 龙珠属 *Tubocapsicum* 龙珠 *Tubocapsicum anomalum* (Franch. et Sav.) Makino 的全草入药。

【形态特征】草本。全株无毛，高达 1.5m。茎下部直径达 1.5cm，2 歧分枝开展，枝稍"之"字状折曲。叶薄纸质，卵形、椭圆形或卵状披针形，长 5~18cm，宽 3~10cm，顶端渐尖，基部歪斜楔形，下延到长 0.8~3cm 的叶柄，侧脉 5~8 对。花 2~6 朵簇生，俯垂，花梗细弱，长 1~2cm，顶端增大；花萼直径约 3mm，长约 2mm，果时稍增大而宿存；花冠直径 6~8mm，裂片卵状三角形，顶端尖锐，向外反曲，有短缘毛；雄蕊稍伸出花冠；子房直径 2mm，花柱近等长于雄蕊。浆果直径 8~12mm，熟后红色。种子淡黄色。花、果期 8~10 月。

【生境】生于海拔 400~1500m 的路旁、山谷或山坡疏林下。

【分布】台湾、福建、江西、浙江、广东、湖南、广西、云南、贵州。朝鲜、日本也有分布。

【采集加工】夏、秋季采收，将全草晒干。

【性味归经】味苦，性寒。

【功能主治】清热解毒，通利小便。治小便淋痛，痢疾，疔疮。

【用法用量】30~60g，水煎服。外用鲜品捣烂敷患处。

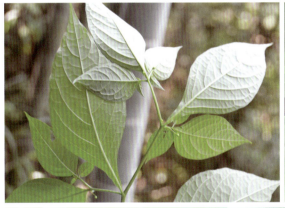
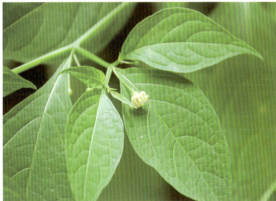
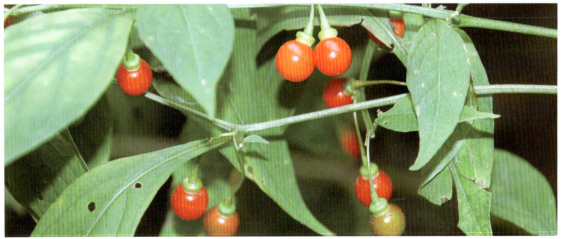

4.142 旋花科

4.142.1 心萼薯

ANISEIAE BIFLORAE HERBA

【别名】满山香、黑面藤、亚灯堂、华陀花、簕番薯

【基原】来源于旋花科 Convolvulaceae 心萼薯属 *Aniseia* 心萼薯 *Aniseia biflora*（L.）Choisy 的全草或种子入药。

【形态特征】缠绕草本；茎细长，直径 1.5~4mm，有细棱，被灰白色倒向硬毛。叶心形或心状三角形，长 4~9.5cm，宽 3~7cm，顶端渐尖，基部心形，全缘或很少为不明显的 3 裂，两面被长硬毛，侧脉 6~7 对，在两面稍突起，第三次脉近于平行，细弱；叶柄长 1.5~8cm，毛被同茎。花序腋生，短于叶柄，花序梗长 3~15mm，或有时更短则花梗近于簇生，毛被同叶柄，通常着生 2 朵花，有时 1 或 3；苞片小，线状披针形，被疏长硬毛；花梗纤细，长 8~15mm，毛被同叶柄；萼

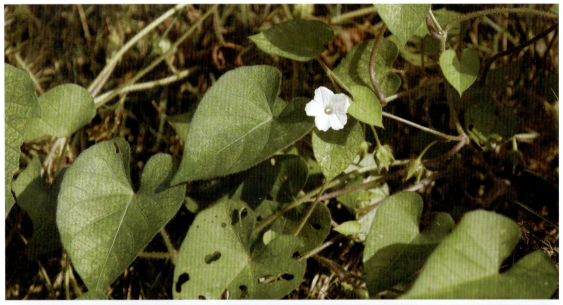

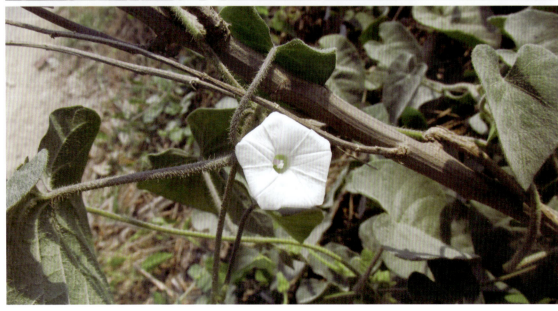

片5，外萼片三角状披针形，长8~10mm，宽4~5mm，基部耳形，外面被灰白色疏长硬毛，具缘毛，内面近于无毛，在内的2萼片线状披针形，与外萼片近等长或稍长，萼片于结果时稍增大；花冠白色，狭钟状，长1.2~1.5cm，冠檐浅裂，裂片圆；瓣中带被短柔毛；雄蕊5，内藏，长3mm，花丝向基部渐扩大，花药卵状三角形，基部箭形；子房圆锥状，无毛，花柱棒状，长3mm，柱头头状，2浅裂。蒴果近球形，直径约9mm，果瓣内面光亮。

【生境】生于山坡、山谷、路旁或林下。

【分布】广东、香港、台湾、福建、江西、湖南、广西、云南、贵州等地。越南也有分布。

【采集加工】夏、秋采收，将全草或种子晒干。

【性味归经】味甘、微苦，性平。

【功能主治】全草清热解毒，消疳祛积。全草治感冒，蚊虫叮咬，小儿疳积。种子解毒，活血，治跌打损伤，蛇伤。

【用法用量】全草15~25g，种子10~15g，水煎服。

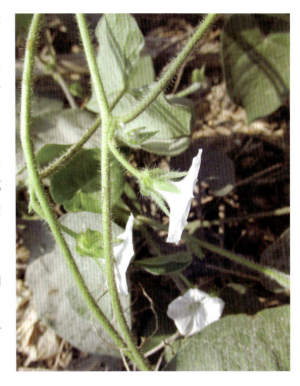

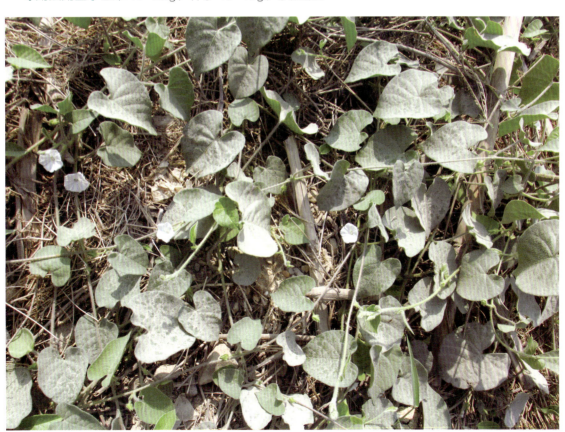

4.142.2 白鹤藤

ARGYREIAE ACUTAE HERBA

【别名】白背丝绸、一匹绸

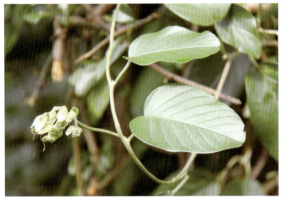
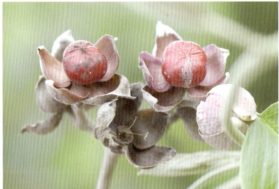
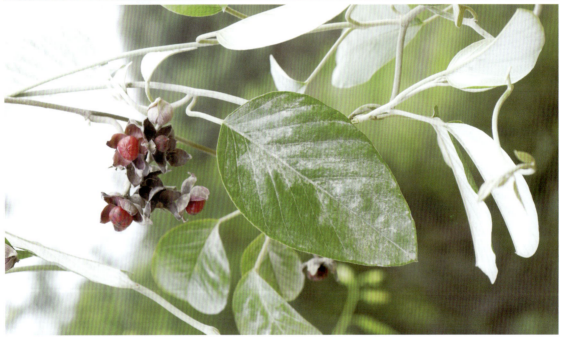

【基原】来源于旋花科 Convolvulaceae 银背藤属 *Argyreia* 白鹤藤 *Argyreia acuta* Lour. 叶或全株入药。

【形态特征】攀援灌木，小枝通常圆柱形，被银白色绢毛，老枝黄褐色，无毛。叶椭圆形或卵形，长 5~13cm，宽 3~10cm，顶端锐尖或钝，基部圆形或微心形，叶面无毛，背面密被银色绢毛，全缘，侧脉多至 8 对，在叶面不显，在叶背面中、侧脉均凸起，网脉不显；叶柄长 1.5~6cm，被银色绢毛。聚伞花序腋生或顶生，总花梗长达 3.5~8cm，被银色绢毛，有棱角或侧扁，次级及三级总梗长 5~8mm，具棱，被银色绢毛，花梗长 5mm，被银色绢毛；苞片椭圆形或卵圆形，钝，外面被银色绢毛，长 8~12mm，宽 4~8mm；萼片卵形，钝，外萼片长 9~10mm，宽 6~7mm，内萼片长 6~7mm，宽 4~5mm，外面被银色绢毛；花冠漏斗状，长约 28mm，白色，外面被银色绢毛，冠檐深裂，裂片长圆形，长达 15mm，顶端渐尖，花冠管长 6~7mm；雄蕊着生于基部

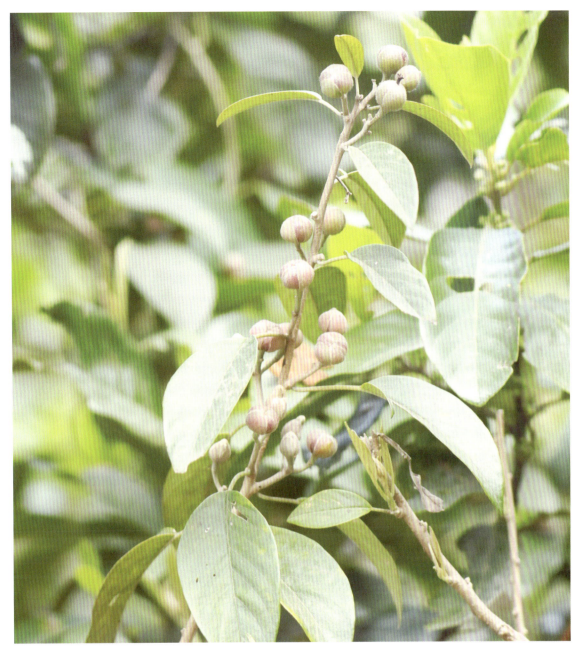

6~7mm 处，花丝长 15mm，具乳突，向基部扩大，花药长圆形，长 4mm；子房无毛，近球形，2 室，每室 2 胚珠，花柱长 2cm，柱头头状，2 裂。果球形，直径 8mm，红色，为增大的萼片包围，萼片凸起，内面红色。

【生境】生于山坡、河谷、溪边、灌丛或疏林下。

【分布】广东、香港、海南、广西、云南。印度、越南、老挝也有分布。

【采集加工】夏、秋季采收，将叶或全株切段晒干。

【性味归经】味微苦、微酸，性凉。

【功能主治】祛风利尿，化痰止咳，止血活络，拔毒生肌。治肾炎水肿，肝硬化腹水，风湿疼痛，内伤吐血，崩漏，带下病，急慢性气管炎，跌打损伤。外用治乳腺炎，疮疖脓肿，湿疹。

【用法用量】6~15g，水煎服。外用鲜叶开水烫过后贴患处或煎水洗患处。

4.142.3 银背藤

ARGYREIAE OBTUSIFOLIAE FOLIUM

【基原】来源于旋花科 Convolvulaceae 银背藤属 *Argyreia* 银背藤 *Argyreia obtusifolia* Lour. 的叶入药。

【形态特征】攀援藤本，分枝少，幼枝密被短柔毛，老枝无毛，淡褐色，具皱纹。叶卵形、椭圆形至长圆形，长 5~10cm，宽 2~5.5cm，顶端锐尖，基部宽楔形，叶面被疏柔毛，背面密被短柔毛，呈灰白色，侧脉 7~11 对；叶柄长 1.5~3.8cm，被短柔毛。聚伞花序有花 5~8 朵，腋生或顶生，总花梗长 2~3cm，苞片早落；萼片卵形，钝，长 8mm，宽 6~7mm，内面的稍小，外面密被长柔毛，内面无毛；花冠漏斗状，长 4~5cm，外面疏被柔毛，瓣中带密被长柔毛，内面无毛，冠檐 5 浅裂；雄蕊及花柱内藏；雄蕊着生于距花冠基部 7mm 处，花丝丝状，长 25mm，基部稍扩大，密被长柔毛，花药长圆形，长约 3.5mm。花盘环状，高 0.7mm。子房无毛，花柱长 32mm，柱头头状。果圆球形，红色，4 室，每室 1 种子。

【生境】生于山地密林或疏林中。

【分布】香港、广东、海南。越南、老挝、柬埔寨及马来半岛也有分布。

【采集加工】夏、秋采收，叶晒干。

【性味归经】味微辛、微苦，性凉。

【功能主治】活血化瘀。治跌打损伤，带下病，内伤吐血，筋络不舒。

【用法用量】20~30g，水煎服。外用鲜品捣烂敷患处。

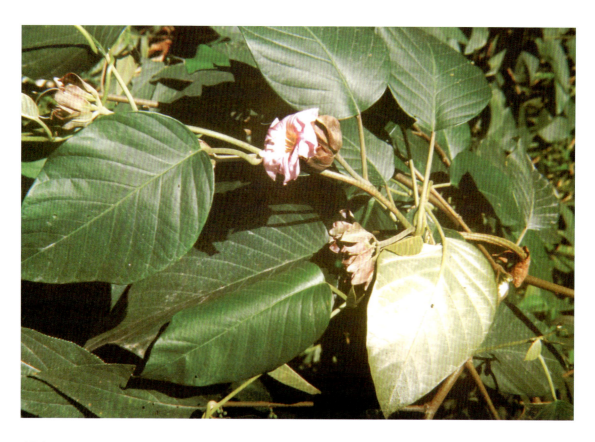

4.142.4 月光花

CALONYCTII ACULEATI HERBA

【别名】天茄儿

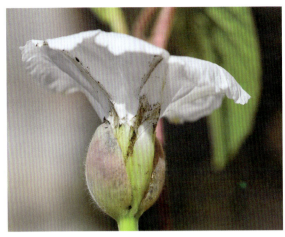
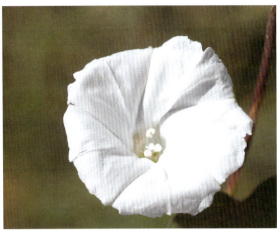

【基原】来源于旋花科 Convolvulaceae 月光花属 Calonyction 月光花 Calonyction aculeatum (L.) House 的全株或种子入药。

【形态特征】一年生、大的缠绕草质藤本，长可达10m，有乳汁，茎绿色，圆柱形，近平滑或多少具软刺。叶卵形，长10~20cm，顶端长锐尖或渐尖，基部心形，全缘或稍有角或分裂。花大，夜间开，芳香，1至多朵排列成总状，有时序轴呈"之"字曲折；萼片卵形，绿色，有长芒，3片外萼片长5~12mm（除芒），芒较长，内萼片长7~15mm（除芒），芒较短或无；花冠大，雪白色，极美丽，瓣中带淡绿色，管长7~12cm，宽约5mm，管上部不扩张或微扩张，冠檐浅的5圆裂，扩展，直径7~12cm；花柱和雄蕊伸出花冠外；雄蕊5枚，花丝圆柱形，着生于管，花药大，基部箭形，淡黄色；花盘环状，厚，肉质；子房长圆锥状；花柱圆柱形，白色；柱头2球状。蒴果卵形，长约3cm，具锐尖头，基部为增大的萼片所包围，果柄粗厚。种子大，无毛，长约1cm，宽7~8mm。花期8~10月；果期9~11月。

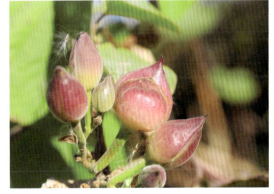

【生境】栽培或逸为野生。

【分布】我国庭园常栽培。原产热带美洲。

【采集加工】夏、秋季采收，全株或种子鲜用。

【性味归经】味苦、辛，性凉。

【功能主治】清热解毒。全草治蛇伤；种子治跌打肿痛，骨折。外用鲜草捣烂敷患处。

【用法用量】20~30g，水煎服。外用鲜品捣烂敷患处。

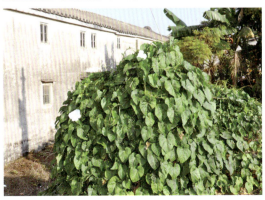

4.142.5 打碗花

CALYSTEGIAE HEDERACEAE HERBA

【别名】小旋花、兔耳草

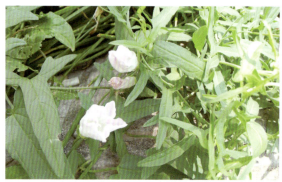
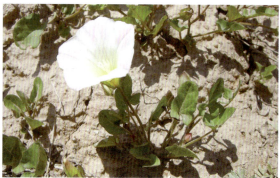

【基原】来源于旋花科 Convolvulaceae 打碗花属 Calystegia 打碗花 Calystegia hederacea Wall. ex Roxb. 的全草入药。

【形态特征】一年生草本。全体不被毛，植株通常矮小，高 8~30（40）cm，常自基部分枝，具细长白色的根。茎细，平卧，有细棱。基部叶片长圆形，长 2~3（5.5）cm，宽 1~2.5cm，顶端圆，基部戟形，上部叶片 3 裂，中裂片长圆形或长圆状披针形，侧裂片近三角形，全缘或 2~3 裂，叶片基部心形或戟形；叶柄长 1~5cm。花腋生，1 朵，花梗长于叶柄，有细棱；苞片宽卵形，长 0.8~1.6cm，顶端钝或锐尖至渐尖；萼片长圆形，长 0.6~1cm，顶端钝，具小短尖头，内萼片稍短；花冠淡紫色或淡红色，钟状，长 2~4cm，冠檐近截形或微裂；雄蕊近等长，花丝基部扩大，贴生花冠管基部，被小鳞毛；子房无毛，柱头 2 裂，裂片长圆形，扁平。蒴果卵球形，长约 1cm，宿存萼片与之近等长或稍短；种子黑褐色，长 4~5mm，表面有小疣点。花、果期 5~9 月。

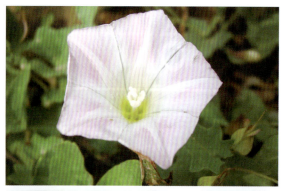
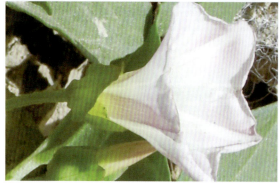

【生境】生于农田、荒地、路旁杂草中。

【分布】全国各地。东非、南亚、东南亚余地也有分布。

【采集加工】夏、秋季采收，将全草晒干。

【性味归经】味甘、微苦，性平。

【功能主治】健脾，利湿，调经。治脾胃虚弱，消化不良，小儿吐乳，疳积，月经不调。

【用法用量】10~30g，水煎服。外用治牙痛。

【附方】治牙痛：打碗花（鲜花）1g，白胡椒 0.3g，将鲜打碗花捣烂，白胡椒研成细粉，两药混匀，塞入齿龈蛀孔；风火牙痛放在痛牙处，上下牙咬紧，几分钟后吐出漱口，1 次不愈，可再使用 1 次。

4.142.6 旋花

CALYSTEGIAE SEPIAE RADIX ET FRUCTUS

【别名】篱天剑、面根藤

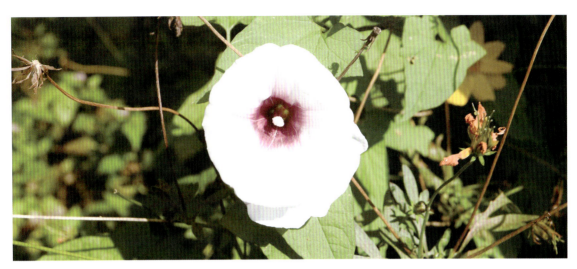

【基原】来源于旋花科 Convolvulaceae 打碗花属 Calystegia 旋花 Calystegia sepium (L.) R. Br. 的根和花入药。

【形态特征】多年生草本，全体不被毛。茎缠绕，伸长，具细棱。叶形多变，三角状卵形或宽卵形，长4~10（15）cm，宽2~6（10）cm或更宽，顶端渐尖或锐尖，基部戟形或心形，全缘或基部稍伸展为具2~3个大齿缺的裂片；叶柄常短于叶片或两者近等长。花腋生，1朵；花梗通常稍长于叶柄，长达10cm，有细棱或有时具狭翅；苞片宽卵形，长1.5~2.3cm，顶端锐尖；萼片卵形，长1.2~1.6cm，顶端渐尖或有时锐尖；花冠通常白色或有时淡红或紫色，漏斗状，长5~6cm，冠檐微裂；雄蕊花丝基部扩大，被小鳞毛；子房无毛，柱头2裂，裂片卵形，扁平。蒴果卵形，长约1cm，为增大宿存的苞片和萼片所包被。种子黑褐色，长4mm，表面有小疣。

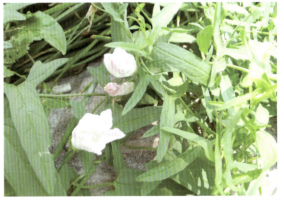

【生境】生于溪边的荒地或农田。

【分布】我国广泛分布。美国北部、欧洲、印度尼西亚、澳大利亚、新西兰也有分布。

【采集加工】夏、秋季采收，根、花晒干。

【性味归经】味甘，性寒。

【功能主治】清热利湿，理气健脾。治急性结膜炎，咽喉炎，带下病，疝气。

【用法用量】9~30g，水煎服。

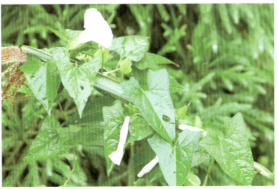

4.142.7 菟丝子

CUSCUTAE SEMEN

【基原】来源于旋花科 Convolvulaceae 菟丝子属 *Cuscuta* 南方菟丝子 *Cuscuta australis* R.Br. 和菟丝子 *Cuscuta chinensis* Lam. 的成熟种子入药。

【形态特征】A. 南方菟丝子：一年生寄生草本。茎缠绕，金黄色，纤细，直径1mm左右。无叶。花序侧生；少花或多花簇生成小伞或小团伞花序，总花序梗近无；苞片及小苞片均小，鳞片状；花梗稍粗壮，长1~2.5mm；花萼杯状，基部联合，裂片3~4（5），长圆形或近圆形，通常不等大，长0.8~1.8mm，顶端圆；花冠乳白色或淡黄色，杯状，长约2mm，裂片卵形或长圆形，顶端圆，约与花冠管近等长，直立，宿存；雄蕊着生于花冠裂片弯缺处，比花冠裂片稍短；鳞片小，边缘短流苏状；子房扁球形，花柱2，等长或稍不等长，柱头球形。蒴果扁球形，直径3~4mm，下半部为宿存花冠所包，成熟时不规则开裂，不为周裂。通常有4种子，淡褐色，卵形，长约1.5mm，表面粗糙。

【生境】生于准噶尔盆地。寄生于豆科、菊科等草本或小灌木上。

【分布】新疆。马来西亚、印度尼西亚、大洋洲等地也有分布。

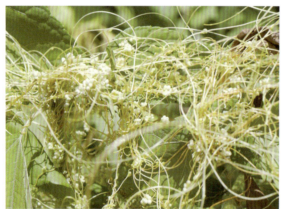
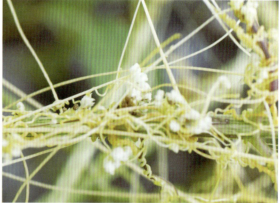
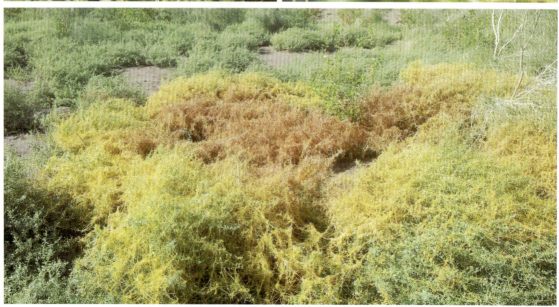

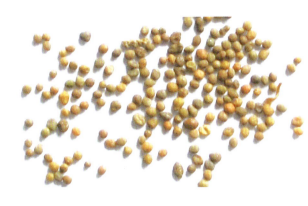

【形态特征】B.菟丝子：一年生寄生草本。茎缠绕，黄色，纤细，直径约1mm，无叶。花序侧生，少花或多花簇生成小伞形或小团伞花序，近于无总花序梗；苞片及小苞片小，鳞片状；花梗稍粗壮，长仅1mm；花萼杯状，中部以下联合，裂片三角状，长约1.5mm，顶端钝；花冠白色，壶形，长约3mm，裂片三角状卵形，顶端锐尖或钝，向外反折，宿存；雄蕊着生花冠裂片弯缺微下处；鳞片长圆形，边缘长流苏状；子房近球形，花柱2枚，等长或不等长，柱头球形。蒴果球形，直径约3mm，几乎全为宿存的花冠所包围，成熟时整齐周裂。种子2~49颗，淡褐色，卵形，长约1mm，表面粗糙。花期7~9月；果期8~10月。

【生境】寄生于草本或灌木丛中。

【分布】香港、广东、福建、浙江、江苏、安徽、河南、河北、山东、辽宁、吉林、黑龙江、内蒙古、山西、陕西、甘肃、宁夏、四川、云南、新疆。伊朗、阿富汗向东至日本、朝鲜，南至斯里兰卡、马达加斯加、澳大利亚也有分布。

【采集加工】秋季果实成熟时采收植株，晒干，打下种子，除去杂质。

【药材性状】本品呈类球形，直径1~2mm。表面灰棕色至棕褐色，粗糙，种脐线形或扁圆形。质坚实，不易以指甲压碎。气微，味淡。

【性味归经】味辛、甘，性平。归肝、肾、脾经。

【功能主治】补益肝肾，固精缩尿，安胎，明目，止泻。治阳痿遗精，尿有余沥，遗尿尿频，腰膝酸软，目昏耳鸣，肾虚胎漏，胎动不安，脾肾虚泻；外治白癜风。

【用法用量】6~12g，水煎服。外用适量。

【附方】治肾虚腰痛、阳痿、遗精：菟丝子15g，枸杞子、杜仲各12g，莲须、韭菜子、五味子各6g，补骨脂9g。水煎服或制成蜜丸，每服9g，每日2~3次。

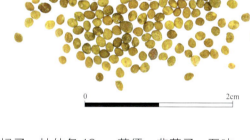

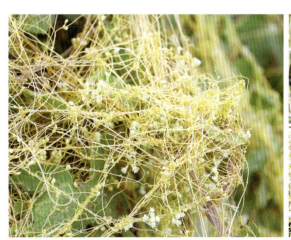

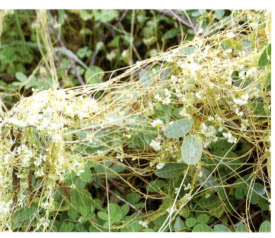

4.142 旋花科

4.142.8 日本菟丝子

CUSCUTAE JAPONICAE SEMEN

【别名】金灯藤、大菟丝子

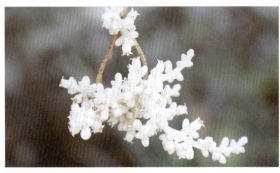
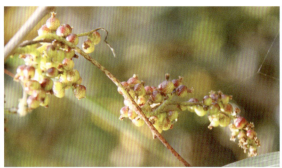

【基原】来源于旋花科 Convolvulaceae 菟丝子属 *Cuscuta* 日本菟丝子 *Cuscuta japonica* Choisy 的种子入药。

【形态特征】一年生寄生缠绕草本，茎较粗壮，肉质，直径 1~2mm，黄色，常带紫红色瘤状斑点，无毛，多分枝，无叶。花无柄或几无柄，形成穗状花序，长达 3cm，基部常多分枝；苞片及小苞片鳞片状，卵圆形，长约 2mm，顶端尖，全缘，沿背部增厚；花萼碗状，肉质，长约 2mm，5 裂几达基部，裂片卵圆形或近圆形，相等或不相等，顶端尖，背面常有紫红色瘤状突起；花冠钟状，淡红色或绿白色，长 3~5mm，顶端 5 浅裂，裂片卵状三角形，钝，直立或稍反折，短于花冠筒 2~2.5 倍；雄蕊 5 枚，着生于花冠喉部裂片之间，花药卵圆形，黄色，花丝无或几无；鳞片 5 枚，长圆形，边缘流苏状，着生于花冠筒基部，伸长至冠筒中部或中部以上；子房球状，平滑，无毛，2 室，花柱细长，合生为 1 枚，与子房等长或稍长，柱头 2 裂。蒴果卵圆形，长约 5mm，近基部周裂；种子 1~2 个，光滑，长 2~2.5mm，褐色。花期 8 月；果期 9 月。

【生境】寄生于草本或灌木上。

【分布】我国南北各地区。越南、朝鲜、日本也有分布。

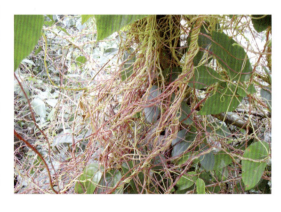

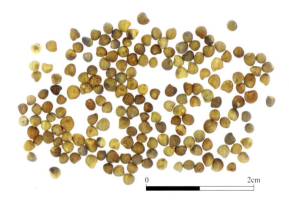

【采集加工】夏、秋季采收，果实晒干。

【性味归经】味甘、苦，性平。归肝、肾、脾经。

【功能主治】补肾益精，止泻杀虫。治阳痿，遗精，白带病，双目赤痛。

【用法用量】6~12g，水煎服。

【附方】治肾虚腰痛、阳痿、遗精：菟丝子 15g，枸杞子、杜仲各 12g，莲须、韭菜子、五味子各 6g，补骨脂 9g。水煎服或制成蜜丸，每服 9g，每日 2~3 次。

4.142.9 马蹄金

DICHONDRAE MICRANTHAE HERBA

【别名】黄疸草、小金钱草、钮子草、鱼脐草

【基原】来源于旋花科 Convolvulaceae 马蹄金属 *Dichondra* 马蹄金 *Dichondra micrantha* Urban [*D. repens* Forst.] 的全草入药。

【形态特征】多年生匍匐小草本，茎细长，被灰色短柔毛，节上生根。叶肾形至圆形，直径 4~25mm，顶端宽圆形或微缺，基部阔心形，叶面微被毛，背面被贴生短柔毛，全缘；具长的叶柄，叶柄长 3~5（6）cm。花单生叶腋，花柄短于叶柄，丝状；萼片倒卵状长圆形至匙形，钝，长 2~3mm，背面及边缘被毛；花冠钟状，较短至稍长于萼，黄色，深 5 裂，裂片长圆状披针形，无毛；雄蕊 5 枚，着生于花冠 2 裂片间弯缺处，花丝短，等长；子房被疏柔毛，2 室，具 4 枚胚珠，花柱 2 枚，柱头头状。蒴果近球形，小，短于花萼，直径约 1.5mm，膜质。种子 1~2，黄色至褐色，无毛。

【生境】生于山坡林缘或村边、路旁、田野阴湿处。

【分布】浙江、江西、福建、台湾、湖南、广东、广西、云南等地。广布于两半球热带、亚热带地区。

【采集加工】夏、秋季采收，将全草晒干。

【性味归经】味辛、淡，性微温。

【功能主治】疏风散寒，行气破积，散结止痛。治风寒感冒，疟疾，中暑腹痛，泌尿系结石，急、慢性肝炎，跌打肿痛。

【用法用量】10~15g，水煎服。

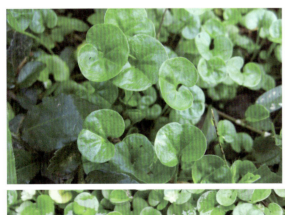
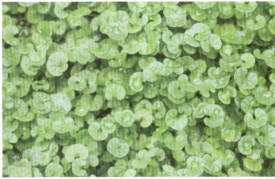
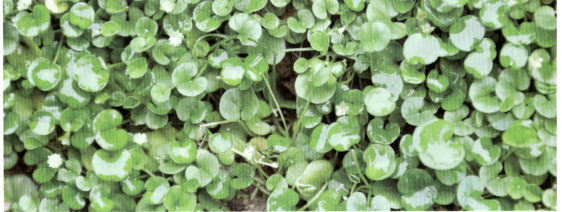

4.142.10 丁公藤

ERYCIBES CAULIS

【别名】包公藤

【基原】来源于旋花科 Convolvulaceae 丁公藤属 *Erycibe* 丁公藤 *Erycibe obtusifolia* Benth. 或光叶丁公藤 *Erycibe schmidtii* Craib 的藤茎入药。

【形态特征】A. 丁公藤：高大木质藤本，长可达 30m；小枝干后黄褐色，明显有棱，不被毛。叶革质，椭圆形或倒长卵形，长 6.5~9cm，宽 2.5~5cm，顶端钝或钝圆，基部渐狭成楔形，两面无毛，侧脉 4~5 对，在叶面不明显，在背面微突起，至边缘以内网结上举；叶柄长 0.8~1.2cm，无毛。聚伞花序腋生和顶生，腋生的花少至多数，顶生的排列成总状，长度均不超过叶长的一半，花序轴、花序梗被淡褐色柔毛；花梗长 4~6mm；花萼球形，萼片近圆形，长 3mm，外面被淡褐色柔毛和有缘毛，毛不分叉；花冠白色，长 1cm，小裂片长圆形，全缘或浅波状，无齿；雄蕊不等长，花丝长可至 1.5mm，花药与花丝近等长，顶端渐尖，花丝之间有鳞片，子房圆柱形，柱头圆锥状贴着子房，两者近相等长。浆果卵状椭圆形，长约 1.4cm。

【生境】生于山地、山谷密林中。

【分布】广东、香港、海南、广西。

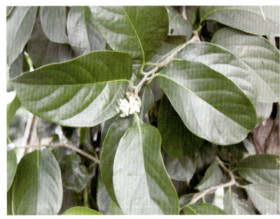
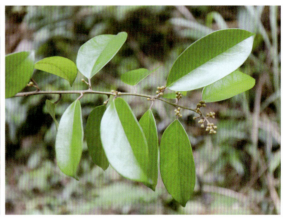
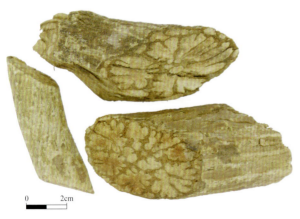

【形态特征】B. 光叶丁公藤：高大攀援灌木。小枝圆柱形，灰褐色，有细棱，无毛或贴生微柔毛。叶革质，卵状椭圆形或长圆状椭圆形，长 7~12cm，宽 2.5~6cm，顶端骤然渐尖，基部宽楔形或稍钝圆，两面无毛，中脉在叶面下陷，侧脉 5~6 对，在叶面不明显，至边缘网结，网脉在背面稍微突起；叶柄长 1~2（3.5）cm，幼时被微柔毛，老时无毛。聚伞花序成圆锥状，腋生和顶生，比叶短很多，长 2~7cm，密被锈色短柔毛，间有 2 叉状毛；花梗长 2~5mm，萼片近圆形，长约 3mm，外面稍密被锈色短柔毛，内萼片毛较密，被缘毛；花冠白色，芳香，长约 8mm，深 5 裂，瓣中带密被黄褐色绢毛，小裂片长圆形，边缘啮蚀状；花丝长约 1mm，基部扩大，花药长 1.8~2mm，圆锥状，顶端长渐尖，基部心形；雌蕊长约 2mm，子房圆柱形；柱头冠状，边缘有小裂片。浆果球形，干后黑褐色，直径约 1.5cm。

【生境】生于山地、山谷密林中。

【分布】广东、海南、广西。印度也有分布。

【采集加工】全年可采，除去枝叶，斩成斜片或短段，晒干。

【药材性状】本品为斜切的片或段，直径 1~10cm。外皮灰黄色、灰褐色或浅棕褐色，稍粗糙，有浅沟槽及不规则纵裂纹或龟裂纹，皮孔点状或疣状，黄白色，老的栓皮呈薄片剥落。质坚硬，纤维较多，不易折断，切面椭圆形，黄褐色或浅黄棕色，异型维管束呈花朵状或块状，木质部导管呈点状。气微，味淡。

【性味归经】味辛，性温；有小毒。归肝、脾、胃经。

【功能主治】祛风除湿，舒筋活络，消肿止痛。治风湿性关节炎，类风湿关节炎，坐骨神经痛，半身不遂，跌打肿痛。

【用法用量】3~6g，水酒各半煎服。可配制药酒内服或外搽。临床上用丁公藤甲素治疗原发性青光眼有较好的效果。

【注意】孕妇忌服。

【附方】治风湿性关节炎、类风湿关节炎、坐骨神经痛：丁公藤制成注射液（每安瓿 2ml，相当原生药 5g），肌内注射。每日 1~2 次，每次 2ml，小儿酌减。

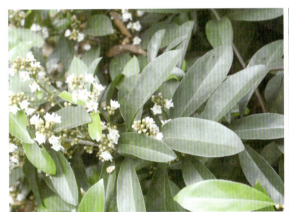
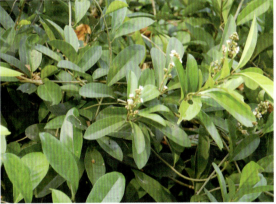
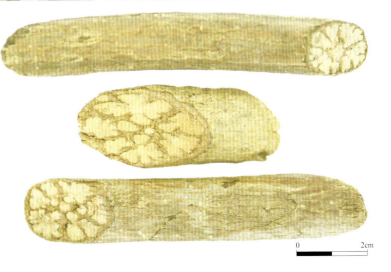

4.142.11 土丁桂

EVOLVULI ALSINOIDIS HERBA

【别名】银丝草

【基原】来源于旋花科 Convolvulaceae 土丁桂属 *Evolvulus* 土丁桂 *Evolvulus alsinoides*（L.）L. 的全草入药。

【形态特征】多年生草本，茎少数至多数，平卧或上升，细长，具贴生的柔毛。叶长圆形、椭圆形或匙形，长1~2.5cm，宽5~10mm，顶端钝及具小短尖，基部圆形或渐狭，两面或多或少被贴生疏柔毛，或有时上面少毛至无毛，中脉在下面明显，上面不显，侧脉两面均不显；叶柄短至近无柄。总花梗丝状，较叶短或长得多，长2.5~3.5cm，被贴生毛；花单1或数朵组成聚伞花序，花柄与萼片等长或通常较萼片长；苞片线状钻形至线状披针形，长1.5~4mm；萼片披针形，锐尖或渐尖，长3~4mm，被长柔毛；花冠辐状，直径7~8（10）mm，蓝色或白色；雄蕊5枚，内藏，花丝丝状，长约4mm，贴生于花冠管基部；花药长圆状卵形，顶端渐尖，基部钝，长约1.5mm；子房无毛；花柱2枚，每1花柱2尖裂，柱头圆柱形，顶端稍棒状。蒴果球形，无毛，直径3.5~4mm，4瓣裂；种子4或较少，黑色，平滑。花期5~9月。

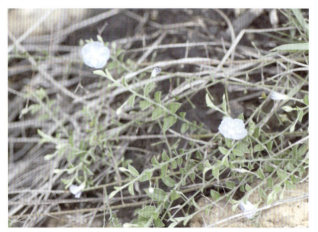

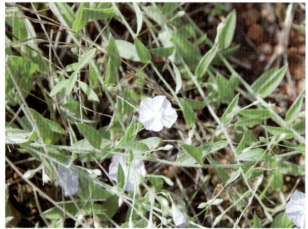

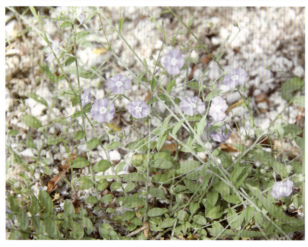

【生境】生于山坡、丘陵、干旱开旷地或草坡上。

【分布】我国长江以南各地。自马达加斯加、经印度至中南半岛余部均有分布。

【采集加工】夏、秋采收，将全草晒干。

【性味归经】味苦、涩，性平。

【功能主治】止咳平喘，清热利湿，散瘀止痛。治支气管哮喘，咳嗽，黄疸，胃痛，消化不良，急性肠炎，痢疾，泌尿系感染，带下病，跌打损伤，腰腿痛。

【用法用量】3~9g，水煎服。

4.142.12 蕹菜

IPOMOEAE AQUATICAE HERBA

【别名】通心菜

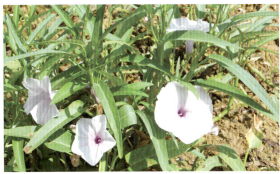
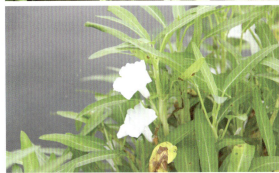
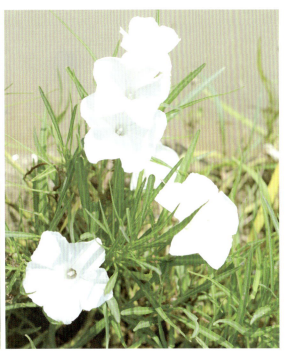

【基原】来源于旋花科 Convolvulaceae 番薯属 *Ipomoea* 蕹菜 *Ipomoea aquatica* Forsk. 的全株入药。

【形态特征】一年生草本，蔓生或漂浮于水。茎圆柱形，有节，节间中空，节上生根，无毛。叶片形状、大小有变化，卵形、长卵形、长卵状披针形或披针形，长 3.5~17cm，宽 0.9~8.5cm，顶端锐尖或渐尖，具小短尖头，基部心形、戟形或箭形，偶尔截形，全缘或波状，或有时基部有少数粗齿，两面近无毛或偶有稀疏柔毛；叶柄长 3~14cm，无毛。聚伞花序腋生，花序梗长 1.5~9cm，基部被柔毛，向上无毛，具 1~3（5）朵花；苞片小鳞片状，长 1.5~2mm；花梗长 1.5~5cm，无毛；萼片近于等长，卵形，长 7~8mm，顶端钝，具小短尖头，外面无毛；花冠白色、淡红色或紫红色，漏斗状，长 3.5~5cm；雄蕊不等长，花丝基部被毛；子房圆锥状，无毛。蒴果卵球形至球形，直径约 1cm，无毛。种子密被短柔毛或有时无毛。

【生境】栽培。

【分布】我国南方各地有栽培。世界普遍栽培。

【采集加工】夏、秋采收，全草鲜用。

【性味归经】味甘、淡，性凉。

【功能主治】清热解毒，利尿，止血。治食物中毒，黄藤、钩吻、砒霜、野菇中毒，小便不利，尿血，鼻衄，咯血。外用治疮痈肿毒。

【用法用量】鲜品 60~120g，水煎服。上述中毒解毒时可用鲜根或鲜全草 500~1000g 绞汁服。外用适量鲜品捣烂敷患处。

4.142.13　五爪金龙

IPOMOEAE CAIRICAE RADIX ET FOLIUM

【别名】五叶藤、五叶薯

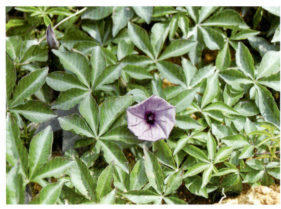
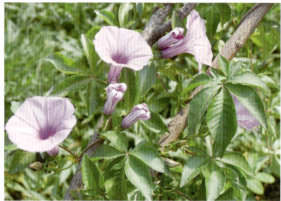

【基原】来源于旋花科 Convolvulaceae 番薯属 *Ipomoea* 五爪金龙 *Ipomoea cairica*（L.）Sweet 的叶、块根入药。

【形态特征】草质藤本，全体无毛，老时根上具块根。茎细长，有细棱，有时有小疣状突起。叶掌状 5 深裂或全裂，裂片卵状披针形、卵形或椭圆形，中裂片较大，长 4~5cm，宽 2~2.5cm，两侧裂片稍小，顶端渐尖或稍钝，具小短尖头，基部楔形渐狭，全缘或不规则微波状，基部 1 对裂片通常再 2 裂；叶柄长 2~8cm，基部具小的掌状 5 裂的假托叶。聚伞花序腋生，花序梗长 2~8cm，具 1~3 花，或偶有 3 朵以上；苞片及小苞片均小，鳞片状，早落；花梗长 0.5~2cm，有时具小疣状突起；萼片稍不等长，外方 2 片较短，卵形，长 5~6mm，外面有时有小疣状突起，内萼片稍宽，长 7~9mm，萼片边缘干膜质，顶端钝圆或具不明显的小短尖头；花冠紫红色、紫色或淡红色，偶有白色，漏斗状，长 5~7cm；雄蕊不等长，花丝基部稍扩大下延贴生于花冠管基部以上，被毛；子房无毛，花柱纤细，长于雄蕊，柱头 2 球形。蒴果近球形，高约 1cm，2 室，4 瓣裂。种子黑色，长约 5mm，边缘被褐色柔毛。

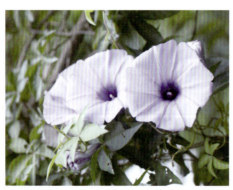
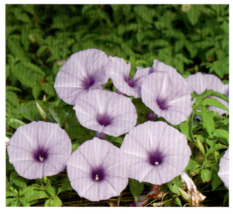

【生境】逸生于平地、山地村边、路边灌丛、林缘。

【分布】香港、广东、台湾、福建、广西、云南。非洲和亚洲热带余部地区也有分布。

【采集加工】夏、秋采收，叶、块根晒干。

【性味归经】味甘，性寒。

【功能主治】清热解毒，止咳，通淋利水。治骨蒸劳热，咳嗽咯血，淋病水肿，小便不利，痈肿疮疖。

【用法用量】6~12g，水煎服。

【注意】虚寒者忌用。

4.142.14　七爪龙

IPOMOEAE DIGITATAE HERBA

【别名】藤商陆、野牵牛

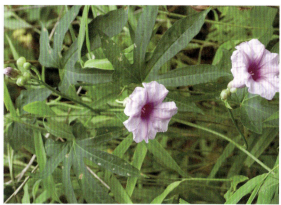
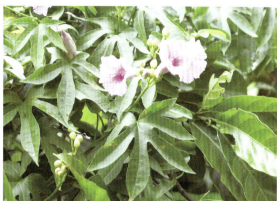

【基原】来源于旋花科 Convolvulaceae 番薯属 Ipomoea 七爪龙 Ipomoea digitata L. 的根或茎叶入药。

【形态特征】草质藤本，具粗壮而稍肉质的根。茎圆柱形，有细棱，无毛。叶长 7~18cm，宽 7~22cm，掌状 5~7 裂，裂至中部以下但未达基部，裂片披针形或椭圆形，全缘或不规则波状，顶端渐尖或锐尖，具小短尖头，两面无毛或叶面沿中脉疏被短柔毛；叶柄长 3~11cm，无毛。聚伞花序腋生，各部分无毛，花序梗通常比叶长，具少花至多花；苞片早落；花梗长 0.9~2.2cm；萼片不等长，外萼片长圆形，长 7~9mm，内萼片宽卵形，长 9~10mm，顶端钝；花冠淡红色或紫红色，漏斗状，长 5~6cm，花冠管圆筒状，基部变狭，冠檐开展；雄蕊花丝基部被毛；子房无毛。蒴果卵球形，高约 1.2cm，4 室，4 瓣裂。种子

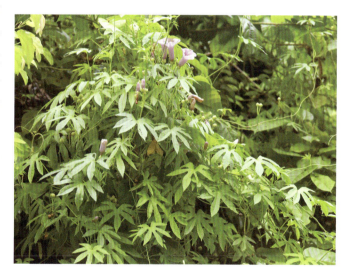

4 颗，黑褐色，长约 6mm，基部被长绢毛，毛比种子长约 1 倍，易脱落。

【生境】生于山谷或村旁稍荫蔽的疏林或灌丛中。

【分布】香港、广东、海南、台湾、福建、广西、云南。越南及亚洲热带余部也有分布。

【采集加工】夏、秋采收，切段，晒干。

【性味归经】味苦，性寒；有毒。

【功能主治】解毒散结，逐水消肿。治水肿腹胀，便秘。外用治乳腺炎，痈疮，淋巴结结核。

【用法用量】6~9g，水煎服。外用适量，鲜草捣烂外敷，或磨酒涂搽患处。

【注意】孕妇、体弱者忌服。

4.142.15 厚藤

IPOMOEAE PES-CAPRAE HERBA

【别名】马鞍藤、二叶红薯

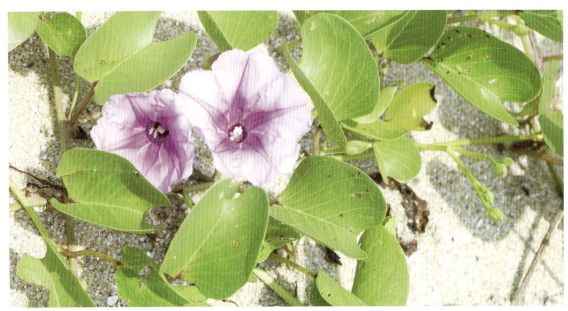

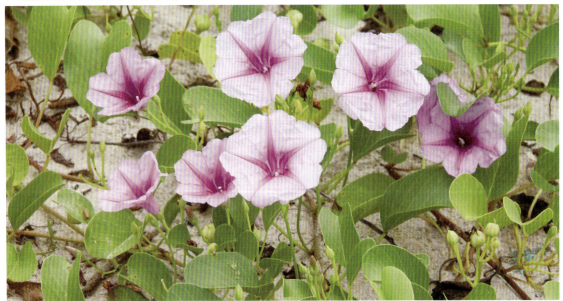

【基原】来源于旋花科 Convolvulaceae 番薯属 Ipomoea 厚藤 Ipomoea pes-caprae（L.）Sweet 的全株入药。

【形态特征】草质藤本，全株无毛；茎平卧，有时缠绕。叶肉质，干后厚纸质，卵形、椭圆形、圆形、肾形或长圆形，长3.5~9cm，宽3~10cm，顶端微缺或2裂，裂片圆，裂缺浅或深，有时具小凸尖，基部阔楔形、截平至浅心形；在背面近基部中脉两侧各有1枚腺体，侧脉8~10对；叶柄长2~10cm。多歧聚伞花序，腋生，有时仅1朵发育；花序梗粗壮，长4~14cm，花梗长2~2.5cm；苞片小，阔三角形，早落；萼片厚纸质，卵形，顶端圆形，具小凸尖，外萼片长

7~8mm，内萼片长 9~11mm；花冠紫色或深红色，漏斗状，长 4~5cm；雄蕊和花柱内藏。蒴果球形，高 1.1~1.7cm，2 室，果皮革质，4 瓣裂。种子三棱状圆形，长 7~8mm，密被褐色茸毛。

【生境】生于海滨沙滩及沿海一带村旁、堤岸的草丛中。

【分布】广东、香港、澳门、海南、广西、福建、台湾、浙江等地。广布于世界热带沿海地区。

【采集加工】夏、秋采收，将全草晒干。

【性味归经】味辛、微苦，性温。

【功能主治】祛风除湿，拔毒消肿。治风寒感冒，风湿关节痛，腰肌劳损。外用治疮疖，痔疮。

【用法用量】15~30g，水煎服。外用适量，鲜草捣烂敷患处。

【注意】孕妇忌服。

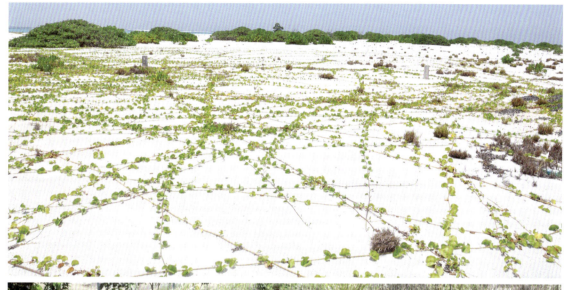

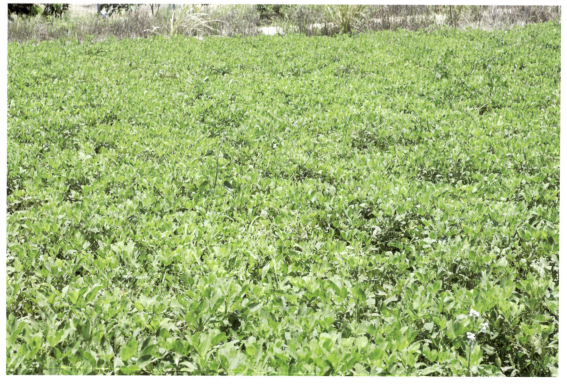

4.142.16 篱栏网

MERREMIAE HEDERACEAE HERBA

【别名】鱼黄草、小花山猪菜、茉栾藤

【基原】来源于旋花科 Convolvulaceae 鱼黄草属 *Merremia* 篱栏网 *Merremia hederacea* (Burm. f.) Hall. f. 的全株入药。

【形态特征】缠绕或匍匐草本，匍匐时下部茎上生须根。茎细长，有细棱，无毛或疏生长硬毛，有时仅于节上有毛，有时散生小疣状突起。叶心状卵形，长 1.5~7.5cm，宽 1~5cm，顶端钝，渐尖或长渐尖，具小短尖头，基部心形或深凹，全缘或通常具不规则的粗齿或锐裂齿，有时为深或浅 3 裂，两面近于无毛或疏生微柔毛；叶柄细长，长 1~5cm，无毛或被短柔毛，具小疣状突起。聚伞花序腋生，有 3~5 朵花，有时更多或偶为单生，花序梗比叶柄粗，长 0.8~5cm，第一次分枝为二歧聚伞式，以后为单歧式；花梗长 2~5mm，连同花序梗均具小疣状突起；小苞片早落；

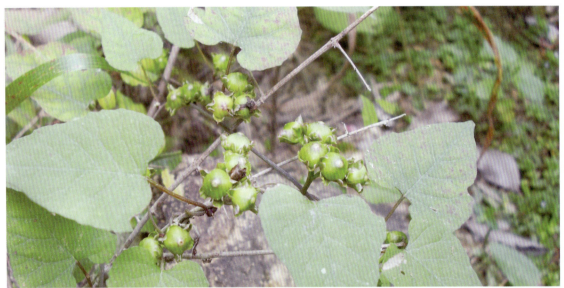

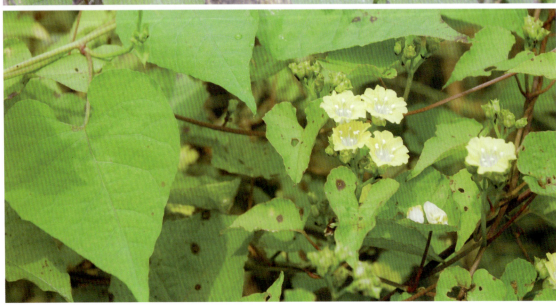

萼片宽倒卵状匙形，或近于长方形，外方2片长3.5mm，内方3片长5mm，无毛，顶端截形，明显具外倾的凸尖；花冠黄色，钟状，长0.8cm，外面无毛，内面近基部具长柔毛；雄蕊与花冠近等长，花丝下部扩大，疏生长柔毛；子房球形，花柱与花冠近等长，柱头球形。蒴果扁球形或宽圆锥形，4瓣裂，果瓣有皱纹，内含种子4粒，三棱状球形，长3.5mm，表面被锈色短柔毛，种脐处毛簇生。

【生境】生于平原、丘陵的灌丛或草地及空旷地上。

【分布】香港、广东、海南、台湾、江西、广西、云南。热带非洲、热带亚洲余部至澳大利亚也有分布。

【采集加工】夏、秋采收，将全草晒干。

【性味归经】味甘、淡，性凉。

【功能主治】清热解毒，利咽喉。治感冒，急性扁桃体炎，咽喉炎，急性眼结膜炎。

【用法用量】15~30g，水煎服。

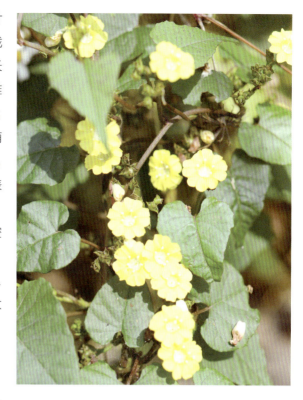

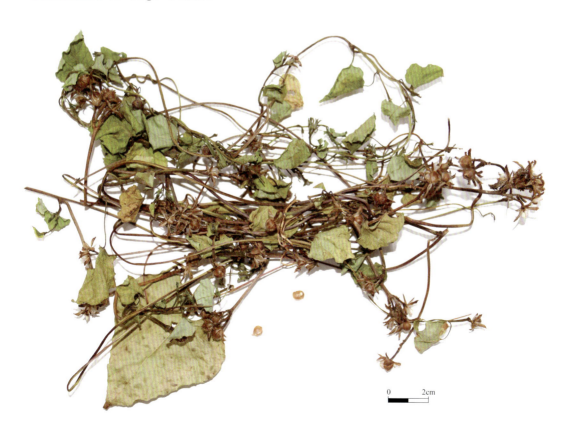

4.142.17　盒果藤

OPERCULINI TURPETHI HERBA

【别名】假薯藤

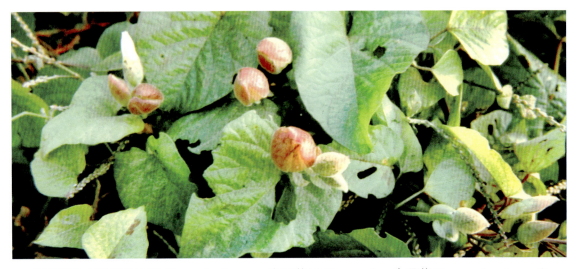

【基原】来源于旋花科 Convolvulaceae 盒果藤属 Operculina 盒果藤 Operculina turpethum (L.) S. Manso 根或全株入药。

【形态特征】多年生缠绕草本。茎圆柱状，时而螺旋扭曲，有3~5翅，被短柔毛，幼茎有时被毛较密。叶形不一，心状圆形、卵形、阔卵形、卵状披针形或披针形，叶型大的长4~14cm、宽3.5~14cm，叶型较小的长4~5.5cm、宽1.2~2.5cm，顶端锐尖、渐尖或钝，基部心形、截形或楔形，边缘全缘或浅裂，叶面被小刚毛，老叶近无毛，背面被短柔毛，侧脉6对；叶柄长2~10cm，有狭翅，密被短柔毛或有时近无毛。聚伞花序生于叶腋，花序梗长1.5~2cm，通常有2朵花；苞片显著，长圆形或卵状长圆形，纸质，长1~2.5cm，具小短尖，两面被短柔毛；花梗粗壮，长1.5~2cm，与花序梗均密被短柔毛；萼片阔卵形或卵状圆形，在外2片革质，长1.5~2cm，外面密被短柔毛，内面无毛，在内3片稍短，近膜质，无毛，结果时萼片增大，长2.5~3cm；花冠白色或粉红色、紫色，宽漏斗状，长约4cm，无毛，外面具黄色小腺点，冠檐5裂，裂片圆；雄蕊内藏，花丝下部被短柔毛，花药纵向扭曲；花柱内藏。蒴果扁球形，直径约1.5cm。

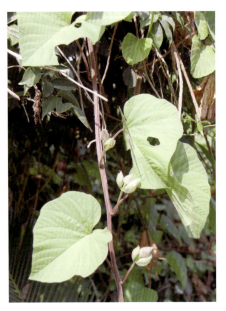

【生境】生于河边、水沟旁及小山坡的灌木丛中。

【分布】香港、广东、海南、台湾、广西、云南。越南、菲律宾也有分布。

【采集加工】夏、秋采收，根或全株晒干。

【性味归经】味甘、微辛，性平。

【功能主治】利尿消肿，舒筋活络。治水肿，大便秘结。

【用法用量】根15~30g，水煎服。骨折后期筋络挛缩，用全草适量，水煎外洗患处。

4.142.18　飞蛾藤

PORANAE RACEMOSAE HERBA

【别名】马郎花、打米花、白花藤

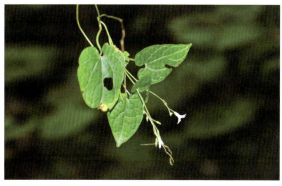
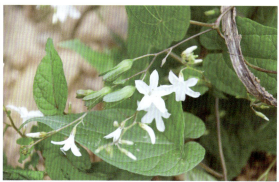

【基原】来源于旋花科 Convolvulaceae 飞蛾藤属 Porana 飞蛾藤 Porana racemosa Wall. 的全株入药。

【形态特征】攀援灌木，茎缠绕，草质，圆柱形，高达10m，幼时或多或少被黄色硬毛，后来具小瘤，或无毛。叶卵形，长6~11cm，宽5~10cm，顶端渐尖或尾状，具钝或锐尖的尖头，基部深心形；两面极疏被紧贴疏柔毛，背面稍密，稀被短柔毛至茸毛；掌状脉基出，7~9条；叶柄短于或与叶片等长，被疏柔毛至无毛。圆锥花序腋生，少花或多花，苞片叶状，无柄或具短柄，抱茎，无毛或被疏柔毛，小苞片钻形；花柄较萼片长，长3~6mm，无毛或被疏柔毛；萼片相等，线状披针形，长1.5~2.5mm，通常被柔毛，果时全部增大，长圆状匙形，钝或顶端具短尖头，基部渐狭，长达12~15(18)mm，或较短，宽3~4mm，具3条坚硬的纵向脉，被疏柔毛，尤其基部；花冠漏斗形，长约1cm，白色，管部带黄色，无毛，5裂至中部，裂片开展，长圆形；雄蕊内藏；花丝短于花药，着生于管内不同水平面；子房无毛，花柱1，全缘，长于子房，柱头棒状，2裂。蒴果卵形，长7~8mm，具小短尖头，无毛；种子1，卵形，长约6mm，暗褐色或黑色，平滑。

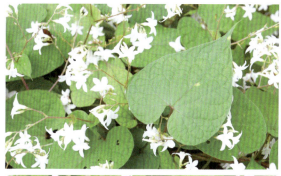

【生境】生于山谷、溪边、林缘。

【分布】我国长江以南各地至陕西、甘肃。印度尼西亚、印度西北山区、尼泊尔、越南、泰国也有分布。

【采集加工】夏、秋采收，将全草晒干。

【性味归经】味辛，性温。

【功能主治】解表，解毒，行气活血。治风寒感冒，食滞腹胀，无名肿毒。

【用法用量】9~15g，水煎服。外用鲜品捣烂敷患处。

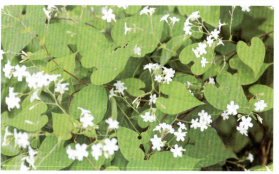

4.142.19 大果飞蛾藤

PORANAE SINENSIS CAULIS

【别名】异萼飞蛾藤

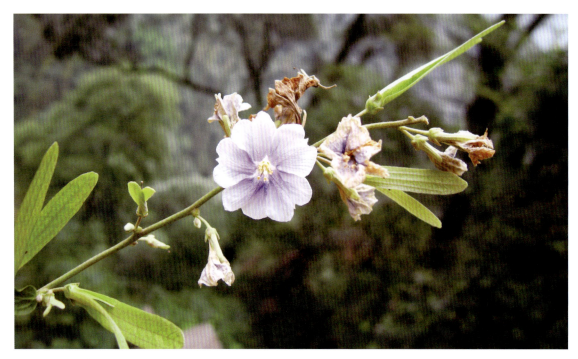

【基原】来源于旋花科 Convolvulaceae 飞蛾藤属 *Porana* 大果飞蛾藤 *Porana sinensis* Hemsl. 的茎入药。

【形态特征】木质藤本，幼枝被短柔毛，老枝圆柱形，暗褐色，近无毛。叶宽卵形，纸质，长 5~10cm，宽 4~6.5cm，顶端锐尖或骤尖，基部心形，叶面疏被、背面密被污黄色或锈色短柔毛，掌状脉基出，5 条，在叶面稍突出，在背面突出，侧脉 1~2 对；叶柄腹面具槽，稍扁，长 2~2.5cm。花淡蓝色或紫色，2~3 朵沿序轴簇生组成腋生单一的总状花序，有时长达 30cm，

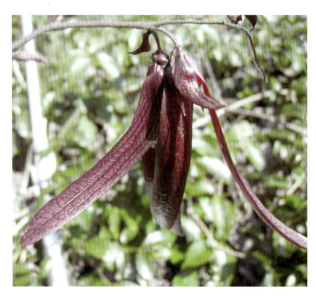

无苞片，花柄较花短，长 5~6mm，密被污黄色茸毛，顶端具 2~3 小苞片，卵形，锐尖，长 3mm；萼片被污黄色茸毛，极不相等，外面 2 个较大，长圆形，钝，内面 3 个较短，卵状，渐尖；花冠宽漏斗形，长 1.5~2cm，张开时宽达 2.5cm，管短，长约 8mm，冠檐浅裂，外面被短柔毛；雄蕊近等长，无毛，较花冠短，着生于管中部以下，花丝丝状，花药箭形；子房中部以上被疏长柔毛，1 室，4 胚珠，花柱下半部被疏柔毛，柱头头状，2 浅裂。蒴果球形，成熟时两个外萼片极增大，长圆形，长

6.5~7cm，宽1.2~1.5cm，顶端圆形，基部稍缢缩，两面疏被短柔毛，具5条明显平行纵贯的脉，3个较小的内萼片近等长，几不增大，顶端近锐尖，被短疏柔毛，微具小齿。

【生境】生于山谷、溪边、林缘。

【分布】广东、广西、云南、贵州、四川、湖南、湖北、甘肃。

【采集加工】夏、秋采收，茎切片晒干。

【性味归经】味辛，性温。

【功能主治】舒筋活络，消肿，止痛。治跌打肿痛，风湿性关节炎。

【用法用量】3~9g，水煎服。外用鲜品捣烂煎水洗患处。

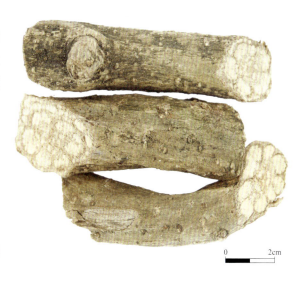

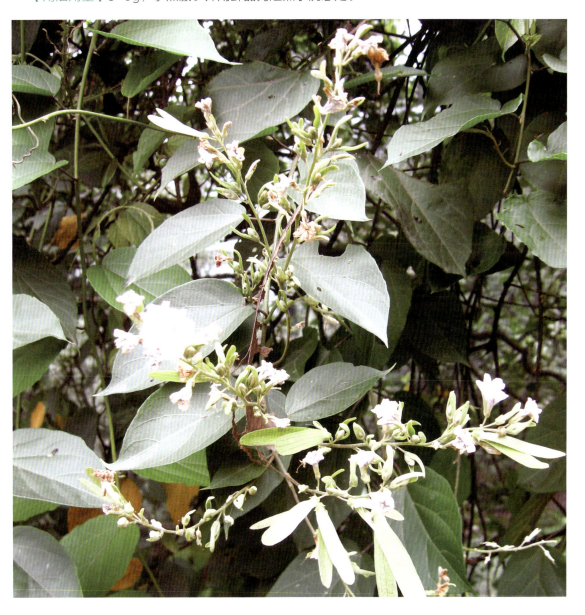

4.143 玄参科

4.143.1 毛麝香

ADENOSMATIS GLUTINOSI HERBA

【别名】麝香草、蓝花毛麝香

【基原】来源于玄参科 Scrophulariaceae 毛麝香属 Adenosma 毛麝香 Adenosma glutinosum (L.) Druce 的全草入药。

【形态特征】草本。密被多细胞长柔毛和腺毛，高 30~100cm。叶对生，上部的多少互生，有长 3~20mm 的柄；叶片披针状卵形至宽卵形，长 2~10cm，宽 1~5cm，顶端锐尖，基部楔形至截形或亚心形，边缘具不整齐的齿，有时为重齿，叶面被平伏的多细胞长柔毛，沿中肋凹沟密生短毛；下面亦被多细胞长柔毛，尤以沿中肋及侧脉为多，并有稠密的黄色腺点，腺点脱落后留下褐色凹窝。花单生叶腋或在茎、枝顶端集成较密的总状花序；花梗长 5~15mm，在果中长可达 20mm；苞片叶状而较小，在花序顶端的几为条形而全缘；小苞片条形，长 5~9mm，贴生于萼筒基部；萼 5 深裂，长 7~13mm，在果时稍增大而宿存；萼齿全缘，与花梗、小苞片同被多细胞

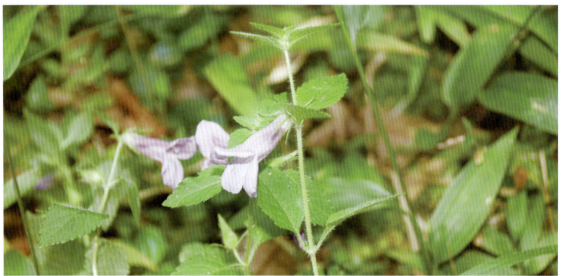

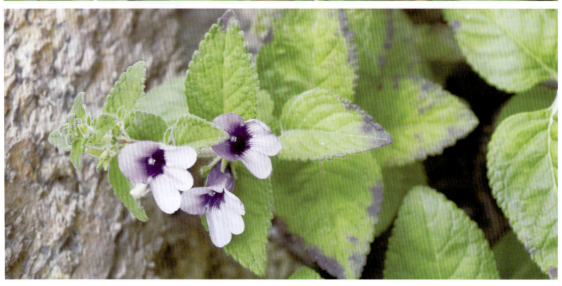

长柔毛及腺毛，并有腺点；花冠紫红色或蓝紫色，长 9~28mm，上唇卵圆形，顶端截形至微凹，下唇 3 裂，有时偶有 4 裂，侧裂稍大于中裂，顶端钝圆或微凹；雄蕊后方一对较粗短，药室均成熟；前方一对较长，花药仅 1 室成熟，另一室退化为腺状。蒴果卵形，顶端具喙，有 2 纵沟，长 5~9.5mm，宽 3~6mm。花、果期 7~10 月。

【生境】生于荒山、草坡或疏林下。

【分布】广东、香港、澳门、云南、广西、江西、福建等地。

【采集加工】夏、秋季采收，将全草晒干。

【性味归经】味辛、苦，性温。

【功能主治】祛风止痛，散瘀消肿，解毒止痒。治小儿麻痹症初期，受凉腹痛，风湿骨痛。

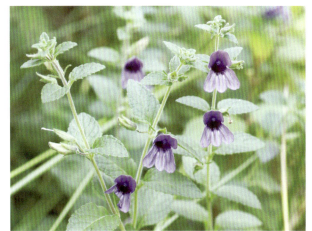

【用法用量】9~15g，水煎服。治跌打损伤肿痛，痈疖肿毒，黄蜂蜇伤。外用适量鲜品捣烂敷患处；治湿疹，荨麻疹，煎水外洗。

【附方】① 治水田皮炎：毛麝香、飞扬草、墨旱莲、毛果算盘子（漆大姑）、黑面叶、两面针、穿心莲各等量。将毛麝香、墨旱莲共研细粉，其他药加水煎 4~5 小时，去渣过滤。加入二药粉末再煎片刻（以 500g 药量煎成 500g 药液为宜），涂患处，每日 4~5 次。

② 治风湿痛：毛麝香适量，水煎洗患处。

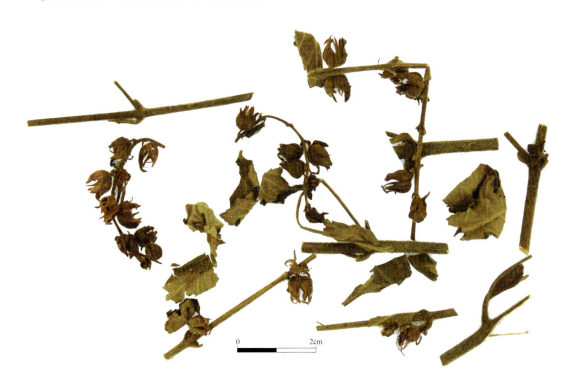

4.143.2　球花毛麝香

ADENOSMATIS INDIANI HERBA

【别名】大头陈、地松花、黑头草、石辣

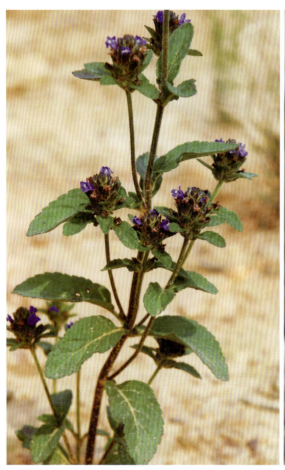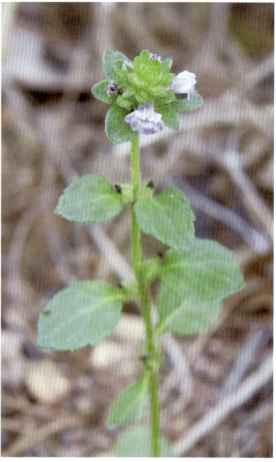

【基原】来源于玄参科 Scrophulariaceae 毛麝香属 Adenosma 球花毛麝香 Adenosma indianum（Lour.）Merr. 的全草入药。

【形态特征】一年生草本。高 19~60cm，稀可高达 1m 以上，密被白色多细胞长毛。茎直立，有分枝。叶具长 2~6mm 之柄；叶片卵形至长椭圆形，长 15~45mm，宽 5~12mm，钝头，边缘具锯齿；叶面被多细胞长柔毛，干时多少黑色；背面仅脉上被多细胞长柔毛，干时褐色，密被腺点。花无梗，排列成紧密的穗状花序；穗状花序球形或圆柱形，长 7~20mm，宽 7~11mm；苞片长卵形，在花序基部的集成总苞状；小苞片条形，长 3~4mm；萼长 4~5mm；萼齿长卵形至长圆状披针形，长 2~3mm，顶端渐尖；花冠淡蓝紫色至深蓝色，长约 6mm，喉部有柔毛；上唇顶端微凹或浅二裂；下唇 3 裂片彼此几相等，近圆形，长 1mm，宽 1~1.2mm；雄蕊前方一对较长，花药仅一室成熟，另一室很小或完全缺失，后方一对较短，药室均成熟或仅其中 1 室成熟；花丝着生处有白色柔毛；子房长卵形，基部为一歪斜的杯状花盘所托；花柱顶端扩大，有狭翅，柱头头状。蒴果长卵珠形，长约 3mm，有 2 条纵沟。种子多数，黄色，有网纹。花、果期 9~11 月。

【生境】生于海拔 100~500m 的瘠地、干燥山坡、溪旁、荒地。

【分布】香港、广东、海南、广西、云南等地。南亚、东南亚余部也有分布。

【采集加工】夏、秋季采收，将全草晒干。

【性味归经】味辛、微苦，性微温。

【功能主治】疏风解表，化痰消滞。治感冒，发热头痛，消化不良，肠炎，腹痛。

【用法用量】9~15g，水煎服。

【附方】① 预防流行性感冒：球花毛麝香 15g，煎汤代茶饮。

② 治流行性感冒：球花毛麝香、岗梅根各 15g，黄荆 9g，水煎服。

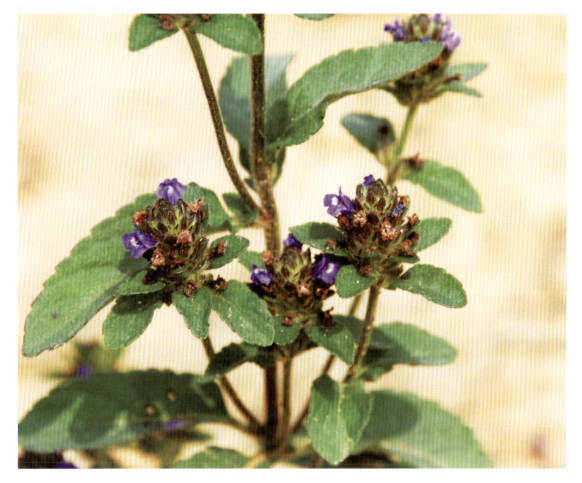

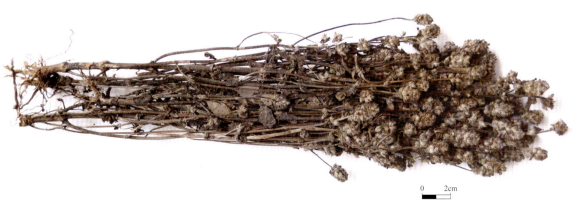

4.143.3 金鱼草

ANTIRRHINI MAJORIS HERBA

【别名】龙口花、龙头花

【基原】来源于玄参科 Scrophulariaceae 金鱼草属 *Antirrhinum* 金鱼草 *Antirrhinum majus* L. 的全草入药。

【形态特征】多年生直立草本。茎基部有时木质化,高可达 80cm。茎基部无毛,中上部被腺毛,基部有时分枝。叶下部的对生,上部的常互生,具短柄;叶片无毛,披针形至长圆状披针形,长 2~6cm,全缘。总状花序顶生,密被腺毛;花梗长 5~7mm;花萼与花梗近等长,5 深裂,裂片卵形,钝或急尖;花冠颜色多种,从红色、紫色至白色,长 3~5cm,基部在前面下延成兜状,上唇直立,宽大,2 半裂,下唇 3 浅裂,在中部向上唇隆起,封闭喉部,使花冠呈假面状;雄蕊 4 枚,2 强。

【生境】栽培,有时逸为野生。

【分布】我国东部到南部各地庭园有栽培。原产地中海。

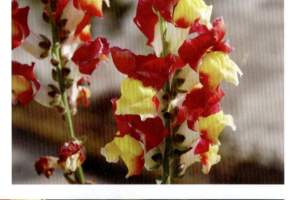

【采集加工】夏、秋季采收,全草鲜用。

【性味归经】味苦,性凉。

【功能主治】清热解毒,凉血消肿。治跌打扭伤,疮疡肿毒。

【用法用量】外用鲜品捣烂敷患处。

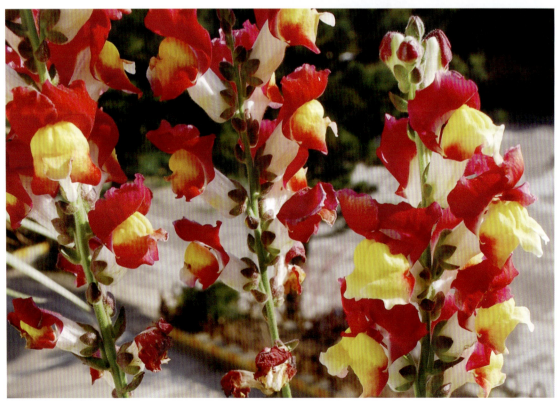

4.143.4 假马齿苋

BACOPAE MONNIERI HERBA

【别名】白花猪母菜、白线草、蛇鳞菜

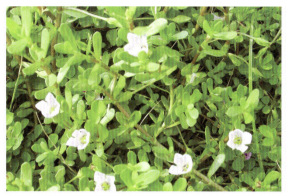
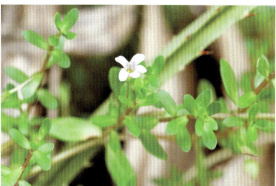
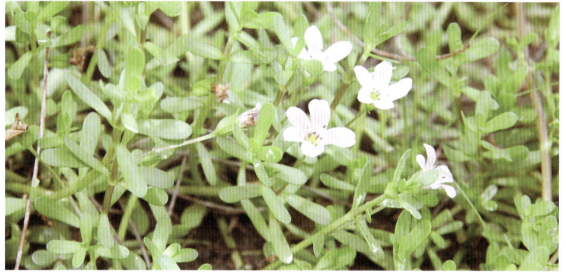

【基原】来源于玄参科 Scrophulariaceae 假马齿苋属 Bacopa 假马齿苋 *Bacopa monnieri* (L.) Wettst. 的全草入药。

【形态特征】匍匐草本。节上生根，多少肉质，无毛，体态极像马齿苋。叶无柄，长圆状倒披针形，长 8~20mm，宽 3~6mm，顶端圆钝，极少有齿。花单生叶腋，花梗长 0.5~3.5cm，萼下有一对条形小苞片；萼片前后两枚卵状披针形，其余 3 枚披针形至条形，长约 5mm；花冠蓝色，紫色或白色，长 8~10mm，不明显 2 唇形，上唇 2 裂；雄蕊 4 枚；柱头头状。蒴果长卵状，顶端急尖，包在宿存的花萼内，4 爿裂。种子椭圆状，一端平截，黄棕色，表面具纵条棱。花期 5~10 月。

【生境】生于田野、水边或沙滩湿地上。

【分布】台湾、福建、广东、广西、云南等地。全球热带余部广有分布。

【采集加工】夏、秋季采收，将全草晒干。

【性味归经】味淡、微甘，性寒。

【功能主治】清热凉血，解毒消肿。治痢疾，目赤肿痛，丹毒，痔疮肿痛。外用治象皮肿。

【用法用量】15~45g，水煎服。外用适量，煎水洗患处。

4.143.5 来江藤

BRANDISIAE HANCEI HERBA

【别名】蜜糖罐、蜜桶花、猫花

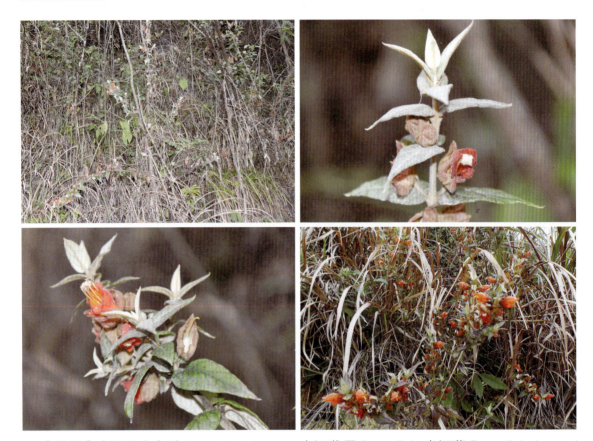

【基原】来源于玄参科 Scrophulariaceae 来江藤属 Brandisia 来江藤 Brandisia hancei Hook. f. 的全株入药。

【形态特征】灌木，高 2~3m，全体密被锈黄色星状茸毛。叶片卵状披针形，长 3~10cm，宽 1.3~3.2cm。花单生于叶腋，萼宽钟形，长宽约 1cm，外面密生锈黄色星状茸毛，内面密生绢毛；萼齿宽短，宽过于长或几相等，宽卵形至三角状卵形，顶端凸或具短锐头，齿间的缺刻底部尖锐；花冠橙红色，长约 2cm，外面有星状茸毛，上唇宽大，2 裂，裂片三角形，下唇较上唇低 4~5mm，3 裂，裂片舌状；雄蕊约与上唇等长；子房卵圆形，被星毛。蒴果卵圆形，具星状毛。花期 11 月至翌年 2 月；果期 3~4 月。

【生境】生于海拔 500~2600m 的林中及林缘。

【分布】华中、西南、华南各地。

【采集加工】夏、秋季采集全株，切段晒干。

【性味归经】味微苦，性寒。

【功能主治】清热解毒，祛风利湿。主治骨髓炎、骨膜炎、黄疸性肝炎、跌打损伤、风湿筋骨痛等。

【用法用量】15~20g，水煎或泡酒服。

4.143.6 黑草

BUCHNERAE CRUCIATAE HERBA

【别名】鬼羽箭、羽箭草、黑骨草、克草

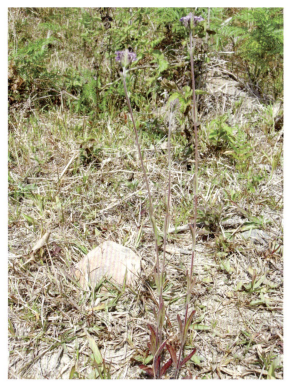
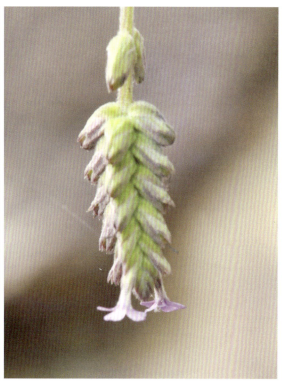

【基原】来源于玄参科 Scrophulariaceae 黑草属 Buchnera 黑草 Buchnera cruciata Buch.-Ham. 的全草入药。

【形态特征】多年生直立草本。高 8~50cm，全体被弯曲短毛；茎圆柱形，纤细而粗糙。基生叶排成莲座状，倒卵形，基部渐狭，长 2~2.5cm，宽 1~1.5cm，茎生叶条形或条状披针形，长 1.5~4.5cm，宽 3~5mm，茎下部叶常对生而较宽，常具 2 至数枚钝齿，上部的互生或近对生，狭而全缘。穗状花序圆柱状而略带 4 棱形，顶生，长 1~4.5cm；苞片卵形，长约 4.8mm，外面及边缘密被柔毛；小苞片条形，长 2~3mm，被柔毛；萼长 4~4.5mm，稍弯曲，被柔毛，萼齿狭三角形，近相等；花冠紫蓝色，狭筒状，多少具棱，稍弯曲，长 6~7mm，喉部收缩，被柔毛，裂片倒卵形或倒披针形，长 1.5~2mm；花药长约 1mm，顶端短渐尖；子房卵形，长 2~2.5mm。蒴果多少圆柱形，长约 5mm。种子多数，三角状卵形或椭圆形，具多少螺旋状的条纹。花、果期 4 月至次年 1 月。

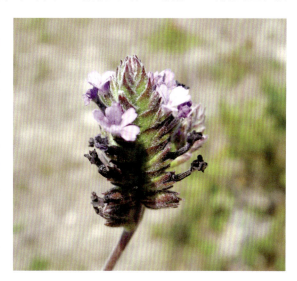

【生境】生于荒地或山野间的草坡上。

【分布】广东、香港、海南、福建、湖南、湖北、江西、广西、贵州、云南等地。南亚及东南亚余部也有分布。

【采集加工】夏、秋季采收，将全草切段晒干备用。

【性味归经】味淡、微苦，性凉。

【功能主治】清热解暑。治流行性感冒，中暑腹痛，蛛网膜下腔出血，荨麻疹。

【用法用量】9~15g，水煎服。

【注意】孕妇忌服。

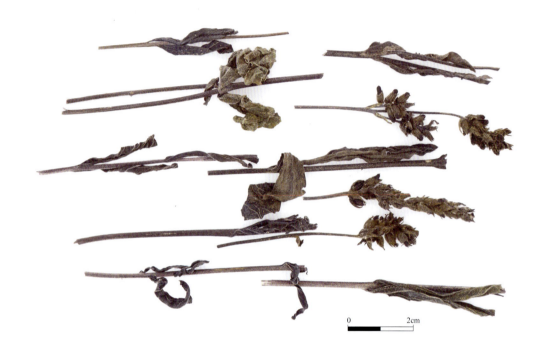

4.143.7 胡麻草

CENTRANTHERAE COCHINCHINENSIS HERBA

【别名】蓝胡麻草

【基原】来源于玄参科 Scrophulariaceae 胡麻草属 *Centranthera* 胡麻草 *Centranthera cochinchinensis*（Lour.）Merr. 的全草入药。

【形态特征】直立草本。高 30~60cm，稀仅高 13cm。茎基部略成圆柱形，上部多少四方形，具凹槽，通常自中、上部分枝。叶对生，无柄，背面中脉凸起，边缘多少背卷，两面与茎、苞片及萼同被基部带有泡沫状凸起的硬毛，条状披针形，全缘，中部的长 2~3cm，宽 3~4mm，向两端逐渐缩小。花具极短的梗，单生上部苞腋；萼长 7~10mm，宽 4~5mm，顶端收缩为稍弯而通常浅裂而成的 3 枚短尖头；花冠长 15~22mm，通常黄色，裂片均为宽椭圆形，长约 4mm，宽 7~8mm；雄蕊前方一对长约 10mm，后方一对长 6~7mm；花丝均被绵毛；子房无毛；柱头条状椭圆形，长约 3mm，宽约 1mm，被柔毛。蒴果卵形，长 4~6mm，顶部具短尖头。种子小，黄色，具螺旋状条纹。花、果期 6~10 月。

【生境】生于旷野、路旁的草地上。

【分布】我国东部和南部各地。南亚、东南亚余部及大洋洲也有分布。

【采集加工】夏、秋季采收，将全草晒干。

【性味归经】味酸、微麻，性温。

【功能主治】消肿散瘀，止血止痛。治咯血，吐血，跌打内伤瘀血，风湿性关节炎。

【用法用量】15~30g，水煎服。外用适量鲜品捣烂外敷。

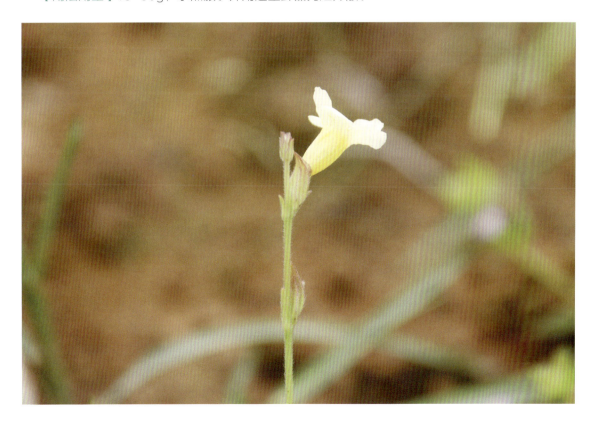

4.143.8 毛地黄

DIGITALIS PURPUREAE FOLIUM

【别名】洋地黄

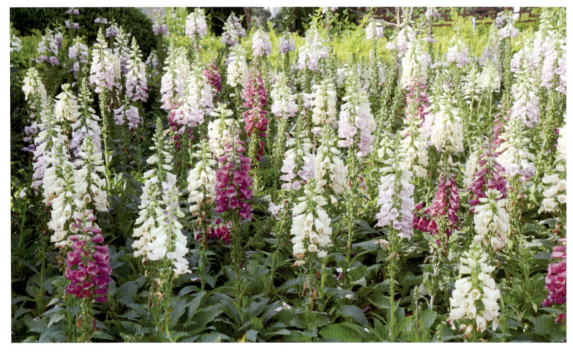

【基原】来源于玄参科 Scrophulariaceae 毛地黄属 Digitalis 毛地黄 Digitalis purpurea L. 的叶入药。

【形态特征】一年生或多年生草本。除花冠外，全体被灰白色短柔毛和腺毛，有时茎上几无毛，高 60~120cm。茎单生或数条成丛。基生叶多数成莲座状，叶柄具狭翅，长达 15cm；叶片卵形或长椭圆形，长 5~15cm，顶端尖或钝，基部渐狭，边缘具带短尖的圆齿，少有锯齿；茎生叶下部的与基生叶同形，向上渐小，叶柄短直至无柄而成为苞片。萼钟状，长约 1cm，果期略增大，5 裂几达基部；裂片长圆状卵形，顶端钝至急尖；花冠紫红色，内面具斑点，长 3~4.5cm，裂片很短，顶端被白色柔毛。蒴果卵形，长约 1.5cm。种子短棒状，被蜂窝状网纹和极细的柔毛。花期 5~6 月；果期 7~8 月。

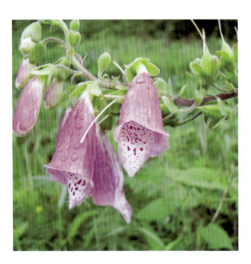

【生境】栽培。

【分布】我国引入栽培，部分地区已逸为野生。原产欧洲。

【采集加工】当叶片肥厚浓绿粗糙、停止生长时采收，每年可采收 2~4 次。

【性味归经】味苦，性温。

【功能主治】强心利尿。治心力衰竭，心源性水肿。

【用法用量】粉剂，每次 0.2~0.3g，冲水服，或制成片剂、注射剂用。

4.143.9 野胡麻

DODARTIAE ORIENTALIS HERBA

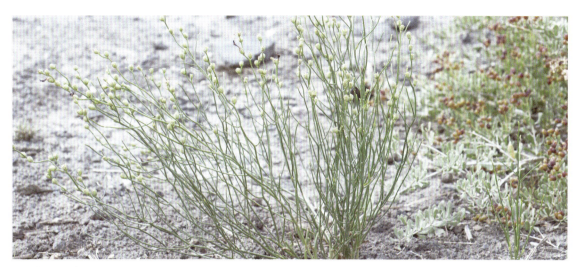

【基原】来源于玄参科 Scrophulariaceae 野胡麻属 Dodartia 野胡麻 Dodartia orientalis L. 的根或全草入药。

【形态特征】多年生直立草本，高 15~50cm，无毛或幼嫩时疏被柔毛。根粗壮，伸长，长可达 20cm，带肉质，须根少。茎单一或束生，近基部被棕黄色鳞片，茎从基部起至顶端多回分枝。茎伸直，细瘦，具棱角，扫帚状。叶疏生，茎下部的对生或近对生，上部的常互生，宽条形，长 1~4cm，全缘或有疏齿。总状花序顶生，伸长，花常 3~7 朵，稀疏；花梗短，长 0.5~1mm；花萼近革质，长约 4mm，萼齿宽三角形，近相等；花冠紫色或深紫红色，长 1.5~2.5mm，花冠筒长筒形，上唇短而伸直，卵形，端 2 浅裂，下唇褶襞密被多细胞腺毛，侧裂片近圆形，中裂片突出，舌状；雄蕊花药紫色，肾形；子房卵圆形，长 1.5mm，花柱伸直，无毛。蒴果圆球形，直径约 5mm，褐色或暗棕褐色，具短尖头。种子卵形，长 0.5~0.7mm，黑色。花、果期 5~9 月。

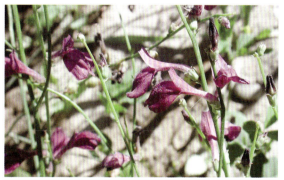

【生境】生于各山区低山带，田野、坡地。

【分布】新疆、内蒙古、甘肃、四川。蒙古、俄罗斯、哈萨克斯坦、伊朗也有分布。

【采集加工】果期采收，晒干。

【性味归经】味微苦，性凉。

【功能主治】清热解毒，散风止痒。治上呼吸道感染，肺炎，气管炎，扁桃体炎，淋巴结炎，尿道感染，神经衰弱。外用治皮肤瘙痒，荨麻疹，湿疹。

【用法用量】16~32g，水煎服。外用适量煎水洗。

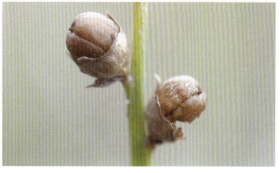

4.143.10 洪连

LAGOTIDIS HERBA

【别名】藏黄连

【基原】来源于玄参科 Scrophulariaceae 兔耳草属 Lagotis 短筒兔耳草 Lagotis brevituba Maxim. 的带根全草入药。

【形态特征】多年生矮小草本。高 5~15cm。根颈外常有残留的鳞鞘状老叶柄。基生叶 4~7 片，具长柄，柄有窄翅；叶片卵形至卵状矩圆形，长 1.6~4cm，顶端钝圆，基部宽楔形；茎生叶生于花序附近，有短柄或近无柄，与基生叶同形而较小。穗状花序头状至矩圆形，长 2~3cm，花稠密，结果时果序长达 6cm；苞片近圆形，顶端圆；花萼佛焰苞状，上部的与苞片等长，后方开裂，萼裂片卵圆形；花冠浅蓝色带紫色，长 8~13mm，花冠筒伸直，与唇部近等长，上唇倒卵状矩圆形，下唇 2 裂，裂片条状披针形；雄蕊 2 枚，花药肾形；花柱内藏，柱头头状。核果长卵圆形，长约 5mm，黑褐色。花、果期 6~8 月。

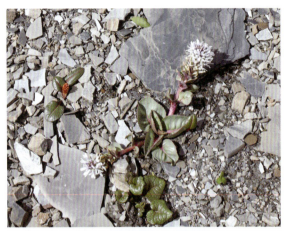

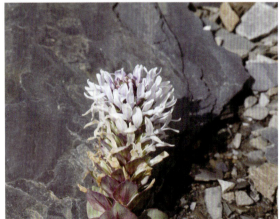

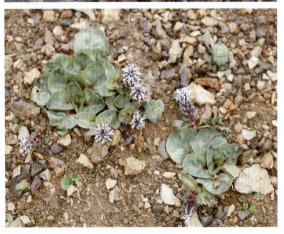

【生境】生于海拔 3000~4420m 的高山草地及多砂砾的坡地上。

【分布】甘肃、青海和西藏等地。

【采集加工】7~9 月采集带根状茎的全草，洗净，切段，晒干。

【药材性状】本品长 5~15cm。根状茎呈圆柱形，略弯曲，节间紧密，形似蚕；表面灰褐色或浅紫褐色；质脆，易折断，断面棕褐色或灰黄色，有 3~4 个白色的点状维管束，排列成环。根细长，圆柱形，扭曲，表面浅黄褐色或灰褐色，有纵皱纹。基生叶具长柄，叶片多卷曲破碎，完整者展开后呈圆形或卵圆形，顶端圆钝，边缘具圆齿，基部宽楔形。穗状花序顶生。果长圆形，黑褐色。气微，味微苦。

【性味归经】味苦，性寒。

【功能主治】清热解毒，凉血，行血调经。治肝炎、高血压病、乳腺癌、全身发热、肾炎、肺病、动脉粥样硬化、月经不调等。

【用法用量】15~20g，水煎服。

4.143.11 紫苏草

LIMNOPHILAE AROMATICAE HERBA

【别名】香石龙尾、水芙蓉、麻雀草、水薄荷、通关草

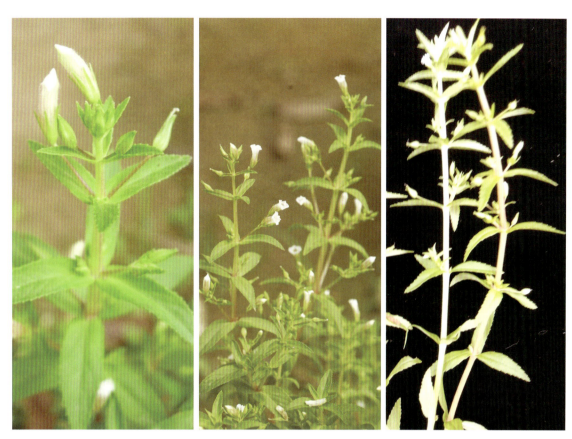

【基原】来源于玄参科 Scrophulariaceae 石龙尾属 Limnophila 紫苏草 Limnophila aromatica (Lam.) Merr. 的全草入药。

【形态特征】一年生或多年生草本。高 30~70cm，无毛或被腺点，基部倾卧而节上生根。叶无柄，对生或 3 枚轮生，卵状披针形至披针状椭圆形或披针形，长 10~50mm，宽 3~15mm，边缘具细齿，基部多少抱茎，羽状脉。花具梗，排成顶生或腋生的总状花序，或单生叶腋；花梗长 5~20mm，无毛或被腺点；小苞片条形至条状披针形，长 1.5~2mm；萼长 4~6mm，无毛或被腺点，果实成熟时具凸起的条纹；花冠白色、蓝紫色或粉红色，长 10~13mm，外面疏被细腺点，内面被白色柔毛；花柱顶端扩大，具 2 枚极短的片状柱头。蒴果卵球形，长约 6mm。花、果期 3~9 月。

【生境】生于沟边、旷野、塘边潮湿处。

【分布】香港、广东、海南、台湾、福建、江西等地。日本、南亚余部、东南亚余部及澳大利亚也有分布。

【采集加工】夏、秋季采收，将全草晒干备用。

【性味归经】味辛、微涩，性凉。

【功能主治】清肺止咳，解表消肿。治感冒，咳嗽，百日咳，毒蛇咬伤，痈疮肿毒。

【用法用量】15~30g，水煎服。外用适量，加米酒捣敷，或用鲜品捣烂敷患处。

4.143.12　大叶石龙尾

LIMNOPHILAE RUGOSAE HERBA

【别名】水茴香、水薄荷、水八角

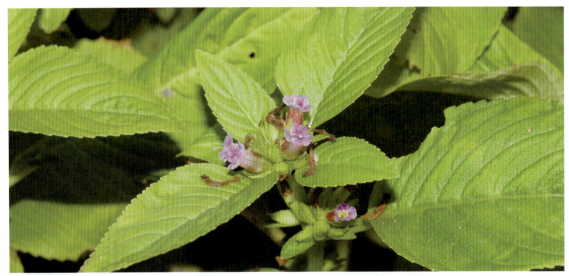

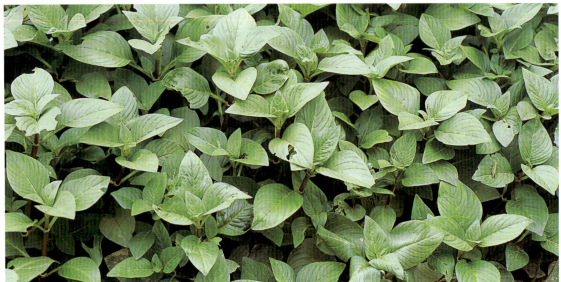

【基原】来源于玄参科 Scrophulariaceae 石龙尾属 Limnophila 大叶石龙尾 Limnophila rugosa (Roth) Merr. 的全草入药。

【形态特征】多年生草本，高 10~50cm，具横走而多须根的根茎。茎自根茎发出，1 条或数条而略成丛，直立或上升，通常不分枝，略成四方形，无毛。叶对生，具长 1~2cm 带狭翅的柄；叶片卵形、菱状卵形或椭圆形，长 3~9cm，宽 1~5cm，边缘具圆齿；叶面无毛或疏被短硬毛，遍布灰白色泡沫状凸起；背面脉上被短硬毛；脉羽状，每侧约 10 条，直达边缘，在叶的下面隆起。花无梗，无小苞片，通常聚集成头状，总花梗长 2~30mm，苞片近于匙状长圆形，全缘或前端略具波状齿，基部无柄，与萼同被缘毛及扁平而膜质的腺点，花除上述排列外，亦有单生叶腋的；萼长 6~8mm，果实成熟时不具凸起的条纹或仅具 5 条凸起的纵脉；花冠紫红色或蓝色，长可达

16mm；花柱纤细，顶端圆柱状而被短柔毛，稍下两侧具较厚而非膜质的耳。蒴果卵珠形，多少两侧扁，长约 5mm，浅褐色。花、果期 8~11 月。

【生境】生于山坡、旷野及溪旁、沟边湿润处。

【分布】香港、广东、海南、台湾、福建、湖南、云南等地。日本、南亚余部、东南亚余部也有分布。

【采集加工】夏、秋季采收，将全草晒干。

【性味归经】味辛，性平。

【功能主治】清热解表，祛风除湿，止咳止痛。治感冒，咽喉肿痛，肺热咳嗽，支气管炎，胃痛。外用治天疱疮。

【用法用量】9~15g，水煎服。外用适量，叶捣烂外敷。

【附方】① 治脘腹气胀、胃痛：水苘香配南五味子根、徐长卿各 9g；胃痛也可配青木香、乌药，水煎服。

② 治水肿（包括肾炎水肿）：水苘香配臭茉莉根、海金沙藤、鸡矢藤、地骷髅、白茅根，水煎服。有腹水者，本品 15g 配腹水草、葫芦壳、半边莲各 15g，水煎服。

③ 治湿阻脾胃：水苘香 15g，配藿香、陈皮、南五味子根、樟树根各 9g，水煎服，有化湿健脾的作用。

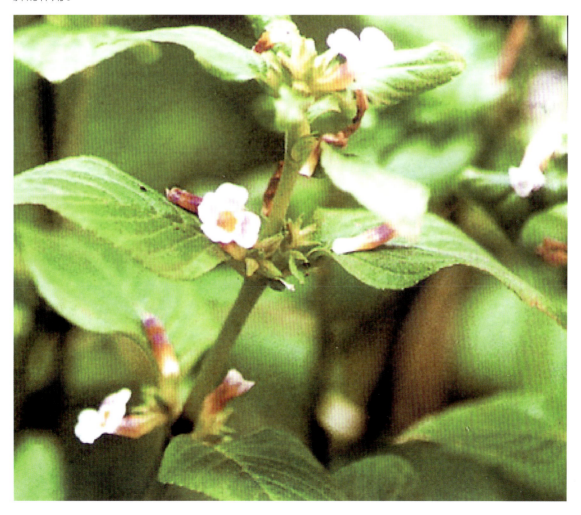

4.143.13　长蒴母草

LINDERNIAE ANAGALLIS HERBA

【别名】鸭嘴癀、小接骨、长果母草

【基原】来源于玄参科 Scrophulariaceae 母草属 Lindernia 长蒴母草 Lindernia anagallis (Burm. f.) Pennell [L. cordifolia (Colsm.) Merr.] 的全草入药。

【形态特征】一年生草本。长10~40cm，根须状；茎开始简单，不久即分枝，下部匍匐长蔓，节上生根，并有根状茎，有条纹，无毛。叶仅下部者有短柄；叶片三角状卵形、卵形或长圆形，长4~20mm，宽7~12mm，顶端圆钝或急尖，基部截形或近心形，边缘有不明显的浅圆齿，侧脉3~4对，约以45度角伸展，上下两面均无毛。花单生于叶腋，花梗长6~10mm，在果中达2cm，无毛，萼长约5mm，仅基部联合，齿5枚，狭披针形，无毛；花冠白色或淡紫色，长8~12mm，上唇直立，卵形，2浅裂，下唇开展，3裂，裂片近相等，比上唇稍长；雄蕊4，全育，前面2枚的花丝在颈部有短棒状附属物；柱头2裂。蒴果条状披针形，比萼长约2倍，室间2裂；种子卵圆形，有疣状突起。花期4~9月；果期6~11月。

【生境】生于林边、溪旁及田野较湿润处。

【分布】香港、广东、海南、台湾、福建、江西、广西、湖南、贵州、云南、四川等地。亚洲东南余部也有分布。

【采集加工】夏、秋季采收，将全草晒干。

【性味归经】味甘、淡，性凉。

【功能主治】清热利湿，解毒消肿。治扁桃体炎，咽喉炎，咳嗽，肠炎，小儿消化不良，痈肿疮疖。

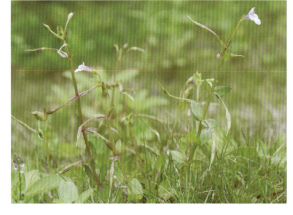

【用法用量】9~15g，水煎服。外用适量，捣烂敷患处。

【附方】治小儿腹泻：鲜长蒴母草60g。水煎，1日服1剂。

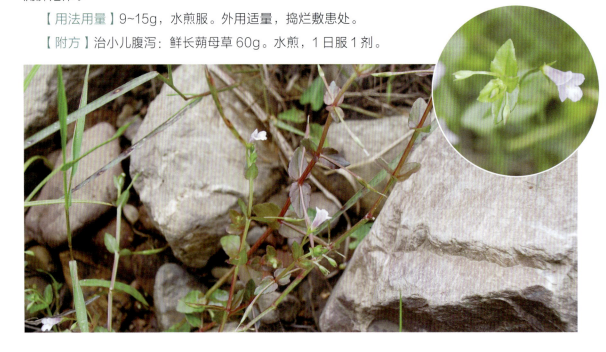

4.143.14 狭叶母草

LINDERNIAE ANGUSTIFOLIAE HERBA

【别名】羊角桃、陌上番椒、田素香

【基原】来源于玄参科 Scrophulariaceae 母草属 Lindernia 狭叶母草 Lindernia angustifolia (Benth.) Wettst. 的全草入药。

【形态特征】一年生草本。少亚直立而几无分枝或更常极多的分枝,下部弯曲上升,长达 40cm 以上;根须状而多;茎枝有条纹而无毛。叶几无柄;叶片条状披针形至披针形或条形,长 1~4cm,宽 2~8mm,顶端渐尖而圆钝,基部楔形成极短的狭翅,全缘或有少数不整齐的细圆齿,脉自基部发出 3~5 条,中脉变宽,两侧的 1~2 条细,但显然直走基部,两面无毛。花单生于叶腋,有长梗,梗在果时伸长达 35mm,无毛,有条纹;萼齿 5,仅基部联合,狭披针形,长约 2.5mm,果时长达 4mm,顶端圆钝或急尖,无毛;花冠紫色、蓝紫色或白色,长约 6.5mm,上唇 2 裂,卵形,圆头,下唇开展,3 裂,仅略长于上唇;雄蕊 4,全育,前面 2 枚花丝的附属物丝状;花柱宿存,形成细喙。蒴果条形,长达 14mm,比宿萼长约 2 倍;种子长圆形,浅褐色,有蜂窝状孔纹。花期 5~10 月;果期 7~11 月。

【生境】生于水田、河流旁等低湿处。

【分布】香港、广东、海南、福建、江西、浙江、江苏、安徽、湖南、湖北、河南、广西、云南、贵州。日本、朝鲜、越南、老挝、柬埔寨、印度尼西亚、缅甸、印度、尼泊尔、斯里兰卡也有分布。

【采集加工】夏、秋季采收,将全草晒干。

【性味归经】味甘、性平。

【功能主治】清热解毒,化瘀消肿。治急性胃肠炎,痢疾,肝炎,咽炎,跌打损伤。

【用法用量】6~9g,水煎服。外用适量,鲜草捣烂敷患处。

【附方】① 治急性胃肠炎:鲜羊角桃、鲜地耳草各 30g,水煎服。

② 治急性喉炎、扁桃体炎:鲜羊角桃、鲜刺针草、积雪草各 30g,水煎,酌加冰糖调服。

③ 治跌打损伤:鲜羊角桃 30g,水煎,酌加黄酒调服;或加鲜蟛蜞菊 60g,水煎,酌加酒调服。

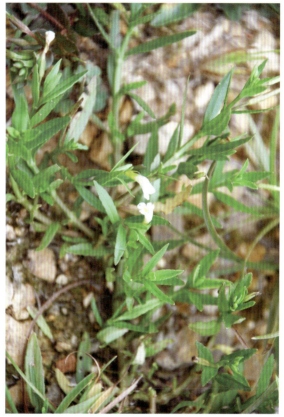

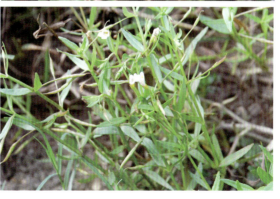

4.143.15 泥花草

LINDERNIAE ANTIPODAE HERBA

【别名】鸭脷草

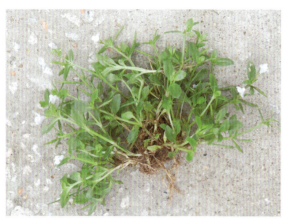
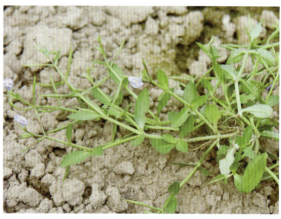

【基原】来源于玄参科 Scrophulariaceae 母草属 Lindernia 泥花草 Lindernia antipoda（L.）Alston 的全草入药。

【形态特征】一年生草本。根须状成丛；茎幼时亚直立，长大后多分枝，枝基部匍匐，下部节上生根，弯曲上升，高可达 30cm，茎枝有沟纹，无毛。叶片长圆形、长圆状披针形、长圆状倒披针形或几为条状披针形，长 0.3~4cm，宽 0.6~1.2cm，顶端急尖或圆钝，基部下延有宽短叶柄，而近于抱茎，边缘有少数不明显的锯齿至有明显的锐锯齿或近于全缘，两面无毛。花多在茎枝之顶成总状着生，花序长者可达 15cm，含花 2~20 朵；苞片钻形；花梗有条纹，顶端变粗，长者可达 1.5cm，花期上升或斜展，在果期平展或反折；萼仅基部联合，齿 5，条状披针形，沿中肋和边缘略有短硬毛；花冠紫色、紫白色或白色，长可达 1cm，管长可达 7mm，上唇 2 裂，下唇 3 裂，上、下唇近等长；后方一对雄蕊有性，前方一对退化，花药消失，花丝端钩曲有腺点；花柱细，柱头扁平，片状。蒴果圆柱形，顶端渐尖，长约为宿萼的 2 倍或较多；种子为不规则三棱状卵形，褐色，有网状孔纹。花、果期春季至秋季。

【生境】通常生于潮湿低洼地。

【分布】云南、四川、贵州、广西、广东、湖南、湖北、安徽、江西、福建、浙江、江苏和台湾等地。从印度到澳大利亚北部的热带和亚热带余部地区也有分布。

【采集加工】夏、秋季采收，将全草晒干。

【性味归经】味甘、微苦，性寒。

【功能主治】清热解毒，利尿通淋，活血消肿。治肺热咳嗽、泄泻、目赤肿痛、痈肿疔毒、跌打损伤、蛇伤、热疮等。

【用法用量】10~15g，水煎服。外用鲜品捣烂敷患处。

4.143.16 刺齿泥花草

LINDERNIAE CILIATAE HERBA

【别名】齿叶母草、锯齿草、五月莲

【基原】来源于玄参科 Scrophulariaceae 母草属 Lindernia 刺齿泥花草 Lindernia ciliata (Colsm.) Pennell 的全草入药。

【形态特征】一年生草本，直立或在多枝的个体中铺散，高达 20cm，枝倾卧，最下部的一个节上有时稍有不定根。叶无柄或几无柄或有极短而抱茎的叶柄；叶片长圆形至披针状长圆形，长 7~45mm，宽 3~12mm，顶端急尖或钝，边缘有紧密而带芒刺的锯齿，齿缘略角质化而稍变厚，两面均近于无毛。花序总状，生于茎枝之顶；苞片披针形，约等于花梗的一半；花梗有条纹，无毛；萼长约 5mm，仅基部联合，齿狭披针形，有刺尖头，边缘略带膜质；花冠小，浅紫色或白色，长约 7mm，管细，长达 4.5mm，向上稍稍扩大，上唇卵形，下唇约与上唇等长，常作不等的 3 裂，中裂片很大，向前凸出，圆头；后方 2 枚雄蕊能育，前方 2 枚退化雄蕊在下唇基部凸起为褶襞；花柱约与有性雄蕊等长。蒴果长荚状圆柱形，顶端有短尖头，长约宿萼的 3 倍；种子多数，不整齐的三棱形。花、果期夏季至冬季。

【生境】生于旷野、草地或疏林下。

【分布】广东、香港、海南、广西、云南、西藏、福建、台湾。从越南、缅甸、印度到澳大利亚北部的热带和亚热带余部地区也有分布。

【采集加工】夏、秋季采收，将全草晒干。

【性味归经】味淡，性平。

【功能主治】清热解毒，消肿散瘀，止痛。治毒蛇咬伤，跌打损伤，产后瘀血腹痛。外用治疮疖肿毒。

【用法用量】30~60g，水煎服，或鲜草捣汁服。外用适量捣烂敷患处。

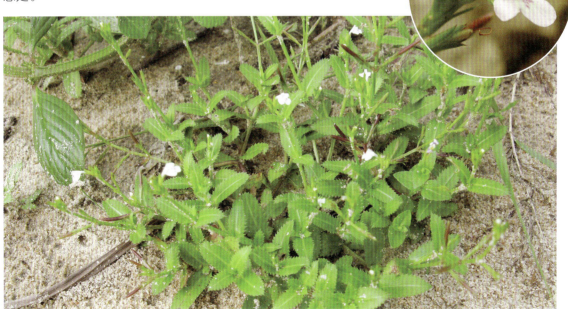

4.143.17　母草

LINDERNIAE CRUSTACEAE HERBA

【别名】四方拳草、四方草、蛇通管

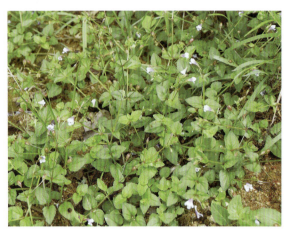
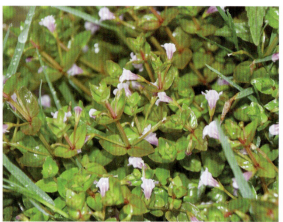

【基原】来源于玄参科 Scrophulariaceae 母草属 Lindernia 母草 Lindernia crustacea（L.）F. Muell 的全草入药。

【形态特征】草本。根须状；高 10~20cm，常铺散成密丛，多分枝，枝弯曲上升，微方形有深沟纹，无毛。叶柄长 1~8mm；叶片三角状卵形或宽卵形，长 10~20mm，宽 5~11mm，顶端钝或短尖，基部宽楔形或近圆形，边缘有浅钝锯齿，叶面近于无毛，背面沿叶脉有稀疏柔毛或近于无毛。花单生于叶腋或在茎枝之顶成极短的总状花序，花梗细弱，长 5~22mm，有沟纹，近于无毛；花萼坛状，长 3~5mm，形成腹面开裂较深，而侧、背均开裂较浅的 5 齿，齿三角状卵形，中肋明显，外面有稀疏粗毛；花冠紫色，长 5~8mm，管略长于萼，上唇直立，卵形，钝头，有时 2 浅裂，下唇 3 裂，中间裂片较大，仅稍长于上唇；雄蕊 4 枚，全育，2 强；花柱常早落。蒴果椭圆形，与宿萼近等长；种子近球形，浅黄褐色，有明显的蜂窝状瘤突。花、果期全年。

【生境】生于水稻田中、溪旁、沟边等湿润处。

【分布】海南、香港、广东、台湾、福建、江西、浙江、江苏、安徽、湖南、湖北、河南、广西、云南、贵州、四川、西藏等地。其余热带和亚热带地区广布。

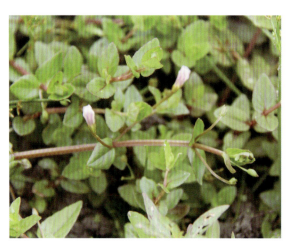

【采集加工】夏、秋季采收，将全草晒干。

【性味归经】味微苦，性凉。

【功能主治】清热利尿，解毒。治细菌性痢疾，肠炎，消化不良，肝炎，肾炎水肿，白带。外用治痈疖肿毒。

【用法用量】30~60g，水煎服。外用适量鲜品捣烂敷患处。

【附方】治急、慢性细菌性痢疾：母草 30~60g（鲜品 90~150g），水煎，3 次分服，每日 1 剂。

4.143.18 旱田草

LINDERNIAE RUELLIOIDIS HERBA

【别名】定经草

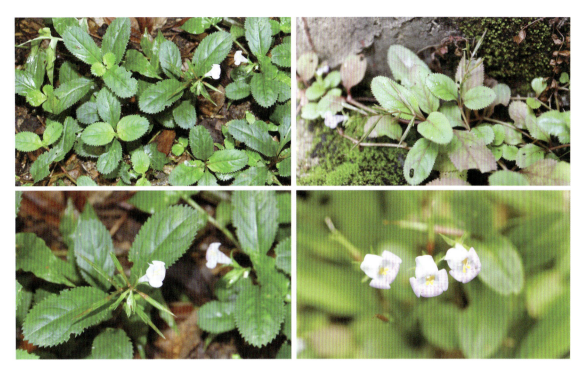

【基原】来源于玄参科 Scrophulariaceae 母草属 Lindernia 旱田草 Lindernia ruellioides (Colsm.) Pennell 的全草入药。

【形态特征】一年生草本。高10~15cm，少主茎直立，更常分枝而长蔓，节上生根，长可达30cm，近于无毛。叶柄长3~20mm，前端渐宽而连于叶片，基部多少抱茎；叶片长圆形、椭圆形、卵状长圆形或圆形，长1~4cm，宽0.6~2cm，顶端圆钝或急尖，基部宽楔形，边缘除基部外密生整齐而急尖的细锯齿，但无芒刺，两面有粗涩的短毛或近于无毛。花为顶生的总状花序，有花2~10朵；苞片披针状条形，花梗短，向顶端渐粗而连于萼，无毛；萼在花期长约6mm，果期达10mm，仅基部联合，齿条状披针形，无毛；花冠紫红色，长10~14mm，管长7~9mm，上唇直立，2裂，下唇开展，3裂，裂片几相等，或中间稍大；前方2枚雄蕊不育，后方2枚能育，但无附属物；花柱有宽而扁的柱头。蒴果圆柱形，向顶端渐尖，比宿萼长约2倍。种子椭圆形，褐色。花期6~9月；果期7~11月。

【生境】生于山坡林下或草地、路旁、溪边等处。

【分布】福建、江西、浙江、湖南、广东、广西、贵州、四川等地。日本也有分布。

【采集加工】夏、秋季采收，将全草晒干。

【性味归经】味甘、淡，性平。

【功能主治】理气活血，消肿止痛。治闭经，痛经，胃痛，乳腺炎，颈淋巴结结核。外用治跌打损伤，痈肿疼痛，蛇咬伤，狂犬咬伤。

【用法用量】30~60g，水煎服。外用鲜草适量捣烂敷患处。

4.143.19 通泉草

MAZI JAPONICI HERBA

【别名】脓泡药、汤湿草、猪胡椒

【基原】来源于玄参科 Scrophulariaceae 通泉草属 Mazus 通泉草 Mazus japonicus (Thunb.) O.Kuntze 全草入药。

【形态特征】一年生草本，高达 30cm，无毛或疏生短柔毛。主根伸长，垂直向下或短缩，须根纤细，多数，散生或簇生。本种在体态上变化幅度很大，茎 1~5 支或有时更多，直立，上升或倾卧状上升，着地部分节上常能长出不定根，分枝多而披散，少不分枝。基生叶少至多数，有时成莲座状或早落，倒卵状匙形至卵状倒披针形，膜质至薄纸质，长 2~6cm，顶端全缘或有不明显的疏齿，基部楔形，下延成带翅的叶柄，边缘具不规则的粗齿或基部有 1~2 片浅羽裂；茎生叶对生或互生，少数，与基生叶相似或几乎等大。总状花序生于茎、枝顶端，常在近基部即生花，伸长或上部成束状，通常 3~20 朵，花疏稀；花梗在果期长达 10mm，上部的较短；花萼钟状，花期长约 6mm；果期多少增大，萼片与萼筒近等长，卵形，端急尖；花冠白色、紫色或蓝色，长约 10mm，上唇裂片卵状三角形，下唇中裂片较小，稍突出，倒卵圆形；子房无毛。蒴果球形；种子小而多数，黄色，种皮上有不规则的网纹。花、果期 4~10 月。

【生境】生于田中、路旁或湿润的荒地上。

【分布】香港、广东、海南、福建、湖南、湖北、广西、云南等地。越南、俄罗斯、朝鲜、日本、菲律宾也有分布。

【采集加工】夏、秋采收，将全草晒干。

【性味归经】味苦，性平。

【功能主治】健胃，止痛，解毒。治偏头痛，消化不良，疔疮，脓疱疮，烫伤。

【用法用量】9~15g，水煎服。外用适量，捣烂敷患处。

4.143.20 疗齿草

ODONTITEI SEROTINAE HERBA

【别名】齿叶草

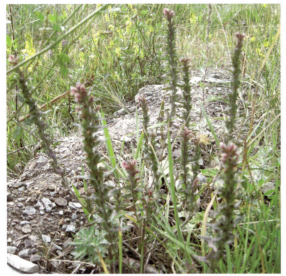 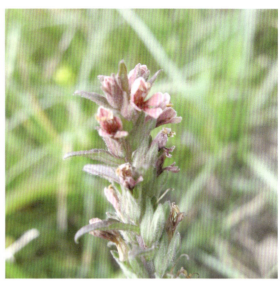

【基原】来源于玄参科 Scrophulariaceae 疗齿草属 Odontites 疗齿草 Odontites serotina (Lam.) Dum. 的地上部分入药。

【形态特征】一年生草本，高 15~40cm，全株被贴伏而倒生的白色细硬毛。茎上部四棱形，常分枝。叶对生，有时上部互生，无柄；叶片披针形至条状披针形，长 2~4cm，宽达 6mm，顶端渐尖，边缘疏生锯齿。总状花序顶生，苞片叶状，花钟状，长 4~7mm，4 等裂，裂片狭三角形，长 2~3mm，花冠紫红色，长 8~10mm，二唇形，上唇直立，略呈盔状，顶端二浅裂或微凹，下唇开展，3 裂；雄蕊 4 枚，二强，与上唇近等长，花药带橙红色，药室下延成短芒。蒴果长圆形，长 5~7mm，宽 2~3mm，略扁，顶端微凹，种子多数，褐色。花期 7~8 月；果期 8~9 月。

【生境】生于低湿草甸及水边。

【分布】新疆、甘肃、青海、宁夏、陕西、华北及东北。欧洲至蒙古也有。

【采集加工】夏、秋季开花时割取地上全草，除去杂质，晾干。

【性味归经】味苦，性凉；有小毒。

【功能主治】清热利湿，凉血止血。治温病发热，肝胆瘀热，瘀血作痛。

【用法用量】3~6g，水煎服。

【附方】① 治偏头痛：诃子、红花、瞿麦或疗齿草各 30g，木香、黑云香、麝香各 15g，制成水丸。每次 1.5~3g，每日 2~3 次，水煎服。

② 治血热偏盛、月经淋沥等各种出血症：紫草、地锦草各 25g，熊胆、吉勒泽各 15g，瞿麦或疗齿草 20g。制成煮散剂。每次 3~5g，每日 1~3 次，水煎凉服。

4.143.21 泡桐

PAULOWNIAE FORTUNEI RADIX ET FRUCTUS

【基原】来源于玄参科 Scrophulariaceae 泡桐属 *Paulownia* 泡桐 *Paulownia fortunei* (Seem.) Hemsl. 的根和果实入药。

【形态特征】乔木，高达30m；幼枝、叶、花序各部和幼果均被黄褐色星状茸毛，但叶柄、叶面和花梗渐变无毛。叶长卵状心形，有时为卵状心形，长达20cm，顶端长渐尖或锐尖头，其凸尖长达2cm，新枝上的叶有时2裂，背面有星毛及腺，成熟叶背面密被茸毛，有时毛很稀疏至近无毛；叶柄长达12cm。花序枝几无或仅有短侧枝，故花序狭长几成圆柱形，长约25cm，小聚伞花序有花3~8朵，总花梗几与花梗等长，或下部者长于花梗，上部者略短于花梗；萼倒圆锥形，长2~2.5cm，花后逐渐脱毛，分裂至1/4或1/3处，萼齿卵圆形至三角状卵圆形，至果期变为狭三角形；花冠管状漏斗形，白色仅背面稍带紫色或浅紫色，长8~12cm，管部在基部以上不突然膨大，而逐渐向上扩大，稍稍向前屈，外面有星状毛，腹部无明显纵褶，内部密布紫色细斑块；雄蕊长3~3.5cm，有疏腺；子房有腺，有时具星毛，花柱长约5.5cm。蒴果长圆形或长圆状椭圆形，长6~10cm，顶端之喙长达6mm，宿萼开展或漏斗状，果皮木质，厚3~6mm；种子连翅长6~10mm。花期3~4月；果期7~8月。

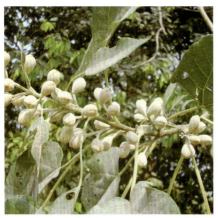

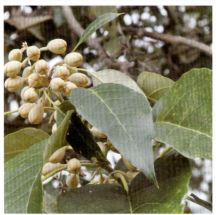

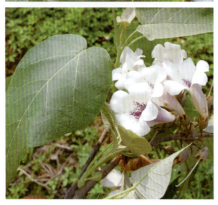

【生境】生于山地、山谷或疏林中。

【分布】海南、广东、台湾、福建、江西、浙江、安徽、湖南、湖北、香港、广西、贵州、云南、四川等地。越南、老挝也有分布。

【采集加工】夏、秋采收，将根、果晒干。

【性味归经】味苦，性寒。

【功能主治】根：祛风解毒，消肿止痛。治筋骨疼痛，疮疡肿毒，红崩白带。果：化痰止咳。治气管炎。

【用法用量】15~60g，水煎服。

【附方】① 治慢性气管炎：鲜泡桐果240g，百部18g，桔梗、青果各15g，猪胆汁1.8g。先将鲜泡桐果加水煎煮去渣。再将百部、桔梗、青果加水煮煎去渣，与泡桐果煎液、猪胆汁混合，加热浓缩成膏，加适量防腐剂，共成45ml。每次服15ml，每日3次，10天为1个疗程。

② 治红崩白带：泡桐树根、五叶木通藤根（鲜）各120g，切细与猪肉250g同煮烂，吃肉喝汤，每日2次，1剂分2天服完，可加适量白糖矫味，忌放食盐。服药期间忌生冷、辣物。

4.143.22　拟斗叶马先蒿

PEDICULARIS CYATHOPHYLLOIDIS FLOS

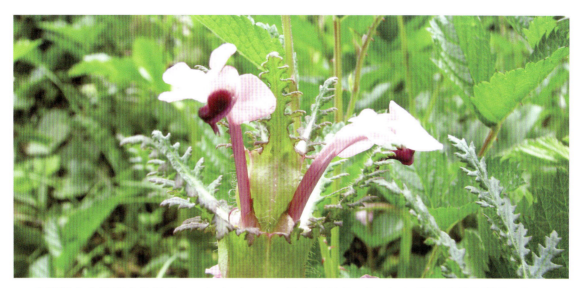

【基原】来源于玄参科 Scrophulariaceae 马先蒿属 Pedicularis 拟斗叶马先蒿 Pedicularis cyathophylloides Limpr. 的花入药。

【形态特征】多年生直立草本。根粗壮，茎被毛，茎及枝三棱形或四方形。叶 3~4 枚轮生，有柄，基部常膨大而互相结合为斗状体；叶片长卵形或阔披针形，羽状全裂，裂片约 10 对，线形。花生于苞片的斗中，萼筒状，长约 1.1cm，5 齿，萼齿卵状披针形；花冠浅红色，花管长 1.5~2.5cm，下唇比盔长，3 裂，中裂片长圆形或倒卵形，侧裂斜圆形，雄蕊花丝前后两对均被长柔毛。蒴果半卵形，两室不等，褐色，无毛，长达 22mm，基部圆形，顶端急缩而具刺尖；种子长卵形，具蜂窝状细纹，长约 3mm，宽 1~1.5mm。花期 6~7 月；果期 8~9 月。

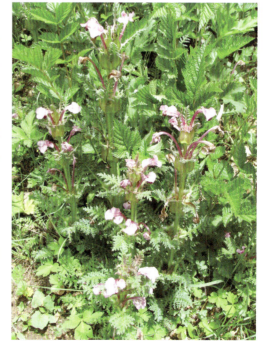

【生境】生于海拔 3200~3850m 的针阔混交林隙地半阴处。

【分布】我国西部特有种，见于西藏东南部和四川西北部。

【采集加工】夏季盛花期采收，除去枯叶和杂质，晒干。

【性味归经】味苦、涩，性寒。

【功能主治】清热除湿，利水，涩精。治肝炎、胆囊炎、小便带脓血、水肿、遗精、耳鸣、口干舌燥、痈肿等。

【用法用量】10~15g，水煎服。

4.143.23　粗管马先蒿

PEDICULARIS LATITUBAE HERBA

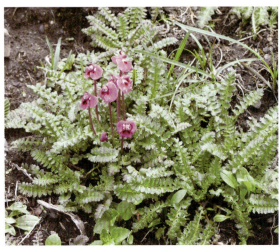
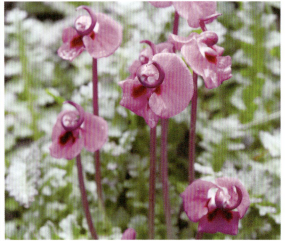

【基原】来源于玄参科 Scrophulariaceae 马先蒿属 Pedicularis 粗管马先蒿 Pedicularis latituba Bonati 的全草入药。

【形态特征】低矮草本。高约 10cm。根茎长 1~2cm，根锥形或圆筒形，长 2~3cm，不分枝。茎高 2~5cm，有棱沟。叶基生与茎生，柄有翅。叶片披针状长圆形，下面有白色肤屑状物，羽状深裂至全裂，裂片 5~11 对，三角状卵形至卵形，长 2~4mm。花萼管状，前方开裂，管长 8~10mm；花冠紫红色，管长 3~4.5cm，宽约 2mm，有紫色毛，盔直立部分后仰。前缘高约 3mm，中部较宽而向前圆凸，端部转向前上方成为长约 7mm、宽达 3mm 的含有雄蕊的部分，额部有鸡冠状凸起，前端突然细缩并转向前下方成为半环状的喙，长约 5mm，端 2 浅裂。花期 7~8 月；果期 9~10 月。

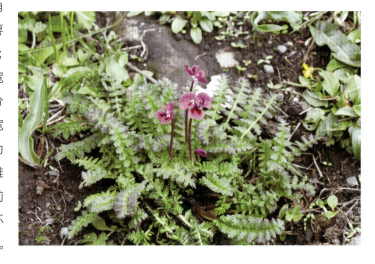

【生境】生于海拔 2800~3700m 的高原山坡草地。

【分布】我国特有种，见于云南、四川和西藏。

【采集加工】夏季盛花期采收，除去枯叶和杂质，晒干。

【性味归经】味涩，性寒。

【功能主治】清热，利水，涩精。治肝炎、胆囊炎、小便带脓血、水肿、遗精、耳鸣、口干舌燥、痈肿等。

【用法用量】10~15g，水煎服。

4.143.24 罗氏马先蒿

PEDICULARIS ROYLEI RADIX

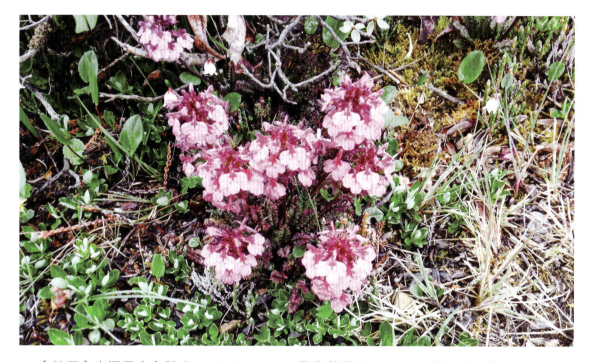

【基原】来源于玄参科 Scrophulariaceae 马先蒿属 Pedicularis 罗氏马先蒿 Pedicularis roylei Maxim. 的根入药。

【形态特征】多年生草本。高 7~15cm。茎直立，基部有卵状鳞片，有纵棱。基生叶成丛，柄长 3~6cm，茎生叶 3~4 枚轮生，柄长 2~2.5cm；叶片长圆形至卵状长圆形，长 2.5~4cm，羽状深裂，裂片 7~12 对。花序总状，长达 6cm；花长 17~20mm，萼钟状，长 8~9mm，外面密被白色柔毛；花冠紫红色，长 17~19mm，花管长 10~11mm，在近基 3~4mm 处向前上方膝屈，向喉部扩大，直径约 5mm，盔略镰状，长 5~6mm，下唇长 8~9mm，中裂近圆形，长约 4mm，侧裂椭圆形；雄蕊花丝着生于花管近基处。蒴果卵状披针形，长约 12mm；种子棕黄色，长 1.2~1.5mm，具蜂窝状孔纹。花期 7~8 月；果期 8~9 月。

【生境】生于海拔 3700~4500m 的高山湿草甸中。

【分布】云南西北部、四川西南部和西藏东南部。

【采集加工】秋季采挖，除去枯叶和杂质，晒干。

【性味归经】味甘、微苦，性温。

【功能主治】益气生津，养心安神。治气血不足、体虚多汗、心悸怔忡等。

【用法用量】6~9g，水煎服。

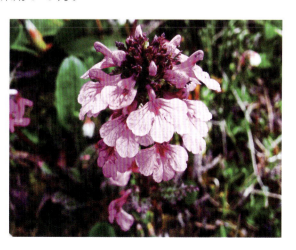

4.143.25 毛盔马先蒿

PEDICULARIS TRICHOGLOSSAE RADIX

【基原】来源于玄参科 Scrophulariaceae 马先蒿属 Pedicularis 毛盔马先蒿 Pedicularis trichoglossa Hook. f. 的根入药。

【形态特征】多年生草本。高 30~60cm，干时变黑。叶长披针形至线状披针形，羽状浅裂或深裂，长 2~7cm，宽 3~15mm。花序总状，长 6~18cm，苞片线形；花萼斜钟形，长 8~10mm，密生黑紫色长毛，萼齿三角状卵形；花冠黑紫红色，其管在近基处弓曲，下唇面向前下方，3 裂，中裂圆形，侧裂肾脏形，盔背部密被紫红色长毛，由斜上的直的部分转而向下再狭而为细长无毛且转指后方的喙；花柱伸出于喙端。果广卵形，略伸出于宿存的萼，黑色，长 12~15mm，宽约 9mm。花期 6~8 月；果期 8~10 月。

【生境】生于海拔 3600~5000m 的高山草地与疏林中。

【分布】四川、云南和西藏。

【采集加工】秋季挖根，洗净，晒干。

【性味归经】味甘、微苦，性微温。

【功能主治】补气血，强筋骨，健脾胃。治头晕耳鸣、心慌气短、手足痿软、筋骨疼痛、营养不良等。

【用法用量】15~30g，水煎服。

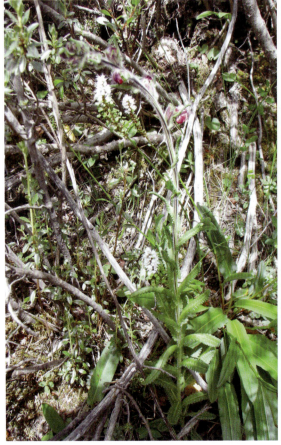
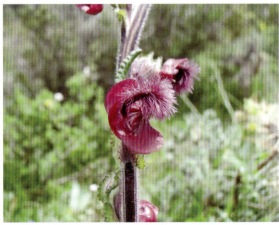
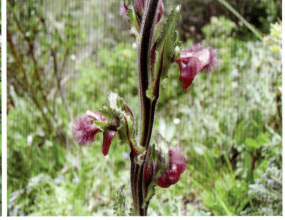

4.143.26 地黄

REHMANNIAE RADIX

【别名】生地、熟地

【基原】来源于玄参科 Scrophulariaceae 地黄属 *Rehmannia* 地黄 *Rehmannia glutinosa* Libosch. ex Fisch. & C. A. Mey. 的新鲜或干燥块根入药。

【形态特征】多年生直立草本，高 10~30cm，全株密被白色长腺毛和长柔毛。叶基生，莲座状，有时于茎下部互生，叶片纸质，倒卵状长圆形至倒卵状椭圆形，长 3~110cm，宽 1.5~4.5cm，顶端钝或近于圆，基部渐狭，边缘有钝齿，叶面皱缩。花通常紫红色，排成顶生总状花序；苞片生于下部的大，比花梗长，有时叶状，上部的小；花梗多少弯垂；萼管坛状，檐部 5 齿裂；花冠长约 4cm，冠管一边略膨胀，檐部二唇形，上唇外反，2 裂，下唇近直立，3 裂，裂片长方形，长 0.8~1cm；雄蕊 4 枚，两两成对，花药 2 室，药室叉开。蒴果卵形，长约 1cm，含多数淡棕色的种子。花、果期 4~7 月。

【生境】生于海拔 50~1100m 砂质壤土、荒山坡、山脚、墙边、路旁等处，现多为栽培。

【分布】辽宁、华北、陕西、甘肃、山东、河南、江苏、安徽、湖北等地。华南有栽培。

【采集加工】秋季采挖，除去芦头、须根及泥沙，鲜用；或将地黄缓缓烘焙至约八成干。前者习称"鲜地黄"，后者习称"生地黄"。熟地黄为生地黄的炮制加工品。

【药材性状】鲜地黄：呈纺锤形或条状，长 8~24cm，直径 2~9cm。外皮薄，表面浅红黄色，具弯曲的纵皱纹、芽痕、横长皮孔样突起及不规则疤痕。肉质，易断，断面皮部淡黄白色，可见橘红色油点，木部黄白色，导管呈放射状排列。气微，味微甜、微苦。

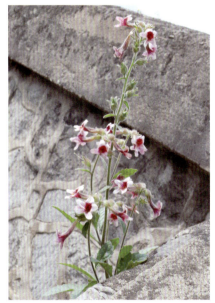

生地黄：为长圆形或不规则的团块，中间膨大，两端略细，长 6~12cm，直径 2~6cm。有的细小，长条状，扁而稍扭曲。表面灰黑色或棕灰色，有深皱纹和横折痕。体重，质较软而韧，不易折断，切断面棕黄色至黑色或乌黑色，有光泽，具黏性。气微，味微甜。以个大身圆、体重、皮细、质柔软、断面有光泽、乌黑色、味甜者为佳。

熟地黄：为不规则的块片、碎块，大小、厚薄不一，表面乌黑色，有光泽，黏性大。质柔软而带韧性，不易折断，断面乌黑色，有光泽。气微，味甜。

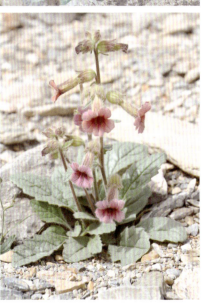

【性味归经】鲜地黄：味甘、苦，性寒。归心、肝、肾经。生地黄：味甘，性寒。归心、肝、肾经。熟地黄：味甘，性微

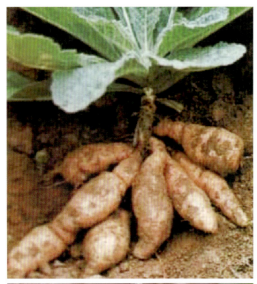

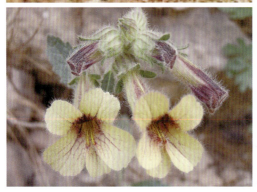

温。归肝、肾经。

【功能主治】生地黄：清热凉血，养阴。治高热、吐血、衄血、口舌生疮、小便短赤、贫血、月经不调、腰痛、遗精、头晕耳鸣、温病伤阴、大热燥渴、舌绛唇焦、血崩、大便秘结、阴虚内热、糖尿病、咽喉肿痛、心力衰弱等。

熟地黄：补血滋阴，益精养髓。治血虚萎黄，心悸怔忡，月经不调，崩漏下血，肝肾阴虚，腰膝酸软，骨蒸潮热，盗汗遗精，内热消渴，眩晕，耳鸣，须发早白。

鲜地黄：清热生津，凉血，止血。用于热病伤阴，舌绛烦渴，温毒发斑，吐血，衄血，咽喉肿痛。

【用法用量】生地黄 10~15g；熟地黄 9~15g；鲜地黄 12~30g。水煎服。

【附方】① 治肾虚头晕耳鸣、腰膝酸软、遗精：（六味地黄汤、丸）熟地黄 12g，山药、山茱萸、茯苓各 9g，泽泻、牡丹皮各 6g，水煎服。

② 治阴虚阳亢、头痛头晕：生地黄、白芍、生石决明各 15g，夏枯草、代赭、牛膝、桑寄生各 9g，杜仲、菊花各 6g，水煎服。

③ 治喉肿痛、口干：生地黄 12g，玄参、麦冬各 9g，金果榄、甘草各 6g，水煎服。

④ 治白喉：鲜地黄 30g，黄芩、连翘各 18g，麦冬 9g，玄参 15g，每日 1 剂，水煎 2 次，分 4 次服。

⑤ 治心绞痛：（清心汤）生地黄、玄参、川芎各 15g，黄芩、苦丁茶、红花、郁金各 9g，水煎服，每日 1 剂。

⑥ 治吐血、衄血：生地黄 15g、白茅根 30g，小蓟、仙鹤草各 15g，水煎服。

⑦ 治蚕豆病：生地黄、当归各 15g，白芍、藕节各 9g，白茅根、仙鹤草各 30g，大枣 5 枚，松针适量，水煎，分 2 次服，每日 1 剂。

⑧ 治慢性荨麻疹：生地黄、何首乌各 15g，当归、白芍、玉竹各 9g，牡丹皮 6g，炒荆芥 4.5g，红枣 5 枚，水煎服。

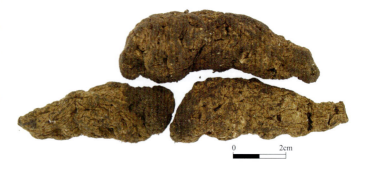

⑨ 治红斑狼疮：生地黄 15g，玄参、麦冬各 12g，牡丹皮、黄柏、白芍、女贞子、墨旱莲、茯苓各 9g，水煎服。有气虚者可加党参、黄芪各 9g；肾阳虚可加仙茅、淫羊藿（仙灵脾）各 9g。病情严重时，需酌情配合肾上腺皮质激素治疗。

4.143.27 野甘草

SCOPARIAE DULCIS HERBA

【别名】冰糖草、土甘草

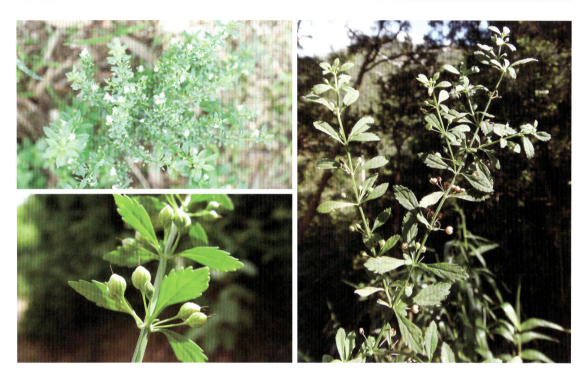

【基原】来源于玄参科 Scrophulariaceae 野甘草属 Scoparia 野甘草 Scoparia dulcis L. 的全株入药。

【形态特征】直立草本，高可达 1m；枝有棱或有狭翅，无毛或仅节处有疏短毛。叶对生或 3 片轮生，菱状卵形至菱状披针形，长者达 35mm，宽者达 15mm，顶端钝或有时短尖，基部渐狭成一短柄，中部以上边缘具锯齿，两面无毛，疏具下陷或稍凸起的紫色腺点。花 1~5 朵腋生；花梗长 5~8mm，无毛，萼长约 2mm，4 深裂至近基部，裂片卵状长圆形，边缘膜质，密被微毛；花冠白色，长约 3mm，4 裂，上方一片稍大，冠管短，喉部密被毛；雄蕊 4 枚，近等长，外伸；子房球形，胚珠多数。蒴果卵形至球形，宽达 3mm，2~3 瓣裂，裂瓣与中轴胎座分离。花期 4~8 月；果期 5~10 月。

【生境】生于村边、路旁或旷野、荒地上。

【分布】香港、澳门、广东、海南、广西、云南、福建。全球热带余部亦有分布。

【采集加工】夏、秋季采收，将全草切段晒干备用。

【性味归经】味甘，性凉。

【功能主治】清热利湿，疏风止痒。治感冒发热，肺热咳嗽，肠炎，细菌性痢疾，小便不利；外用治痱子，皮肤湿疹。

【用法用量】15~30g，水煎服。外用适量鲜品捣烂取汁外涂。

【附方】① 治细菌性痢疾：冰糖草、羊蹄草各 30g，陈仓米 9~15g，水煎服，每日 1 剂。

② 治感冒咳嗽：鲜冰糖草 30g，薄荷 9g，鱼腥草 15g，水煎服。

4.143.28 玄参

SCROPHULARIAE RADIX

【别名】元参、乌元参、黑参

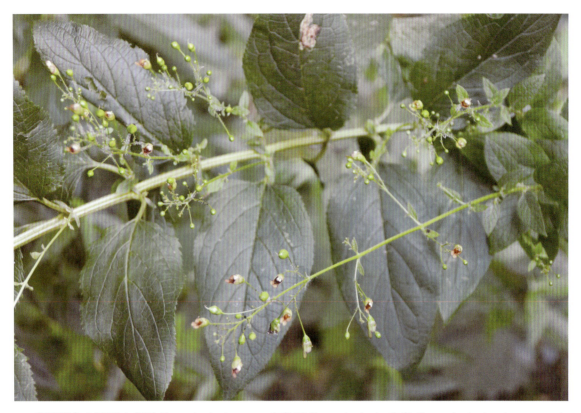

【基原】来源于玄参科 Scrophulariaceae 玄参属 Scrophularia 玄参 Scrophularia ningpoensis Hemsl. 的干燥根入药。

【形态特征】多年生、直立、高大草本，高 1m；根肉质，纺锤状或胡萝卜状，常数条簇生；茎方柱状，有直沟。叶对生或生于茎上部的互生，纸质，卵形或有时披针形，长 10~18cm，顶端渐尖，基部楔尖、圆形或心形，边缘有软骨质的小锯齿；叶柄长达 4cm。花褐紫色，排成顶生、阔大、疏松的聚伞圆锥花序，花序轴和分枝均被腺毛；小聚伞花序常 2~4 回分歧；花萼长 2~4mm，5 深裂几达基部，裂片圆形，边缘膜质，覆瓦状排列；花冠长 8~9mm，冠管稍膨胀，檐部二唇形，上唇 2 裂，明显长于下唇；发育雄蕊 4，稍伸出。蒴果卵形，长 8~9mm。花期 6~10 月；果期 9~11 月。

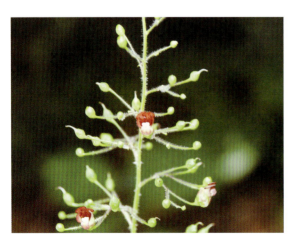

【生境】生于海拔 1000m 以下的竹林、溪旁、丛林及高草丛中。

【分布】海南、广东、福建、江西、浙江、江苏、安徽、湖南、湖北、河南、河北、山西、陕西、广西、贵州、四川。

【采集加工】冬季茎叶枯萎时采挖，除去根茎、须根及幼芽，曝晒或烘至半干后，堆闷3~6天，再晒至八九成干，再堆闷至心部发黑油润，晒干。

【药材性状】本品呈纺锤形或近圆柱形，有的弯曲似羊角状，中部肥大，下端渐尖，钝头，或向下渐细，长6~20cm，直径1~3cm。芦头多已修削。表面灰褐色或灰黄色，有明显的纵沟和横向皮孔，偶见须根残痕。质坚实，不易折断，断面略平坦，黑色，微有光泽。略有焦糖气，味甘微苦。浸入水中使水变黑色。以根条粗壮、皮细、质坚实、里面色乌黑、芦头短、无须根者为佳。

【性味归经】味甘、苦、咸，性微寒。归肺、胃、肾经。

【功能主治】清热凉血，滋阴降火，解毒散结。治热病烦渴，发斑，齿龈炎，扁桃体炎，咽喉炎，痈肿，急性淋巴结炎，肠燥便秘。

【用法用量】9~15g，水煎服。不宜与藜芦同用。

【附方】① 治热病伤津、口干便秘：玄参、麦冬、生地黄各15g，水煎服。

② 治淋巴结结核：玄参、牡蛎各15g，浙贝母9g，水煎服。

③ 治慢性咽炎：玄参9g，桔梗4.5g，甘草3g，水煎服。

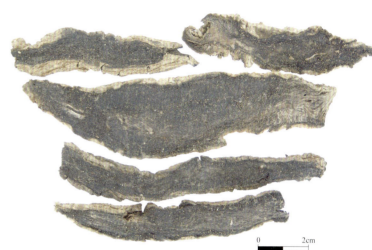

④ 治齿龈炎：玄参、生地黄、生石膏（先煎）各15g，麦冬、牛膝各9g，水煎服，每日1剂。

⑤ 治药物性皮炎：玄参15g，土茯苓30g，生地黄18g，板蓝根、金银花、黄柏、制大黄、苍术各9g，生甘草4.5g，水煎服，每日1剂。

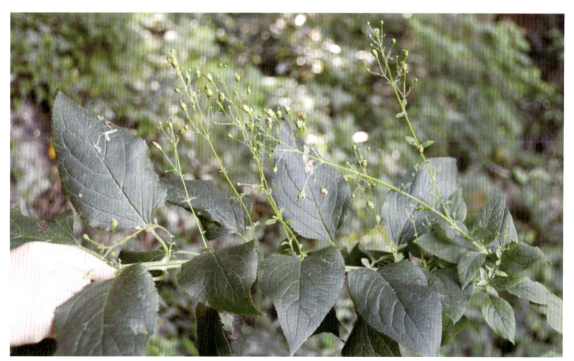

4.143.29 北刘寄奴

SIPHONOSTEGIAE HERBA

【别名】土茵陈

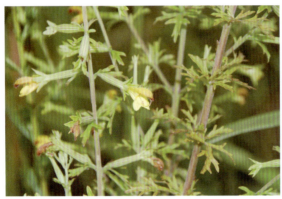
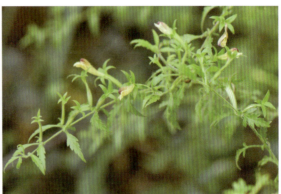

【基原】来源于玄参科 Scrophulariaceae 阴行草属 Siphonostegia 阴行草 Siphonostegia chinensis Benth. 的全草入药。

【形态特征】一年生草本，直立，高达 80cm，干时变为黑色，密被锈色短毛。叶对生，厚纸质，广卵形，二回羽状全裂，长 8~55mm，宽 4~60mm，两面皆密被短毛，中肋在上面微凹入，背面明显凸出。总状花序；苞片叶状，较萼短，羽状深裂或全裂，密被短毛；花梗短，长 1~2mm，纤细，密被短毛，有一对小苞片，线形，长约 10mm；花萼管部很长，顶端稍缩紧，长 10~15mm，厚膜质，密被短毛，10 条主脉质地厚而粗壮，显著凸出，使处于其间的膜质部分凹下成沟，无网纹，齿 5 枚，绿色，质地较厚，密被短毛，长为萼管的 1/4~1/3，线状披针形或卵状长圆形，近于相等，全缘，或偶有 1~2 锯齿；花冠上唇红紫色，下唇黄色，长 22~25mm，外面密被长纤毛，内面被短毛，花管伸直，纤细，长 12~14mm，顶端略膨大，稍伸出于萼管外，上唇镰状弓曲；下唇约与上唇等长或稍长，顶端 3 裂，裂片卵形；雄蕊二强；子房长卵形，长约 4mm，柱头头状，常伸出于盔外。蒴果被包于宿存的萼内，约与萼管等长，披针状长圆形，长约 15mm，直径约 2.5mm，顶端稍偏斜，有短尖头，黑褐色，稍具光泽，并有 10 条不十分明显的纵沟较。花期 6~8 月。

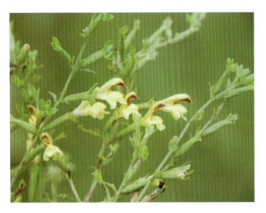

【生境】生于山坡草地上。

【分布】我国东北、华北、华中、华南、西南等地。东至日本、朝鲜、俄罗斯也有分布。

【采集加工】夏、秋采收，除去杂质，将全草晒干。

【性味归经】味苦，性寒。归脾、胃、肝、胆经。

【功能主治】活血祛瘀，通经止痛，凉血，止血，清热利湿。用于跌打损伤，外伤出血，瘀血经闭，月经不调，产后瘀痛，癥瘕积聚，血痢，血淋，湿热黄疸，水肿腹胀，白带过多。

【用法用量】6~9g，水煎服。外用适量，研末调敷或撒患处。

4.143.30 独脚金

STRIGAE ASIATICAE HERBA

【别名】疳积草、黄花草、消米虫

【基原】来源于玄参科 Scrophulariaceae 独脚金属 Striga 独脚金 Striga asiatica (L.) O. Kuntze 的全草入药。

【形态特征】一年生半寄生草本,株高 10~20(30)cm,直立,全体被刚毛。茎单生,少分枝。叶较狭窄仅基部的为狭披针形,其余的为条形,长 0.5~2cm,有时鳞片状。花单朵腋生或在茎顶端形成穗状花序;花萼有棱 10 条,长 4~8mm,5 裂几达中部,裂片钻形;花冠通常黄色,少红色或白色,长 1~1.5cm,花冠筒顶端急剧弯曲,上唇短 2 裂。蒴果卵状,包于宿存的萼内。花期秋天。

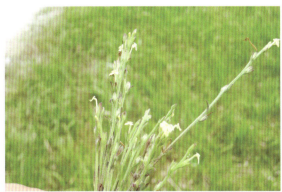
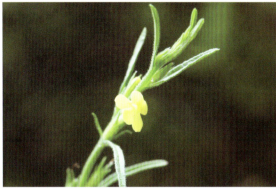
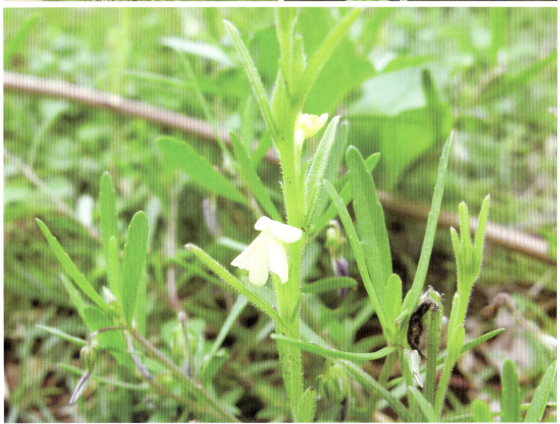

【生境】生于山坡、丘陵、草地、田边。寄生于其他植物的根上。

【分布】广东、香港、海南、台湾、福建、江西、湖南、广西、贵州、云南。亚洲热带余部和非洲也有分布。

【采集加工】夏、秋季采收，将全草晒干。

【药材性状】茎单一或间有下部分枝，纤细，长8~15cm，灰褐色，被粗糙短毛，茎部生稀疏微细须根，质稍柔韧。叶小，互生，线形或披针形，上部叶较大，长5~10mm，常贴生于茎上，下部叶小，鳞片状。花黄色或紫色，腋生或排成稀疏穗状花序；苞片明显，长于萼；萼筒有10脉。气无，味淡。以色灰黑、柔嫩、带花穗者为佳。

【性味归经】味甘、淡，性凉。

【功能主治】清热杀虫，健脾消积。治小儿疳积，黄疸性肝炎，小儿夏季热，小儿腹泻。

【用法用量】成人9~15g，小儿3~9g，水煎服。

【附方】治小儿疳积：独脚金、地耳草、瓜子金、山扁豆、山花生各等量，共研细粉，每日用6~9g与猪瘦肉或肝类同蒸，分3次服；或煎水过滤后服。

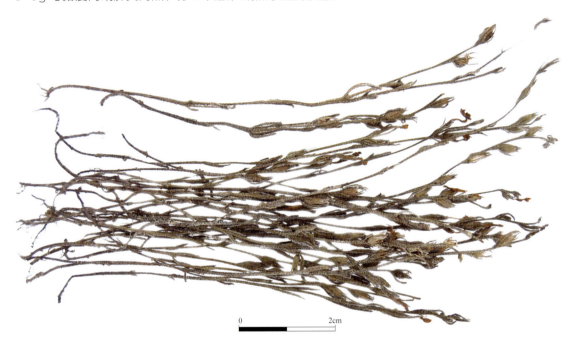

4.143.31　单色蝴蝶草

TORENIAE CONCOLORIS HERBA

【别名】蓝猪耳、单色翼萼、蝴蝶草

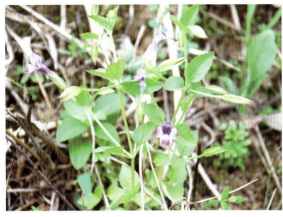 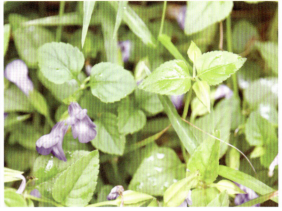

【基原】来源于玄参科 Scrophulariaceae 蝴蝶草属 Torenia 单色蝴蝶草 Torenia concolor Lindl. 的全草入药。

【形态特征】一年生小草本，匍匐草本；茎具4棱，节上生根；分枝上升或直立。叶具长 2~10mm 的柄；叶片三角状卵形或长卵形，稀卵圆形，长 1~4cm，宽 0.8~2.5cm，顶端钝或急尖，基部宽楔形或近于截形，边缘具锯齿或具带短尖的圆锯齿，无毛或疏被柔毛。花具长 2~3.5cm 的梗，果期梗长可达5cm，单朵腋生或顶生，稀排成伞形花序；萼长 1.2~1.5cm，果期长达 2.3cm，具 5 枚宽略超过 1mm 的翅，基部下延；萼齿 2 枚，长三角形，果实成熟时裂成 5 枚小齿；花冠长 2.5~3.9cm，其超出萼齿部分长 11~21mm，蓝色或蓝紫色；前方一对花丝各具 1 枚长 2~4mm 的线状附属物。花、果期 5~11 月。

【生境】生于山谷、溪旁、沟边或旷野荒地上。

【分布】广东、香港、海南、广西、贵州、云南、福建及台湾等地。

【采集加工】夏、秋季采收，将全草晒干。

【性味归经】味苦，性凉。

【功能主治】清热解毒，利湿，止咳，和胃止呕，化瘀。治黄疸，血淋，呕吐，腹泻，风热咳嗽，跌打损伤，蛇伤，疔毒。

【用法用量】6~9g，水煎服。外用鲜品捣烂敷患处。

【附方】① 治黄疸、血淋、风热咳嗽、腹泻：蓝猪耳全草 9g，水煎服。

② 治蛇咬伤、疔毒：蓝猪耳鲜草捣烂敷患处。

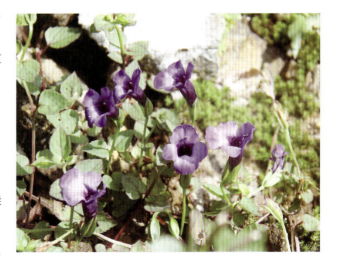

4.143.32 蓝猪耳

TORENIAE FOURNIERII HERBA

【别名】兰猪耳

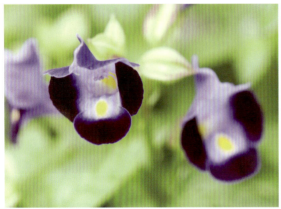
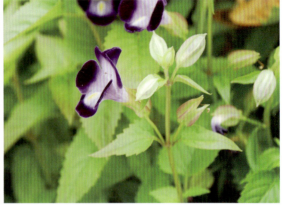

【基原】来源于玄参科 Scrophulariaceae 蝴蝶草属 Torenia 蓝猪耳 Torenia fournieri Linden. ex Fourn. 的全草入药。

【形态特征】直立草本，高 15~50cm。茎几无毛，具 4 窄棱，节间通常长 6~9cm，简单或自中、上部分枝。叶长卵形或卵形，长 3~5cm，宽 1.5~2.5cm，无毛，顶端略尖或短渐尖，基部楔形，边缘具带短尖的粗锯齿；叶柄长 1~2cm。顶生总状花序；苞片条形，长 2~5mm；花梗长 1~2cm；萼椭圆形，绿色或顶部与边缘略带紫红色，长 1.3~1.9cm，宽 0.8cm，具 5 枚宽约 2mm、多少下延的翅，果实成熟时，翅宽可达 3mm；萼齿 2 枚，多少三角形，彼此近于相等，有时齿端又稍开裂；花冠长 2.5~4cm，其超出萼齿部分长 10~23mm；花冠筒淡青紫色，背黄色；

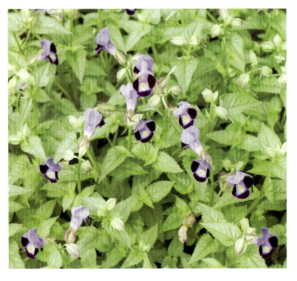

上唇直立，浅蓝色，宽倒卵形，长 1~1.2cm，宽 1.2~1.5cm，顶端微凹；下唇裂片长圆形或近圆形，彼此几相等，长约 1cm，宽 0.8cm，紫蓝色，中裂片的中下部有一黄色斑块；花丝不具附属物。蒴果长椭圆形，长约 1.2cm，宽 0.5cm。种子小，黄色，圆球形或扁圆球形，表面有细小的凹窝。花果期 6~12 月。

【生境】生于路旁、墙边或旷野草地。

【分布】我国南方有栽培，也偶有逸生。

【采集加工】夏、秋季采收，将全草晒干。

【性味归经】味甘，性凉。

【功能主治】清热解毒，利湿，止咳，和胃止呕，化瘀。治黄疸、血淋、风热咳嗽、腹泻、跌打损伤等。

【用法用量】15~25g，水煎服。外用鲜品捣烂敷患处。

4.143.33 紫萼蝴蝶草

TORENIAE VIOLACEAE HERBA

【别名】蓝猪耳、通肺草

【基原】来源于玄参科 Scrophulariaceae 蝴蝶草属 Torenia 紫萼蝴蝶草 Torenia violacea（Azaola）Pennell 的全草入药。

【形态特征】一年生草本，直立或多少外倾，高 8~35cm，自近基部起分枝。叶具长 5~20mm 的柄；叶片卵形或长卵形，顶端渐尖，基部楔形或多少截形，长 2~4cm，宽 1~2cm，向上逐渐变小，边缘具略带短尖的锯齿，两面疏被柔毛。花具长约 1.5cm 的梗，果期梗长可达 3cm，在分枝顶部排成伞形花序或单生叶腋，稀可同时有总状排列的存在；萼长圆状纺锤形，具 5 翅，长 1.3~1.7cm，宽 0.6~0.8cm，果期长达 2cm，宽 1cm，翅宽达 2.5mm 而略带紫红色，基部圆形，翅几不下延，顶部裂成 5 小齿；花冠长 1.5~2.2cm，其超出萼齿部分仅 2~7mm，淡黄色或白色；上唇多少直立，近于圆形，直径约 6mm；下唇三裂片彼此近于相等，长约 3mm，宽约 4mm，各有 1 枚蓝紫色斑块，中裂片中央有 1 黄色斑块，花丝不具附属物。花、果期 8~11 月。

【生境】生于海拔 200~850m 的山坡草地、林下、田边及路旁潮湿处。

【分布】我国华东、华南、西南、华中及台湾。

【采集加工】夏、秋季采收，将全草晒干。

【性味归经】味微苦，性凉。

【功能主治】消食化积，解暑，清肝。治小儿疳积，中暑呕吐，腹泻，目赤肿痛。

【用法用量】9~15g，水煎服。

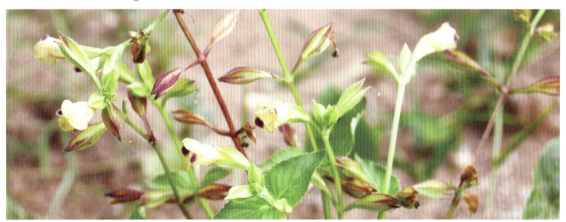

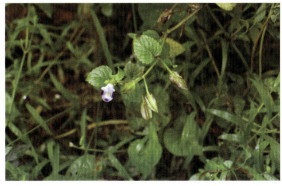
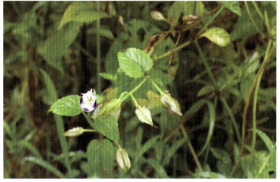

4.143.34　北水苦荬

VERONICAE ANAGALLIS-AQUATICAE RADIX

【别名】水苦荬

【基原】来源于玄参科 Scrophulariaceae 婆婆纳属 *Veronica* 北水苦荬 *Veronica anagallis-aquatica* L. 的带有虫瘿果的全草、根及果实入药。

【形态特征】多年生（稀为一年生）草本，通常全体无毛，极少在花序轴、花梗、花萼和蒴果上有几根腺毛。根茎斜走。茎直立或基部倾斜，不分枝或分枝，高 10~100cm。叶无柄，上部的半抱茎，多为椭圆形或长卵形，少为卵状矩圆形，更少为披针形，长 2~10cm，宽 1~3.5cm，全缘或有疏而小的锯齿。花序比叶长，多花；花梗与苞片近等长，上升，与花序轴成锐角，果期弯曲向上，使蒴果靠近花序轴，花序通常不宽于 1cm；花萼裂片卵状披针形，急尖，长约 3mm，果期直立或叉开，不紧贴蒴果；花冠浅蓝色、浅紫色或白色，直径 4~5mm，裂片宽卵形；雄蕊短于花冠。蒴果近圆形，长宽近相等，几乎与萼等长，顶端圆钝而微凹，花柱长约 2mm。花期 7~8 月；果期 8~9 月。

【生境】生于湿草地及水沟边等处。

【分布】东北三省、内蒙古、河北、山西、山东、江苏、陕西、宁夏、甘肃、江西、湖南、湖北、贵州、云南。

【采集加工】夏、秋季采收全草和根，洗净，鲜用或晒干。秋季采收果实，晒干药用。

【性味归经】味苦，性平。

【功能主治】活血止血，解毒消肿。治喉蛾，肺结核咯血、吐血、血崩、痛经、痢疾、血淋、风湿疼痛、月经不调、闭经、血滞痛经、疝气，血小板减少性紫癜，跌打损伤，高血压病，骨折及痈疮肿毒。煎汤或泡酒服。

【用法用量】9~15g，水煎服。外用鲜品捣烂敷患处。

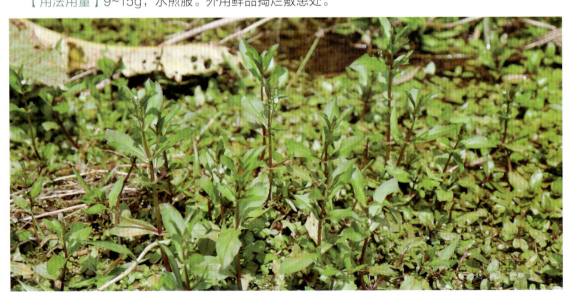

4.143.35 直立婆婆纳

VERONICAE ARVENSIS HERBA

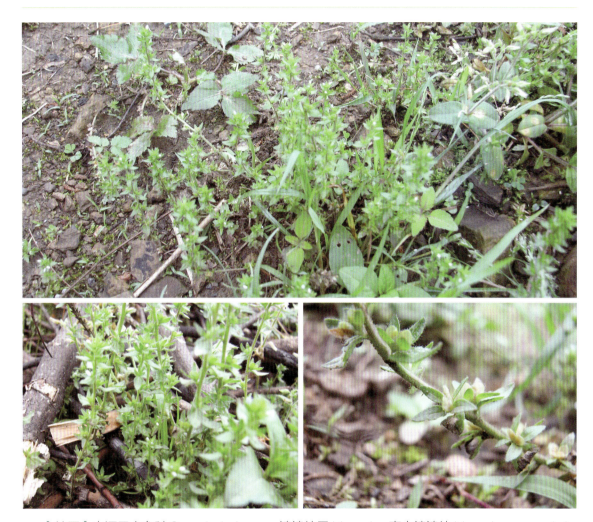

【基原】来源于玄参科 Scrophulariaceae 婆婆纳属 Veronica 直立婆婆纳 Veronica arvensis L. 的全草入药。

【形态特征】小草本，茎直立或上升，不分枝或铺散分枝，高 5~30cm，有两列多细胞白色长柔毛。叶 3~5 对，下部的有短柄，中上部的无柄，卵形至卵圆形，长 5~15mm，宽 4~10mm，两面被硬毛。总状花序具多花，长达 20cm，被白色腺毛；花萼长 3~4mm，裂片条状椭圆形；花冠蓝紫色或蓝色，长约 2mm，裂片圆形至长矩圆形。蒴果倒心形，长 2.5~3.5mm，宽略过之，边缘有腺毛，凹口很深。种子矩圆形，长近 1mm。花期 4~5 月；果期 7~9 月。

【生境】生于海拔 2000m 以下的路边及荒野草地。

【分布】华东、华中各地及重庆、四川、贵州、云南等地。北温带地区均广泛分布。

【采集加工】夏、秋季采集全草，晒干。

【性味归经】味辛、苦，性凉。

【功能主治】祛风消肿，清热，除疟。治疟疾、乳腺炎、痢疾、跌打损伤等。

【用法用量】15~30g，水煎服。

4.143.36 长果婆婆纳

VERONICAE CILIATAE HERBA

【基原】来源于玄参科 Scrophulariaceae 婆婆纳属 Veronica 长果婆婆纳 Veronica ciliata Fisch. 的全草入药。

【形态特征】高 10~30cm。茎丛生，不分枝或基部分枝。叶片卵形至卵状披针形，长 1.5~3.5cm，宽 0.5~2cm，两端急尖，两面被柔毛。总状花序侧生于茎顶；苞片宽条形，长于花梗，花梗长 1~3mm；花萼裂片条状披针形，花期长 3~4mm，果期稍伸长，宽达 1.5mm；花冠蓝色或蓝紫色，长 3~6mm，筒部短，占全长 1/5~1/3，内面无毛，裂片倒卵圆形至长矩圆形；花丝大部分游离。蒴果卵状锥形，狭长，顶端钝而微凹，长 5~8mm，宽 2~3.5mm，几乎遍布长硬毛，花柱长 1~3mm。种子矩圆状卵形，长 0.6~0.8mm。花期 6~8 月。

【生境】生于海拔 2000~4500m 的高山草地。

【分布】西北各地及四川和西藏。蒙古、俄罗斯西伯利亚和中亚地区也有分布。

【采集加工】夏、秋季采收，洗净泥土，晒干，切段备用。

【性味归经】味苦、涩，性寒。

【功能主治】清热解毒，祛风利湿。治肝炎、胆囊炎、风湿关节痛、乳腺炎、跌打损伤等。

【用法用量】10~15g，水煎服。

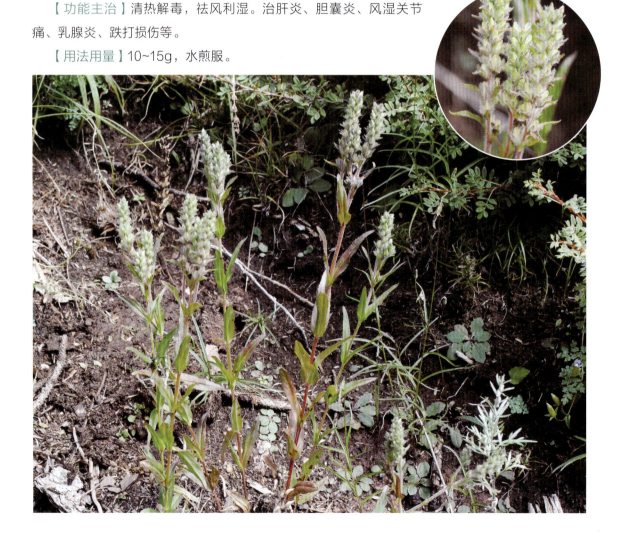

4.143.37　毛果婆婆纳

VERONICAE ERIOGYNIS HERBA

【别名】唐古拉婆婆纳

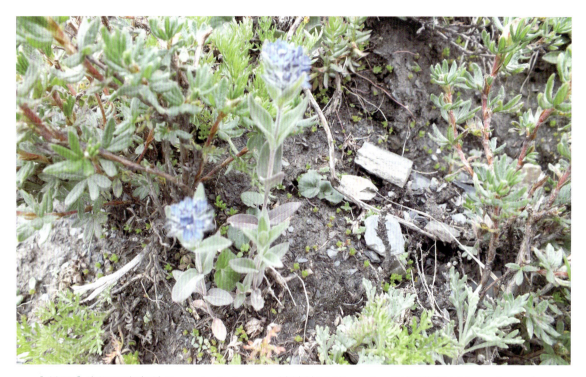

【基原】来源于玄参科 Scrophulariaceae 婆婆纳属 Veronica 毛果婆婆纳 Veronica eriogyne H. Winkl 的全草入药。

【形态特征】多年生草本。植株高 20~50cm。茎直立，不分枝。叶片披针形至条状披针形，长 2~5cm，宽 4~15mm，边缘有整齐的浅锯齿。总状花序侧生于茎顶端，长 2~7cm，花密集，果期伸长达 20cm；苞片宽条形，远长于花梗；花萼裂片宽条形或条状披针形，长 3~4mm；花冠紫色或蓝色，长约 4mm，筒部长占花全长的 1/2~2/3，筒内微被毛，裂片倒卵圆形至长矩圆形；花丝大部分贴生于花冠上。蒴果长卵形，上部渐狭，顶端钝，被毛，长 5~7mm，宽 2~3.5mm，花柱长 2~3.5mm。种子卵状矩圆形，长 0.6mm。花期 6~7 月；果期 8~9 月。

【生境】生于海拔 2500~4500m 的高山草地。

【分布】西藏、四川、青海和甘肃。

【采集加工】夏季采集全草，除去杂质，晒干。

【性味归经】味苦、微甘，性寒。

【功能主治】清热解毒，生肌止血。治热性病、疮疖、外伤出血、疮疡等。

【用法用量】3~9g，水煎服。

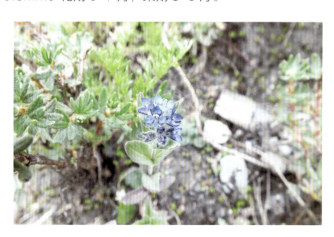

4.143.38 细叶婆婆纳

VERONICAE LINARIIFOLIAE HERBA

【别名】水蔓菁

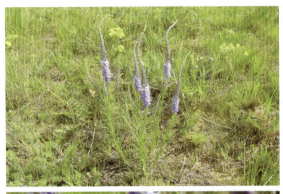
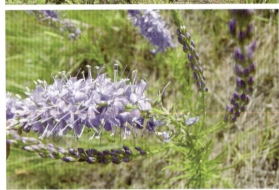
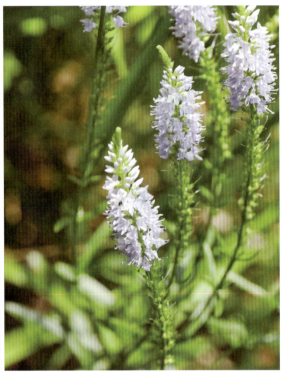

【基原】来源于玄参科 Scrophulariaceae 婆婆纳属 Veronica 细叶婆婆纳 Veronica linariifolia Pall. ex Link 的全草入药。

【形态特征】多年生草本。根状茎短，高 30~80cm。茎直立，单生或稀为 2 株丛生，通常不分枝，被白色而多为卷曲的柔毛。叶全为互生，稀下部叶对生，叶片条形、线状披针形或长圆状披针形，长 2~6cm，宽 2~7mm，下部叶全缘，上部叶具粗疏牙齿，无毛或被白色的柔毛。总状花序顶生，长穗状，花梗短，被柔毛；花萼 4 深裂，裂片披针形，有睫毛；花冠蓝色或紫色，长 5~6mm，筒部长约为花冠长的 1/3，喉部有柔毛，裂片不等，后方 1 枚圆形，其余 3 枚卵形。蒴果卵球形，稍扁，顶端微凹。花期 7~8 月；果期 8~9 月。

【生境】生于林缘、草甸、山坡草地及灌丛等处。

【分布】东北三省、内蒙古。

【采集加工】夏、秋季采收全草，除去杂质，切段，洗净，晒干。

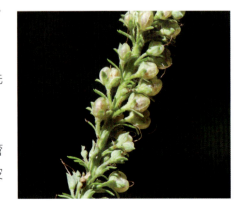

【性味归经】味苦，性微寒。

【功能主治】清热解毒，止咳化痰，利尿。治慢性气管炎、肺脓疡、咳吐脓血、急性肾炎、尿路感染、痔疮、皮肤湿疹、风疹瘙痒、疖痈疮疡等。

【用法用量】15~30g，水煎服。外用适量煎水洗患处。

4.143.39 婆婆纳

VERONICAE POLITAE HERBA

【基原】来源于玄参科 Scrophulariaceae 婆婆纳属 Veronica 婆婆纳 Veronica polita Fries [Veronica didyma Tenore] 全草入药。

【形态特征】铺散多分枝草本，多少被长柔毛，高 10~25cm。叶仅 2~4 对（腋间有花的为苞片），具 3~6mm 长的短柄，叶片心形至卵形，长 5~10mm，宽 6~7mm，每边有 2~4 个深刻的钝齿，两面被白色长柔毛。总状花序很长；苞片叶状，下部的对生或全部互生；花梗比苞片略短；花萼裂片卵形，顶端急尖；果期稍增大，三出脉，疏被短硬毛；花冠淡紫色、蓝色、粉色或白色，直径 4~5mm，裂片圆形至卵形；雄蕊比花冠短。蒴果近于肾形，密被腺毛，略短于花萼，宽 4~5mm，凹口约为 90 度角，裂片顶端圆，脉不明显，宿存的花柱与凹口齐或略过之。种子背面具横纹，长约 1.5mm。花期 3~10 月。

【生境】生于荒地、路边。

【分布】华东、华中、华南、西南、西北及北京。欧亚大陆北部。

【采集加工】夏、秋采收，将全草晒干。

【性味归经】味甘、淡，性凉。

【功能主治】补肾强腰，解毒消肿。治肾虚腰痛，疝气，睾丸肿痛，带下病，痈肿。

【用法用量】15~30g，水煎服。

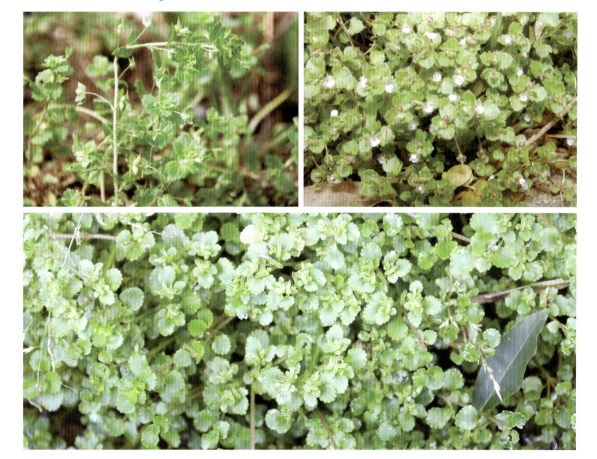

4.143.40 水苦荬

VERONICAE UNDULATAE HERBA

【别名】芒种草、水仙桃草、水莴苣

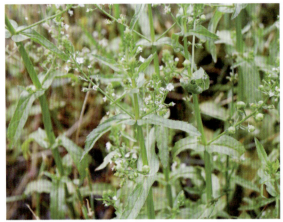
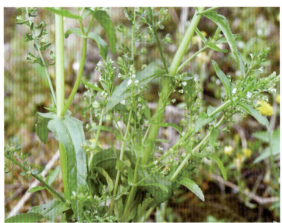

【基原】来源于玄参科 Scrophulariaceae 婆婆纳属 Veronica 水苦荬 Veronica undulata Wall. 的全草入药。

【形态特征】多年生草本，茎、花序轴、花萼和蒴果上多少有大头针状腺毛。叶对生；长圆状披针形或长圆状卵圆形，长 4~7cm，宽 8~15mm，顶端圆钝或尖锐，叶缘有锯齿，基部呈耳廓状微抱茎上；无柄。总状花序腋生，长 5~15cm；苞片椭圆形，细小，互生；花有柄；花萼 4 裂，裂片狭长椭圆形，顶端钝；花冠淡紫色或白色，具淡紫色的线条；雄蕊 2，突出；雌蕊 1，子房上位，花柱 1 枚，柱头头状。蒴果近圆形，顶端微凹，长度略大于宽度，常有小虫寄生，寄生后果实常膨大成圆球形。果实内藏多数细小的种子，长圆形，扁平；无毛。花期 4~6 月。

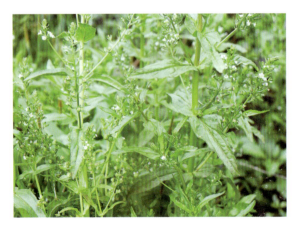

【生境】生于水稻田中。

【分布】河北、河南、安徽、江苏、浙江、新疆、陕西、四川、云南、广西、广东。朝鲜、日本、尼泊尔、印度和巴基斯坦的北部。

【采集加工】夏、秋季采收，将全草晒干。

【性味归经】味苦，性平。

【功能主治】清热利湿，活血止血，解毒消肿。治咽喉肿痛，肺结核咯血，风湿疼痛，月经不调，血小板减少性紫癜，跌打损伤。外用治骨折，痈疖肿毒。

【用法用量】15~30g，水煎服。外用适量鲜品捣烂敷患处。

【附方】① 治咽喉肿痛：鲜水苦荬 30g，水煎服。

② 治咯血：水苦荬、藕节各 30g，仙鹤草 15g，水煎服。

③ 治跌打损伤：水苦荬适量，研末，每服 4.5g，每天 2 次，酌加黄酒和服。

④ 治月经不调、痛经：水苦荬 15g，益母草 12g，当归 9g，水煎服。

4.143.41 四方麻

VERONICASTRI CAULOPTERI HERBA

【别名】四方青、四棱草

【基原】来源于玄参科 Scrophulariaceae 腹水草属 Veronicastrum 四方麻 Veronicastrum caulopterum（Hance）Yamazaki 全草入药。

【形态特征】直立草本，全体无毛，高达 1m。茎多分枝，有宽达 1mm 的翅。叶互生，从几乎无柄至有长达 4mm 的柄，叶片长圆形、卵形至披针形，长 3~10cm，宽 1.2~4cm。花序顶生于主茎及侧枝上，长尾状；花梗长不超过 1mm；花萼裂片钻状披针形，长约 1.5mm；花冠血红色、紫红色或暗紫色，长 4~5mm，筒部约占一半长，后方裂片卵圆形至前方裂片披针形。蒴果卵状或卵圆状，长 2~3.5mm。花期 8~11 月。

【生境】生于山谷、沟边、林下。

【分布】江西、湖北、湖南、广东、广西、云南、贵州等地。

【采集加工】夏、秋采收，将全草晒干。

【性味归经】味苦，性寒。

【功能主治】清热解毒，消肿止痛。治流行性腮腺炎，咽喉炎，肠炎，痢疾，淋巴结结核。外用治皮肤湿疹，烧、烫伤，痈疖疔疮，跌打损伤。

【用法用量】9~15g，水煎服。外用适量鲜品捣烂敷患处。

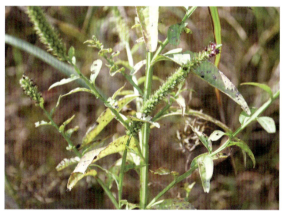
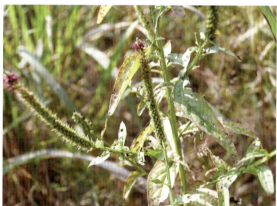
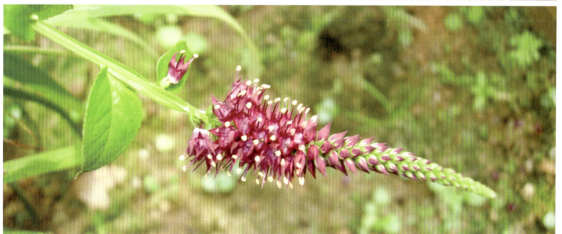

4.143.42 腹水草

VERONICASTRI STENOSTACHYI HERBA

【别名】见毒消

【基原】来源于玄参科 Scrophulariaceae 腹水草属 *Veronicastrum* 腹水草 *Veronicastrum stenostachyum*（Hemsl.）Yamazaki subsp. *plukenetii*（Yamazaki）Hong 全草入药。

【形态特征】多年生草本，茎圆柱形，密被短弯毛或近无毛。叶卵形，长 9~17cm，宽 4~8cm，顶端尾状尖，基部圆或楔形，边缘具锯齿，两面无毛或被短弯毛；叶柄长约 4mm。穗状花序腋生，长 3~5cm，苞片长约 4mm，钻形；花萼长约 4mm，裂片钻形，顶端尾尖；花冠紫色或白色，管状，长约 5mm，裂片正三角形，长约 1mm；雄蕊 2 枚，外伸；子房顶端无毛，花柱宿存。蒴果卵形，长约 3mm；种子球形，具网纹。花期 6~10 月。

【生境】生于山谷、林下或溪边岩石上。

【分布】广东、福建、江西、湖南、湖北、贵州。

【采集加工】夏、秋采收，将全草晒干。

【性味归经】味微苦，性凉。

【功能主治】清热解毒，利水消肿，散瘀止痛。治肺热咳嗽，肝炎，水肿。外用治跌打损伤，毒蛇咬伤，烧、烫伤。

【用法用量】9~15g，水煎服。外用适量鲜品捣烂敷患处。

【注意】孕妇忌服。

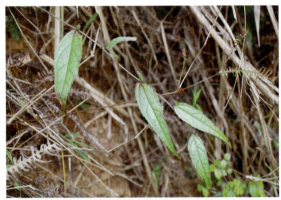
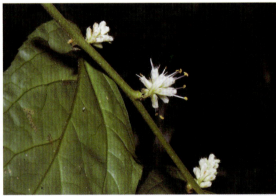
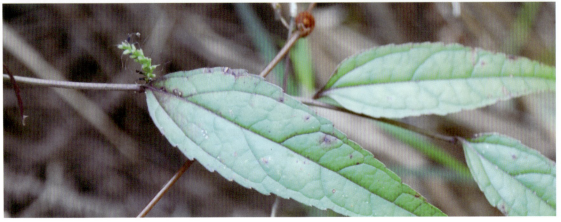

4.144 列当科

4.144.1 野菰

GINETIAE INDICAE HERBA

【别名】蛇箭草、烧不死

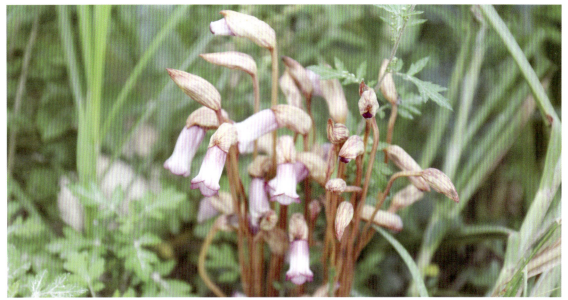

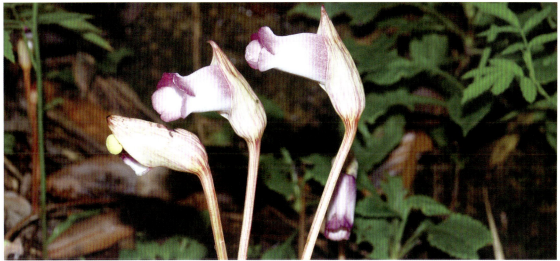

【基原】来源于列当科 Orobanchaceae 野菰属 Aeginetia 野菰 Aeginetia indica L. [Aeginetia japonica Sieb. et Zucc.] 全草入药。

【形态特征】一年生寄生草本，高15~40（50）cm。根稍肉质，具树状细小分枝。茎黄褐色或紫红色。叶肉红色，卵状披针形或披针形，长5~10mm，宽3~4mm，两面光滑无毛。花生茎端，稍俯垂；花梗粗壮，常直立，长10~30（40）cm，直径约3mm，无毛，常具紫红色的条纹；花萼一侧裂开至近基部，长2.5~4.5（6.5）cm，紫红色、黄色或黄白色，具紫红色条纹，顶端急尖或渐尖，两面无毛；花冠带黏液，常与花萼同色，或有时下部白色，上部带紫色，凋谢后变绿黑色，干时变黑色，长4~6cm，不明显的二唇形，筒部宽，稍弯曲，在花丝着生处变窄，顶端5浅裂，上唇裂片和下唇的侧裂片较短，近圆形，全缘，下唇中间裂片稍大；雄蕊4枚，内藏，花丝着生于距筒基部 1.4~1.5cm 处，长 7~9mm，紫色，无毛，花药黄色，有黏液，成对黏合，仅 1 室发育，下方一对雄蕊的药隔基部延长成距；子房 1 室，侧膜胎座 4 个，横切面有极多分枝，花柱无毛，长 1~1.5cm，柱头膨大，肉质，淡黄色，盾状。蒴果圆锥状或长卵球形，长 2~3cm，2 瓣开裂。花期 4~8 月；果期 8~10 月。

【生境】寄生于禾本科植物的根上，土层深厚、枯叶多的湿润地。

【分布】香港、广东、澳门、海南、台湾、福建、江西、浙江、江苏、安徽、湖南、广西、贵州、云南、四川。印度、斯里兰卡、缅甸、越南、菲律宾、马来西亚及日本也有分布。

【采集加工】夏、秋采收，将全草晒干。

【性味归经】味苦，性凉；有小毒。

【功能主治】解毒消肿，清热凉血。治扁桃体炎，咽喉炎，尿路感染，骨髓炎。外用治毒蛇咬伤，疔疮。

【用法用量】3~9g，水煎服。

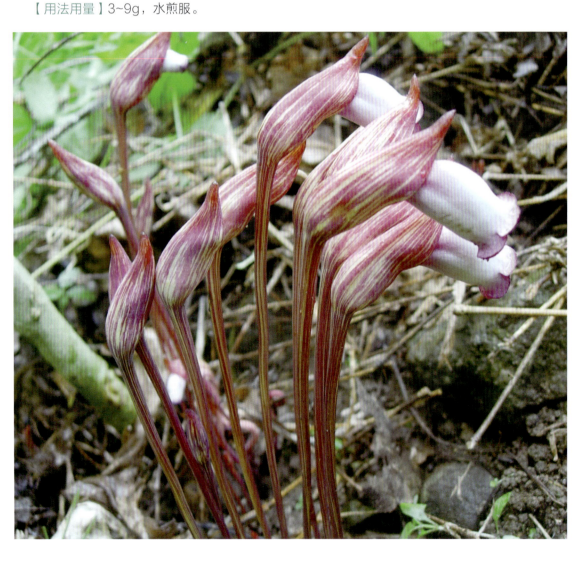

4.144.2 肉苁蓉

CISTANCHES HERBA

【别名】肉松蓉、纵蓉、地精、金笋、大芸

【基原】来源于列当科 Orobanchaceae 肉苁蓉属 *Cistanche* 肉苁蓉 *Cistanche deserticola* Y. C. Ma 和管花肉苁蓉 *Cistanche tubulosa*（Schenk）Wight 的带鳞叶的肉质茎入药。

【形态特征】A. 肉苁蓉：多年生高大寄生草本，高 40~160cm。茎不分枝或自基部分 2~3 枝。叶宽卵形或三角状卵形，长 0.5~1.5cm，宽 1~2cm。花序穗状，长 15~50cm；小苞片 2 枚，卵状披针形或狭状披针形，与花萼等长或稍长。花萼钟状，长 1~1.5cm，顶端 5 浅裂，裂片近圆形。花冠筒状钟形，长 3~4cm，顶端 5 浅裂，边缘稍外卷，颜色有变异，淡黄白色或紫色，干后常变棕褐色。雄蕊 4 枚，花丝长 1.5~2.5cm，基部被皱曲长柔毛，花药长卵形，密被长柔毛。子房椭圆形，长约 1cm，花柱比雄蕊稍长，柱头近球形。蒴果卵球形，2 瓣开裂。种子椭圆形或近卵形，表面网状，有光泽。花期 5~6 月；果期 6~7 月。

【生境】生于荒漠地带的沙地、沙丘、湖边。

【分布】内蒙古、甘肃、新疆、宁夏等地。

【形态特征】B. 管花肉苁蓉：多年生寄生草本。植株高 60~75cm。茎不分枝，基部直径 2~3cm。叶三角状披针形，长 2~3cm，宽约 0.5cm，向上渐窄。穗状花序，长 13~25cm，直径 4~5cm，苞片三角状披针形，长 1.5~2cm，宽约 0.6cm；小苞片 2 枚，线状披针形，长 1.1~1.3cm，宽 1~1.5mm；花萼筒状，长约 1.2cm，顶端 5 裂至中部，裂片近等大，长卵形或长椭圆形，长约 6mm，宽约 4mm；花冠筒状漏斗形，长约 3.5cm，顶端 5 裂，近等大，近圆形，长约 5mm，宽约 7mm，无毛；雄蕊 4 枚，花丝着生于筒基部 8~9mm 处，长 1.5~1.7cm，基部稍

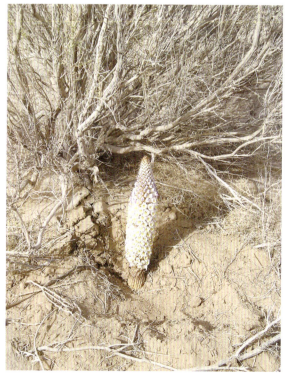

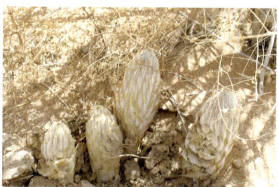

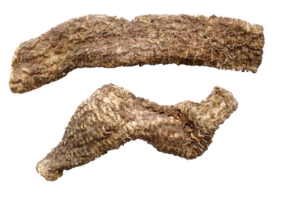

膨大，密被黄白色长柔毛，花药卵圆形，长 4~5mm，密被长 2~3mm 的黄白色柔毛，基部钝圆，不具小尖头。蒴果长圆形，长约 1.5cm，直径约 1cm。种子多数，近圆形，长 0.8~1mm，黑褐色，外面网状，有光泽。花期 5~6 月；果期 7~8 月。

【生境】生于准噶尔盆地、塔里木盆地沙漠边缘。寄生于柽柳属（*Tamarix* L.）植物的根上。

【分布】新疆。广布于非洲、阿拉伯半岛、巴基斯坦、印度、哈萨克斯坦。

【采集加工】春季苗刚出土时或秋季冻土之前采挖，除去茎尖，切段，晒干。

【药材性状】A. 肉苁蓉：呈扁圆柱形，稍弯曲，长 3~15cm，直径 2~8cm。表面棕褐色或灰棕色，密被覆瓦状排列的肉质鳞叶，通常鳞叶先端已断。体重，质硬，微有柔性，不易折断，断面棕褐色，有淡棕色点状维管束，排列成波状环纹。气微，味甜、微苦。

B. 管花肉苁蓉：呈类纺锤形、扁纺锤形或扁柱形，稍弯曲，长 5~25cm，直径 2.5~9cm。表面棕褐色至黑褐色。断面颗粒状，灰棕色至灰褐色，散生点状维管束。

【性味归经】味甘、咸，性温。归肾、大肠经。

【功能主治】补肾阳，益精血，润肠通便。治阳痿，不孕，腰膝酸软，筋骨无力，肠燥便秘。

【用法用量】6~10g，水煎服，或入丸、散，或浸酒服。

【附方】① 治肾虚阳痿：肉苁蓉、韭菜子各 30g。制成煮散剂。每次 3~5g，每日 1~2 次，水煎服。

② 治习惯性便秘：肉苁蓉 100g，火麻仁、当归各 50g。制成煮散剂。每次 3~5g，每日 1~2 次，水煎服。

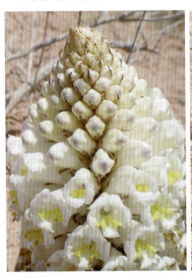
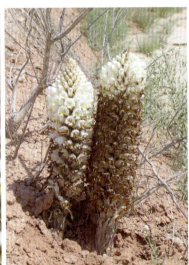
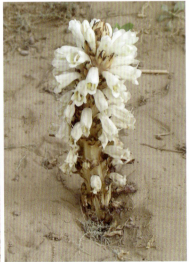
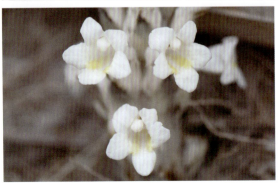
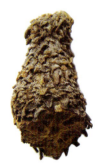
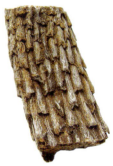

4.144.3　沙苁蓉
CISTANCHIS SINENSIS CAULIS

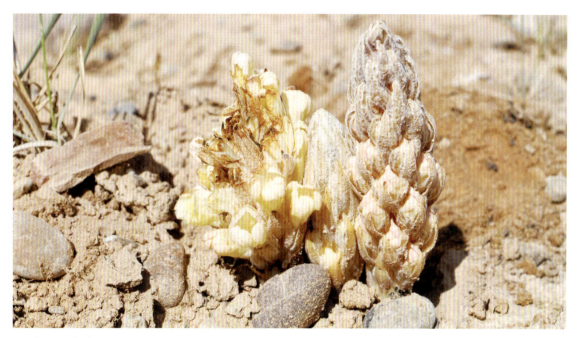

【基原】来源于列当科 Orobanchaceae 肉苁蓉属 Cistanche 沙苁蓉 Cistanche sinensis G. Beck 的肉质茎入药。

【形态特征】多年生草本。茎直立，肉质，圆柱形，鲜黄色，不分枝或自基部分 2 枝，上部不分枝。叶鳞片状，卵形、卵状披针形至狭披针形。穗状花序顶生，圆柱形；苞片长圆状披针形至线状披针形，背面及边缘被白色或黄白色的蛛丝状柔毛，边缘甚密；小苞片 2 枚，线形或狭长圆状披针形，基部渐狭；花萼钟形，4 深裂，向轴面深裂达基部；花冠管状钟形，淡黄色，稀裂片带淡红色，花冠筒内雄蕊着生处有一圈长柔毛；花药被长柔毛。蒴果 2 深裂。花期 5~6 月；果期 6~7 月。

【生境】生于沙质地或丘陵坡地。

【分布】内蒙古、甘肃等地。

【采集加工】多于春季苗未出土或刚出土时采挖，除去花序，切段，晒干。

【性味归经】味甘、咸，性温。

【功能主治】温阳益精，润肠通便。治虚劳内伤，男子滑精阳痿，女子不孕，腰膝冷痛。

【用法用量】9~30g，水煎服或入丸、散服。

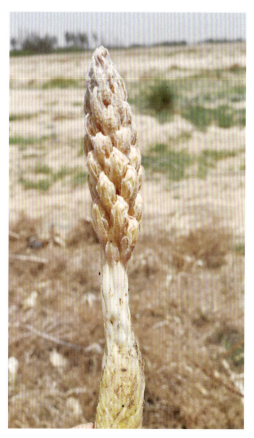

4.144.4　齿鳞草

LATHRAEAE JAPONICAE HERBA

【别名】假天麻

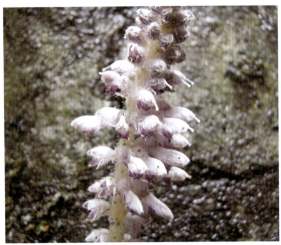
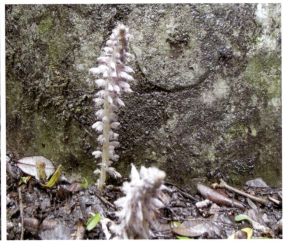

【基原】来源于列当科 Orobanchaceae 齿鳞草属 Lathraea 齿鳞草 Lathraea japonica Miq. 的全草入药。

【形态特征】寄生肉质草本。植株高 20~30cm，全株密被黄褐色的腺毛。茎高 10~20cm，上部被黄褐色腺毛。叶白色，生于茎基部，菱形、宽卵形或半圆形，长 0.5~0.8mm，宽 0.7~0.9mm，上部叶狭披针形，宽 1~2mm。花序总状，狭圆柱形，长 10~20cm，直径 1.5~2.5cm；苞片 1 枚，着生于花梗基部，卵状披针形或披针形，长 0.6~0.9cm。花萼钟状，长 7~9mm，不整齐 4 裂，裂片三角形，长 4~5mm。花冠紫色或蓝紫色，长 1.5~1.7cm，筒部白色，比花萼长。雄蕊 4 枚，

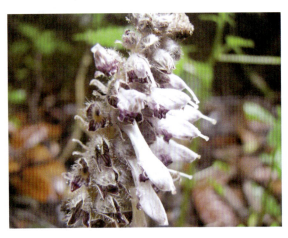

花丝着生于距筒基部 6~7mm 处，长 5~7mm，被柔毛，花药长卵形，长 1.8~2mm，密被白色长柔毛，基部具小尖头，略叉开。子房近倒卵形，长 1.5~2.5mm，花柱长 1.2~1.4cm，柱头 2 浅裂。蒴果倒卵形，长 5~7mm，直径 3~4mm，顶端具短喙。种子 4 枚，干后浅黄色，不规则球形，直径 1.8~2mm，种皮具沟状纹饰。花期 3~5 月；果期 5~7 月。

【生境】生于海拔 1500~2200m 的路旁及林下阴湿处。

【分布】陕西、甘肃、广东、重庆及贵州等地。日本也有分布。

【采集加工】3~4 月花未完全开放时采收，洗净泥沙，晒干。

【性味归经】味苦，性寒。

【功能主治】解毒，消肿，止痛。治风湿关节痛、跌打损伤等。

【用法用量】8~12g，水煎服。

4.144.5 列当

OROBANCHAE HERBA

【别名】草苁蓉

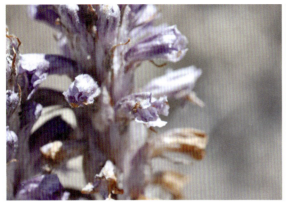
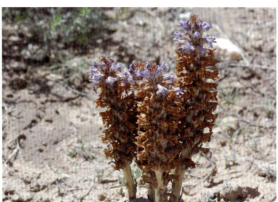

【基原】来源于列当科 Orobanchaceae 列当属 Orobanche 列当 Orobanche coerulescens Steph. 的全草入药。

【形态特征】二年生或多年生寄生草本，高 14~23cm，全株被蛛丝状绵毛。茎直立，粗壮，肉质，黄褐色或暗褐色。叶鳞片状，狭卵形、卵状披针形或披针形，黄褐色，顶端尖。穗状花序顶生，长 7~10cm，直径 2.5~3.5cm；苞片卵状披针形，稍短于花，顶端尾状渐尖；花萼长 1.0~1.2cm，2 深裂达基部，每一裂片再 2 浅裂；花冠筒形，长约 2cm，蓝紫色或淡紫色，筒部稍弯曲，檐部二唇形，上唇宽，顶端微凹，下唇 3 裂，中裂片较大；雄蕊 4 枚，着生于花冠筒中部以下，花丝长约 1cm，基部被毛，花药无毛；子房上位，椭圆形，长约 7mm，柱头头状。蒴果卵状椭圆形，长约 1cm，2 瓣裂。花期 7 月；果期 8 月。

【生境】生于沙地、山坡草地、田边或沟渠坝上。

【分布】东北、华北、西北及山东、四川等地区。

【采集加工】夏季采挖全草，除去泥土，晒至八成干，捆成小把，再晒干。

【性味归经】味甘，性温。

【功能主治】补肝肾，强筋骨，润肠通便，止泻。治肝肾不足，头昏耳鸣，腰膝酸软，阳痿遗精，肠燥便秘，泄泻，痢疾。

【用法用量】6~10g，水煎服。

【附方】① 治肝肾不足、腰膝酸软：列当、制何首乌、桑寄生、续断各 9g，水煎服。

② 治肾虚阳痿：列当 9g，肉苁蓉、淫羊藿（仙灵脾）、枸杞子各 10g，水煎服。

③ 治肠炎、菌痢：列当 30g，加水 1000ml，煮沸 10~20min，待稍温，洗脚 5~10min，每日 1 次。

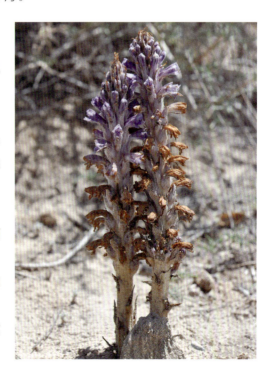

4.145 苦苣苔科

4.145.1 芒毛苣苔

SCHYNANTHI ACUMINATI HERBA

【别名】大叶榕藤、石榕

【基原】来源于苦苣苔科 Gesneriaceae 芒毛苣苔属 Aeschynanthus 芒毛苣苔 Aeschynanthus acuminatus Wall. ex A. DC. [A. chinensis Gardn. et Champ.] 的全草入药。

【形态特征】附生小灌木。茎长约 90cm，无毛，常多分枝；枝条对生，灰色或灰白色。叶对生，无毛；叶片薄纸质，长圆形、椭圆形或狭倒披针形，长 4.5~9cm，宽 1.7~3cm，顶端渐尖或短渐尖，基部楔形或宽楔形，边缘全缘，侧脉每侧约 5 条；叶柄长 2~6mm。花序生茎顶部叶腋，有 1~3 朵花；花序梗长 0.8~3cm，无毛；苞片对生，宽卵形，长 3~9mm，宽 4~10mm，顶端钝或圆形，无毛；花梗长约 10mm，无毛。花萼长 2.5~7mm，无毛，5 裂至基部，裂片狭卵形至卵状长圆形，宽 2~3mm，顶端钝或圆形；花冠红色，长 1.5~2.2cm，外面无毛，内面在口部及下唇基部有短柔毛；筒长 8~16mm，口部直径 5~6mm；上唇长 4~6mm，2 裂，下唇稍长，3 裂，裂片狭卵形；雄蕊伸出，花丝着生于花冠筒中部稍下处，长 1.2~2.2cm，下部及顶部有稀疏短腺毛，花药长 1.5~2mm，无毛；退化雄蕊丝形，长 1.2~2mm，无毛；花盘环形，高约 1.2mm；雌蕊线形，长 1.6~2cm，无毛。蒴果线形，长 6.5~9.8cm，无毛。种子狭长圆形，长约 0.6mm，每端各有 1 条长 1.5~4mm 的毛。花期 10~12 月。

【生境】生于山谷林中或岩石上。

【分布】香港、广东、海南、台湾、广西、云南、四川、西藏。不丹、印度、泰国、老挝、越南也有分布。

【采集加工】夏、秋季采收，全株晒干。

【性味归经】味甘、淡，性平。

【功能主治】养阴宁神。治神经衰弱，慢性肝炎。

【用法用量】30~60g，水煎服。

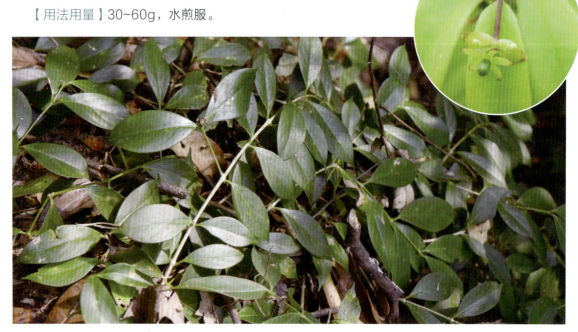

4.145.2 旋蒴苣苔

BOEAE HYGROMETRICAE HERBA

【别名】猫耳朵、牛耳草、石花子

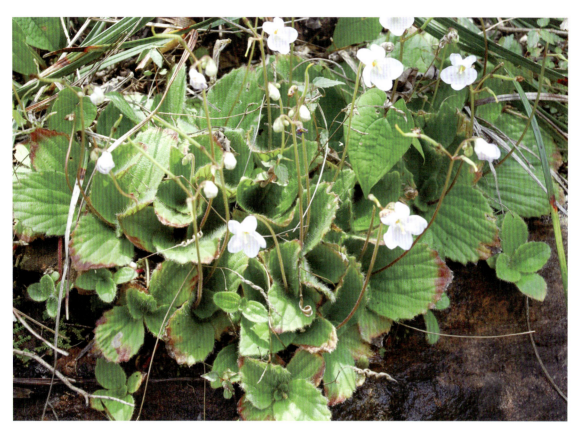

【基原】来源于苦苣苔科 Gesneriaceae 旋蒴苣苔属 *Boea* 旋蒴苣苔 *Boea hygrometrica* (Bunge) R. Br. 的全草入药。

【形态特征】多年生草本。叶全部基生，莲座状，无柄，近圆形、圆卵形或卵形，长 1.8~7cm，宽 1.2~5.5cm，叶面被白色贴伏长柔毛，背面被白色或淡褐色贴伏长茸毛，顶端圆形，边缘具浅齿，叶脉不明显。聚伞花序伞状，2~5 条，每花序具 2~5 花；花序梗长 10~18cm，被淡褐色短柔毛和腺状柔毛；苞片 2 枚，极小或不明显；花梗长 1~3cm，被短柔毛。花萼钟状，5 裂至近基部，裂片稍不等，上唇 2 枚略小，线状披针形，长 2~3mm，宽约 0.8mm，外面被短柔毛，顶端钝，全缘；花冠淡蓝紫色，长 8~13mm，直径 6~10mm，外面近无毛；筒长约 5mm；檐部稍二唇形，上唇 2 裂，裂片相等，长圆形，长约 4mm，比下唇裂片短而窄，下唇 3 裂，裂片相等，宽卵形或卵形，长 5~6mm，宽 6~7mm；雄蕊 2 枚，花丝扁平，长约 1mm，无毛，着生于距花冠基部 3mm

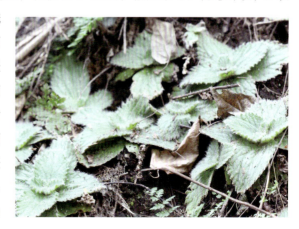

处，花药卵圆形，长约2.5mm，顶端连着，花药2室，顶端汇合；雌蕊长约8mm，不伸出花冠外，子房卵状长圆形，长约4.5mm，直径约1.2mm，被短柔毛，花柱长约3.5mm，无毛，柱头1枚，头状。蒴果长圆形；长3~3.5cm，直径1.5~2mm，外面被短柔毛，螺旋状卷曲。花期7~8月；果期9月。

【生境】生于山坡路旁岩石上。

【分布】福建、江西、香港、浙江、湖南、湖北、河南、河北、山东、辽宁、山西、陕西、广东、广西、云南、四川。

【采集加工】夏、秋季采收，将全草晒干。

【性味归经】味苦，性平。

【功能主治】散瘀止血，清热解毒，化痰止咳。治创伤出血，跌打损伤，吐泻，中耳炎，小儿疳积，食积，咳嗽痰喘。

【用法用量】20~30g，水煎服。

【附方】① 治肠炎：牛耳草全株用凉水洗净，加500ml水煮沸5~10min。放温洗脚。成人10~15株，小儿5~10株，每日1次，连洗2~3天（此药液用后加温再洗），洗后无副作用。

② 治中耳炎：鲜品捣烂取汁滴耳。

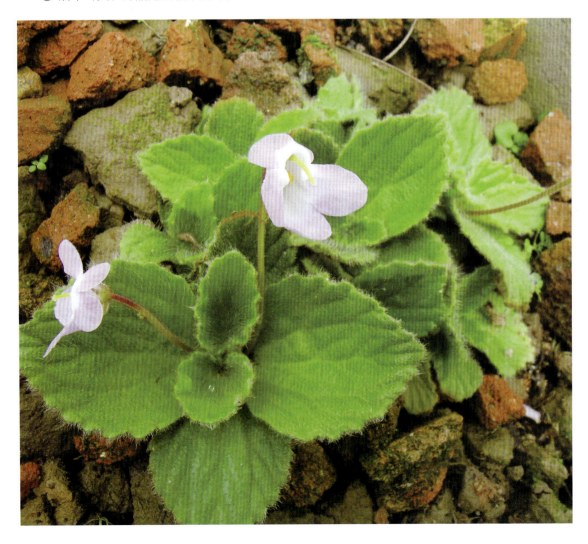

4.145.3　牛耳朵

CHIRITAE EBURNEAE HERBA

【别名】岩青菜、石虎耳

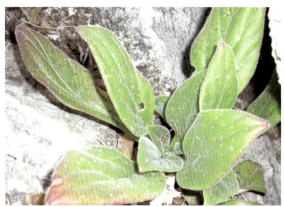
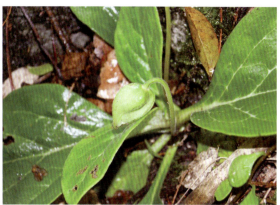

【基原】来源于苦苣苔科 Gesneriaceae 唇柱苣苔属 Chirita 牛耳朵 Chirita eburnea Hance [Didymocarpus eburneus（Hance）Lévl.] 的全草入药。

【形态特征】多年生草本。叶均基生，肉质；叶片卵形或狭卵形，长 3.5~17cm，宽 2~9.5cm，顶端微尖或钝，基部渐狭或宽楔形，边缘全缘，两面均被贴伏的短柔毛，侧脉约 4 对；叶柄扁，长 1~8cm，宽达 1cm，密被短柔毛。聚伞花序，不分枝或一回分枝，每花序有 2~13 花；花序梗长 6~30cm，被短柔毛；苞片 2 枚，对生，卵形、宽卵形或圆卵形，长 1~4.5cm，宽 0.8~2.8cm，密被短柔毛；花梗长达 2.3cm，密被短柔毛及短腺毛；花萼长 0.9~1cm，5 裂达基部，裂片狭披针形，宽 2~2.5mm，外面被短柔毛及腺毛，内面被疏柔毛；花冠紫色或淡紫色，有时白色，喉部黄色，长 3~4.5cm，两面疏被短柔毛，与上唇 2 裂片相对有 2 条纵毛；筒长 2~3cm，口部直径 1~1.4cm；上唇长 5~9mm，2 浅裂，下唇长 1.2~1.8cm，3 裂；雄蕊的花丝着生于距花冠基部 1.2~1.6cm 处，长 9~10mm，下部宽，被疏柔毛，向上变狭，并膝状弯曲，花药长约 5mm；退化雄蕊 2 枚，着生于距基部 1.1~1.5mm 处，长 4~6mm，有疏柔毛；雌蕊长 2.2~3cm，子房及花柱下部密被短柔毛，柱头二裂。蒴果长 4~6cm，粗约 2mm，被短柔毛。花期 4~7 月。

【生境】生于石灰山林中石上或沟边林下。

【分布】湖南、湖北、广东、广西、贵州、四川。

【采集加工】夏、秋季采收，将全草晒干。

【性味归经】味甘、微苦，性凉。

【功能主治】清肺止咳，凉血止血，解毒消痈。治阴虚咳嗽，肺结核咯血，红崩、带下病。

【用法用量】9~15g，水煎服。

【附方】① 治阴虚咳嗽：鲜牛耳朵 120g，炖肉吃。

② 治肺结核咯血：牛耳朵根 9g，磨开水成浓汁，吞服。

③ 治红崩、带下病：牛耳朵 60g，炖肉吃。

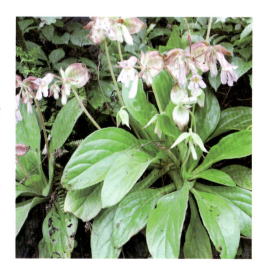

4.145.4 蚂蝗七

CHIRITAE FIMBRISEPALAE RADIX ET CAULIS

【别名】睫萼长蒴苣苔、石螃蟹

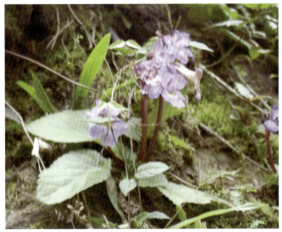
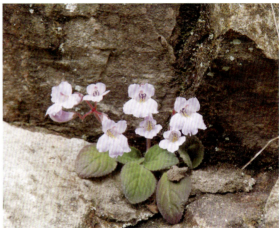

【基原】来源于苦苣苔科 Gesneriaceae 唇柱苣苔属 Chirita 蚂蝗七 Chirita fimbrisepala Hand.-Mazz. 的根茎入药。

【形态特征】多年生草本，具粗根状茎。叶均基生；叶片草质，两侧不对称，卵形、宽卵形或近圆形，长 4~10cm，宽 3.5~11cm，顶端急尖或微钝，基部斜宽楔形或截形，或一侧钝或宽楔形，另一侧心形，边缘有小或粗牙齿，叶面密被短柔毛并散生长糙毛，背面疏被短柔毛，侧脉在狭侧 3~4 条；叶柄长 2~8.5cm，有疏柔毛。聚伞花序 1~5 条，有 2~5 花；花序梗长 6~28cm，被柔毛；苞片狭卵形至狭三角形，长 5~11mm，宽 1~7mm，被柔毛；花梗长 0.5~3.8cm，被柔毛；花萼长 7~11mm，5 裂至基部，裂片披针状线形，宽 1.5~3mm，边缘上部有小齿，被柔毛；花冠淡紫色或紫色，长 3.5~6.4cm，下部被少数柔毛，在内面上唇紫斑处有 2 条纵毛；筒细漏斗状，长 2.5~3.8cm，口部粗 0.8~1.4cm；上唇长 0.7~1.2cm，下唇长 1.5~2.4cm。雄蕊的花丝着生于距花冠基部 1.3~1.6cm 处，长约 1.3cm，在基部之上稍膝状弯曲，上部疏被极短的毛，花药长约 4mm，基部被疏柔毛；退化雄蕊长约 4mm，无毛；雌蕊长 2.7~3cm，子房及花柱密被短柔毛，柱头长约 2mm，2 裂。蒴果长 6~8cm，粗约 2.5mm，被短柔毛。种子纺锤形，长 6~8mm。花期 3~4 月。

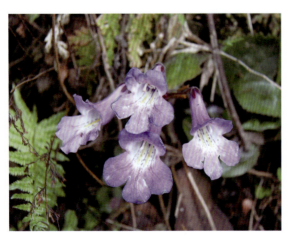

【生境】生于山地林中岩石上。

【分布】福建、江西、湖南、广东、广西、贵州。

【采集加工】夏、秋季采收，根茎晒干。

【性味归经】味苦，性凉。

【功能主治】健脾消食，清热除湿，消肿止痛，凉血。治胃痛，痢疾，疳积，跌打，肝炎，肺结核咯血，刀伤出血，无名肿毒。

【用法用量】10~20g，水煎服。外用鲜品捣烂敷患处。

4.145.5 卷丝苣苔

CORALLODISCI KINGIANI HERBA

【基原】来源于苦苣苔科 Gesneriaceae 珊瑚苣苔属 *Corallodiscus* 卷丝苣苔 *Corallodiscus kingianus*（Craib）Burtt 的全草入药。

【形态特征】多年生草本。根状茎粗短。叶莲座状，革质，菱状狭卵形或卵状披针形，长 2~9cm，宽 1.4~3cm，顶端锐尖，基部楔形，下面密被锈色毡状绵毛。聚伞花序 2~6 条，每花序具 7~20 花。花萼钟状，5 深裂，裂片长圆形，长 2~3mm，宽约 0.6mm。花冠筒状，淡紫色或紫蓝色，长 15~16mm，内面下唇一侧具淡褐色髯毛和两条深褐色斑纹；筒长 8~12mm，直径 3~4mm；上唇 2 裂，裂片半圆形，下唇 3 裂，裂片卵圆形或近圆形。雄蕊 4，上雄蕊长约 3mm，下雄蕊长约 6mm，花丝无毛，花药长圆形，长 0.5mm；退化雄蕊长约 1.5mm。雌蕊无毛，子房长圆形，长约 3mm，花柱长约 6mm，柱头头状。蒴果长圆形，长约 2cm。花期 6~7 月；果期 8~9 月。

【生境】生于海拔 2800~4600m 的山坡草地或林下岩石上。

【分布】西藏、青海、四川和云南。印度至不丹也有分布。

【采集加工】夏季采收全草，除去枯叶和杂质，洗净晒干。

【性味归经】味甘、微苦，性寒。

【功能主治】清热解毒，补肾，止血。治热性腹泻，阳痿早泄，月经失调，白带过多，并可解野菜、肉类及乌头中毒。

【用法用量】20~30g，水煎服。

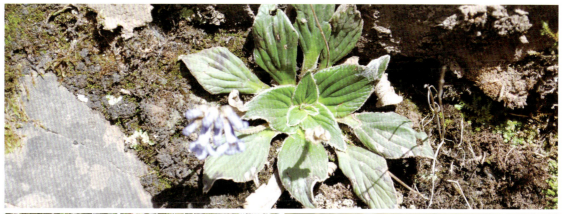

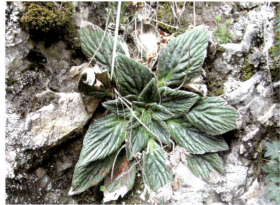

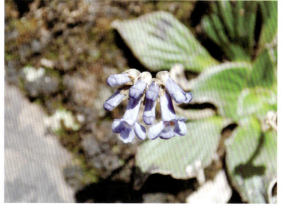

4.145.6　东南长蒴苣苔

DIDYMOCARPI HANCEI HERBA

【别名】石麻婆子草、石芥菜

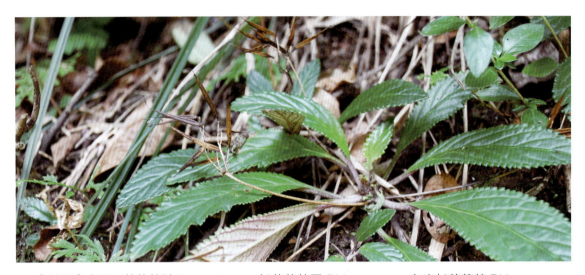

【基原】来源于苦苣苔科 Gesneriaceae 长蒴苣苔属 Didymocarpus 东南长蒴苣苔 Didymocarpus hancei Hemsl. 的全草入药。

【形态特征】多年生草本。根状茎圆柱形，长约 4cm。叶 4~16，均基生，有柄；叶片纸质，长圆形或长圆状椭圆形，长 2.2~10cm，宽 1~3.6cm，顶端急尖或微尖，基部楔形或宽楔形，边缘有密小牙齿，两面均被短伏毛，在下面沿脉毛较密，侧脉每侧 5~7 条；叶柄长 1.8~8cm，粗壮，有短糙毛。聚伞花序伞状，2~4 条，2~3 回分枝，每花序有 4 至多数花；花序梗长 7~18cm，疏被短柔毛；苞片对生，线形，长 5~14mm，宽 1~1.5mm，被短伏毛；花梗长 5~12mm，被短柔毛；花萼长 4.5~7mm，5 裂达基部，裂片狭线形，宽 0.5~1.2mm，外面疏被短伏毛，内面无毛；花冠长 1.5~2cm，外面疏被短柔毛，内面近无毛；筒狭钟状，长 1.1~1.3cm，口部直径 4~6mm；上唇长 3~5mm，2 裂至中部，裂片斜扁三角形，下唇长 4~8.5mm，3 裂至中部，裂片卵形；雄蕊无毛，花丝着生于距花冠基部 6~7mm 处，狭线形，长 6~7mm，花药椭圆形，长 1.5~3mm；退化雄蕊 2 枚，着生于距花冠基部 3~3.5mm 处，长约 0.5mm。花盘环状，高约 0.6mm。雌蕊长约 1.6cm，疏被小腺体，子房长约 5.5cm，无柄，花柱长约 10mm，柱头扁球形。蒴果线形，长 2~3.4cm，无毛。种子狭椭圆形或纺锤形，长 0.4~0.5mm。花期 4 月左右。

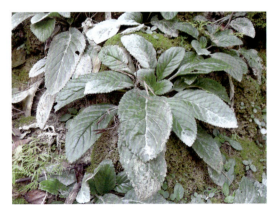

【生境】生于山谷林下、山坡石上或石崖上。

【分布】福建、广东、江西、湖南。

【采集加工】夏、秋采收，将全草晒干。

【性味归经】味辛、苦，性凉。

【功能主治】疏风散热，消肿解毒。治上呼吸道感染，风热感冒，症见鼻塞流涕、喷嚏、咳嗽。

【用法用量】6~9g，水煎服。

4.145.7 降龙草

HEMIBOEAE SUBCAPITATAE HERBA

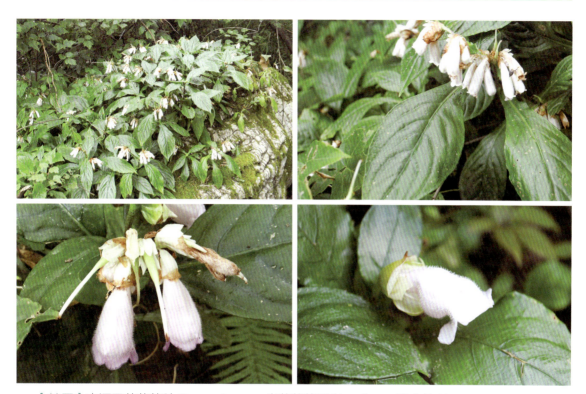

【基原】来源于苦苣苔科 Gesneriaceae 半蒴苣苔属 Hemiboea 降龙草 Hemiboea subcapitata Clarke 的全草入药。

【形态特征】多年生草本。茎高 10~40cm，肉质，散生紫褐色斑点，不分枝。叶对生；叶片稍肉质，椭圆形、卵状披针形或倒卵状披针形，长 3~22cm，宽 1.4~8cm，顶端急尖或渐尖，基部楔形或下延，深绿色，背面淡绿色或紫红色；皮下散生蠕虫状石细胞。聚伞花序腋生或假顶生，花序梗长 2~4cm，无毛；总苞球形，直径 1.5~2.2cm，顶端具突尖；花梗粗壮，长 2~5mm。萼片 5，长椭圆形，长 6~9mm，宽 3~4mm。花冠白色，具紫斑，长 3.5~4.2cm；花冠筒长 2.8~3.5cm，外面疏生腺状短柔毛，内面基部上方 5~6mm 处有一毛环。口部直径 13~15mm，基部上方直径 5~6mm；上唇 2 浅裂，裂片半圆形，下唇 3 浅裂，裂片半圆形。雄蕊：花丝狭线形，花药椭圆形；退化雄蕊 3，中央 1 个长约 2mm；侧面 2 个长 5~8mm。雌蕊长 3.2~3.5cm，子房线形，柱头钝，略宽于花柱。蒴果线状披针形，多少弯曲，长 1.5~2.2cm，基部宽 3~4mm，无毛。花期 9~10 月；果期 10~12 月。

【生境】生于海拔 100~2100m 的山谷林下石上或沟边阴湿处。

【分布】陕西、甘肃、浙江、江西、湖北、湖南、广东、广西、四川、重庆、贵州和云南等地。

【采集加工】夏、秋季采收，洗净，切碎，晒干。

【性味归经】味微苦、涩，性凉；有小毒。

【功能主治】清热解毒，生津止咳，利尿。治伤暑，蛇咬伤，疮疖，烧、烫伤。

【用法用量】15~30g，水煎服。外用鲜品适量捣敷患处。

4.145.8　厚叶蛛毛苣苔

PARABOEAE CRASSIFOLIAE HERBA

【别名】厚脸皮、石头菜

【基原】来源于苦苣苔科 Gesneriaceae 蛛毛苣苔属 *Paraboea* 厚叶蛛毛苣苔 *Paraboea crassifolia*（Hemsl.）Burtt 的全草入药。

【形态特征】多年生草本。根状茎圆柱形，长 0.5~1.5cm，直径 5~9mm，具多数须根。叶基生，近无柄；叶片厚而肉质，狭倒卵形，长 3.5~9cm，宽 1.5~3.2cm，顶端圆形或钝，基部渐狭，上面被灰白色绵毛，下面被淡褐色蛛丝状绵毛。聚伞花序 2~4 条，每花序具 4~12 花；花序梗长 8~12cm，被淡褐色蛛丝状绵毛。花萼长约 3mm，5 裂至近基部，裂片相等。花冠紫色，无毛，长 1~1.4cm，直径约 9mm；筒短而宽，长 6~7mm，直径约 6mm；檐部二唇形，上唇 2 裂，裂片相等，长 3~4mm，下唇 3 裂，裂片近圆形，长 3~4mm。雄蕊 2 枚，着生于花冠近基部，花丝狭线形，花药狭长圆形，长 2.5~3mm，宽 1~1.2mm；退化雄蕊 2 枚，长 2~2.5mm，着生于距花冠基部 1.5mm 处。雌蕊无毛，长 8~10mm，子房长圆形，比花柱短，长 3~4mm，直径 0.8~1mm，花柱长 5.5~6mm，柱头头状。花期 6~7 月；果期 8~9 月。

【生境】生于海拔约 700m 左右的山地石崖上。

【分布】湖北、重庆及贵州。

【采集加工】四季可采，洗净，鲜用或晒干。

【性味归经】味苦，性凉。

【功能主治】清热利湿，止咳平喘。治黄疸性肝炎，咳嗽，支气管炎，哮喘，痢疾。

【用法用量】6~10g，水煎服。外用适量，煎汤熏洗或研末敷患处。

4.145.9 蛛毛苣苔

PARABOEAE SINENSIS HERBA

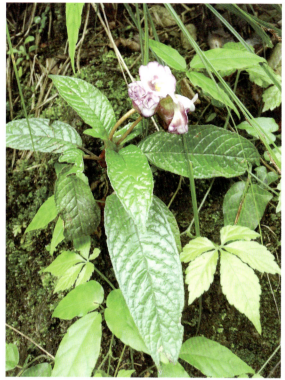
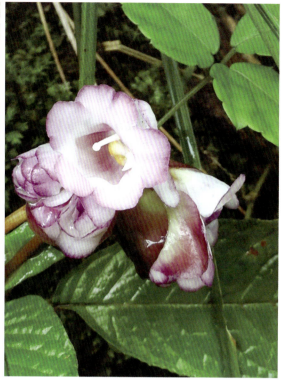

【基原】来源于苦苣苔科 Gesneriaceae 蛛毛苣苔属 *Paraboea* 蛛毛苣苔 *Paraboea sinensis* (Oliv.) Burtt 的全草入药。

【形态特征】小灌木。茎常弯曲，高达 30cm，幼枝具褐色毡毛，节间短。叶对生，具叶柄；叶片长圆形、长圆状倒披针形或披针形，长 5.5~25cm，宽 2.4~9cm，顶端短尖，基部楔形或宽楔形，上面被灰白色或淡褐色绵毛，后变无毛，下面密被淡褐色毡毛。聚伞花序成对腋生，具十余花；花序梗长 2.5~5.5cm，花梗长 8~10mm。花萼绿白色，常带紫色。花冠紫蓝色，长 1.5~2cm，直径约 1.5cm；筒长 1~1.3cm；檐部广展，二唇形，上唇短，2 裂，裂片长约 7mm，宽约 5mm，下唇 3 裂，裂片长约 5mm，宽约 5.5mm。花丝上部膨大似囊状，下部扁平；花药狭长圆形，长约 4mm，宽约 2mm，顶端连着；退化雄蕊 1 或 3 枚，长 2~3mm，着生于距花冠基部 2mm 处；雌蕊无毛，长 6.5~10mm；子房长圆形，长约 5mm，直径约 1.2mm；花柱圆柱形，长约 5mm，柱头头状。蒴果线形，长 3.5~4.5cm，直径 2~3mm，螺旋状卷曲。种子狭长圆形，长约 0.7mm。花期 6~7 月；果期 8 月。

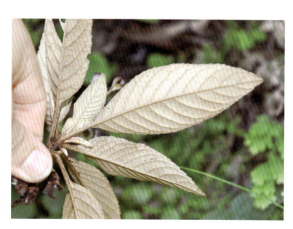

【生境】生于山坡林下石缝中或陡崖上。

【分布】广西、云南、贵州、重庆及湖北。缅甸、泰国及越南也有分布。

【采集加工】四季可采,洗净,鲜用或晒干。

【性味归经】味苦,性凉。

【功能主治】清热利湿,止咳平喘。治黄疸性肝炎,咳嗽,支气管炎,哮喘,痢疾。

【用法用量】6~10g,水煎服。外用适量煎汤熏洗或研末敷患处。

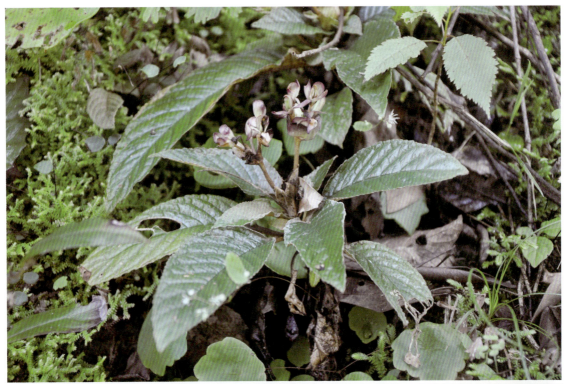

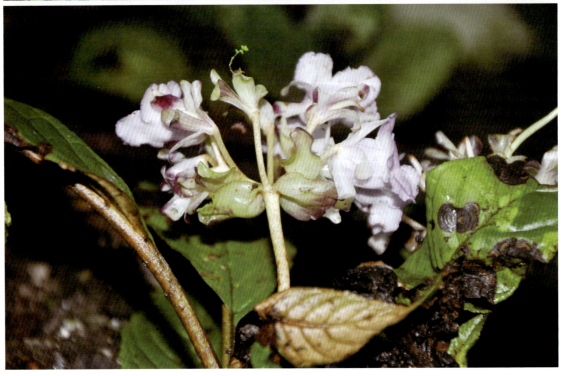

4.146 紫葳科

4.146.1 凌霄花

CAMPSIS FLOS

【别名】红花倒水莲、上树龙

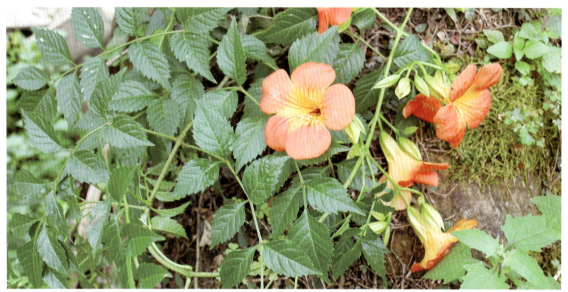

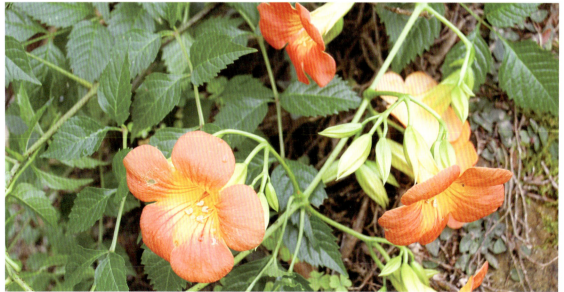

【基原】来源于紫葳科 Bignoniaceae 凌霄属 Campsis 凌霄 Campsis grandiflora（Thunb.）Schum. 的干燥花入药。

【形态特征】落叶木质藤本，常以气根攀附于树上或墙壁上。叶对生，为奇数羽状复叶；小叶常7~9片，对生，纸质，卵形或狭卵形，长4~6cm，宽1.5~4cm，顶端渐尖，基部阔楔尖，边缘有锯齿；侧脉每边5~8条；小叶柄长5mm左右。花鲜红色，硕大，排成顶生疏松的圆锥花序；花萼钟状，革质，长约为花冠之半，5深裂约达中部，裂片三角形，渐尖；花冠漏斗状钟形，长4~6.5cm或稍过之，盛开时径约5cm，檐部5裂，裂片圆形，近等大，伸展；雄蕊4枚，2长2短，均不伸出。蒴果室背开裂，含多数有翅的种子。花期5~8月。

【生境】生于山谷、小河边、疏林下。

【分布】长江流域各地，以及台湾、福建、河南、河北、山东、陕西、广西、广东。日本、越南、印度也有分布。

【采集加工】夏、秋二季花盛开时采摘，晒干。

【药材性状】本品多皱缩卷曲，黄褐色或棕褐色，完整者理直长约5cm；萼筒钟状，革质，长约2cm，暗棕色，有5个长而锐尖的裂片，纵脉纹5条均很明显；花冠黄棕色，漏斗状钟形，5裂，裂片半圆形，外面具棕红色细脉纹和棕色斑点；雄蕊4枚，着生在花冠管上，2长2短。气微香，味微苦而略酸。以完整、色黄棕者为佳。

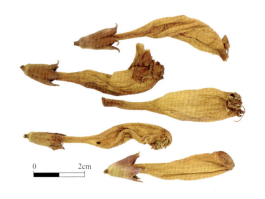

【性味归经】味甘、酸，性寒。归肝、心包经。

【功能主治】活血通经，凉血祛风。治月经不调，闭经，小腹胀痛，带下病，风疹瘙痒。

【用法用量】花3~9g，水煎服。外用鲜品捣烂敷患处。

【注意】孕妇慎用。

【附方】治月经不调、瘀血闭经：凌霄花、月季花各9g，益母草、丹参各15g，红花6g，水煎服。

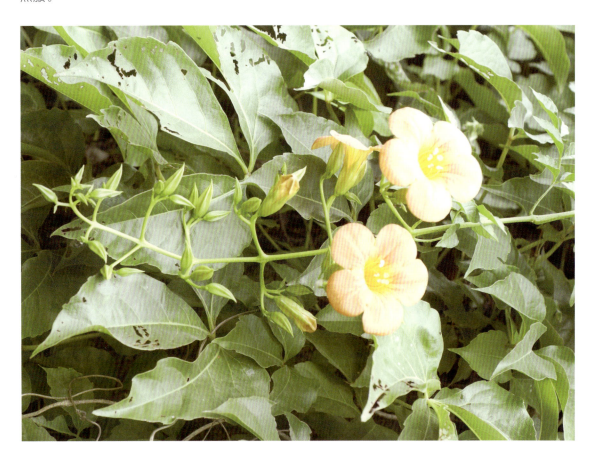

4.146.2　梓树

CATALPAE OVATAE CORTEX RADICIS

【别名】臭梧桐、黄金树、豇豆树

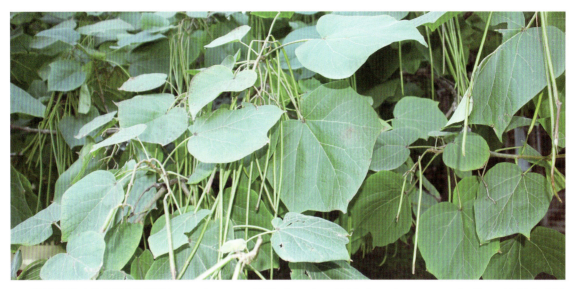

【基原】来源于紫葳科 Bignoniaceae 梓属 Catalpa 梓树 Catalpa ovata G. Don 的根皮（梓白皮）入药。

【形态特征】乔木，高达 15m；树冠伞形，主干通直，嫩枝具稀疏柔毛。叶对生或近于对生，有时轮生，阔卵形，长宽近相等，长约 25cm，顶端渐尖，基部心形，全缘或浅波状，常 3 浅裂，叶片上面及下面均粗糙，微被柔毛或近于无毛，侧脉 4~6 对，基部掌状脉 5~7 条；叶柄长 6~18cm。顶生圆锥花序；花序梗微被疏毛，长 12~28cm；花萼蕾时圆球形，2 唇开裂，长 6~8mm；花冠钟状，淡黄色，内面具 2 黄色条纹及紫色斑点，长约 2.5cm，直径约 2cm；能育雄蕊 2 枚，花丝插生于花冠筒上，花药叉开；退化雄蕊 3 枚；子房上位，棒状；花柱丝形，柱头 2 裂。蒴果线形，下垂，长 20~30cm，粗 5~7mm；种子长椭圆形，长 6~8mm，宽约 3mm，两端具有平展的长毛。

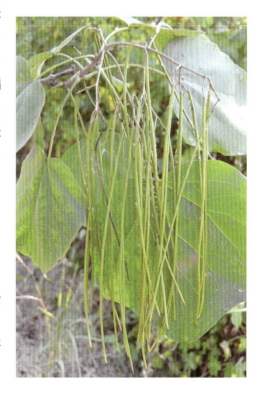

【生境】多栽培于村庄附近及公路两旁。

【分布】长江流域及以北地区。日本也有分布。

【采集加工】夏、秋采收，将根皮晒干。

【性味归经】味苦，性寒。

【功能主治】清热利湿，降逆止吐，杀虫止痒。治湿热黄疸，胃逆呕吐，疮疥，湿疹，皮肤瘙痒。

【用法用量】内服，煎汤，5~9g。外用，适量，研末调敷或煎水洗浴。

4.146.3 鸡肉参

INCARVILLEAE MAIREI RADIX

【别名】土地黄、山羊参、滇川角蒿

【基原】来源于紫葳科 Bignoniaceae 角蒿属 Incarvillea 鸡肉参 Incarvillea mairei (Lévl.) Grierson 的根入药。

【形态特征】多年生草本。高 30~40cm。叶基生,一回羽状复叶;侧生小叶 2~3 对,卵形,顶生小叶较侧生小叶大 2~3 倍,阔卵圆形,顶端钝,基部微心形,长 7~11cm,宽 6~9cm,边缘具钝齿。总状花序有 2~4 朵花;花葶长达 22cm;小苞片线形,长约 1cm。花萼钟状,长约 2.5cm,萼齿三角形,顶端渐尖。花冠紫红色或粉红色,长 7~10cm,直径 5~7cm,花冠筒长 5~6cm,下部带黄色,花冠裂片圆形。雄蕊 4,2 强,每对雄蕊的花药靠合并抱着花柱,花药极叉开。子房 2 室;花柱长 5.5~6.5cm,柱头扇形。蒴果圆锥状,长 6~8cm,粗约 1cm。种子阔倒卵形,长约 4mm,宽约 6mm,淡褐色,边缘具翅。花期 5~7 月;果期 9~11 月。

【生境】生于海拔 2400~4500m 的高山石砾堆、山坡路旁向阳处。

【分布】四川、云南和西藏。

【采集加工】秋后采挖,洗净,鲜用或切片晒干。

【性味归经】味甘、微苦,性凉。

【功能主治】凉血生津,补血调经。治骨折肿痛、产后少乳、体虚、久病虚弱、头晕、贫血、消化不良等。

【用法用量】10~15g,水煎服。

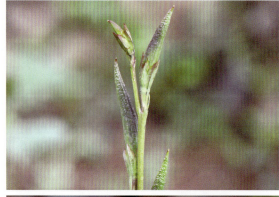
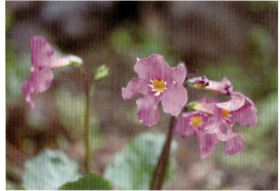
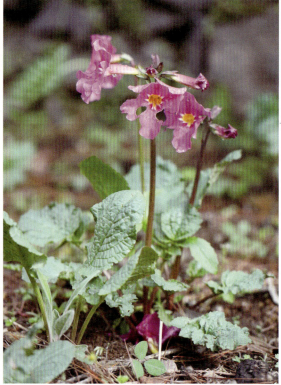

4.146.4 藏波罗花

INCARVILLEAE YOUNGHUSBANDII RADIX

【基原】来源于紫葳科 Bignoniaceae 角蒿属 *Incarvillea* 藏波罗花 *Incarvillea younghusbandii* Sprague 的根入药。

【形态特征】矮小宿根草本。高 10~20cm，无茎。根肉质，粗壮，粗 6~11mm。叶基生，一回羽状复叶，顶端小叶卵圆形至圆形，长及宽为 3~5cm，顶端钝圆，基部心形，侧生小叶卵状椭圆形，长 1~2cm，宽约 1cm。花单生或 3~6 朵生于叶腋。花萼钟状，长 8~12mm，口部直径约 4mm，萼齿 5，长 5~7mm。花冠细长，漏斗状，长 4~5cm，基部直径约 3mm，中部直径约 8mm；花冠筒橘黄色，花冠裂片圆形。雄蕊 4，着生于花冠筒基部。雌蕊伸出花冠之外，柱头扇形。蒴果新月形，长 3~4.5cm，具四棱。种子椭圆形，长约 5mm，宽约 2.5mm。花期 5~8 月；果期 8~10 月。

【生境】生于海拔 3600~5400m 的高山沙质草甸及山坡砾石垫状灌丛中。

【分布】青海和西藏。尼泊尔也有分布。

【采集加工】秋后采挖，洗净，鲜用或切片晒干。

【性味归经】味甘、淡，性温。

【功能主治】滋补强壮。治产后少乳、久病虚弱、头晕、贫血等。

【用法用量】15~25g，水煎服。

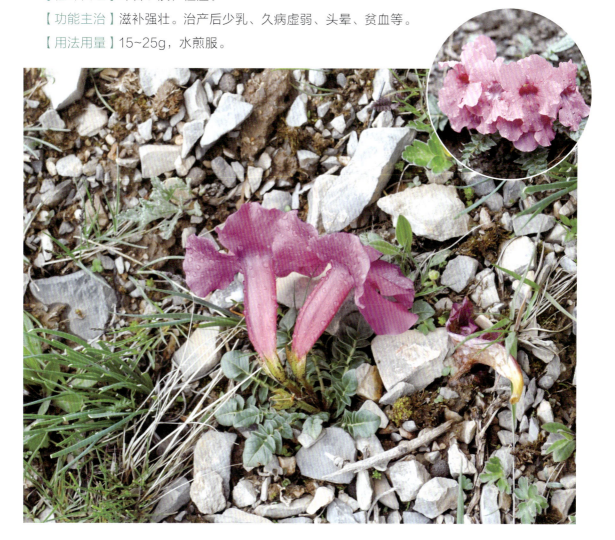

4.146.5 木蝴蝶

OROXYLI SEMEN

【别名】千层纸、千张纸

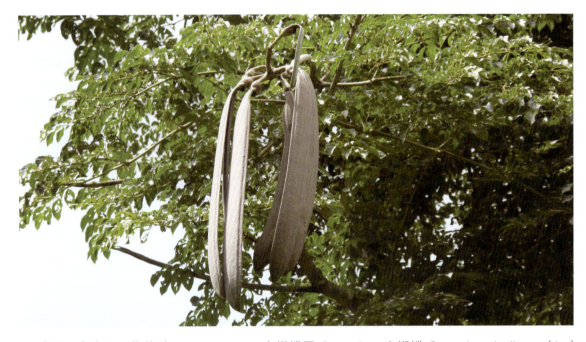

【基原】来源于紫葳科 Bignoniaceae 木蝴蝶属 *Oroxylum* 木蝴蝶 *Oroxylum indicum*（L.）Kurz. 的种子入药。

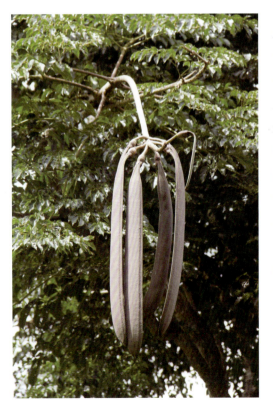

【形态特征】落叶乔木。高 6~12m 或更高，有颇厚的树皮。叶大型，对生，为二或三回奇数羽状复叶，长 60~120cm；小叶薄革质或近纸质，卵形或椭圆形，长 5~13cm，顶端短尖至渐尖，基部圆至阔楔尖，全缘。花大型，紫色或白色而有紫色斑纹，多朵排成顶生总状花序，总花梗粗壮，比花序轴长，约 30cm；花梗长 6~25mm；花萼肉质，钟状，长约 25mm，顶部截平或有小齿；花冠肉质，有恶臭，近钟状，常一侧膨胀，长约 6cm，檐部稍呈二唇形，5 裂，裂片圆形，近等大，边缘波状皱缩，有锯齿状齿缺；雄蕊 5，全发育，稍伸出；花盘肥厚。蒴果大型，带状，甚扁平，长 30~90cm，宽 5~8.5cm，成熟时室轴开裂为 2 果瓣；种子很多，盘状，有膜质的阔翅。

【生境】生于山谷、溪边、山坡或疏林中。

【分布】广东、福建、广西、云南、贵州、四川等地。亚洲各热带地区均有分布。

【采集加工】秋、冬二季采收成熟果实，曝晒至果实开裂，取出种子，再晒至足干。

【药材性状】本品为蝴蝶形薄片，除基部外三面延长成宽大而薄的翅，宽 3.5~4.5cm，长 5~8cm。表面浅黄白色，翅半透明，有绢丝样光泽，脉纹清晰，放射状，边缘常破裂。种仁位于中央。剥去种皮，可见一层薄膜状胚乳，其内为胚；子叶 2，蝶形，黄绿色或黄色，长 1~1.5cm。气微，味微苦。以片大而完整、色白、有光泽者为佳。

【性味归经】味苦、甘，性凉。归肺、胃、肝经。

【功能主治】清肺利咽，疏肝和胃。治肺热咳嗽，急性咽喉炎，支气管炎，百日咳，声音嘶哑，脘腹疼痛，疮疡不敛。

【用法用量】1~3g，水煎服。

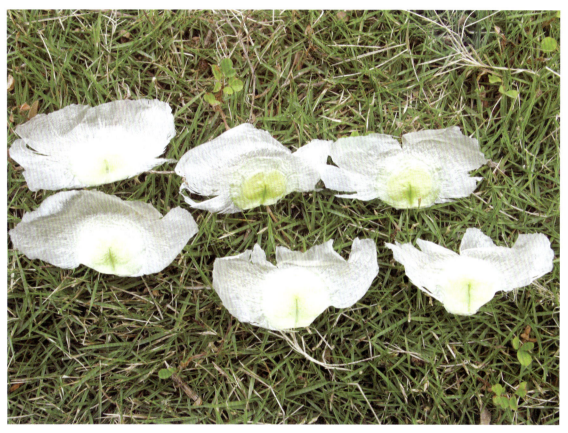

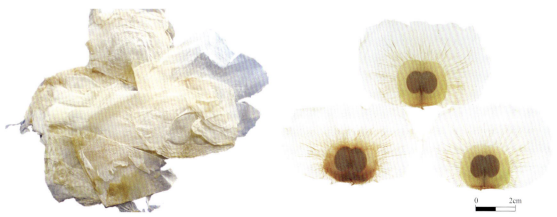

4.146.6 菜豆树

RADERMACHERAE SINICAE HERBA

【别名】蛇树、豆角树、接骨凉伞

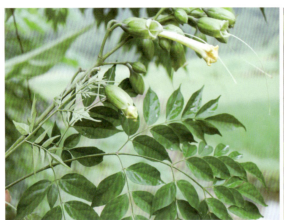
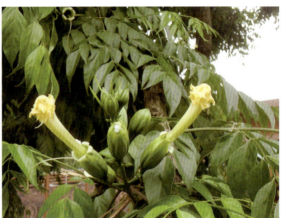

【基原】来源于紫葳科 Bignoniaceae 菜豆树属 *Radermachera* 菜豆树 *Radermachera sinica*（Hance）Hemsl. 的全株入药。

【形态特征】乔木，高达 10m；叶柄、叶轴、花序均无毛。2 回羽状复叶，稀为 3 回羽状复叶，叶轴长约 30cm；小叶卵形至卵状披针形，长 4~7cm，宽 2~3.5cm，顶端尾状渐尖，基部阔楔形，全缘，侧脉 5~6 对，向上斜伸，两面均无毛，侧生小叶片在近基部的一侧疏生少数盘菌状腺体；侧生小叶柄长在 5mm 以内，顶生小叶柄长 1~2cm。圆锥花序顶生，直立，长 25~35cm，宽 30cm；苞片线状披针形，长可达 10cm，早落，苞片线形，长 4~6cm；花萼蕾时封闭，锥形，内包有白色乳汁，萼齿 5 枚，卵状披针形，中肋明显，长约 12mm。花冠钟状漏斗形，白色至淡黄色，长 6~8cm，裂片 5 枚，圆形，具皱纹，长约 2.5cm；雄蕊 4 枚，2 强，光滑，退化雄蕊存在，丝状；子房光滑，2 室，胚珠每室两列，花柱外露，柱头 2 裂。蒴果细长，下垂，圆柱形，稍弯曲，多沟纹，渐尖，长达 85cm，直径约 1cm，果皮薄革质，小皮孔极不明显；隔膜细圆柱形，微扁；种子椭圆形，连翅长约 2cm，宽约 5mm。花期 5~9 月；果期 10~12 月。

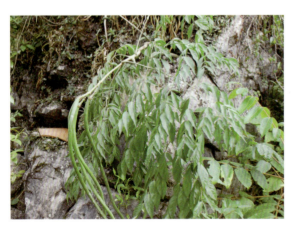

【生境】喜生于石灰岩山坡疏林中。

【分布】香港、广东、台湾、广西、贵州、云南。不丹也有分布。

【采集加工】夏、秋采收，全株切片晒干。

【性味归经】味苦，性寒。

【功能主治】清热解毒，散瘀消肿。治伤暑发热。外用治跌打骨折，毒蛇咬伤，痈肿。

【用法用量】9~30g，水煎服。外用适量，捣烂敷患处。

4.146.7 硬骨凌霄

TECOMARIAE CAPENSIS HERBA SEU FLOS

【别名】竹林标

【基原】来源于紫葳科 Bignoniaceae 硬骨凌霄属 *Tecoma* 硬骨凌霄 *Tecoma capensis*（Thunb.）Lindl. [*Tecomaria capensis*（Thunb.）Spach] 的茎叶及花入药。

【形态特征】攀援灌木。叶对生，奇数羽状复叶；总叶柄长 3~6cm，小叶柄短；小叶多为 7 枚，卵形至阔椭圆形，长 1~2.5cm，顶端短尖或钝，基部阔楔形，边缘有不甚规则的锯齿，无毛或于背脉腋内有绵毛。总状花序顶生；萼钟状，5 齿裂；花冠漏斗状，略弯曲，橙红色至鲜红色，有深红色的纵纹，长约 4cm，上唇凹入；雄蕊突出。蒴果线形，长 2.5~5cm，略扁。花期为 8~11 月。

【生境】栽培。

【分布】我国广西、云南等地均有栽培。原产非洲。

【采集加工】夏、秋采收，茎叶、花晒干。

【性味归经】茎叶：味辛，性平。花：味酸，性寒。

【功能主治】茎叶散瘀消肿。治骨折，跌打损伤。花通经利尿。治肺结核，肺炎，支气管炎，哮喘，咽喉肿痛。

【用法用量】10~15g，水煎服。

【注意】孕妇忌服。

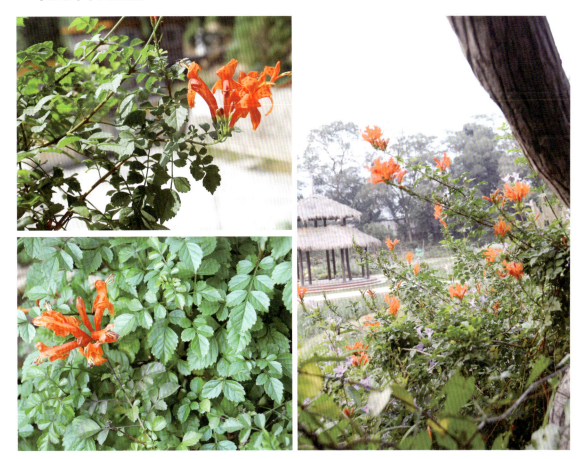

4.147 胡麻科

4.147.1 芝麻

SESAMI SEMEN NIGRUM

【别名】胡麻、油麻

【基原】来源于胡麻科 Pedaliaceae 芝麻属 *Sesamum* 芝麻 *Sesamum indicum* L. [*Sesamum orientale* L.] 的种子入药。

【形态特征】一年生直立草本,高 60~150cm,分枝或不分枝,中空或具有白色髓部,微有毛。叶长圆形或卵形,长 3~10cm,宽 2.5~4cm,下部叶常掌状 3 裂,中部叶有齿缺,上部叶近全缘;叶柄长 1~5cm。花单生或 2~3 朵同生于叶腋内;花萼裂片披针形,长 5~8mm,宽 1.6~3.5mm,

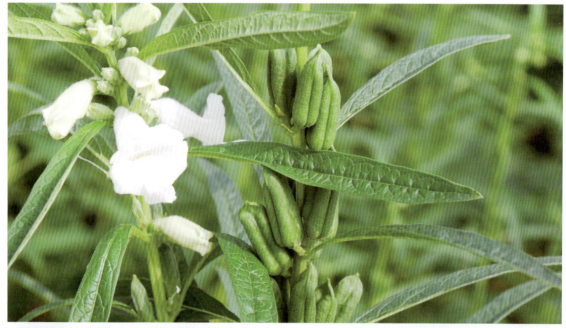

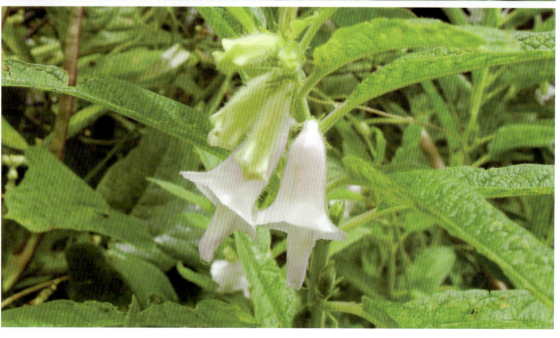

被柔毛；花冠长2.5~3cm，筒状，直径1~1.5cm，长2~3.5cm，白色而常有紫红色或黄色的彩晕；雄蕊4枚，内藏；子房上位，4室，被柔毛。蒴果长圆形，长2~3cm，直径6~12mm，有纵棱，直立，被毛，分裂至中部或至基部；种子有黑白之分。花期夏末秋初。

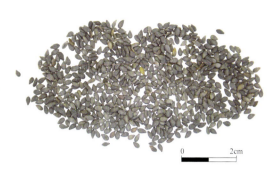

【生境】栽培。

【分布】我国各地均有栽培。原产亚洲热带。

【采集加工】秋季果实成熟时采割植株，晒干，打下种子，除去杂质，再晒干。

【性味归经】味甘，性平。归肝、肾、大肠经。

【功能主治】补肝益肾，养血润肠，通乳。治肝肾不足，头晕目眩，贫血，便秘，乳汁缺乏。

【用法用量】9~15g，水煎服，或研粉单服或入丸、散服。

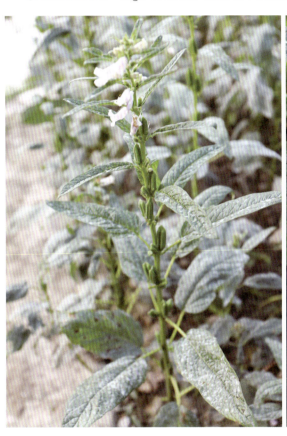
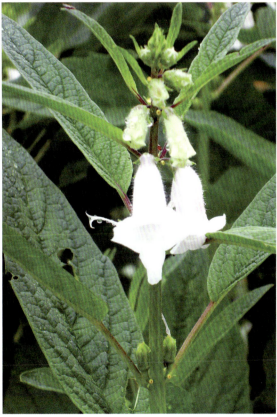

4.148 爵床科

4.148.1 老鼠簕

ACANTHI ILICIFOLII HERBA

【别名】水老鼠簕

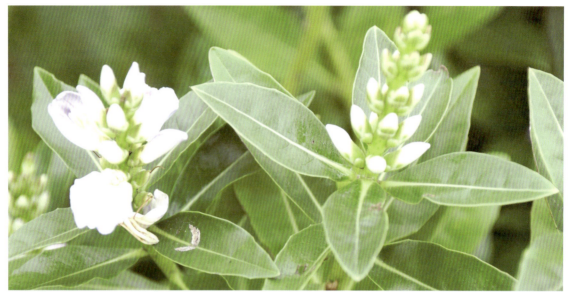

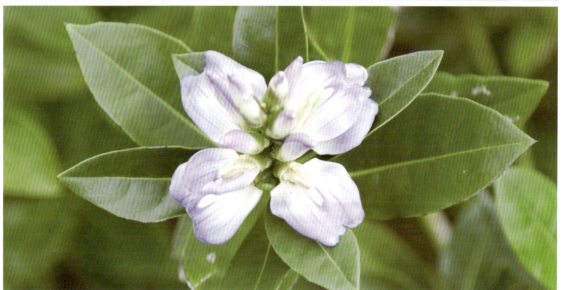

【基原】来源于爵床科 Acanthaceae 老鼠簕属 Acanthus 老鼠簕 Acanthus ilicifolius L. 的根或全株入药。

【形态特征】直立灌木，高达 2m。叶近革质，长圆形至长圆状披针形，长 6~14cm，宽 2~5cm，顶端急尖，基部楔形，边缘 4~5 羽状浅裂，两面无毛，主脉在上面凹下，主侧脉在背面明显凸起，侧脉每侧 4~5 条，自裂片顶端突出为尖锐硬刺；叶柄长 3~6mm；托叶成刺状。穗状花序顶生；苞片对生，宽卵形，长 7~8mm，无刺，早落；小苞片卵形，长约 5mm，革质；花萼裂片 4 枚，外方的 1 对宽卵形，长 10~13mm，顶端微缺，边缘质薄，有时成皱波状，具缘毛，内方的 1 对卵形，长约 10mm，全缘。花冠白色，长 3~4cm，花冠管长约 6mm，上唇退化，下唇倒卵形，长约 3cm，薄革质，顶端 3 裂，外面被柔毛，内面上部两侧各有 1 条 3~4mm 宽的被毛带；雄蕊 4 枚，近等长，花药 1 室，纵裂，裂缝两侧各有 1 列髯毛，花丝粗厚，长 1.5cm，最宽处约 2mm，近软骨质；子房顶部软骨质，花柱有纵纹，长 2.2cm；柱头 2 裂。蒴果椭圆形，长 2.5~3cm，有种子 4 颗。种子扁平，圆肾形，淡黄色。

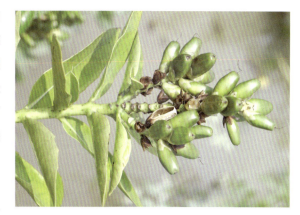

【生境】生于潮汐可达的滨海泥滩和潮湿地。

【分布】香港、广东、海南、广西、福建。越南、马来半岛也有分布。

【采集加工】夏、秋采收，将全株或根晒干。

【性味归经】味微咸，性凉。

【功能主治】清热解毒，散肿散结，止咳平喘。治淋巴结肿大，急、慢性肝炎，肝脾大，胃痛，咳嗽，哮喘。

【用法用量】30~60g，水煎服。

【附方】治瘰疬：瘰疬膏贴于患处。瘰疬膏：取老鼠簕、大飞扬草、墨旱莲、千里光、蒲公英各 125g，金盏银盘 64g，置 2.5kg 茶油中浸泡 15 天，然后将油置锅内，加热熬炸，取其有效成分，至焦黄时捞出药渣，继续熬炼至滴水成珠后，加入熟松香 10kg，不断搅拌使全熔化，离开火源，放冷即得。

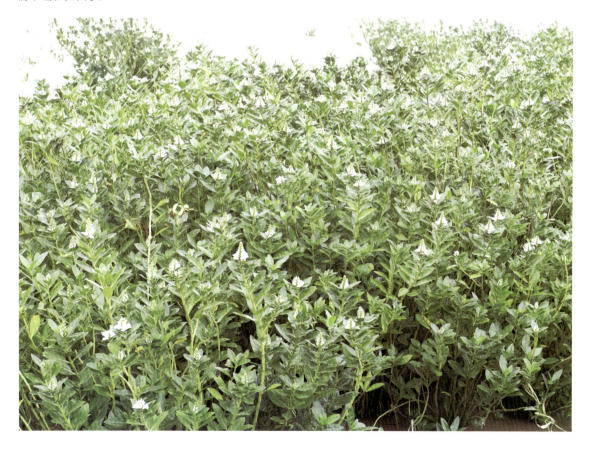

4.148.2 虾蟆花

ACANTHI MOLLIS HERBA

【别名】鸭嘴花

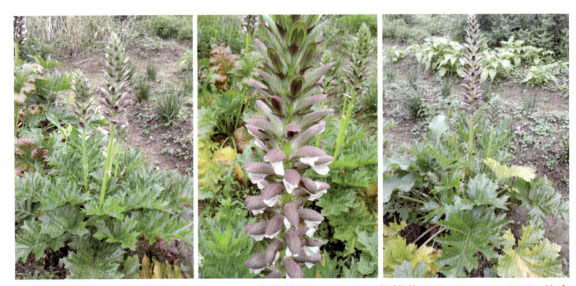

【基原】来源于爵床科 Acanthaceae 老鼠簕属 *Acanthus* 虾蟆花 *Acanthus mollis* L. 的全株入药。

【形态特征】常绿直立多年生丛生草本，不分枝，茎粗壮，无毛，株高 50~150cm。叶基生，大型，长达 80cm 以上，长圆形至长圆状椭圆形，羽状深裂，无毛，侧脉每边十余条，主脉正面凹下，背面突出；具长柄，柄长可到 50cm 以上，无毛，上面凹陷，背面凸起。花序穗状，直立，具花数十朵；苞片大，淡紫褐色；花萼厚膜质，顶端微缺；侧裂片卵形；小花多数，白色至红褐色，形似鸭嘴，花冠 2 唇形，上唇极小而成单唇状，下唇大，伸展。花期春季；果期夏季。

【生境】人工引种栽培。

【分布】我国南方各地引种。原产欧洲南部、非洲北部和亚洲西南部亚热带地区。

【采集加工】全年可采，鲜用或洗净晒干。

【性味归经】味苦、辛，性温。

【功能主治】祛风活血，散瘀止痛，接骨。治骨折，扭伤，风湿关节痛，腰痛。

【用法用量】15~20g，水煎服。外用适量鲜品捣烂敷患处。

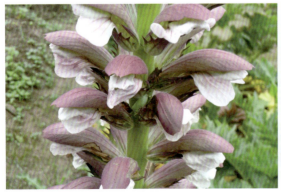
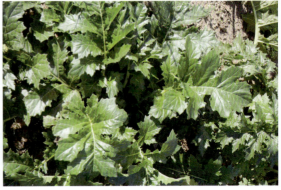

4.148.3 穿心莲

ANDROGRAPHIS HERBA

【别名】榄核莲、一见喜、苦草、四方草

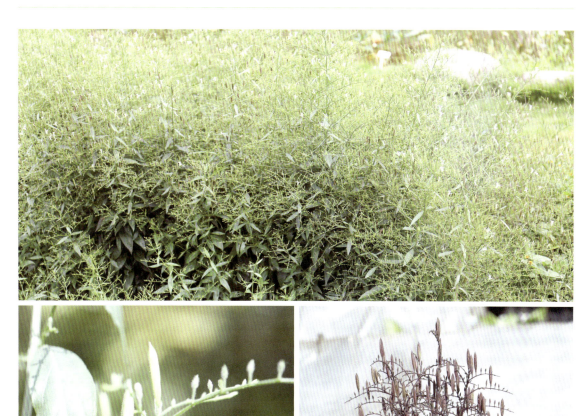

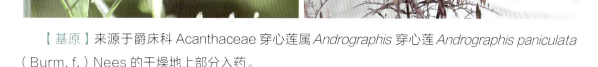

【基原】来源于爵床科 Acanthaceae 穿心莲属 Andrographis 穿心莲 Andrographis paniculata (Burm. f.) Nees 的干燥地上部分入药。

【形态特征】一年生、直立、多枝草本，除花外全株无毛；枝方柱形，棱角明显。叶对生，柔软纸质，披针形或狭披针形，长通常 2~8cm，宽 0.5~2.5cm 或过之，顶端渐尖，基部楔尖，全缘；侧脉每边 3~5 条。花夏、秋季开放，白色或微染紫色，排成顶生或腋生的总状花序，此等花序复结成大型、顶生、带叶的圆锥花序，总轴常多少曲折状，纤细；花梗长 3~6mm；花萼深 5 裂，裂片线形或线状披针形，长约 1.5mm，被腺毛；花冠长 1~1.2cm，檐部二唇形，上唇外曲，齿状 2 裂，下唇近直立，3 裂，裂片近卵形；雄蕊伸出，花丝被一列柔毛，花药 2 室，药室一大一小，大的一室被须毛。蒴果线状长圆形，压扁，长约 1.5cm，每室有种子 3 至多数。花期 7~9 月；果期 8~10 月。

【生境】栽培。

【分布】我国南部各地均有栽培。原产于印度、中南半岛。

【采集加工】秋初茎叶茂盛时采割，晒干。

【药材性状】本品茎呈方柱形，多分枝，长50~70cm，灰绿色至深绿色，节稍膨大；质脆，易折断，折断面黄白色，中央有白色髓心。叶片多破碎，完整者展平后呈披针形或卵状披针形，长3~12cm，宽2~5cm，顶端渐尖，基部渐狭，无柄或下部叶有柄，上表面绿色，下表面灰绿色。花白色带紫，多已脱落。气微，味极苦。以叶片多、深绿色、不带花枝者为佳。

【性味归经】味苦，性寒。归心、肺、大肠、膀胱经。

【功能主治】清热解毒，凉血，消肿止痛。治扁桃体炎，咽喉炎，流行性腮腺炎，支气管炎，肺炎，百日咳，肺脓疡，细菌性痢疾，急性胃肠炎，中毒性消化不良，肠伤寒，泌尿系感染，急性盆腔炎，眼结膜炎，钩端螺旋体病；外用治痈疖疮疡，脓疱疮，化脓性中耳炎，伤口感染，毒蛇咬伤。

【用法用量】9~15g，水煎服，干粉1.5~3g，温开水送服，或制成丸剂、片剂、注射剂应用；外用适量。

【附方】① 治多种炎症及感染：a. 穿心莲9~15g，水煎服。b. 穿心莲片，每服4~6片，每日3~4次。c. 穿心莲注射液，肌内注射，每次2ml，每天1~2次，小儿酌减。应用时可以任选一方，或口服与注射剂同时使用。

② 治支气管肺炎：穿心莲、十大功劳各15g，陈皮9g，水煎成100ml，2次分服。

③ 治流行性乙型脑炎：穿心莲、狗肝菜各6g，为2~4岁量。5~10岁，穿心莲12g，狗肝菜15g。水煎加白糖服。

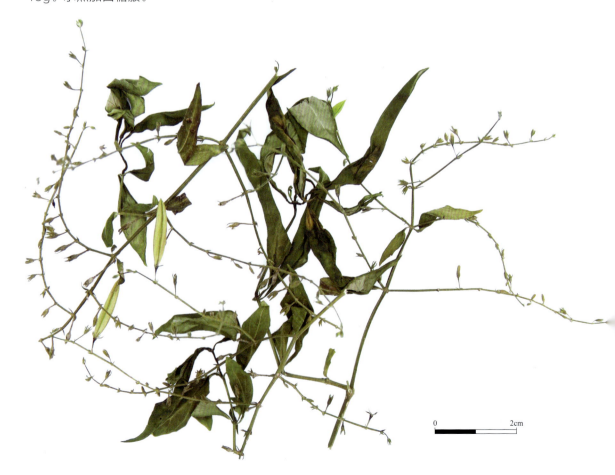

4.148.4 白接骨

ASYSTASIELLAE NEESIANAE HERBA

【别名】接骨丹、玉接骨、橡皮草

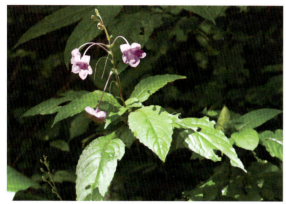 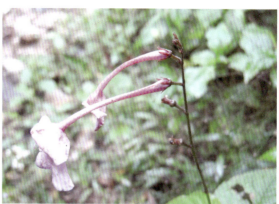

【基原】来源于爵床科 Acanthaceae 白接骨属 Asystasiella 白接骨 Asystasiella neesiana (Wall.) Lindau[Asystasiella chinensis (S. Moore) E. Hoss.] 的根状茎或全草入药。

【形态特征】草本，具白色、富黏液、竹节形根状茎；茎高达 1m；略呈 4 棱形。叶卵形至椭圆状长圆形，长 5~20cm，顶端尖至渐尖，边缘微波状至具浅齿，基部下延成柄，叶片纸质，侧脉 6~7 条，两面凸起，疏被微毛。总状花序或基部有分枝，顶生，长 6~12cm；花单生或对生；苞片 2 枚，微小，长 1~2mm；花萼裂片 5 枚，长约 6mm，主花轴和花萼被有柄腺毛；花冠淡紫红色，漏斗状，外疏生腺毛，花冠筒细长，长 3.5~4cm，裂片 5 枚，略不等，长约 1.5cm；雄蕊 2 强，长花丝 3.5mm，短花丝 2mm，着生于花冠喉部，2 药室等高。蒴果长 18~22mm，上部具 4 粒种子，下部实心细长似柄。

【生境】生于山谷、林下或溪边阴处。

【分布】自河南伏牛山以南，东至江苏，南至广东，西南至云南等地。

【采集加工】夏、秋采收，将全草或根状茎晒干。

【性味归经】味淡，性凉。

【功能主治】清热解毒，散瘀止血，利尿。治肺结核，咽喉肿痛，糖尿病，腹水。外用治外伤出血，扭伤，疖肿。

【用法用量】30~60g，水煎服。外用适量捣烂敷患处，或晒干研末撒伤口。

【附方】①治咽喉肿痛：白接骨、野玄参各 30g，用木器捣烂绞汁漱口咽服，连服 2~3 次。

② 治疮疖肿毒：白接骨鲜草捣烂敷患处。

③ 治外伤出血：白接骨鲜草捣烂敷患处。

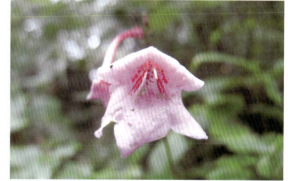

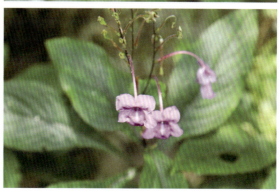

4.148.5 假杜鹃

BARLERIAE CRISTATAE HERBA

【别名】蓝花草、紫靛、吐红草

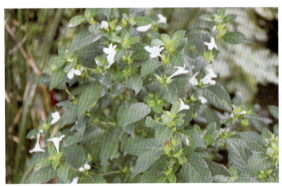
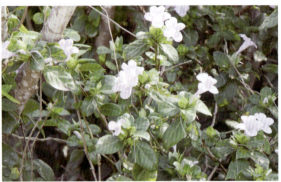

【基原】来源于爵床科 Acanthaceae 假杜鹃属 Barleria 假杜鹃 Barleria cristata L. 的全草入药。

【形态特征】小灌木，高达 2m。茎圆柱状，被柔毛，有分枝。长枝叶柄长 3~6mm，叶片纸质，椭圆形、长椭圆形或卵形，长 3~10cm，宽 1.3~4cm，顶端急尖，有时有渐尖头，基部楔形，下延，两面被长柔毛，脉上较密，全缘，侧脉 4~5（7）对，长枝叶常早落；腋生短枝的叶小，具短柄，叶片椭圆形或卵形，长 2~4cm，宽 1.5~2.3cm，叶腋内通常着生 2 朵花。短枝有分枝，花在短枝上密集。花的苞片叶形，无柄；有时花退化而只有 2 枚不孕的小苞片；外 2 萼片卵形至披针形，长 1.2~2cm，前萼片较后萼片稍短，顶端急尖具刺尖，基部圆，边缘有小点，齿端具刺尖，脉纹甚显著，内 2 萼片线形或披针形，长 6~7mm，1 脉，有缘毛；花冠蓝紫色或白色，2 唇形，通常长 3.5~5cm，有时可长达 7.5mm，花冠管圆筒状，喉部渐大，冠檐 5 裂，裂片近相等，长圆形；能育雄蕊 4 枚，2 长 2 短，着生于喉基部，长雄蕊花药 2 室并生，短雄蕊花药顶端相连，下面叉开，不育雄蕊 1 枚，所有花丝均被疏柔毛，向下部较密；子房扁，长椭圆形，无毛，花盘杯状，包被子房下部，花柱线状无毛，柱头略膨大。蒴果长圆形，长 1.2~1.8cm，两端急尖，无毛。花期 11~12 月。

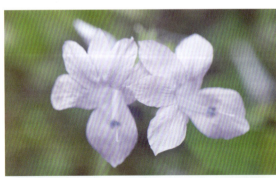
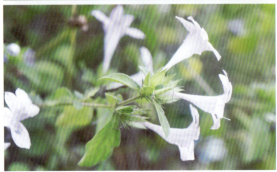

【生境】生于干旱山坡路旁或灌丛中。

【分布】广东、广西、贵州、云南、四川等地。东南亚也有分布。

【采集加工】夏、秋季采收，将全草切段晒干备用。

【性味归经】味甘、淡，性凉。

【功能主治】清肺化痰，祛风利湿，解毒消肿。治肺热咳嗽，百日咳，风湿疼痛，风疹身痒，黄水疮，小便淋痛。

【用法用量】15~20g，水煎服。

4.148.6 鳄嘴花

CLINACANTHI NUTANTIS HERBA

【别名】扭序花、竹叶青

【基原】来源于爵床科 Acanthaceae 鳄嘴花属 *Clinacanthus* 鳄嘴花 *Clinacanthus nutans* (Burm. f.) Lindau 的全草入药。

【形态特征】高大草本、直立或有时攀援状。茎圆柱状，干时黄色、有细密的纵条纹，近无毛。叶纸质、披针形或卵状披针形，长 5~11cm，宽 1~4cm，顶端弯尾状渐尖，基部稍偏斜，近全缘，两面无毛；侧脉每边 5~6 条，干时两面稍凸起；叶柄长 5~7mm 或过之。花序长 1.5cm，被腺毛；苞片线形，长约 8mm，顶端急尖；萼裂片长约 8mm，渐尖；花冠深红色，长约 4cm，被柔毛。雄蕊和雌蕊光滑无毛。花期春、夏。

【生境】生于疏林或山坡灌丛中。

【分布】海南、广东、广西、云南。中南半岛余部、爪哇、加里曼丹也有分布。

【采集加工】夏、秋采收，将全草晒干。

【性味归经】味甘、微苦、辛，性平。

【功能主治】清热除湿，消肿止痛，散瘀。治黄疸，风湿痹病，月经不调。外用治跌打骨折，刀伤，弹片入肉。

【用法用量】15~30g，水煎服。外用鲜全草捣烂外敷患处。

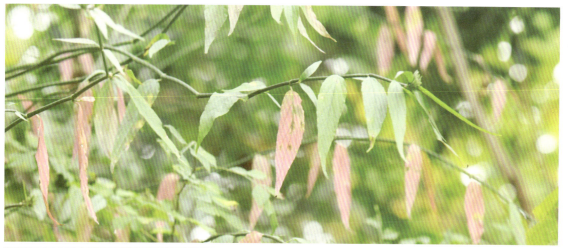

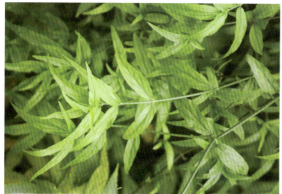
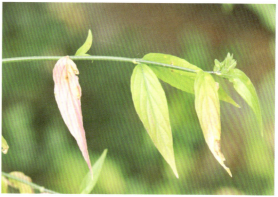

4.148.7 鸭嘴花

JUSTICIAE ADHATODAE HERBA

【别名】大驳骨、大驳骨消、牛舌兰、龙头草、大接骨

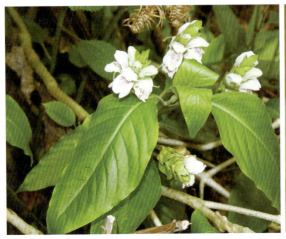
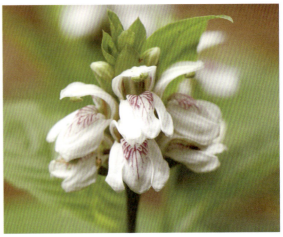

【基原】来源于爵床科 Acanthaceae 爵床属 Justicia 鸭嘴花 Justicia adhatoda L. 的全株入药。

【形态特征】灌木。高达3m；枝圆柱形，灰色，有皮孔，嫩部被柔毛，节稍膨大。叶纸质，椭圆形至长圆形，有时卵形或披针形，长8~20cm，宽3~8cm，顶端渐尖，有时稍呈尾状，基部阔楔尖，上面常无毛，下面被微柔毛；中脉在上面具槽，侧脉每边约12条；叶柄长达2cm。穗状花序腋生，卵形或近成长短筒状，总梗长5~10cm；苞片卵形或阔卵形，长1~3cm，基部一对常多少呈叶状，被短柔毛；萼5深裂几至基部，裂片线状披针形，长5~6mm；花冠白色，有紫色斑纹，长2.5~3cm，管卵形，比冠檐稍短，上唇微缺，下唇深3裂；雄蕊2，药室一高一低。蒴果含4颗种子。花期春季。

【生境】栽培于庭园或绿篱等处。亦有逸为野生的。

【分布】香港、广东、海南、广西、云南、福建、台湾、江苏等地有栽培。原产于印度，现广植于世界各热带地区。

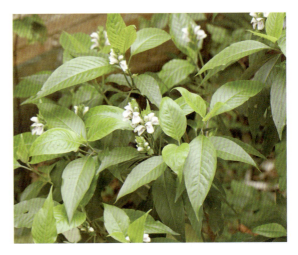

【采集加工】夏、秋采收，全株晒干备用。

【性味归经】味辛、苦，性温。

【功能主治】祛风活血，散瘀止痛，接骨。治骨折，扭伤，风湿关节痛，腰痛。

【用法用量】9~15g，水煎服。外用适量鲜品捣烂敷患处。

【附方】治骨折：鸭嘴花、小驳骨、蒴、骨碎补、连钱草。取鲜药各适量，共捣烂，炒热加50%乙醇少许，复位后敷患处，1~2天换药1次。

4.148.8 小驳骨

GENDARUSSAE HERBA

【别名】接骨木、驳骨丹、裹篱樵

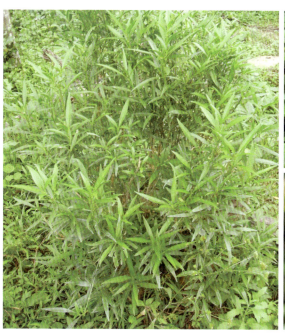
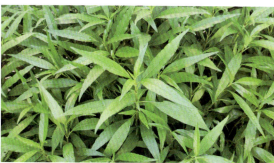
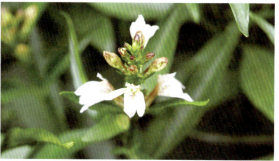

【基原】来源于爵床科 Acanthaceae 爵床属 Justicia 小驳骨 Justicia gendarussa Burm. f. [Gendarussa vulgaris Nees] 的地上部分入药。

【形态特征】多年生草本或亚灌木，高约1.5m。茎圆柱形，节膨大，嫩枝常深紫色。叶纸质，狭披针形至披针状线形，长5~10cm，宽0.5~1.5cm，顶端渐尖，基部渐狭，全缘；侧脉6~8对，深紫色或有时半透明；叶柄长0.3~1cm。穗状花序顶生，花密集，在基部稍间断；苞片对生，在花序下部的1或2对叶状，长于花萼，上部的小，线状披针形，比花萼短，其内有2至数朵花；花萼5裂，裂片披针状线形，长约4mm，无毛或被疏柔毛；花冠白色或粉红色，长1.2~1.4cm，檐部二唇形，上唇长圆状卵形，2浅裂，下唇3浅裂；雄蕊2枚，伸出花冠外，花药2室，基部叉开，药室卵形，不等大，下方1室稍大，基部具芒状附属物。蒴果长1.2cm，无毛。花期春季。

【生境】常栽培作绿篱，于村边、路旁常见。

【分布】香港、广东、海南、台湾、广西、云南。菲律宾群岛也有分布。

【采集加工】全年均可采收，除去杂质，晒干。

【性味归经】味辛，性温。归肝、肾经。

【功能主治】续筋接骨，祛瘀止痛。治骨折，挫扭伤，风湿性关节炎。

【用法用量】15~30g，水煎服。外用适量鲜品捣烂敷患处。

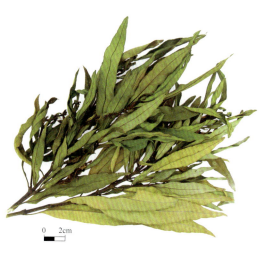

4.148.9　圆苞杜根藤

JUSTICIAE CHAMPIONII HERBA

【别名】杜根藤

【基原】来源于爵床科 Acanthaceae 爵床属 *Justicia* 圆苞杜根藤 *Justicia championii* T. Anderson [*Calophanoides chinensis* (Champ.) C. Y. Wu et H. S. Lo ex Y. C. Tang] 的全草入药。

【形态特征】草本，茎直立或披散状，高达 50cm。叶椭圆形至长圆状披针形，长 2~12cm，宽 1~3cm，顶端略钝至渐尖。紧缩的聚伞花序具 1 至少数花，生于上部叶腋，似呈簇生；苞片圆形，倒卵状匙形，有短柄，长 6~8mm，叶状，有羽脉；小苞片无或小，钻形，三角形，被黄色微毛；花萼裂片 5，条状披针形，长约 7mm，生微毛或小糙毛；花冠白色，外被微毛，长 8~12mm，2 唇形，下唇具 3 浅裂；雄蕊 2，药室不等高，下方一枚具白色小距。蒴果长约 8mm，上部具 4 粒种子，下部实心；种子有疣状突起。

【生境】生于山地、山谷、疏林下。

【分布】湖北、湖南、四川、江西、浙江、安徽、云南、福建、广东、海南、广西。

【采集加工】夏、秋采收，将全草晒干。

【性味归经】味微甘、苦，性微温。

【功能主治】健脾开胃，散瘀止血，消肿解毒。治体虚乏力，食欲不振，吐血，衄血，跌打瘀痛，疮疡肿毒，蛇伤。

【用法用量】9~15g，水煎服。外用鲜品捣烂敷患处。

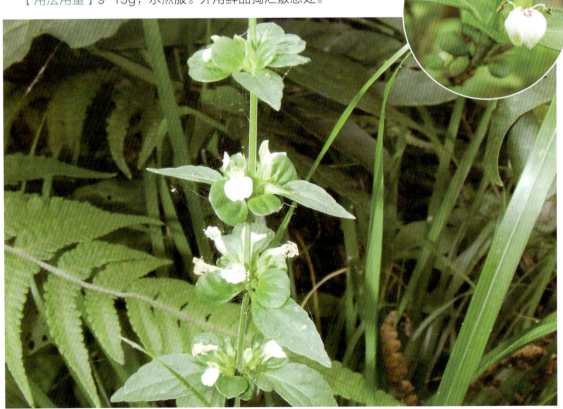

4.148.10 爵床

ROSTELLULARIAE HERBA

【别名】小青草、六角英

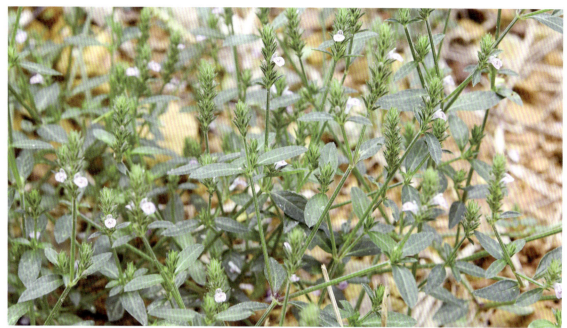

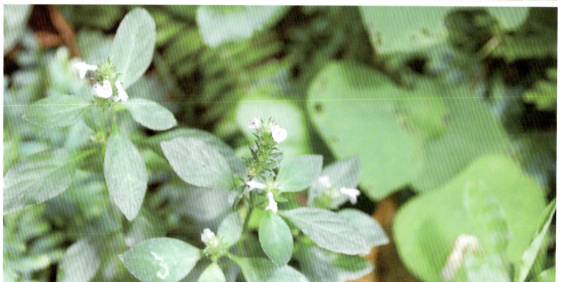

【基原】来源于爵床科 Acanthaceae 爵床属 *Justicia* 爵床 *Justicia procumbens* L. [*Rostellularia procumbens* (L.) Nees] 的全草入药。

【形态特征】草本，茎基部匍匐，通常有短硬毛，高 20~50cm。叶椭圆形至椭圆状长圆形，长 1.5~3.5cm，宽 1.3~2cm，顶端锐尖或钝，基部宽楔形或近圆形，两面常被短硬毛；叶柄短，长 3~5mm，被短硬毛。穗状花序顶生或生上部叶腋，长 1~3cm，宽 6~12mm；苞片 1 枚，小苞片 2 枚，均披针形，长 4~5mm，有缘毛；花萼裂片 4 枚，线形，约与苞片等长，有膜质边缘和缘毛；花冠粉红色，长约 7mm，2 唇形，下唇 3 浅裂；雄蕊 2 枚，药室不等高，下方 1 室有距。蒴果长约5mm，上部具4粒种子，下部实心似柄状；种子表面有瘤状皱纹。

【生境】生于旷野、疏林或灌丛中。

【分布】香港、广东、台湾、福建、江西、安徽、湖南、广西、贵州、云南、四川。东南亚至澳大利亚也有分布。

【采集加工】夏、秋二季茎叶茂盛时采挖全草，除去杂质，晒干。

【性味归经】味微苦，性寒。

【功能主治】清热解毒，利尿消肿。治感冒发热，疟疾，咽喉肿痛，小儿疳积，肠炎，肝炎，肾炎水肿，乳糜尿。外用治痈疮疖肿，跌打损伤。

【用法用量】15~30g，水煎服。外用适量鲜品捣烂敷患处。

【附方】① 治流行性感冒：爵床、白英、一枝黄花各30g，水煎服。

② 治乳糜尿：爵床60g，地锦草、蟛蜞菊各60g，车前草45g，水煎服，3个月为1个疗程，或于尿转正常后改隔日1剂，维持3个月，以巩固疗效。

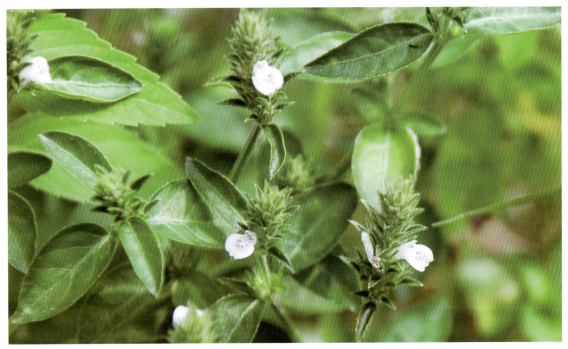

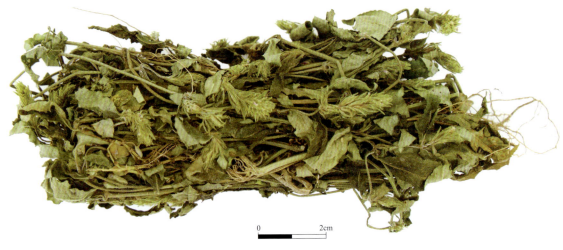

4.148.11　大驳骨

JUSTICIAE VENTRICOSAE HERBA

【别名】黑叶爵床、大接骨草

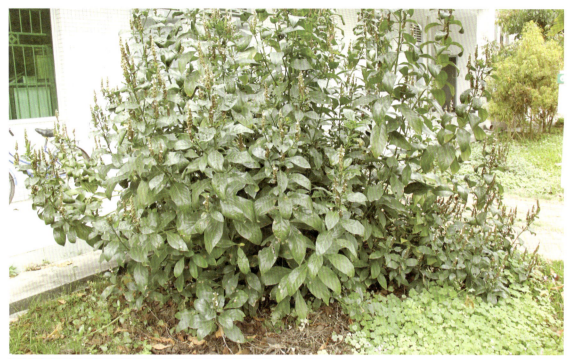

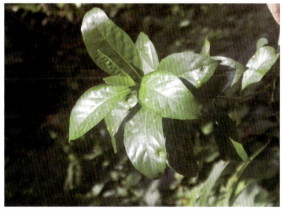
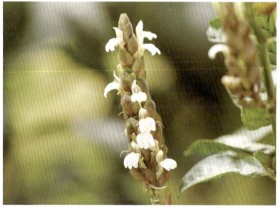

【基原】来源于爵床科 Acanthaceae 爵床属 *Justicia* 大驳骨 *Justicia ventricosa* Wall. [*Adhatoda ventricosa*（Wall.）Nees] 的全株入药。

【形态特征】多年生草本或灌木，高约 1.5m，除花序外，全株无毛。茎圆柱形，节膨大。叶纸质，椭圆形或倒卵形，长 10~17cm，宽 2~6m，顶端短渐尖或急尖，基部渐狭，全缘，干时草黄色或绿黄色，常有颗粒状隆起；中脉粗大，于叶面稍凸起，背面呈半柱状凸起，侧脉 6~7 对；叶柄长 0.5~1.5cm。穗状花序顶生，花密集；苞片覆瓦状排列，阔卵形或近圆形，长 1~1.5cm，宽约 1cm，被微柔毛；小苞片小；花萼 5 裂，裂片披针状线形；长约 3mm；花冠白色或粉红色，长 1.5~1.6cm，檐部二唇形，上唇长圆状卵形，下唇 3 浅裂；雄蕊 2 枚，伸出花冠外，花药 2 室，近等大，下方 1 室基部具小突起状附属物。蒴果长 8mm，被柔毛。花期冬季。

【生境】生于村旁疏林或篱笆上或灌丛中。

【分布】我国南部和西南部。亚洲东南部也有分布。

【采集加工】夏、秋采收，全株切片晒干备用。

【药材性状】本品嫩枝方柱形，四角钝，灰褐色至黄褐色，直径 5~9mm，平滑或有纵皱纹，有白色小斑点和突起皮孔，节膨大呈膝状；质稍脆，易折断，断面不平整，髓海绵状，白色。叶对生，叶片椭圆形，革质，灰绿色或黄绿色，叶脉明显，无毛。气无，味微辛。以叶片色灰绿、茎枝细者为佳。

【性味归经】味辛、微苦，性平。归肝、脾经。

【功能主治】活血散瘀，续筋驳骨，祛风消肿，止痛。治血瘀肿痛，月经不调，腰腿痛，外伤出血，骨折，跌打损伤，风湿性关节炎，无名肿毒。

【用法用量】15~30g。外用适量，鲜品捣烂敷患处。

【附方】① 治骨折：大驳骨、小驳骨、酢浆草、两面针（皆鲜）各 30g，捣烂，加黄酒少许，骨折复位后外敷患处；小夹板固定，每日换药 1 次。

② 治跌打损伤：大驳骨根、山荔枝各 15g，鸟不企 6g，浸酒 60ml，内服少许，外擦患处。或大小驳骨各 15g，透骨消、泽兰、血见愁各 15g，两面针 9g，煎水，冲酒服。

③ 治外伤出血：大驳骨叶晒干为末，外撒伤口。

④ 治风湿骨痛：大驳骨、莪术各 60g，香附子 30g，共捣烂，酒炒敷患处。

⑤ 治骨折、风湿痹痛：大驳骨 60g，肉郎伞 90g，鸡骨香 15g，共捣烂，酒炒敷患处。

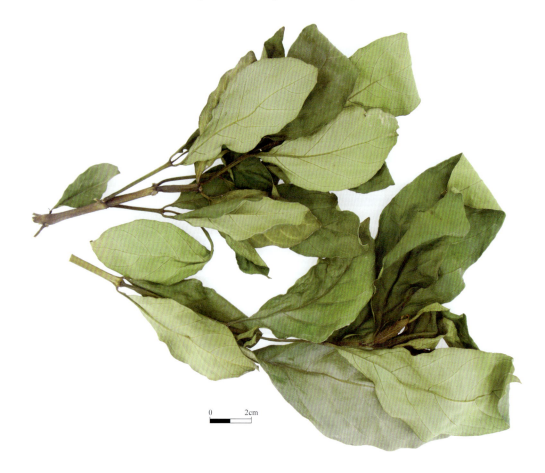

4.148.12　红丝线

PERISTROPHIS BIVALVIS HERBA

【别名】观音草、红蓝、红线草、染色九头狮子草

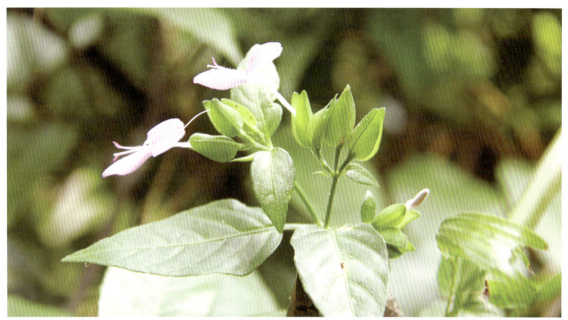

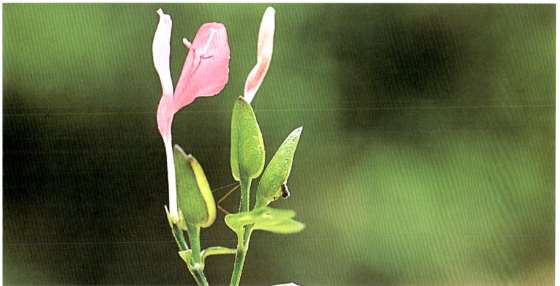

【基原】来源于爵床科 Acanthaceae 观音草属 *Peristrophe* 红丝线 *Peristrophe bivalvis* (L.) Merr. [*Peristrophe baphica* (Spreng) Bremek; *Peristrophe roxburghiana* (Schult.) Bremek] 的全草入药。

【形态特征】灌木，高 0.5~1.5m。上部叶常假双生，大小不相等；大叶片椭圆状卵形，偏斜，顶端渐尖，基部楔形渐窄至叶柄而成窄翅，长 9~15cm，宽 3.5~6cm；叶柄长 2~4cm；小叶片宽卵形，顶端短渐尖，基部宽圆形而后骤窄下延至柄而成窄翅，长 2.5~4cm，宽 2~3cm，叶膜质，全缘，叶面绿色，被短柔毛，背面灰绿色；叶柄长 0.5~1cm。花序常 2~3（4~5）朵花着

生于叶腋内；花梗短，5~8mm；萼杯状，长 3mm，直径约 3.5mm，10 萼齿，钻状线形，长约 2mm，两面均被有与萼外面相同的毛被；花冠淡紫色或白色，星形，直径 10~12mm，顶端深 5 裂，裂片披针形，顶端尖，长约 6mm，宽约 1.5mm，外面在中上部及边缘被有平伏的短而尖的单毛；花冠筒隐于萼内，长约 1.5mm，冠檐长约 7.5mm，基部具深色的斑点，花丝长约 1mm，光滑，花药近椭圆形，长约 3mm，宽约 1mm，在内面常被微柔毛，顶孔向内，偏斜；子房卵形，长约 2mm，宽约 1.8mm，光滑，花柱纤细，长约 8mm，光滑，柱头头状。果柄长 1~1.5cm，浆果球形，直径 6~8mm，成熟果绯红色，宿萼盘形，萼齿长 4~5mm，被毛。花期 5~8 月；果期 7~11 月。

【生境】生于山坡、荒地、路旁的湿润处。

【分布】广西、广东、海南等地民间常见栽培。原产于印度等地。

【采集加工】夏、秋季采收，枝叶旺盛时割取全草，晒干。

【性味归经】味甘、淡，性凉。

【功能主治】清热止咳，凉血。治肺燥热咳，咯血，肺结核，糖尿病，跌打损伤。

【用法用量】15~30g，水煎服。

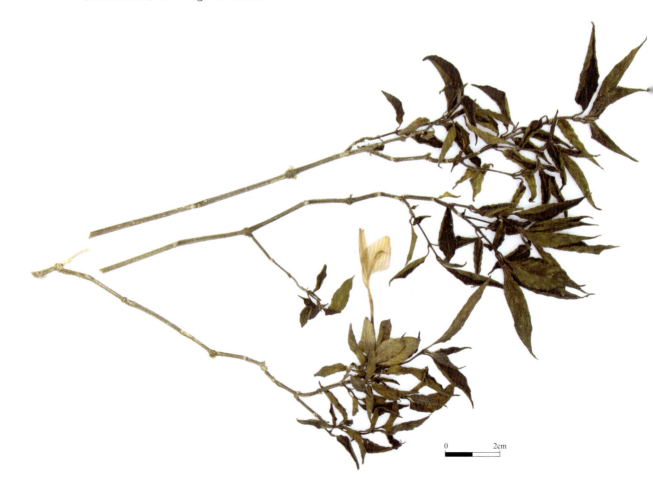

4.148.13 九头狮子草

PERISTROPHIS JAPONICAE HERBA

【别名】九节篱、辣叶青药

【基原】来源于爵床科 Acanthaceae 观音草属 Peristrophe 九头狮子草 Peristrophe japonica (Thunb.) Bremek. 的全草入药。

【形态特征】草本，高 20~50cm。叶卵状矩圆形，长 5~12cm，宽 2.5~4cm，顶端渐尖或尾尖，基部钝或急尖。花序顶生或腋生于上部叶腋，由 2~8（10）聚伞花序组成，每个聚伞花序下托以 2 枚总苞状苞片，一大一小，卵形或几倒卵形，长 1.5~2.5cm，宽 5~12mm，顶端急尖，基部宽楔形或平截，全缘，近无毛，羽脉明显，内有 1 至少数花；花萼裂片 5 枚，钻形，长约

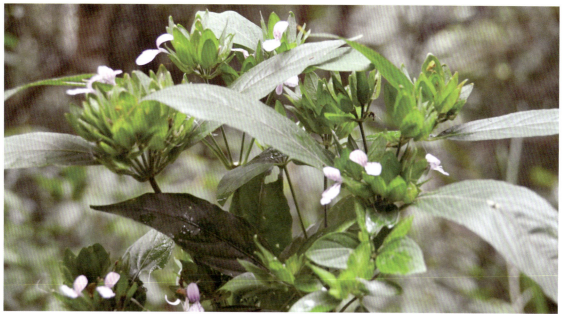

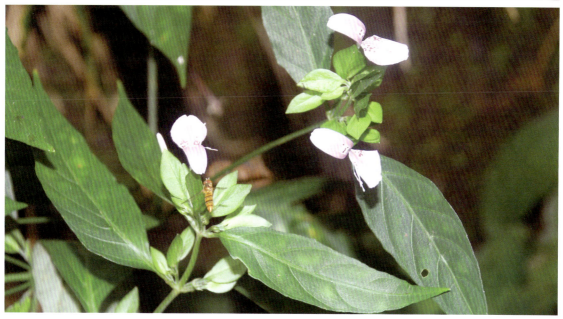

3mm；花冠粉红色至微紫色，长 2.5~3cm，外疏生短柔毛，2 唇形，下唇 3 裂；雄蕊 2 枚，花丝细长，伸出，花药被长硬毛，2 室叠生，一上一下，线形纵裂。蒴果长 1~1.2cm，疏生短柔毛，开裂时胎座不弹起，上部具 4 粒种子，下部实心；种子有小疣状突起。

【生境】生于路旁、草地或林下阴处。

【分布】福建、江西、湖南、湖北、广东、广西、贵州。日本也有分布。

【采集加工】夏、秋季采收，将全草晒干。

【性味归经】味辛、微苦，性凉。

【功能主治】解表发汗，解毒消肿，镇痉。治感冒发热，咽喉肿痛，白喉，小儿消化不良，小儿高热惊风。外用治痈疖肿毒，毒蛇咬伤，跌打损伤。

【用法用量】15~30g，水煎服。外用鲜草捣烂敷患处。

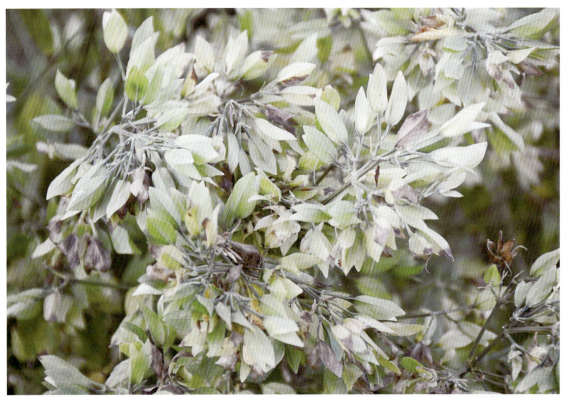

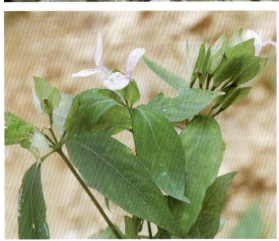

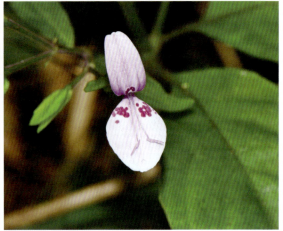

4.148.14 白鹤灵芝草

RHINACANTHI RAMUS ET FOLIUM

【别名】灵芝草、癣草

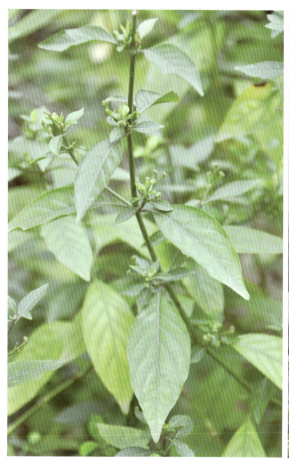
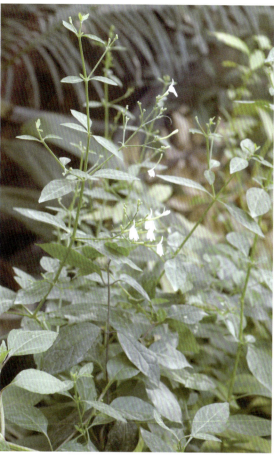

【基原】来源于爵床科 Acanthaceae 灵芝草属 Rhinacanthus 白鹤灵芝草 Rhinacanthus nasutus（L.）Kurz 的枝、叶入药。

【形态特征】多年生、直立草本或亚灌木；茎稍粗壮，密被短柔毛，干时黄绿色。叶椭圆形或卵状椭圆形，稀披针形，顶端短渐尖或急尖，有时稍钝头，基部楔形，边全缘或稍呈浅波状，长 2~7（11）cm，宽 8~30mm，纸质，上面被疏柔毛或近无毛，背面被密柔毛；侧脉每边 5~6 条，斜升，不达叶缘；叶柄长 5~15mm，主茎上叶较大，分枝上叶较小。圆锥花序由小聚伞花序组成，顶生或有时腋生；花序轴通常 2 或 3 回分枝，通常 3 出，密被短柔毛；苞片和小苞片长约 1mm；花萼内外均被茸毛，裂片长约 2mm；花冠白色，长约 2.5cm，被柔毛，上唇线状披针形，比下唇短，顶端常下弯，下

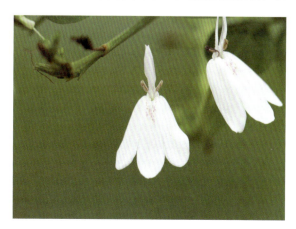

唇 3 深裂至中部，冠檐裂片倒卵形，近等大，花丝无毛，花粉粒长球形，极面观为钝三角形；花柱和子房被疏柔毛。

【生境】栽培。

【分布】云南、福建、广东、广西等地区有栽培。

【采集加工】夏、秋采收，将枝、叶晒干。

【性味归经】味甘、淡，性平。

【功能主治】清肺止咳，利湿止痒。治早期肺结核。外用治体癣，湿疹。

【用法用量】9~15g，水煎服。外用适量，鲜叶配 75% 酒精共捣烂或煎水洗患处。

【附方】① 治阴囊湿疹：白鹤灵芝草 60g，穿心莲、海南羊蹄甲（如无此药可用野牡丹代）各 120g，大飞扬 90g。加水过药面煎 2 小时，去渣，冷却至 50~60℃ 即可洗涤患部，每日 1~2 次。

② 治早期肺结核：鲜白鹤灵芝草 60g，穿心莲、大飞扬各 30g，冰糖 15g，水 500ml，煎至 200ml，分 2 次服。30 天为 1 个疗程，休息 5 天，继续服药。

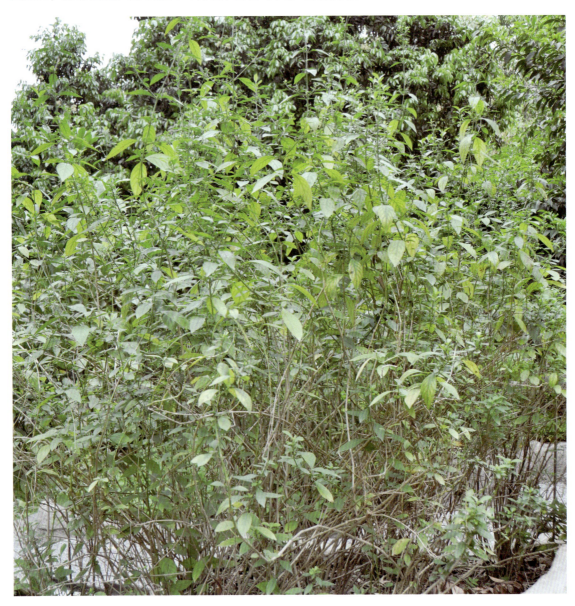

4.148.15 孩儿草

RUNGIAE PECTINATAE HERBA

【别名】疳积草、蓝色草、土夏枯草

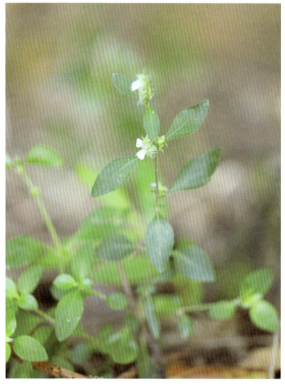
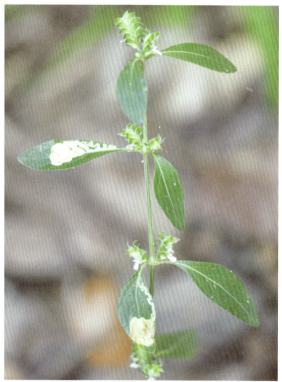

【基原】来源于爵床科 Acanthaceae 孩儿草属 *Rungia* 孩儿草 *Rungia pectinata*（L.）Nees 的全草入药。

【形态特征】一年生纤细草本；枝圆柱状，干时黄色，无毛。叶薄纸质，下部的叶长卵形，长4~6cm，顶端钝，基部渐狭或有时近急尖，两面被紧贴疏柔毛；侧脉每边5条，常不甚明显；叶柄长3~4mm或过之。穗状花序密花，顶生和腋生，长1~3cm；苞片4列，仅2列有花，有花的苞片近圆形或阔卵形，长约4mm，背面被长柔毛，膜质边缘宽约0.5mm，被缘毛，无花的苞片长圆状披针形，长约6.5mm，顶端具硬尖头，一侧或有时两侧均有狭窄的膜质边缘和缘毛；小苞片稍小；花萼裂片线形，等大，长约3mm；花冠淡蓝色或白色，长约5mm，除下唇外无毛，上唇顶端骤然收狭，下唇裂片近三角形。蒴果长约3mm，无毛。花期早春。

【生境】生于草地、路旁或荒地上。

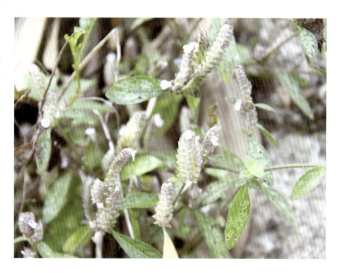

【分布】云南、广东、广西、海南、台湾等地。斯里兰卡、印度和中南半岛余部也有分布。

【采集加工】夏、秋季采收，将全草晒干。

【性味归经】味辛、苦，性凉。

【功能主治】清热利湿，消积导滞。治消化不良，肝炎，肠炎，感冒，喉痛，结膜炎，颈淋巴结结核，疖肿。

【用法用量】15~30g，水煎服。外用适量，捣烂敷患处。

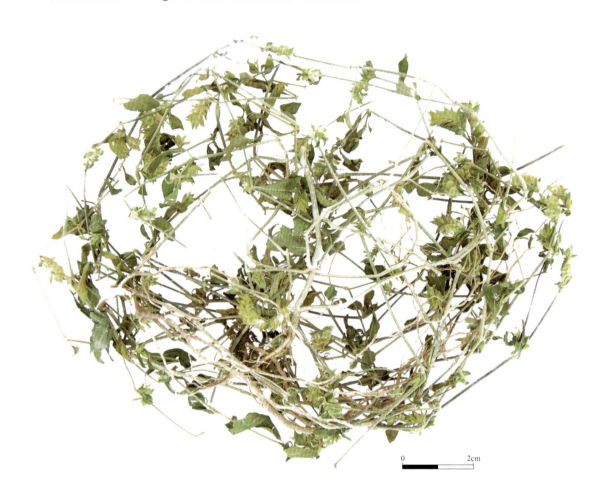

4.148.16 南板蓝根

BAPHICACANTHIS CUSIAE RHIZOMA ET RADIX

【别名】板蓝根、大青根

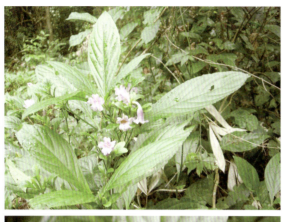

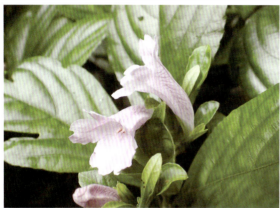

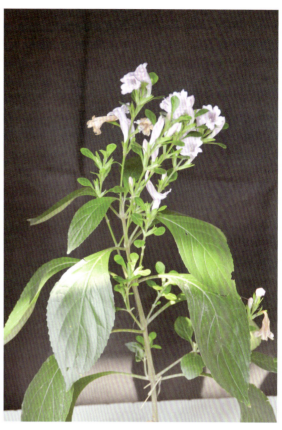

【基原】来源于爵床科 Acanthaceae 马蓝属 Strobilanthes 马蓝 Strobilanthes cusia（Nees）Kuntze [Baphicacanthus cusia（Nees）Bremek.] 的干燥根及根茎入药。

【形态特征】多年生草本，高约 1m，茎直立或基部外倾，稍木质化，通常成对分枝，幼嫩部分和花序均被锈色、鳞片状毛，叶柔软，纸质，椭圆形或卵形，长 10~20（25）cm，宽 4~9cm，顶端短渐尖，基部楔形，边缘有稍粗的锯齿，两面无毛，干时黑色；侧脉每边约 8 条，两面均凸起；叶柄长 1.5~2cm。穗状花序直立，长 10~30cm；苞片对生，长 1.5~2.5cm；花冠蓝色。蒴果长 2~2.2cm，无毛；种子卵形，长 3.5mm。花期 11 月至翌年 1 月。

【生境】生于林下或山谷、溪旁阴湿处。

【分布】香港、海南、福建、广西、云南、贵州。亚洲各热带和亚热带地区曾广泛栽培。

【采集加工】夏、秋季采收，除去地上茎，洗净，将根及根茎晒干。

【药材性状】本品根茎类圆柱形，长 10~30cm，直径 0.1~1cm，下部及支根较细。常弯曲不直，上端常带有地上残茎，残茎具膨大的节部，节上常有或粗或细的不定根，根部间有分枝。表面灰褐色，隐约可见蓝灰色，光滑，有细纵皱纹。质硬而脆，易折断，折断面为劈裂状，蓝灰色，髓部蓝白色。皮部较薄，髓部较大。气微，味淡。以条长、粗细均匀者为佳。

【性味归经】味苦，性寒。归心、胃经。

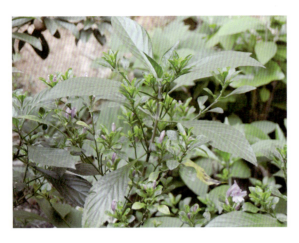

【功能主治】凉血消斑，清热解毒。治温毒发斑，风热感冒，咽喉肿痛，流行性感冒，流行性腮腺炎，流行性乙型脑炎，流行性脑脊髓膜炎，急性传染性肝炎，咽喉肿痛，丹毒。

【用法用量】9~30g，水煎服。

【附方】① 防治流行性腮腺炎：南板蓝根60~120g（小儿30~60g）。水煎服，每日1剂。也可将南板蓝根配制成30%溶液，外搽患处。

② 治流行性腮腺炎：南板蓝根、黄芩、连翘、夏枯草、玄参各9g，马勃、薄荷、桔梗各4.5g，生甘草3g。若睾丸肿痛加橘核、荔枝核各9g，也可用南板蓝根或海金沙30g，煎服，每日1次。局部用蒲公英、马齿苋、鱼腥草、鸭跖草捣烂外敷患处。

③ 治急性扁桃体炎：南板蓝根15g，金银花、连翘、山豆根、玄参各9g，薄荷4.5g，生甘草3g，水煎服。

④ 治流行性乙型脑炎：南板蓝根60g（13岁以上60~120g），加水200ml，煎至100ml，1日1次服完，或分2次服，连服2~3周。昏迷期用鼻饲给药法。高热抽搐者，行快速针刺，可暂时止痉及降温（0.5~1℃），按中西医结合常规治疗，如脱水剂、抗生素及支持疗法。

⑤ 治蔬菜日光性皮炎：南板蓝根12g，黄芩、牛蒡子、玄参、桔梗各9g，黄连、僵蚕、柴胡各6g，陈皮、生甘草、薄荷、升麻各3g，马勃4.5g，水煎服。

⑥ 治急性眼结膜炎：5%、10%南板蓝根（马蓝）眼药水。滴眼，每日滴6次。

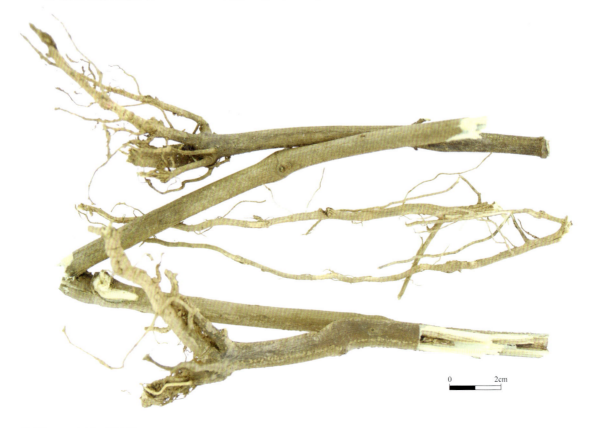

4.148.17　球穗马蓝

STROBILANTHEI DIMORPHORTRICHAE HERBA

【别名】球花马蓝

【基原】来源于爵床科 Acanthaceae 马蓝属 Strobilanthes 球穗马蓝 Strobilanthes dimorphortrichus Hance 全草入药。

【形态特征】草本，高达 1m，近梢部多作"之"字形曲折。叶不等大，椭圆形、椭圆状披针形，顶端长渐尖，基部楔形渐狭，边缘有锯齿或柔软胼胝狭锯齿，上部各对一大一小，两面有不明显的钟乳体，无毛，叶面深暗绿色，被白色伏贴的微柔毛，背面灰白色，除中脉被硬伏毛外光滑无毛，明显地散生顶端极狭而具 2~3 节的毛，侧脉 5~6 对，有近平行小脉相连；大叶长 4~15cm，宽 1.5~4.5cm，叶柄长约 1.2cm，小叶长 1.3~2.5cm。花序头状，近球形，为苞片所包覆，1~3 个生于一总花梗，每头具 2~3 朵花；苞片卵形，外部的长 1.2~1.5cm，顶端短渐尖，无毛；小苞片微小，两者均早落；花萼裂片 5 枚，条状披针形，长 7~9mm，结果时增长至 15~17mm，有腺毛；花冠紫红色，长约 4cm，稍弯曲，冠檐裂片 5 枚，几相等，顶端微凹；雄蕊无毛，前雄蕊达花冠喉部，后雄蕊达花冠中部；花柱几不伸出。蒴果长圆状棒形，长 14~18mm，有腺毛。种子 4 粒，被毛。

【生境】生于山谷、路旁、疏林中。

【分布】湖南、广东、广西。

【采集加工】夏、秋采收，将全草晒干。

【性味归经】味辛，性微寒。

【功能主治】清热解毒，凉血消斑。治温病烦渴，发斑，吐衄，肺热咳嗽，咽喉肿痛，口疮，丹毒，痄腮，痈肿疮毒，湿热泻痢，热痹，肝炎，钩端螺旋体病。

【用法用量】10~30g，水煎服。

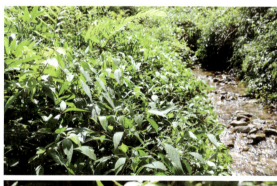

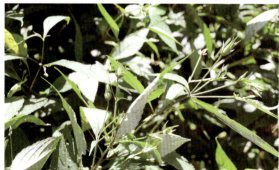

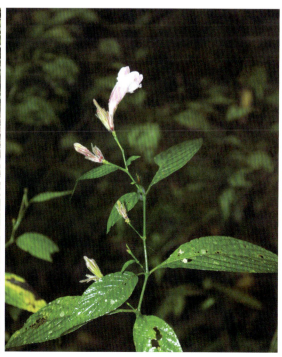

4.148.18 四子马蓝

STROBILANTHEI TETRASPERMAE HERBA

【别名】黄猄草

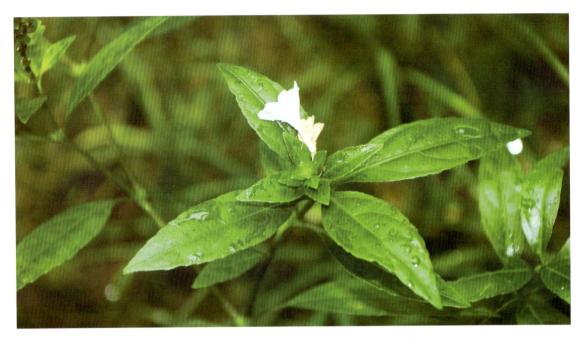

【基原】来源于爵床科 Acanthaceae 马蓝属 Strobilanthes 四子马蓝 Strobilanthes tetraspermus (Champ. ex Benth.) Druce 的全草入药。

【形态特征】直立或匍匐草本；茎细瘦，近无毛。叶纸质，卵形或近椭圆形，顶端钝，基部渐狭或稍收缩，边缘具圆齿，长 2~7cm，宽 1~2.5cm；侧脉每边 3~4 条；叶柄长 5~25mm。穗状花序短而紧密，通常仅有花数朵；苞片叶状，倒卵形或匙形，具羽状脉，长约 15mm，苞片和 2 枚线形、长 5~6mm 的小苞片及萼裂片均被扩展、流苏状缘毛；花萼 5 裂，裂片长 6~7mm，稍钝头；花冠淡红色或淡紫色，长约 2cm，外面被短柔毛，内被长柔毛，冠檐裂片几相等，直径约 3mm，被缘毛。雄蕊 4 枚，2 强，花丝基部有膜相连，有 1 枚退化雄蕊残迹，花粉粒圆球形，具种阜形纹饰。蒴果长约 10mm，顶部被柔毛。花期秋季。

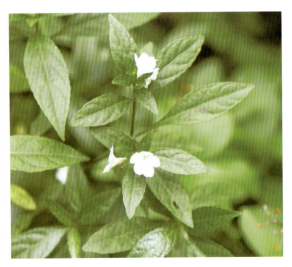

【生境】生于山地，山谷疏、密林下。

【分布】香港、广东、海南、福建、江西、湖南、湖北、广西、四川等地。越南也有分布。

【采集加工】夏、秋采收，将全草晒干。

【性味归经】味辛，微苦，性寒。

【功能主治】疏散风热，活络，解毒。治风热感冒，风湿骨痛，跌打损伤，疮疖肿毒。

【用法用量】9~15g，水煎服。外用鲜品捣烂敷患处。

4.149 马鞭草科

4.149.1 木紫珠

CALLICARPAE ARBOREAE ADIX ET FOLIUM

【别名】马踏皮、白叶子树、白叶木树、豆豉树

【基原】来源于马鞭草科 Verbenaceae 紫珠属 Callicarpa 木紫珠 Callicarpa arborea Roxb. 的根、叶入药。

【形态特征】乔木。高约 8m。枝开展，小枝四棱形，密被灰黄色粉状茸毛，毛长而树枝状。叶薄革质，较大，椭圆形或长圆形，长 15~35cm，宽 7~15cm，顶端渐尖，基部阔楔形，全缘，极稀具疏钝齿，幼叶表面被灰黄色鳞秕状星状毛，后变无毛或仅脉上被毛，叶背密被灰黄色星状茸毛，侧脉 8~10 对，中脉、侧脉和细脉在叶背隆起；叶柄粗壮，长 3.5~6cm，直径 3~5mm，密被灰黄色星状茸毛，上面具槽。聚伞花序粗大，6~8 次分歧，直径 8~10cm，被毛与小枝同；花序柄与叶柄等长或稍长，粗壮，四棱形；花小，紫色或浅紫色；花柄长约 1.5mm；苞片细小，线形；花萼钟状，具不明显 4 齿，长约 1.5mm，外面密被灰白色星状茸毛；花冠紫色，长约 3mm，外面被微柔毛，边缘具小睫毛；花丝伸出花冠之外，长约 6mm，花药长 1mm，沿药隔生有黄色腺点，纵裂；子房圆球形，周围被白色微茸毛，顶端较少或近无毛，直径约 0.3mm，花柱长约 8mm。果直径约 2mm，无毛，成熟时紫褐色；种子橙黄色。花期 5~7 月；果期 8~10 月。

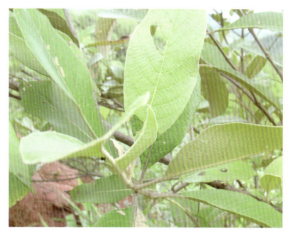

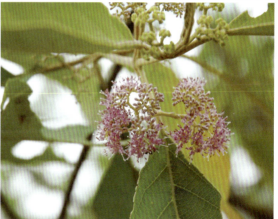

【生境】生于海拔 150~1800m 的山坡疏林向阳处，次生林内常见。

【分布】云南、广西。尼泊尔、印度、孟加拉国、越南、柬埔寨、马来半岛至印度尼西亚也有分布。

【采集加工】全年可采，根、叶晒干。

【性味归经】味微苦、涩，性平。

【功能主治】散瘀止血，消肿止痛。叶：治鼻衄，消化道出血，妇女崩漏，外伤出血。根：治跌打肿痛，风湿骨痛。

【用法用量】15~30g，水煎服。外用适量，研末撒敷患处。

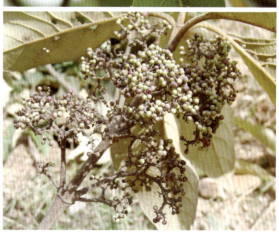

4.149.2 紫珠

CALLICARPAE BODINIERI RADIX ET FOLIUM

【别名】珍珠风、大叶斑鸠米

【基原】来源于马鞭草科 Verbenaceae 紫珠属 Callicarpa 紫珠 Callicarpa bodinieri Lévl. 的根和叶入药。

【形态特征】灌木，高约 2m；小枝、叶柄和花序均被粗糠状星状毛。叶片卵状长椭圆形至椭圆形，长 7~18cm，宽 4~7cm，顶端长渐尖至短尖，基部楔形，边缘有细锯齿，叶面干后暗棕褐色，有短柔毛，背面灰棕色，密被星状柔毛，两面密生暗红色或红色细粒状腺点；叶柄长 0.5~1cm。聚伞花序宽 3~4.5cm，4~5 次分歧，花序梗长不超过 1cm；苞片细小，线形；花柄长约 1mm；花萼长约 1mm，外被星状毛和暗红色腺点，萼齿钝三角形；花冠紫色，长约 3mm，被星状柔毛和暗红色腺点；雄蕊长约 6mm，花药椭圆形，细小，长约 1mm，药隔有暗红色腺点，药室纵裂；子房有毛。果实球形，熟时紫色，无毛，直径约 2mm。花期 6~7 月；果期 8~11 月。

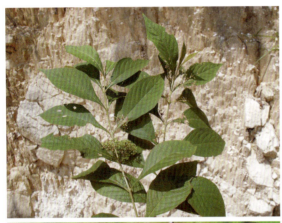

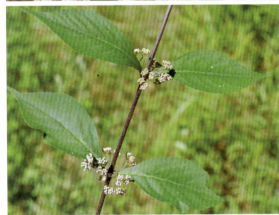

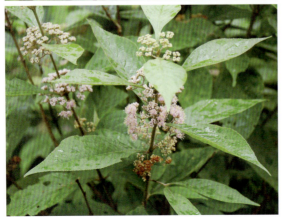

【生境】生于山坡、路旁或溪边灌丛中。

【分布】我国西南、华南和华东，北至河南南部。越南也有分布。

【采集加工】夏、秋季采收，根、叶晒干。

【性味归经】味苦、微辛，性平。

【功能主治】收敛止血，通经，解毒消肿。治血瘀痛经，风湿痹痛，跌打瘀肿，外伤出血，衄血，咯血，月经不调，白带。

【用法用量】10~15g，水煎服。外用适量，研末撒敷。

【附方】① 治月经不调、痛经：紫珠 30g，月季花 9g，益母草、对叶草各 15g，泡酒服。

② 治胃出血：紫珠、仙鹤草、藕节各 15g，水煎服。

③ 治疮肿，烧、烫伤：紫珠适量，研粉，调菜油外敷。

④ 治跌伤骨痛、肌肉红肿：鲜紫珠捣烂，加酒调敷患处。

4.149.3 短柄紫珠

CALLICARPAE BREVIPIS HERBA

【别名】窄叶紫珠、白珠兰

【基原】来源于马鞭草科 Verbenaceae 紫珠属 Callicarpa 短柄紫珠 Callicarpa brevipes (Benth.) Hance 的全株入药。

【形态特征】灌木，高 1~2.5m；嫩枝具黄褐色星状毛，老枝无毛，略呈四棱形。叶片披针形或狭披针形，长 9~24cm，宽 1.5~4cm，顶端渐尖，基部钝，稀楔形或微心形，叶面无毛，背面有黄色腺点，叶脉上有星状毛，边缘中部以上疏生小齿，侧脉 9~12 对，弯拱上举；叶柄长约 5mm。聚伞花序 2~3 次分歧，宽约 1.5cm，花序梗纤细，约与叶柄等长，具黄褐色星状毛；花柄长约 2mm，无毛；苞片线形或偶有披针形；花萼杯状，近无毛，具黄色腺点，萼齿钝三角形或近截头状；花冠白色，无毛，长约 3.5mm；花丝约与花冠等长，花药长圆形，基部箭形，背部密生黄色腺点，药室孔裂；子房无毛，柱头略长于雄蕊。果实直径 3~4mm。花期 4~6 月；果期 7~10 月。

【生境】常生于溪边或疏林中。

【分布】广东、香港、海南、广西、湖南、浙江南部。越南也有分布。

【采集加工】夏、秋季采收，晒干备用。

【性味归经】味甘，性平。

【功能主治】祛风除湿，化痰止咳。治风湿关节痛，支气管炎。

【用法用量】10~15g，水煎服。

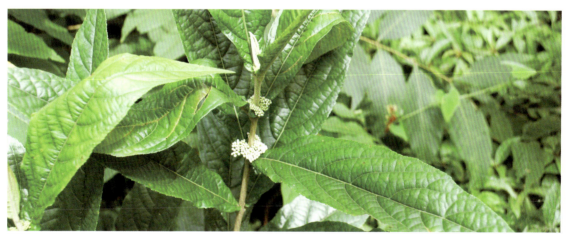

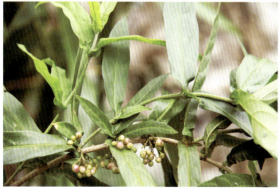

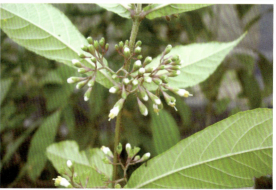

4.149.4　华紫珠

CALLICARPAE CATHAYANAE RADIX ET FOLIUM

【基原】来源于马鞭草科 Verbenaceae 紫珠属 *Callicarpa* 华紫珠 *Callicarpa cathayana* H. T. Chang 的叶或根入药。

【形态特征】灌木。高 1.5~3m；小枝纤细，幼时稍被星状毛，老后脱落。叶片椭圆形、椭圆状卵形或卵形，长 4~8cm，宽 1.5~3cm，顶端渐尖，基部狭或楔形，边缘具小锯齿，两面无毛，有显著红色腺点，侧脉 5~7 对，在两面均稍隆起，细脉和网脉下陷；叶柄长 4~8mm。聚伞花序宽约 1.5cm，三至四回分歧，总花梗长 4~7mm；花萼杯状，被星状毛和红色腺点，裂片不明显或钝三角形；花冠紫红色，有红色腺点，疏被星状毛；雄蕊略伸出，花药长约 1mm，药室孔裂；子房无毛，花柱略长于雄蕊。果实球形，直径约 2mm，成熟时紫色。花期 5~7 月；果期 8~11 月。

【生境】生于山坡、山谷、溪边灌丛中。

【分布】广东、香港、福建、江西、浙江、安徽、江苏、河南、湖北、广西、云南等地。

【采集加工】夏、秋季采收，叶晒干，根切片晒干备用。

【性味归经】味苦、涩、辛，性平。

【功能主治】止血散瘀，祛风逐湿。叶治创伤出血，咯血，吐血，各种出血；根治跌打损伤、风湿痹痛等。

【用法用量】6~15g，水煎服。外用适量，研末撒敷患处。

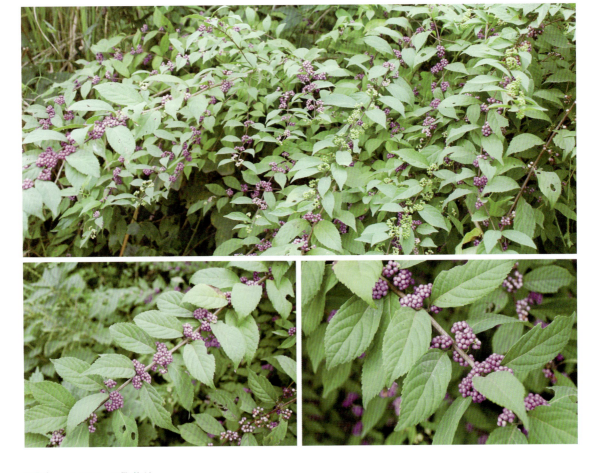

4.149.5　白棠子树

CALLICARPAE DICHOTOMAE HERBA

【别名】紫珠草、止血草

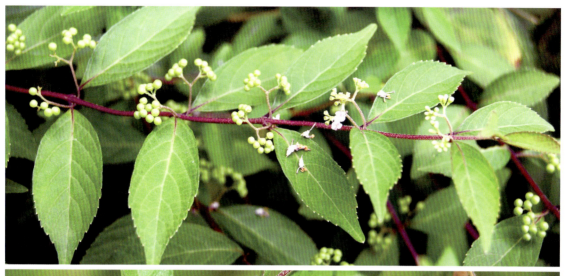

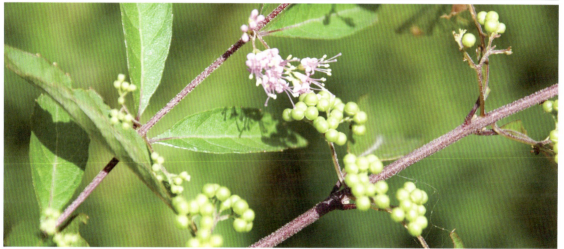

【基原】来源于马鞭草科 Verbenaceae 紫珠属 Callicarpa 白棠子树 Callicarpa dichotoma (Lour.) K. Koch 的根、茎和叶入药。

【形态特征】小灌木。高 1（3）m，多分枝；小枝纤细，幼嫩部分被星状毛。叶倒卵形或披针形，长 2~6cm，宽 1~3cm，顶端短尖至尾尖，基部楔形，上半部边缘具数个粗锯齿，上面稍粗糙，下面无毛，密生黄色小腺点；侧脉 5~6 对；叶柄长不超过 0.5cm。聚伞花序腋上生，宽 1~2.5cm，总花梗长约 1cm，初被星状毛，至结果时无毛；苞片线形；萼小，杯状，无毛，顶端不明显 4 浅裂或近截平；花冠紫色，长 1.5~2mm，无毛；花丝长约为花冠的 2 倍，花药细小，卵形，药室纵裂；子房无毛，具黄色腺点。果球形，紫色，直径约 2mm。花期 5~6 月；果期 7~11 月。

【生境】生于山区溪边或山坡灌丛中。

【分布】华东、河南、湖北、湖南、广东、台湾等地。日本、越南也有分布。

【采集加工】夏、秋季采收，茎、叶晒干，根切片晒干备用。

【性味归经】味苦、涩，性凉。归肝、肺、胃经。

【功能主治】止血，散瘀，消炎。治衄血，咯血，胃肠出血，子宫出血，上呼吸道感染，扁桃体炎，肺炎，支气管炎；外用治外伤出血，烧伤。

【用法用量】3~9g，水煎服。外用适量，研粉敷患处。

【附方】① 治肺结核咯血，胃、十二指肠溃疡出血：白棠子树叶、白及各等量，共研细粉，每服 6g，每日 3 次。

② 治肺结核咯血、消化道出血、鼻出血：白棠子树叶浸膏 150ml，药用淀粉 100g，碳酸钙 48.5g，硬脂酸镁 3g，压片，每片 0.3g。每服 6~8 片，每日 3 次。

③ 治胃肠道出血、外科手术时切口出血及手术后出血：白棠子树叶注射液，肌内注射，每日 2~3 次，每次 2~4ml。

④ 治血小板减少性出血症（紫癜、咯血、衄血、牙龈出血、胃肠出血）：白棠子树叶、侧柏各 60g，水煎服，每日 1 剂。

⑤ 治外伤出血：白棠子树叶，研成细粉，撒于伤口。

⑥ 治上呼吸道感染、扁桃体炎、肺炎、支气管炎：白棠子树叶、紫金牛各 15g，秦皮 9g，水煎服，每日 1 剂。

⑦ 治阴道炎、宫颈炎：150% 白棠子树叶溶液，每次 10ml，涂抹阴道，或用阴道栓，每天 1 次，1 周为 1 个疗程。

⑧ 治结膜炎、角膜炎、角膜溃疡、沙眼：50% 白棠子树叶溶液 100ml，加生理盐水 500ml，过滤，滴眼。

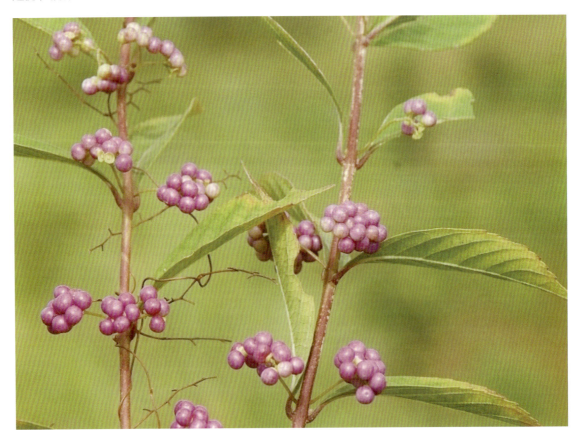

4.149.6 杜虹花

CALLICARPAE FORMOSANAE RADIX ET CAULIS

【别名】紫珠草、鸦鹊饭、紫珠叶

【基原】来源于马鞭草科 Verbenaceae 紫珠属 Callicarpa 杜虹花 Callicarpa formosana Rolfe [Callicarpa pedunculata R. Br.] 茎、根与叶入药。

【形态特征】灌木。高 1~3m；小枝、叶柄、花序和花萼均密被灰黄色星状毛和分枝毛。叶片近纸质，卵状椭圆形或椭圆形，长 6~15cm，宽 3~8cm，顶端渐尖，基部钝或浑圆，边缘有细锯齿，叶面被短硬毛，稍粗糙，背面被灰黄色星状毛，散生黄色小腺点；侧脉 8~12 对；叶柄粗壮，长 1~2.5cm。聚伞花序宽 3~4cm，通常四至五回分歧，总花梗长 1.5~2.5cm；苞片细小；萼杯状，裂片钝三角形；花冠紫色或淡紫色，长约 2.5mm，无毛，裂片钝圆，长约 1mm；雄蕊比花冠长 1 倍或稍过之，花药椭圆形，药室纵裂；子房无毛。果实紫色，近球形，直径约 2mm。花期 5~7 月；果期 8~11 月。

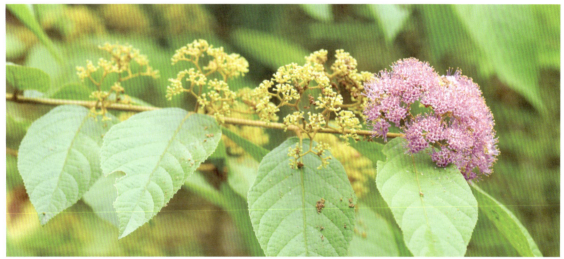

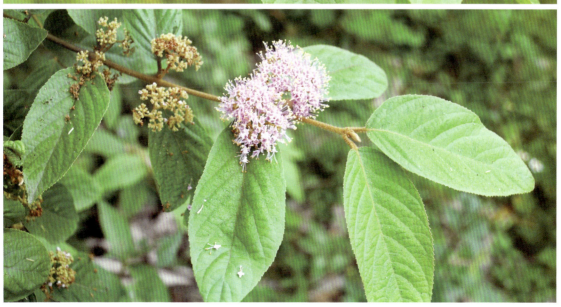

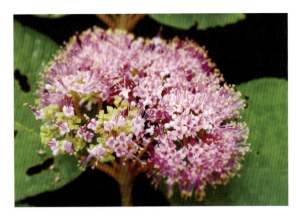

【生境】生于山坡林边或溪边灌丛中。

【分布】海南、广东、台湾、福建、江西、浙江、广西、云南。日本、菲律宾也有分布。

【采集加工】夏、秋季采收，将茎、根、叶晒干备用。

【药材性状】本品多皱缩、卷曲，多数破碎。完整叶片展开后呈卵状椭圆形或椭圆形，长6~15cm，宽3~8cm。叶面灰绿色或棕绿色，被星状毛和短粗毛，较粗糙，叶背淡绿色或淡棕绿色，密被黄褐色星状毛和金黄色腺点，主脉和侧脉突起，小脉伸入齿端。顶端渐尖，基部钝，边缘有锯齿。叶柄长1~2.5cm。气微，味微苦涩。

【性味归经】味辛、苦，性平。归肝、肺、胃经。

【功能主治】散瘀消肿，止血，止痛。治衄血，咯血，胃肠出血，子宫出血，扁桃体炎，肺炎，支气管炎；外用治外伤出血，烧伤。

【用法用量】3~9g，水煎服。外用适量，研粉敷患处。

【附方】① 治肺结核咯血，胃、十二指肠溃疡出血：紫珠叶、白及各等量，共研细粉，每服6g，每日3次。

② 治肺结核咯血、消化道出血、鼻出血：紫珠叶浸膏150ml，药用淀粉100g，碳酸钙48.5g，硬脂酸镁3g，压片，每片0.3g，每服6~8片，每日3次。

③ 治胃肠道出血、外科手术时切口出血及手术后出血：紫珠叶注射液，肌内注射，每日2~3次，每次2~4ml。

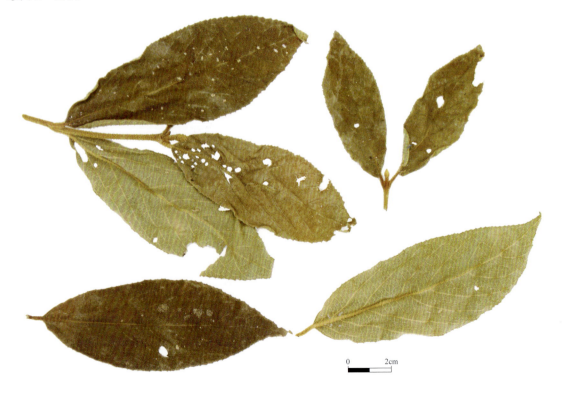

4.149.7 老鸦糊

CALLICARPAE GIRALDII HERBA

【别名】鱼胆、紫珠、小米团花

【基原】来源于马鞭草科 Verbenaceae 紫珠属 Callicarpa 老鸦糊 Callicarpa giraldii Hesse ex Rehd. [C. bodinieri Lévl. var. giraldii] 的全株入药。

【形态特征】灌木,高 1~3(5)m;小枝圆柱形,灰黄色,被星状毛。叶片纸质,宽椭圆形至披针状长圆形,长 5~15cm,宽 2~7cm,顶端渐尖,基部楔形或下延成狭楔形,边缘有锯齿,叶面黄绿色,稍有微毛,背面淡绿色,疏被星状毛和细小黄色腺点,侧脉 8~10 对,主脉、侧脉和细脉在叶背隆起,细脉近平行;叶柄长 1~2cm。聚伞花序宽 2~3cm,4~5 次分歧,被毛与小枝同;花萼钟状,疏被星状毛,老后常脱落,具黄色腺点,长 1.5mm,萼齿钝三角形;花冠紫色,稍有毛,具黄色腺点,长约 3mm;雄蕊长约 6mm,花药卵圆形,药室纵裂,药隔具黄色腺点;子房被毛。果实球形,初时疏被星状毛,熟时无毛,紫色,直径 2.5~4mm。花期 5~6 月;果期 7~11 月。

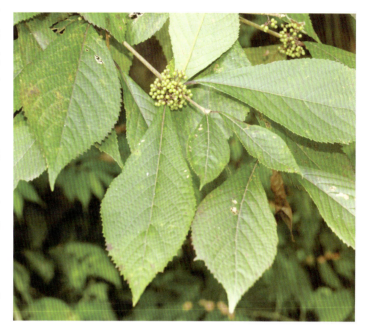

【生境】生于山谷、山坡、路旁灌丛中。

【分布】福建、江西、浙江、江苏、安徽、湖南、湖北、河南、广东、广西、陕西、甘肃、贵州、云南、四川。

【采集加工】夏、秋季采收,晒干备用。

【性味归经】味苦、涩,性凉。

【功能主治】止血,祛风,除湿,散瘀,解毒。治风湿关节痛,跌打损伤,外伤出血,尿血,血崩,疮毒,鹤膝风。

【用法用量】10~15g,水煎服。外用适量,研末撒敷患处。

【附方】① 治跌打损伤:鲜老鸦糊叶捣烂后敷伤部。

② 治外伤出血:老鸦糊叶、果实,晒干研粉外敷,或鲜叶捣烂外敷伤处。

③ 治内出血:老鸦糊干叶研粉,每次 3g,每天三四次,开水冲服。

④ 治紫癜:鲜老鸦糊叶、茎 250g。水煎熏洗。

⑤ 治冻疮:老鸦糊叶一把,煎汤熏洗,不断擦患处,日洗一两次。

4.149.8 枇杷叶紫珠

CALLICARPAE KOCHIANAE FOLIUM

【别名】长叶紫珠、野枇杷

【基原】来源于马鞭草科 Verbenaceae 紫珠属 Callicarpa 枇杷叶紫珠 Callicarpa kochiana Makino [C. loureiri Hook. et Arn.] 的叶入药。

【形态特征】灌木，高 1~4m；小枝、叶柄与花序密生黄褐色分枝茸毛。叶片长椭圆形、卵状椭圆形或长椭圆状披针形，长 12~22cm，宽 4~8cm，顶端渐尖或锐尖，基部楔形，边缘有锯齿，叶面无毛或疏被毛，通常脉上较密，背面密生黄褐色星状毛和分枝茸毛，两面被不明显的黄色腺点，侧脉 10~18 对，在叶背隆起；叶柄长 1~3cm。聚伞花序宽 3~6cm，3~5 次分歧；花序梗长 1~2cm；花近无柄，密集于分枝的顶端；花萼管状，被茸毛，萼齿线形或为锐尖狭长三角形，齿长 2~2.5mm；花冠淡红色或紫红色，裂片密被茸毛；雄蕊伸出花冠管外，花丝长约 3.5mm，花药卵圆形，长约 1mm；花柱长过雄蕊，柱头膨大。果实圆球形，直径约 1.5mm，几全部包藏于宿存的花萼内。花期 7~8 月；果期 9~12 月。

【生境】生于山谷溪边和旷野灌丛中，亦见于疏林下。

【分布】香港、广东、台湾、福建、江西、浙江、湖南、河南。日本、越南也有分布。

【采集加工】夏、秋季采收，叶晒干。

【性味归经】味苦、辛，性平。

【功能主治】祛风除湿，收敛止血。治风湿痹痛，风寒咳嗽，头痛，胃出血，刀伤出血。

【用法用量】15~30g，水煎服。外用鲜叶捣烂敷患处。

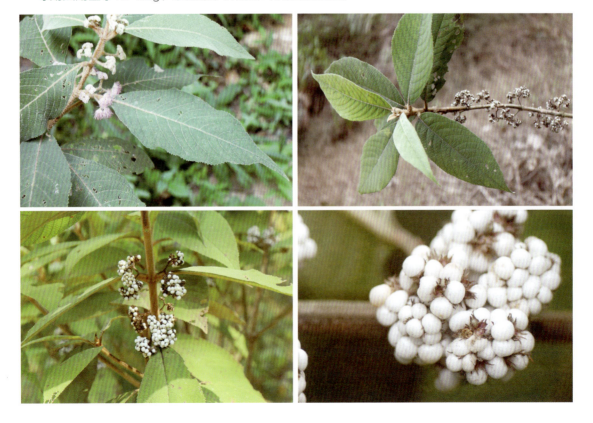

4.149.9 广东紫珠

CALLICARPAE CAULIS ET FOLIUM

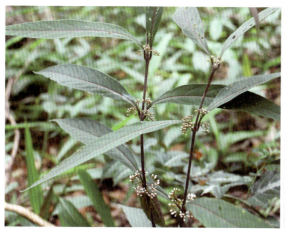
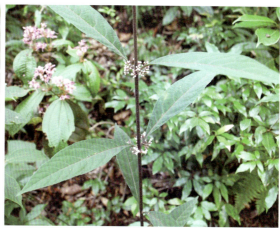

【基原】来源于马鞭草科 Verbenaceae 紫珠属 Callicarpa 广东紫珠 Callicarpa kwangtungensis Chun 的茎枝和叶入药。

【形态特征】灌木，高约 2m；幼枝略被星状毛，常带紫色，老枝黄灰色，无毛。叶片狭椭圆状披针形、披针形或线状披针形，长 15~26cm，宽 3~5cm，顶端渐尖，基部楔形，两面通常无毛，背面密生显著的细小黄色腺点，侧脉 12~15 对，边缘上半部有细齿；叶柄长 5~8mm。聚伞花序宽 2~3cm，3~4 次分歧，具稀疏的星状毛，花序梗长 5~8mm，花萼在花时稍有星状毛，结果时可无毛，萼齿钝三角形，花冠白色或带紫红色，长约 4mm，可稍有星状毛；花丝约与花冠等长或稍短，花药长椭圆形，药室孔裂；子房无毛，而有黄色腺点。果实球形，直径约 3mm。花期 6~7 月；果期 8~10 月。

【生境】生于山坡灌丛或山地路旁。

【分布】浙江、江西、湖南、湖北、贵州、福建、广东、广西、云南。

【采集加工】夏、秋季采收，切成 10~20cm 的段，晒干。

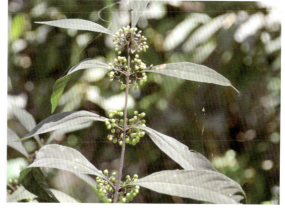

【药材性状】本品茎呈圆柱形，分枝少，长 10~20cm，直径 2~15mm，表面灰绿色或灰褐色，有灰白色花斑，有细纵皱纹及多数长椭圆形稍突起的黄白色皮孔；嫩枝可见对生的类三角形叶柄痕，腋芽明显。质硬，切面皮部呈纤维状，中部具较大类白色髓。叶片多已脱落或皱缩、破碎，完整者呈狭椭圆状披针形，顶端渐尖，基部楔形，边缘具锯齿，叶背有黄色腺点，叶柄长 5~12mm。气微，味微苦涩。

【性味归经】味苦、涩，性凉。归肝、肺、胃经。

【功能主治】收敛止血，散瘀，清热解毒。治胃痛，吐血，胸痛，麻疹，偏头痛，外伤出血。

【用法用量】10~15g，水煎服。外用适量，研粉敷患处。

4.149.10 大叶紫珠

CALLICARPAE MACROPHYLLAE FOLIUM

【别名】紫珠草、大风叶

【基原】来源于马鞭草科 Verbenaceae 紫珠属 Callicarpa 大叶紫珠 Callicarpa macrophylla Vahl 的叶或带叶嫩枝入药。

【形态特征】灌木，稀小乔木，高 3~5m；小枝近四方形，密生灰白色粗糠状分枝茸毛，稍有臭味。叶片长椭圆形、卵状椭圆形或长椭圆状披针形，长 10~25cm，宽 5~11cm，顶端短渐尖，基部钝圆或宽楔形，边缘具细锯齿，叶面被短毛，脉上较密，背面密生灰白色分枝茸毛，腺点隐于毛中，侧脉 8~14 对，细脉在表面稍下陷；叶柄粗壮，长 1~3cm，密生灰白色分枝的茸毛。聚伞花序宽 4~8cm，5~7 次分歧，被毛与小枝同，花序梗粗壮，长 2~3cm；苞片线形；萼杯状，长约 1mm，被灰白色星状毛和黄色腺点，萼齿不明显或钝三角形；花冠紫色，长约 2.5mm，疏生星状毛；花丝长约 5mm，花药卵形，药隔有黄色腺点，药室纵裂；子房被微柔毛，花柱长约 6mm。果实球形，直径约 1.5mm，有腺点和微毛。花期 4~7 月；果期 7~12 月。

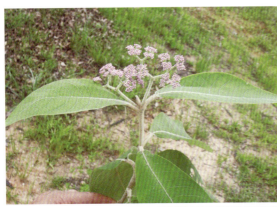

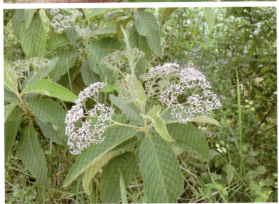

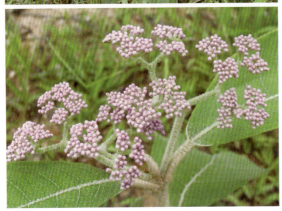

【生境】生于山坡、村边、路旁灌丛中。

【分布】香港、广东、海南、广西、贵州、云南。尼泊尔、斯里兰卡、不丹、印度、孟加拉国、泰国、越南、马来西亚、印度尼西亚也有分布。

【采集加工】夏、秋采收，叶晒干。

【药材性状】本品多皱缩、卷曲，多数破碎。完整叶片展开后呈长椭圆形至椭圆状披针形，长 10~30cm，宽 5~11cm。叶面灰绿色或棕绿色，被短柔毛，较粗糙，叶背淡绿色或淡棕绿色，密被灰白色茸毛，主脉和侧脉突起，小脉伸入齿端，两面有腺点。顶端渐尖，基部楔形或钝，边缘有锯齿。叶柄长 0.8~2cm。气微，味辛微苦。

【性味归经】味辛、苦，性平。归肝、肺、胃经。

【功能主治】散瘀止血，消肿止痛。治吐血，咯血，衄血，便血。外用治外伤出血。

【用法用量】15~30g，水煎服。外用适量，干叶研粉撒敷患处。

4.149.11 裸花紫珠

CALLICARPAE NUDIFLORAE FOLIUM

【别名】白花茶

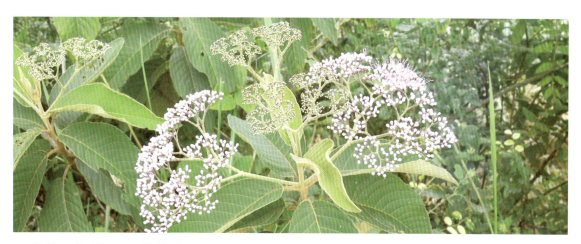

【基原】来源于马鞭草科 Verbenaceae 紫珠属 Callicarpa 裸花紫珠 Callicarpa nudiflora Hook. et Arn. 的叶入药。

【形态特征】灌木至小乔木，高 2~4（7）m；老枝无毛而皮孔明显，小枝、叶柄与花序密生灰褐色分枝茸毛。叶片卵状长椭圆形至披针形，长 12~22cm，宽 4~7cm，顶端短尖或渐尖，基部钝或稍呈圆形，叶面深绿色，干后变黑色，除主脉有星状毛外，其余几无毛，背面密生灰褐色茸毛和分枝毛，侧脉 14~18 对，在背面隆起，边缘具疏齿或微呈波状；叶柄长 1~2cm。聚伞花序开展，6~9 次分歧，宽 8~13cm，花序梗长 3~8cm，花柄长约 1mm；苞片线形或披针形；花萼杯状，通常无毛，顶端截平或有不明显的 4 齿；花冠紫色或粉红色，无毛，长约 2mm；雄蕊长于花冠 2~3 倍，花药椭圆形，细小，药室纵裂；子房无毛。果实近球形，直径约 2mm，红色，干后变黑色。花期 6~8 月；果期 8~12 月。

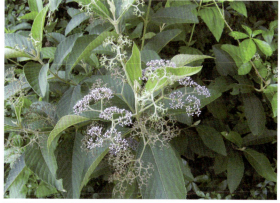

【生境】生于山坡路旁或疏林。

【分布】香港、广东、海南、广西。印度、中南半岛余部、新加坡也有分布。

【采集加工】全年均可采收，除去杂质，晒干。

【性味归经】味苦、微辛，性平。

【功能主治】消炎，解肿毒，化湿浊，止血。治肝炎，肺咯血，胃肠出血，扭伤肿痛，鼻衄，齿龈出血，外伤出血，风湿肿痛。

【用法用量】15~30g，水煎服。外用适量。

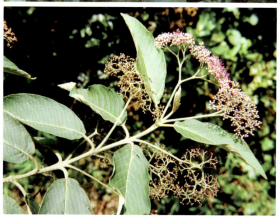

4.149.12 红紫珠

CALLICARPAE RUBELLAE HERBA

【别名】小红米果

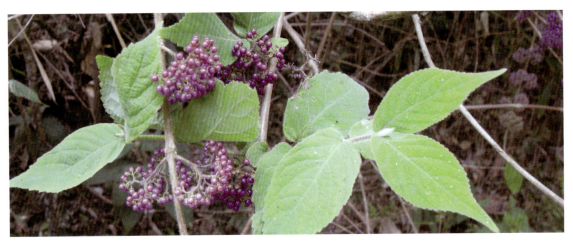

【基原】来源于马鞭草科 Verbenaceae 紫珠属 *Callicarpa* 红紫珠 *Callicarpa rubella* Lindl. 的全株入药。

【形态特征】灌木，高约 2m；小枝被黄褐色星状毛并杂有多细胞的腺毛。叶片倒卵形或倒卵状椭圆形，长 10~16cm，宽 4~8cm，顶端尾尖或渐尖，基部心形，有时偏斜，边缘具细锯齿或不整齐的粗齿，表面稍被多细胞的单毛，背面被星状毛并杂有单毛和腺毛，有黄色腺点，侧脉 6~10 对，主脉、侧脉和细脉在两面稍隆起；叶柄极短或近于无柄。聚伞花序宽 2~4cm，被毛与小枝同；花序梗长 1.5~3cm，苞片细小；花萼被星状毛或腺毛，具黄色腺点，萼齿钝三角形或不明显；花冠紫红色、黄绿色或白色，长约 3mm，外被细毛和黄色腺点；雄蕊长为花冠的 2 倍，药室纵裂；子房有毛。果实紫红色，直径约 2mm。花期 5~7 月；果期 7~11 月。

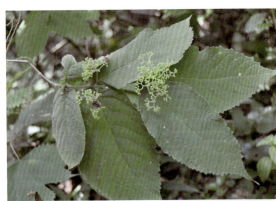

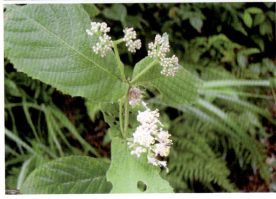

【生境】生于山谷、林边、溪边或山脚路旁。

【分布】我国西南部、南部和东部。印度、中南半岛余部、新加坡也有分布。

【采集加工】夏、秋采收，全株晒干。

【性味归经】味微苦，性凉。

【功能主治】驱蛔虫，消肿止痛，止血，接骨。治跌打瘀肿，咯血，骨折，外伤出血，疔疮，蛔虫病；民间用根炖肉服，可通经和治妇女红、白带；嫩芽揉烂擦癣。

【用法用量】15~30g，水煎服。外用鲜叶捣烂敷患处。

4.149.13 兰香草

CARYOPTERIS INCANAE HERBA

【别名】莸、山薄荷、九层楼

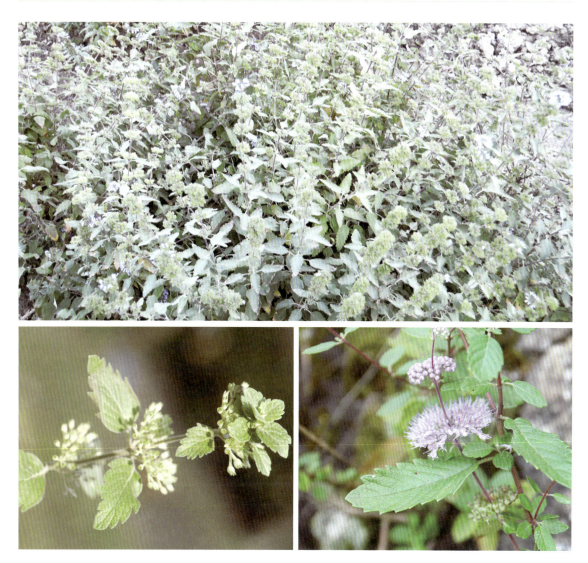

【基原】来源于马鞭草科 Verbenaceae 莸属 Caryopteris 兰香草 Caryopteris incana（Thunb.）Miq. 的全草入药。

【形态特征】小灌木，高 25~60cm，嫩枝圆柱形，略呈紫色，被灰白色柔毛，老枝无毛。叶片厚纸质，披针形、卵形或长圆形，长 1.5~9cm，宽 0.8~4cm，顶端钝或尖，基部楔形或近圆形至截平，边缘有粗齿，被短柔毛，两面均有黄色腺点；叶柄长 0.3~1.7cm，被柔毛。聚伞花序紧密，腋生或顶生，无苞片或具小苞片；花萼杯状，长约 2mm，被长柔毛和腺点，顶端 5 裂，裂片长圆状披针形，较萼管长；花冠淡紫色或淡蓝色，二唇形，外面被长柔毛和腺点，花冠管长约 3.5mm，喉部有毛环，顶端 5 裂，下唇中间裂片较大，边缘流苏状；雄蕊 4 枚，与花柱同伸出花冠管外；子房顶端有短毛，柱头 2 裂。蒴果倒卵状球形，被粗毛，直径约 2.5mm，果瓣有宽翅。花、果期 6~10 月。

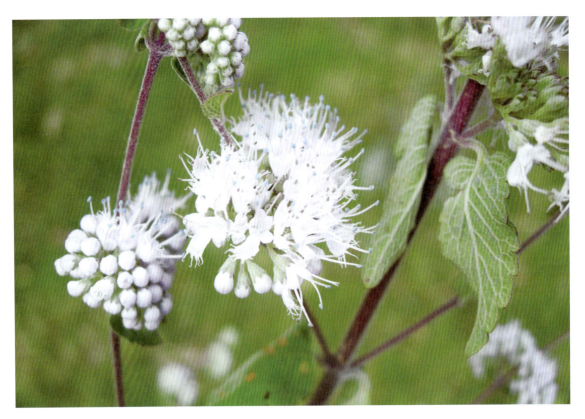

【生境】生于山麓、路旁或山坡草地上。

【分布】香港、广东、福建、浙江、江苏、安徽、湖南、湖北、广西。日本和朝鲜也有分布。

【采集加工】夏、秋季采收，将全草晒干备用。

【药材性状】本品多切成 2~4cm 长段。茎枝略呈方柱形，角钝圆，直径 2~4mm，灰褐色或棕紫色，嫩枝密被短柔毛；质脆，易折断。叶多已切碎，完整叶片长圆状卵形至卵形，长 2~5cm，两面密被灰色短柔毛，多皱缩，灰褐色至暗褐色；易捻碎。有特异辛香气，味苦，有清凉感。以叶多、灰褐色、香气浓者为佳。

【性味归经】味辛，性温。归肺、脾经。

【功能主治】疏风解表，止咳祛痰，散瘀止痛。治上呼吸道感染，百日咳，支气管炎，风湿关节痛，胃肠炎，跌打肿痛，产后瘀血腹痛；毒蛇咬伤，湿疹，皮肤瘙痒。

【用法用量】15~30g，水煎服。外用适量鲜品捣烂敷患处。

【附方】① 治百日咳：兰香草全草，30g，水煎服。

② 治胃肠炎：兰香草全草 30g，地榆 9~15g，水煎服。

③ 治减轻"锑-273"药物反应：兰香草全草、紫金牛各 300g，过路黄 75g，红枣 60g，加水 5000ml，煎成 200ml 浓缩液，每服 10ml，每日 2 次，连服 10 日。

④ 治慢性气管炎：兰香草全草 40%、石韦 40%、百部 20%，共研细粉，炼蜜为绿豆大小丸，每服 18~27g，每日 3 次，10 天为 1 个疗程。

⑤ 治感冒：兰香草 30g，水煎服。

⑥ 治咳嗽：兰香草 15g，荠菜 9g，水煎服。

⑦ 治伤食腹泻：兰香草适量，水煎服。

4.149.14 蒙古莸

CARYOPTERIS MONGHOLICIS HERBA

【别名】山狼毒、白沙蒿、蓝花茶

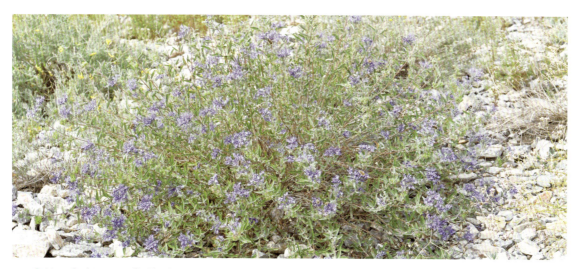

【基原】来源于马鞭草科 Verbenaceae 莸属 Caryopteris 蒙古莸 Caryopteris mongholica Bunge 的全株入药。

【形态特征】亚灌木，高 15~40cm。茎直立，老枝灰褐色，有纵裂纹，幼枝常为紫褐色。单叶对生，披针形或狭披针形，长 1.5~6cm，宽 3~10mm，顶端钝尖，基部楔形，全缘，叶面浅绿色，背面灰色。聚伞花序顶生或腋生，花冠蓝紫色，筒状，长 6~8mm，两侧对称，裂片 5 片，其中 1 片较大，顶端撕裂，其余裂片顶端钝尖；雄蕊 4 枚，二强，伸出花冠外；雌蕊由二心皮组成，子房上位，花柱细长，柱头 2 裂。蒴果球形，成熟时裂成 4 个具窄翅的果瓣。花期 7~8 月；果期 8~9 月。

【生境】生于干旱山坡、山脚及干河床。

【分布】山西、陕西、甘肃、内蒙古、宁夏等地。

【采集加工】夏、秋季开花时采集全株，除去杂质，晒干。

【性味归经】味甘，性温。

【功能主治】温中理气，祛风除湿，活血止痛，行气利水。治脘腹胀痛，消化不良，风湿痹痛，小便赤涩，脚癣湿痒，水肿。

【用法用量】5~9g，水煎服，或煎水代茶饮。外用适量，煎水外洗。

【附方】治消化不良、腹胀：蒙古莸适量，水煎当茶饮。

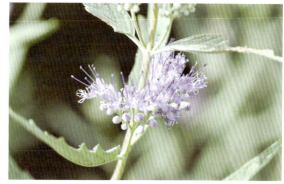

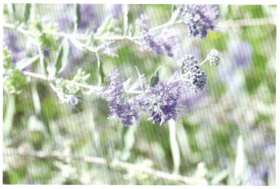

4.149.15　三花莸

CARYOPTERIS TERNIFLORIS HERBA

【别名】蜂子草、风寒草、六月寒

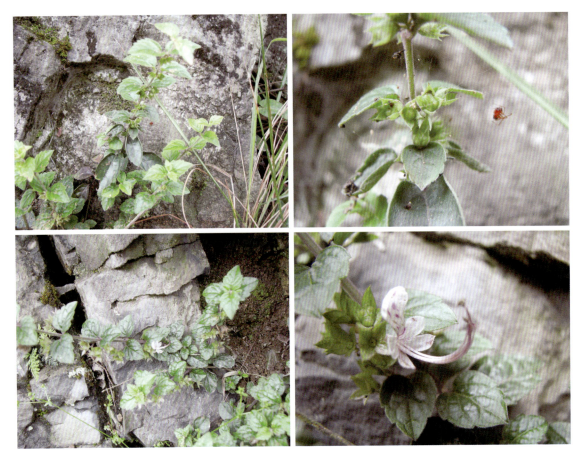

【基原】来源于马鞭草科 Verbenaceae 莸属 Caryopteris 三花莸 Caryopteris terniflora Maxim. 的全草入药。

【形态特征】直立亚灌木，自基部分枝，高 15~60cm；茎方形，密生灰白色下弯柔毛。叶片纸质，卵圆形至长卵形，长 1.5~4cm，宽 1~3cm，两面具柔毛和腺点。聚伞花序腋生，通常 3 花；花萼钟状，长 8~9mm，两面有柔毛和腺点，裂片披针形；花冠紫红色或淡红色，长 1.1~1.8cm，外面疏被柔毛和腺点，二唇形，裂片全缘；子房顶端被柔毛，花柱长于雄蕊。蒴果四瓣裂，果瓣倒卵状舟形。花、果期 6~9 月。

【生境】生于海拔 550~2600m 的山坡、平地或水沟河边。

【分布】河北、山西、陕西、甘肃、江西、湖北、重庆、四川和云南。

【采集加工】夏季盛花期采收，鲜用或阴干。

【性味归经】味辛，性温。

【功能主治】发表散寒，宣肺止咳，活血调经，清热解毒。治外感风湿、咳嗽、烫伤、产后腹痛、感冒咳嗽、慢性支气管炎、痛经等。

【用法用量】9~15g，水煎服。

4.149.16　臭牡丹

CLERODENDRI BUNGEI RADIX ET FOLIUM

【别名】臭梧桐、臭枫根、大红袍

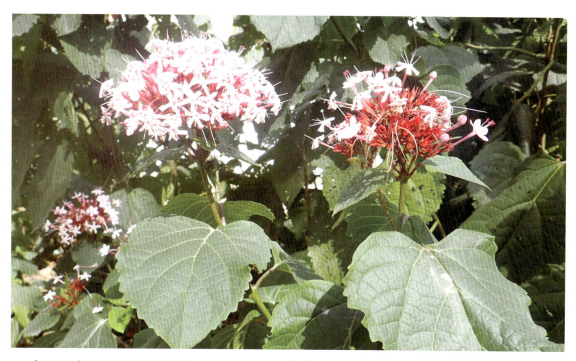

【基原】来源于马鞭草科 Verbenaceae 大青属 Clerodendrum 臭牡丹 Clerodendrum bungei Steud. 的根和叶入药。

【形态特征】灌木，高 1~2m，植株有臭味；花序轴、叶柄密被褐色、黄褐色或紫色脱落性的柔毛；小枝近圆形，皮孔显著。叶片纸质，宽卵形或卵形，长 8~20cm，宽 5~15cm，顶端尖或渐尖，基部宽楔形、截形或心形，边缘具粗或细锯齿，侧脉 4~6 对，表面散生短柔毛，背面疏生短柔毛和散生腺点或无毛，基部脉腋有数个盘状腺体；叶柄长 4~17cm。伞房状聚伞花序顶生，密集；苞片叶状，披针形或卵状披针形，长约 3cm，早落或花时不落，早落后在花序梗上残留凸起的痕迹，小苞片披针形，长约 1.8cm；花萼钟状，长 2~6mm，被短柔毛及少数盘状腺体，萼齿三角形或狭三角形，长 1~3mm；花冠淡红色、红色或紫红色，花冠管长 2~3cm，裂片倒卵形，长 5~8mm；雄蕊及花柱均突出花冠外；花柱短于、等于或稍长于雄蕊；柱头 2 裂，子房 4 室。核果近球形，直径 0.6~1.2cm，成熟时蓝黑色。花、果期 5~11 月。

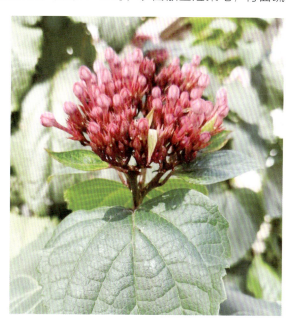

【生境】生于山坡、林缘、沟边或村庄附近旷地上。

【分布】华北、西北、华南、西南各地。

【采集加工】夏、秋季采收，根晒干，叶鲜用。

【性味归经】味苦、辛，性平。

【功能主治】祛风除湿，解毒散瘀。根：治风湿关节痛，跌打损伤，头晕头痛，肺脓肿。叶：外用治痈疖疮疡，痔疮发炎，湿疹。

【用法用量】根 15~30g，水煎服。鲜叶外用适量，捣烂敷患处。

【附方】① 治湿疹：臭牡丹晒干研粉，夹单层纱布内，用温开水浸湿后敷患处，并经常用温开水透纱布，保持湿润，每日换 1 次。

② 治高血压：臭牡丹 12g，夏枯草、荠菜各 15g，防己 9g，水泛为丸，每日 3 次，每服 6g。

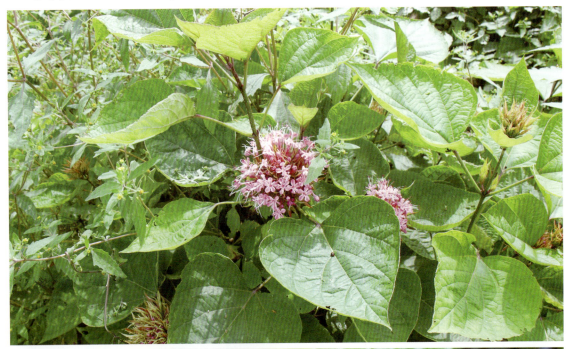

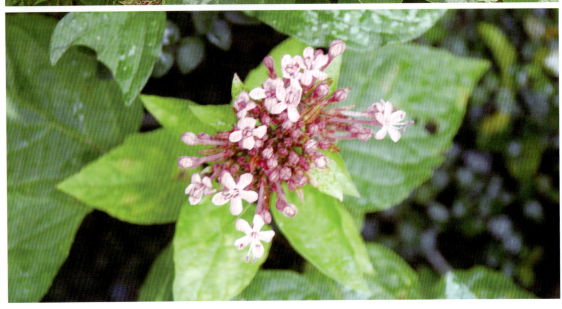

4.149.17 灰毛大青

CLERODENDRI CANESCENTIS RADIX

【别名】粘毛赪桐、毛赪桐、狮子珠

【基原】来源于马鞭草科 Verbenaceae 大青属 Clerodendrum 灰毛大青 Clerodendrum canescens Wall. 的根入药。

【形态特征】灌木,高 1~3.5m;小枝略四棱形,具不明显的纵沟,全株密被平展或倒向灰褐色长柔毛,髓疏松,干后不中空。叶片心形或宽卵形,稀为卵形,长 6~18cm,宽 4~15cm,顶

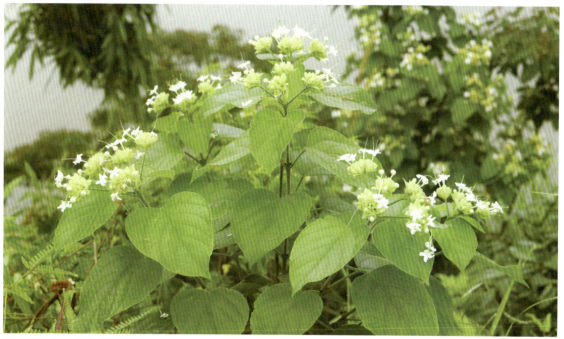

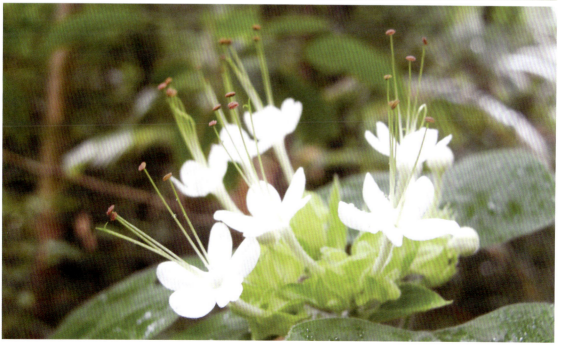

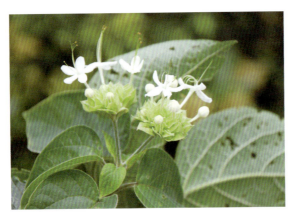

端渐尖，基部心形至近截形，两面都有柔毛，脉上密被灰褐色平展柔毛，背面尤显著；叶柄长1.5~12cm。聚伞花序密集成头状，通常2~5枝生于枝顶，花序梗较粗壮，长1.5~11cm；苞片叶状，卵形或椭圆形，具短柄或近无柄，长0.5~2.4cm；花萼由绿变红色，钟状，有5棱角，长约1.3cm，有少数腺点，5深裂至萼的中部，裂片卵形或宽卵形，渐尖，花冠白色或淡红色，外有腺毛或柔毛，花冠管长约2cm，纤细，裂片向外平展，倒卵状长圆形，长5~6mm；雄蕊4枚，与花柱均伸出花冠外。核果近球形，直径约7mm，绿色，成熟时深蓝色或黑色，藏于红色增大的宿萼内。花、果期4~10月。

【生境】生于山坡疏林或灌木林中。

【分布】香港、广东、海南、广西、湖南、台湾、福建、江西、浙江、贵州、云南、四川。印度、越南也有分布。

【采集加工】夏、秋季采收，根切片晒干。

【性味归经】味甘、淡，性凉。

【功能主治】养阴清热，宣肺豁痰，凉血止血。治肺结核咯血，感冒高热，红白痢。

【用法用量】15~30g，水煎服。

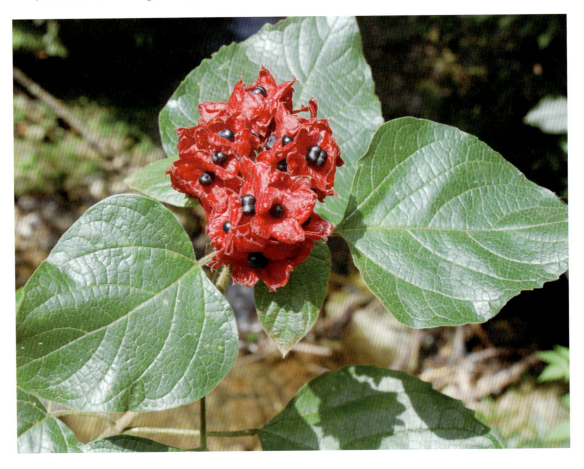

4.149.18 大青

CLERODENDRI CYRTOPHYLLI RADIX ET FOLIUM

【别名】大青木

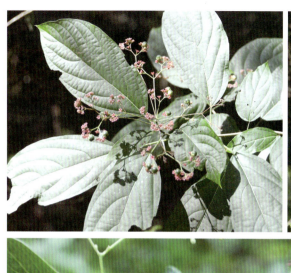
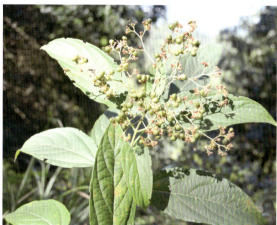
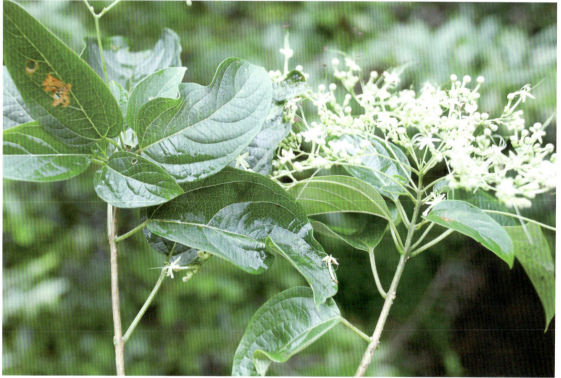

【基原】来源于马鞭草科 Verbenaceae 大青属 Clerodendrum 大青 Clerodendrum cyrtophyllum Turcz. 的根和叶入药。

【形态特征】灌木，稀小乔木状，高达10m；幼枝被短柔毛，枝黄褐色，髓坚实；冬芽圆锥状，芽鳞褐色，被毛。叶片纸质，椭圆形、卵状椭圆形、长圆形或长圆状披针形，长6~20cm，宽3~9cm，顶端渐尖或急尖，基部圆形或宽楔形，通常全缘，两面无毛或沿脉疏生短柔毛，背面常有腺点，侧脉6~10对；叶柄长1~8cm。伞房状聚伞花序生于枝顶或叶腋，长10~16cm，宽20~25cm；苞片线形，长3~7mm；花小，有橘香味；萼杯状，外面被黄褐色短茸毛和不明显的腺点，长 3~4mm，顶端 5 裂，裂片三角状卵形，长约 1mm；花冠白色，外面疏生细毛和腺点，花冠管细长，长约 1cm，顶端 5 裂，裂片卵形，长约 5mm；雄蕊 4，花丝长约 1.6cm，与花柱同伸出花冠外；子房 4 室，每室 1 胚珠，常不完全发育；柱头 2 浅裂。果实球形或倒卵形，直径 5~10mm，绿色，成熟时蓝紫色，为红色的宿萼所托。花、果期 6 月至次年 2 月。

【生境】生于丘陵、平原、旷野、荒坡或灌丛中。

【分布】香港、广东、海南、台湾、福建、江西、浙江、安徽、湖南、湖北、河南、广西、贵州、云南、四川。朝鲜、越南至马来西亚也有分布。

【采集加工】夏、秋季采收，根、叶晒干。

【性味归经】味苦，性寒。

【功能主治】清热利湿，祛瘀解毒。治流行性脑脊髓膜炎、流行性乙型脑炎，感冒头痛，麻疹并发肺炎，流行性腮腺炎，扁桃体炎，传染性肝炎，痢疾，尿路感染。

【用法用量】15~30g，水煎服。

【附方】① 预防流行性脑脊髓膜炎：大青木根 1500g，白茅根、马蓝、金银花藤、芦根、贯众各 250g，加水 15kg，煎成 13.5kg，为 50 人量。每人每日服煎剂 250g，分 3 次服。

② 治流行性乙型脑炎：大青木叶或根 15~30g（根据年龄而定），水煎服。每隔 4 小时服 1 次。

③ 治上呼吸道感染：大青木叶、贯众各 500g，混合，加水 5000ml，煎成 2000ml。每次服 100ml，首次量加倍，每日 3~4 次。

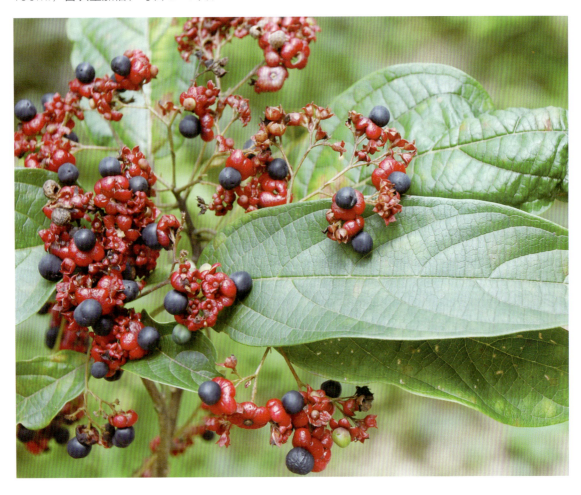

4.149.19　白花灯笼

CLERODENDRI FORTUNATI HERBA

【别名】灯笼草、鬼灯笼

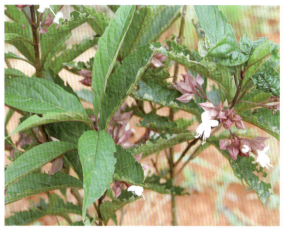
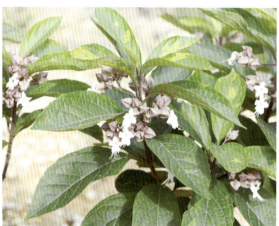

【基原】来源于马鞭草科 Verbenaceae 大青属 Clerodendrum 白花灯笼 Clerodendrum fortunatum L. 的根、茎、叶入药。

【形态特征】灌木。高 1~2.5m；小枝暗褐色，幼时被短柔毛，髓疏松，干后不中空。叶纸质，长椭圆形至倒卵状披针形，长 5~17cm，宽 1.5~5cm，顶端渐尖，基部楔形或阔楔形，全缘或波状，叶面疏被短柔毛，背面密生黄色小腺点，沿脉被短柔毛；叶柄长 0.5~3cm，稀达 4cm，密被短柔毛。聚伞花序腋生，通常短于叶，具花 3~9 朵，总花梗长 1~4cm，密被短柔毛；苞片线形，密被短柔毛；花萼紫红色，具 5 纵棱，膨大形似灯笼，长 1~1.3cm，被短柔毛，顶端 5 深裂，裂片阔卵形，花冠淡红色或白色稍带紫色，外面被毛，冠管与萼等长或稍长，顶端 5 裂，裂片长圆形，长约 6mm；雄蕊 4 枚，与花柱同伸出花冠外；柱头 2 裂；核果近球形，直径约 5mm，成熟时深蓝色，外面有突起的网纹，藏于宿萼内。花、果期 4~11 月。

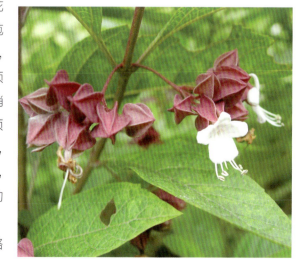

【生境】生于海拔 1000m 以下的村边、路旁、旷野、荒地或灌丛中。

【分布】香港、广东、海南、福建、江西、广西。菲律宾、越南也有分布。

【采集加工】夏、秋季采收，根、茎、叶晒干备用。

【性味归经】味苦，性凉。

【功能主治】清热解毒，消肿散瘀。治风热感冒，支气管炎，咽喉炎，胃痛，腹痛，风湿，痈疖疮疡，偏头痛，黄疸，蛇伤。

【用法用量】15~30g，水煎服。外用鲜品捣烂敷患处。

4.149.20　广东大青

CLERODENDRI KWANGTUNGENIS RADIX

【别名】广东赪桐、广东臭牡丹

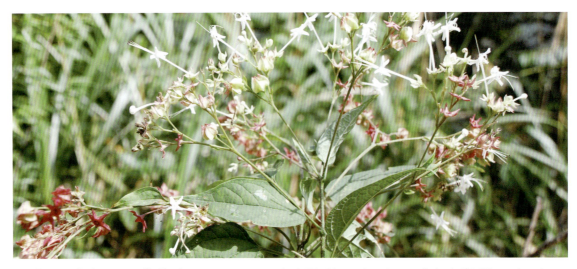

【基原】来源于马鞭草科 Verbenaceae 大青属 Clerodendrum 广东大青 Clerodendrum kwangtungense Hand.-Mazz. 的根入药。

【形态特征】灌木。高 2~3m；小枝略扁，幼时被短柔毛，髓坚实。叶膜质，卵形至长圆形，长 6~18cm，宽 2~7cm，顶端渐尖至尾尖，基部钝圆、阔楔形或近截平，全缘或有不规则的锯齿或浅波状，两面无毛或沿脉被短柔毛，基出脉 3 条；叶柄长 1~4cm，少数长达 6~7cm。伞房状聚伞花序生于枝顶叶腋，长 7~12cm，宽 8~15cm，三至四回分歧，密被短柔毛；苞片卵状披针形；花萼浅杯状，长 6~7mm，红色，外面被微柔毛，顶端 5 裂，裂片披针形至三角形，长 4~5mm，结果时增大；花冠白色，外面密被短柔毛和腺点，冠管细长，长 2~3cm，顶端 5 裂，裂片椭圆形或长圆形，长约 4mm；雄蕊 4 枚，与花柱同伸出花冠外，花药红色，柱头 2 裂。核果球形，直径 5~6mm，被增大的宿萼包藏。花、果期 8~11 月。

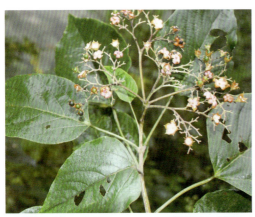

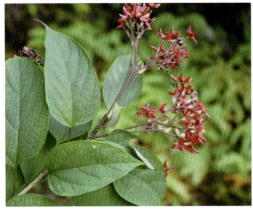

【生境】生于山坡林中或林边。

【分布】海南、广东、湖南、广西、贵州、云南。

【采集加工】夏、秋季采收，根切片晒干备用。

【性味归经】味甘，性温。

【功能主治】祛风除湿，壮腰健肾。治风寒湿痹，肢体麻木，筋骨疼痛，肾虚腰痛，风湿脚软。

【用法用量】10~15g，水煎服。

4.149.21 许树

CLERODENDRI INERMIS RADIX SEU RAMULUS ET FOLIUM

【别名】假茉莉、缸瓦㭒

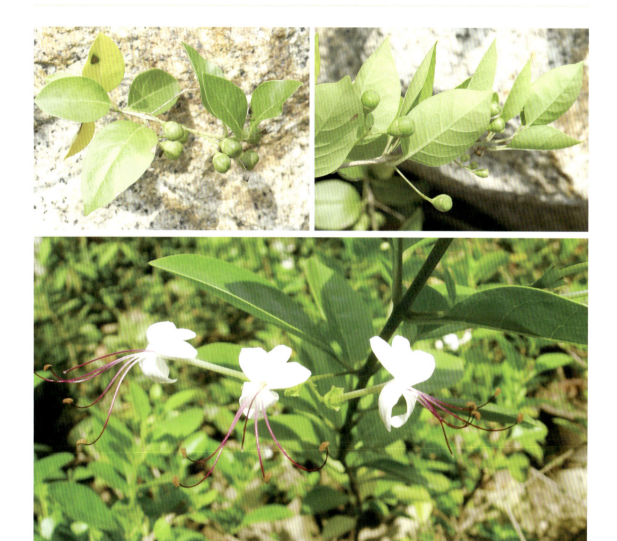

【基原】来源于马鞭草科 Verbenaceae 大青属 Clerodendrum 许树 Clerodendrum inerme （L.）Gaertn. 的根、茎、叶入药。

【形态特征】攀援状灌木，直立或平卧，高可达 2m；幼枝四棱形，黄灰色，被短柔毛；小枝髓坚实。叶对生，薄革质，卵形、椭圆形或椭圆状披针形、卵状披针形，长 3~7cm，宽 1.5~4.5cm，顶端钝尖，基部楔形或宽楔形，全缘，常略反卷，表面深绿色，背面淡绿色，无毛或背面沿脉疏生短柔毛，两面都散生黄色细小腺点，干后褪色或脱落而形成小浅窝，侧脉 4~7 对，近叶缘处向上弯曲而相互汇合；叶柄长约 1cm；聚伞花序通常由 3 朵花组成，着生于叶腋或枝顶叶腋；花很香，花序梗长 2~4cm；苞片线形，长约 2mm，对生或近于对生；花萼钟状，外被细毛，顶端微 5 裂或在果时几平截，萼管长约 7mm；花冠白色，顶端 5 裂，裂片长椭圆形，长约 7mm，花冠管长 2~3cm，外面几无毛，有不明显的腺点，内面密生绢状柔毛；雄蕊 4 枚，偶见

6枚，花丝紫红色，细长，与花柱同伸出花冠，花柱较花丝长或近等长，柱头2裂。核果倒卵形，直径7~10mm，略有纵沟，多汁液，内有4分核，外果皮黄灰色，花萼宿存。花、果期3~12月。

【生境】生于海岸、沙滩和潮汐所到之处及池塘、沟边等地。

【分布】香港、广东、海南、广西、福建、台湾。东南亚至大洋洲北部，以及太平洋的其他一些岛屿上也有分布。

【采集加工】夏、秋季采收，根、茎、叶晒干。

【性味归经】味苦，性寒；有小毒。

【功能主治】清热解毒，祛风除湿，散瘀活络。治风湿性关节炎，腰腿痛，坐骨神经痛，胃痛，感冒发热，疟疾，肝炎，肝脾肿大。外用治皮肤湿疹，跌打肿痛，外伤出血。

【用法用量】9~15g，水煎服。外用适量，鲜叶捣烂敷患处或煎水洗。

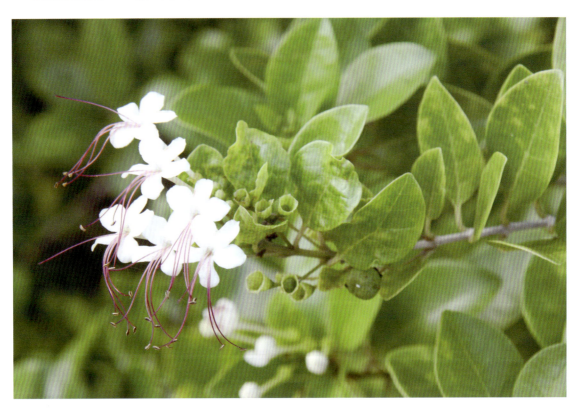

4.149.22 赪桐

CLERODENDRI JAPONICI RADIX ET FOLIUM

【别名】状元红、百日红、贞桐花、红花倒血莲

【基原】来源于马鞭草科 Verbenaceae 大青属 Clerodendrum 赪桐 Clerodendrum japonicum (Thunb.) Sweet 的根和叶入药。

【形态特征】灌木，高 1~4m；小枝四棱形，干后有较深的沟槽，老枝近于无毛或被短柔毛，同对叶柄之间密被长柔毛，枝干后不中空。叶片圆心形，长 8~35cm，宽 6~27cm，顶端尖或渐尖，基部心形，边缘有疏短尖齿，表面疏生伏毛，脉基具较密的锈褐色短柔毛，背面密具锈黄色盾形腺体，脉上有疏短柔毛；叶柄长 0.5~15cm，少可达 27cm，具较密的黄褐色短柔毛。二歧聚伞花序组成顶生、大而开展的圆锥花序，长 15~34cm，宽 13~35cm，花序的最后侧枝呈总状花序，长达 16cm，苞片宽卵形、卵状披针形、倒卵状披针形、线状披针形，有柄或无柄，小苞片线形；花萼红色，外面疏被短柔毛，散生盾形腺体，长 1~1.5cm，深 5 裂，裂片卵形或卵状披针形，渐尖，长 0.7~1.3cm，开展，外面有 1~3 条细脉，脉上具短柔毛，内面无毛，有疏珠状腺点；花冠红色，稀白色，花冠管长 1.7~2.2cm，外面具微毛，里面无毛，顶端 5 裂，裂片长圆形，开展，长 1~1.5cm；雄蕊长约达花冠管的 3 倍；子房无毛，4 室，柱头 2 浅裂，与雄蕊均长突出于花冠外。果实椭圆状球形，绿色或蓝黑色，直径 7~10mm，常分裂成 2~4 个分核，宿萼增大，初包被果实，后向外反折呈星状。花、果期 5~11 月。

【生境】生于山地林下或溪沟两岸阴湿处。

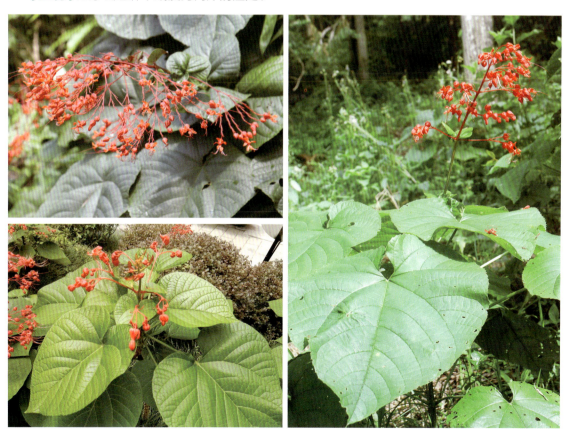

【分布】浙江、江苏、福建、江西、湖南、广东、广西、贵州、云南、四川等地。东南亚和日本也有分布。

【采集加工】夏、秋季采收，根晒干，叶鲜用。

【性味归经】味微甘、淡，性凉。

【功能主治】根：祛风利湿，散瘀消肿。治风湿骨痛，腰肌劳损，跌打损伤，肺结核咳嗽，咯血。叶：解毒排脓。外用治疗疮疖肿。

【用法用量】根 9~30g，水煎服。叶外用适量鲜品捣烂敷患处。

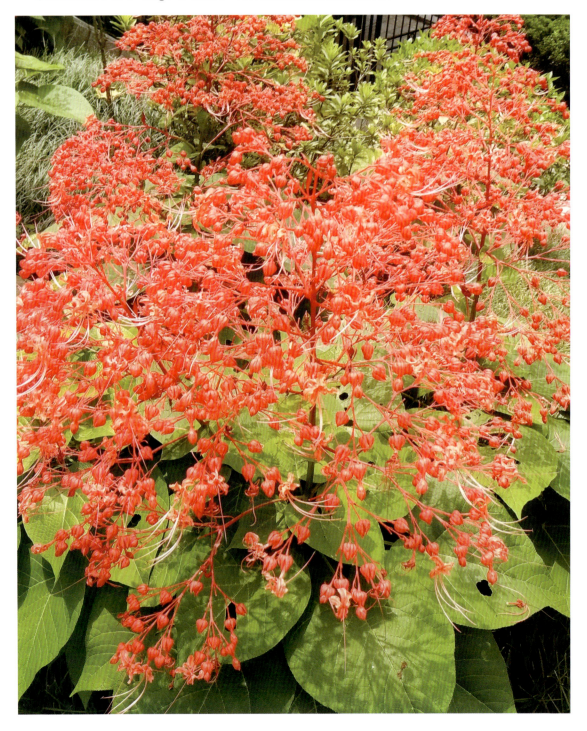

4.149.23 重瓣臭茉莉

CLERODENDRI PHILIPPINI RADIX ET CAULIS

【别名】大髻婆、臭牡丹

【基原】来源于马鞭草科 Verbenaceae 大青属 Clerodendrum 重瓣臭茉莉 Clerodendrum philippinum Schauer 的根和茎入药。

【形态特征】灌木，高 50~120cm；小枝钝四棱形或近圆形，幼枝被柔毛。叶片宽卵形或近于心形，长 9~22cm，宽 8~21cm，顶端渐尖，基部截形，宽楔形或浅心形，边缘疏生粗齿，表面密被刚伏毛，背面密被柔毛，沿脉更密或有时两面毛较少，基部三出脉，脉腋有数个盘状腺体，叶片揉之有臭味；叶柄长 3~17cm，被短柔毛，有时密似茸毛。伞房状聚伞花序紧密，顶生，花序梗被茸毛；苞片披针形，长 1.5~3cm，被短柔毛并有少数疣状和盘状腺体；花萼钟状，长 1.5~1.7cm，被短柔毛和少数疣状或盘状腺体，萼裂片线状披针形，长 0.7~1cm；花冠红色、淡红色或白色，有香味，花冠管短，裂片卵圆形，雄蕊常变成花瓣而使花成重瓣。

【生境】生于村边、路旁、旷野和林缘。

【分布】广东、香港、广西、云南、福建和台湾。亚洲热带余部、毛里求斯和夏威夷等地也有分布。

【采集加工】夏、秋采收，根、茎晒干。

【性味归经】味苦，性平。

【功能主治】祛风利湿，活血消肿。治风湿痹痛，子宫脱垂，附件炎。

【用法用量】15~30g，水煎服。

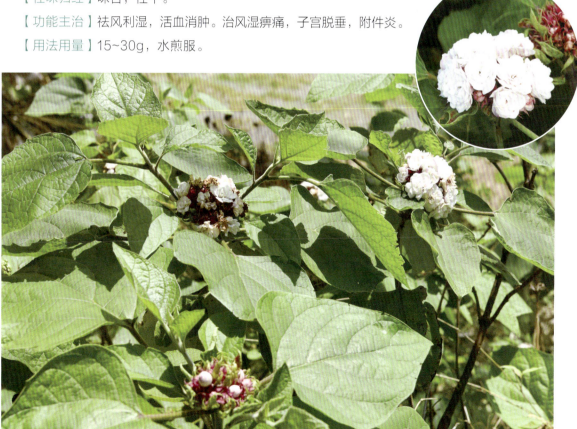

4.149.24　臭茉莉

CLERODENDRI PHILIPPINI RADIX

【别名】宾蒿（傣语）、白花臭牡丹、臭牡丹

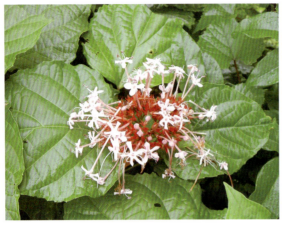
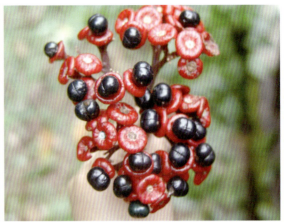

【基原】来源于马鞭草科 Verbenaceae 大青属 *Clerodendrum* 臭茉莉 *Clerodendrum philippinum* Schauer. var. *simplex* Wu et R. C. Fang 的全草入药。

【形态特征】亚灌木。聚伞花序密集，花较多；苞片较多，长 1.8~2.5cm。花萼较大，长 1.5~2.5cm，萼齿长 1~1.6cm；花冠管长 2.5~3cm，伸出花萼外，花冠裂片单瓣；雄蕊及花柱突出于花冠外，花柱较雄蕊长。核果近于球形或扁球形，直径约 8mm，包藏于增大的宿存花萼内。花期 3~11 月；果期 8~12 月。

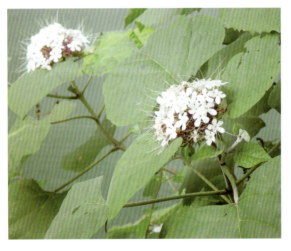

【生境】生于海拔 130~2000m 的山坡疏林、山谷灌丛或村旁路边较湿润处。

【分布】云南、广西、广东、贵州。

【采集加工】全年可采，全草洗净，切片，晒干或鲜用。

【性味归经】味苦，性凉；气臭。

【功能主治】祛风活血，强筋壮骨，消肿降压。治风湿，脚气水肿，四肢酸软，高血压病，带下病，痔疮，乳腺炎，麻疹。

【用法用量】15~30g，水煎服。外用适量鲜品捣敷；或煎水洗。

【附方】① 治风湿性关节炎、腰腿痛、瘫痪、脚气水肿：臭茉莉干根 10~20g，煎水。
② 治风湿骨瘤、脚气水肿、带下病，高血压病、支气管炎：臭茉莉根、叶 30g，水煎服。
③ 治脚气、脚痛：臭茉莉根炖鸡食，服两三次。
④ 治痔疮、脱肛：臭茉莉干根适量，煎水坐浴。
⑤ 治皮肤瘙痒、疥疮疱疹：臭茉莉鲜叶适量，煎水洗患处。

4.149.25 三对节

CLERODENDRI SERRATI HERBA

【别名】三台红花、对节生、大叶土常山

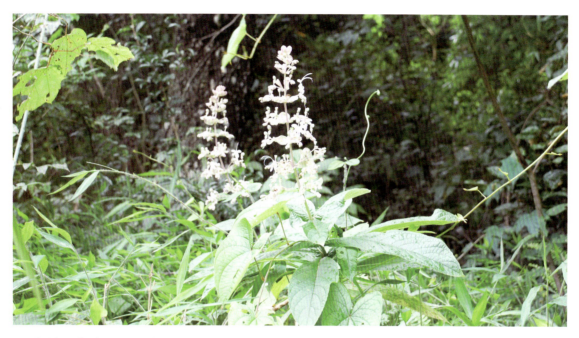

【基原】来源于马鞭草科 Verbenaceae 大青属 Clerodendrum 三对节 Clerodendrum serratum（L.）Moon 的全株入药。

【形态特征】灌木。高 1~4m。小枝四棱形或略呈四棱形，幼枝密被土黄色短柔毛，尤以节上更密，老枝暗褐色或灰黄色，毛渐脱落，具皮孔；髓致密，干后不中空。叶片厚纸质，对生或三叶轮生，倒卵状长圆形或长椭圆形，长 6~30cm，宽 2.5~11cm，顶端渐尖或锐尖，基部楔形或下延成狭楔形，边缘具锯齿，两面疏生短柔毛，背面脉上被毛较多，侧脉 10~11 对，背面明显隆起；叶柄长 0.5~1cm 或近无柄。聚伞花序组成直立、开展的圆锥花序，顶生，长 10~30cm，宽 9~12cm，密被黄褐色柔毛；苞片叶状宿存，花序主轴上的苞片 2~3 轮生，卵圆形、宽卵形或卵形，无柄，长 1.5~4.5cm，宽 0.5~1.8cm；小苞片较小，卵形或披针形；花萼钟状，被短柔毛，长约 5mm，顶端平截或有 5 钝齿；花冠淡紫色、蓝色或白色，近于二唇形，花冠管较粗，长约 7mm，5 裂片大小不一，裂片倒卵形至长圆形，长 0.6~1.2cm；雄蕊 4，长约 2.4cm，基部棍棒状，被毛；子房无毛，花柱 2 浅裂，与花丝均伸出花冠外。核果近球形，绿色，后变黑色，分裂为 1~4 个卵形分核，直径 0.4~1cm，宿存萼略增大。花、果期 6~12 月。

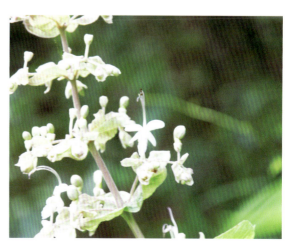

【生境】生于海拔 210~1800m 的山坡疏林或谷地、沟边、灌丛中。

【分布】广西、贵州、云南、西藏。东非及其沿海诸岛屿,向东至马来半岛以及南太平洋诸岛也有分布。

【采集加工】全年可采,全株洗净切碎,鲜用或晒干。

【性味归经】味苦、辛,性凉;有小毒。

【功能主治】清热解毒,截疟,接骨,祛风除湿。治扁桃体炎,咽喉炎,风湿骨痛,疟疾,肝炎,胃痛,重感冒。外用治痈疖肿毒,骨折,跌打损伤。

【用法用量】30~50g,水煎服。外用适量鲜品捣烂敷患处。

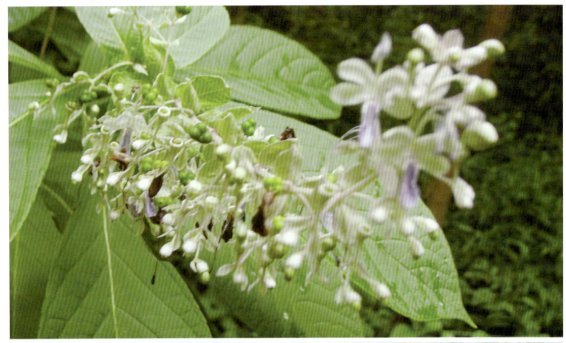

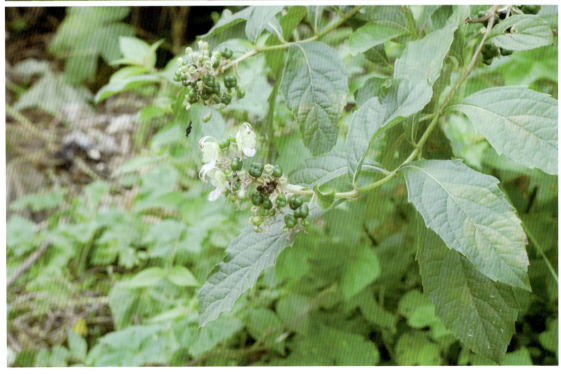

4.149.26 马缨丹

LANTANAE CAMARAE RADIX ET CAULIS

【别名】五色梅、如意花

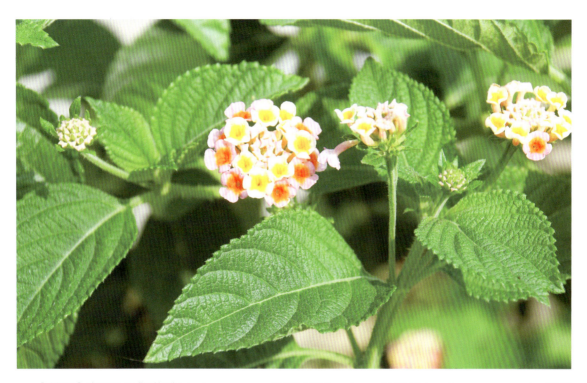

【基原】来源于马鞭草科 Verbenaceae 马缨丹属 *Lantana* 马缨丹 *Lantana camara* L. 的根和枝叶入药。

【形态特征】直立或蔓性的灌木，高 1~2m，有时藤状，长达 4m；茎枝均呈四方形，有短柔毛，通常有短而倒钩状刺。单叶对生，揉烂后有强烈的气味，叶片卵形至卵状长圆形，长 3~8.5cm，宽 1.5~5cm，顶端急尖或渐尖，基部心形或楔形，边缘有钝齿，表面有粗糙的皱纹和短柔毛，背面有小刚毛，侧脉约 5 对；叶柄长约 1cm。花序直径 1.5~2.5cm；花序梗粗壮，长于叶柄；苞片披针形，长为花萼的 1~3 倍，外部有粗毛；花萼管状，膜质，长约 1.5mm，顶端有极短的齿；花冠黄色或橙黄色，开花后不久转为深红色，花冠管长约 1cm，两面有细短毛，直径 4~6mm；子房无毛。果圆球形，直径约 4mm，成熟时紫黑色。全年开花。

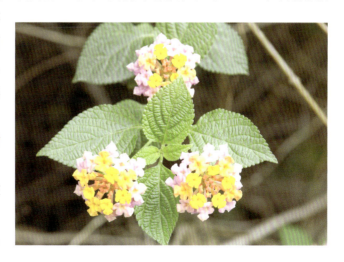

【生境】生于低山、丘陵、旷地或村旁篱笆上。

【分布】我国各地庭园有栽培，但在南方各地可逸为野生。原产热带美洲。

【采集加工】夏、秋采收，根晒干，

枝叶鲜用。

【性味归经】味淡,性凉。

【功能主治】根:清热解毒,散结止痛。治感冒高热,久热不退,颈淋巴结结核,风湿骨痛,胃痛,跌打损伤。枝叶:祛风止痒,解毒消肿。外用治湿疹,皮炎,皮肤瘙痒,疖肿,跌打损伤。

【用法用量】根 30~60g,水煎服。枝叶外用适量,煎水洗或用鲜叶捣烂外敷。

【附方】① 治感冒发热:五色梅根、算盘子根、岗梅根各 30g,水煎服。

② 治皮肤湿疹:五色梅枝叶、两面针、紫苏叶、毛麝香、薄荷叶、侧柏叶、墨旱莲各 30g。研粉,解一般痒,用酒、水各半调涂;剧痒用醋水调涂,每日换药 3 次。如有黏性黄水流出,则加滑石 30g、五倍子 15g、雄黄、枯矾各 9g,共研细粉,用干粉撒患部。

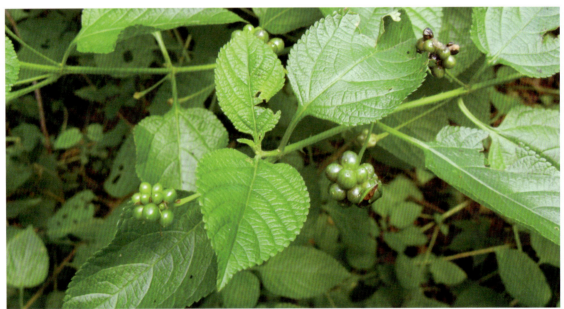

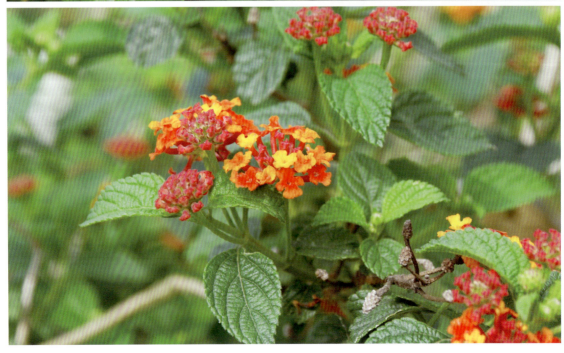

4.149.27 过江藤

PHYLAE NODIFLORAE HERBA

【别名】苦舌草

【基原】来源于马鞭草科 Verbenaceae 过江藤属 *Phyla* 过江藤 *Phyla nodiflora*（L.）Greene 全草入药。

【形态特征】多年生草本，有木质宿根，多分枝，全体有紧贴丁字状短毛。叶近无柄，匙形、倒卵形至倒披针形，长 1~3cm，宽 0.5~1.5cm，顶端钝或近圆形，基部狭楔形，中部以上的边缘有锐锯齿。穗状花序腋生，卵形或圆柱形，长 0.5~3cm，宽约 0.6cm，有长 1~7cm 的花序梗；苞片宽倒卵形，宽约 3mm；花萼膜质，长约 2mm；花冠白色、粉红色至紫红色，内外无毛；雄蕊短小，不伸出花冠外；子房无毛。果淡黄色，长约 1.5mm，内藏于膜质的花萼内。花果期 6~10 月。

【生境】生于海边、河边、池塘边、田边或堤岸的湿润处。

【分布】长江流域及其以南各地，东至台湾，西至西藏。全世界热带和亚热带有分布。

【采集加工】夏、秋采收，将全草晒干。

【性味归经】味辛、微苦，性平。

【功能主治】清热解毒，散瘀消肿。治痢疾，急性扁桃体炎，咳嗽咯血，跌打损伤。外用治痈疽疔毒，带状疱疹，慢性湿疹。

【用法用量】15~30g，水煎服。外用适量鲜品捣烂敷患处。

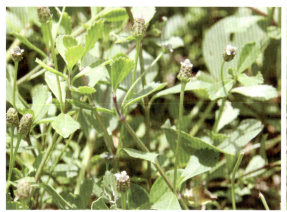
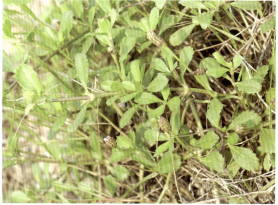
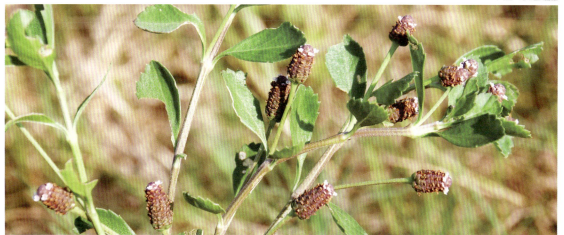

4.149.28 臭黄荆

PREMNAE LIGUSTROIDIS RADIX

【基原】来源于马鞭草科 Verbenaceae 豆腐柴属 *Premna* 臭黄荆 *Premna ligustroides* Hemsl. 的根入药。

【形态特征】灌木，高 1~3m；多分枝。叶片卵状披针形至披针形，长 1.5~8cm，宽 1~3cm，两面被疏毛，背面有紫红色腺点。聚伞花序组成顶生圆锥花序，被柔毛，长 3.5~6cm，宽 2~3cm，最下分枝长 0.5~1cm；花萼杯状，长约 2mm，外面有毛和腺点，内面疏生腺点；花冠黄色，长 3~5mm，两面有茸毛和黄色腺点，上唇 1 裂片宽，下唇 3 裂片稍不相等；雄蕊 4，2 枚稍长；子房上部有黄色腺点；花柱长约 4mm。核果倒卵球形，长 2.5~5mm，宽 2.5~4mm，顶端有黄色腺点。花、果期 5~9 月。

【生境】生于海拔 500~1000m 的山坡林中或林缘。

【分布】四川、重庆、贵州、湖北及江西。

【采集加工】全年可采集根，去除枝叶和须根，洗净，切片，晒干。

【性味归经】味苦，性凉。

【功能主治】清热利湿，解毒消肿。治痢疾、疟疾、风热头痛、肾炎水肿、痔疮、脱肛等。

【用法用量】9~15g，水煎服。

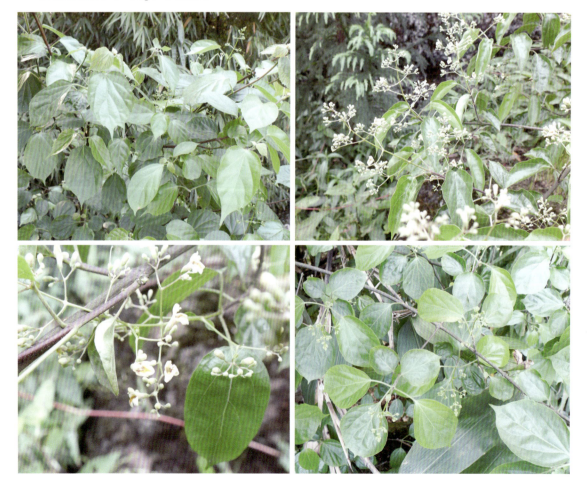

4.149.29 豆腐柴

PREMNAE MICROPHYLLAE RADIX ET FOLIUM

【别名】豆腐木、腐婢

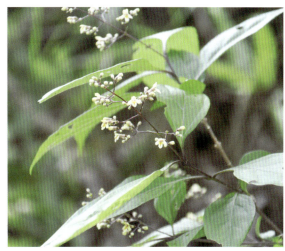 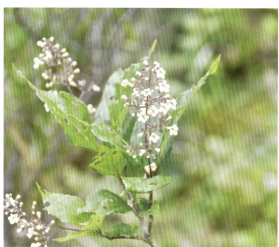

【基原】来源于马鞭草科 Verbenaceae 豆腐柴属 Premna 豆腐柴 Premna microphylla Turcz. 的根和叶入药。

【形态特征】直立灌木，幼枝有柔毛，老枝变无毛。叶揉之有臭味，卵状披针形、椭圆形、卵形或倒卵形，长 3~13cm，宽 1.5~6cm，顶端急尖至长渐尖，基部渐狭窄下延至叶柄两侧，全缘至有不规则粗齿，无毛至被短柔毛；叶柄长 0.5~2cm。聚伞花序组成顶生塔形的圆锥花序；花萼杯状，绿色，有时带紫色，密被毛至几无毛，但边缘常有睫毛，近整齐的 5 浅裂；花冠淡黄色，外有柔毛和腺点，花冠内部有柔毛，以喉部较密。核果紫色，球形至倒卵形。花果期 5~10 月。

【生境】生于山坡林下。

【分布】华东、华中南部、华南、西南各地。

【采集加工】夏、秋采收，将根、叶晒干。

【性味归经】味苦、涩，性寒。

【功能主治】清热解毒，消肿止痛，收敛止血。治疟疾，痢疾，阑尾炎，雷公藤中毒。外用治烧、烫伤，淋巴结炎，痈肿疮疖，毒蛇咬伤，外伤出血。

【用法用量】15~30g，水煎服。外用适量鲜品捣烂敷患处。

【附方】① 治烧伤：a. 腐婢根皮或叶，晒干研成细粉，用棉籽油或茶油调敷，每天 1~2 次。b. 腐婢叶，用麻油浸渍半个月以上，取油外涂伤处。

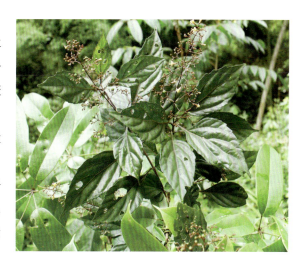

② 治急性单纯性阑尾炎：腐婢鲜叶或根 30g，切碎，加黄酒或水，隔水炖透服。

4.149.30 狐臭柴

PREMNAE PUBERULAE RADIX ET CAULIS

【基原】来源于马鞭草科 Verbenaceae 豆腐柴属 Premna 狐臭柴 Premna puberula Pamp. 的根和茎入药。

【形态特征】直立或攀援灌木，高 1~3.5m。叶纸质至坚纸质，卵状椭圆形、卵形或长圆状椭圆形，常全缘或上半部有波状深齿、锯齿或深裂，长 2.5~11cm，宽 1.5~5.5cm，顶端急尖至尾状尖，基部楔形、阔楔形或近圆形，很少微呈心形，绿色，干时带褐色，两面近无毛至疏生短柔毛，无腺点；叶柄腹平背凸，长 1~3.5cm，常无毛。聚伞花序组成塔形圆锥花序，生于小枝顶端，长 4~14cm，宽 2~9cm，无毛至疏被柔毛；苞片披针形或线形；花有长 1~3mm 的柄；花萼杯状，长 1.5~2.5mm，外被短柔毛和黄色腺点，顶端 5 浅裂，裂齿三角形，齿缘有纤毛；花冠淡黄色，有紫色或褐色条纹，长 5~7mm，4 裂成二唇形，下唇 3 裂，上唇圆形，顶端微缺，外面密被腺点，喉部有数行较长的毛，花冠管长约 4mm；雄蕊二强，着生花冠管中部以下，伸出花冠外，花丝无毛；子房圆形，无毛，顶端有腺点，花柱短于雄蕊，无毛，柱头 2 浅裂。核果紫色转黑色，倒卵形，有瘤突，果萼长为核果的 1/3。花、果期 5~8 月。

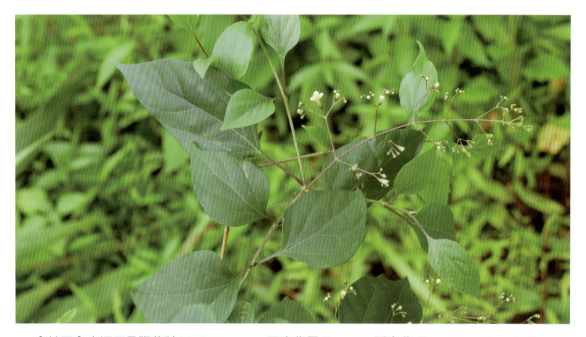

【生境】生于山坡、路旁。

【分布】广东、海南、福建、湖南、湖北、陕西、甘肃、广西、贵州、云南、四川。

【采集加工】夏、秋采收，将根或茎切片晒干。

【性味归经】味辛、微甘，性微温。

【功能主治】祛风湿，壮肾阳。治风湿痹痛，肥大性脊椎炎，肩周炎，肾虚阳痿，月经延期。

【用法用量】10~30g，水煎服。

4.149.31 假马鞭

STACHYTARPHETAE JAMAICENSIS HERBA

【别名】玉龙鞭、牛鞭草、大种马鞭草

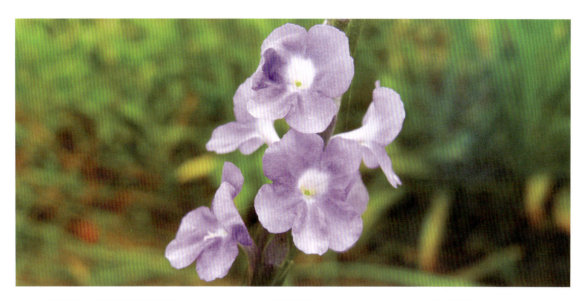

【基原】来源于马鞭草科 Verbenaceae 假马鞭属 Stachytarpheta 假马鞭 Stachytarpheta jamaicensis（L.）Vahl 全草入药。

【形态特征】多年生粗壮草本或亚灌木，高 0.6~2m；幼枝近四方形，疏生短毛。叶厚纸质，椭圆形至卵状椭圆形，长 2.4~8cm，顶端短锐尖，基部楔形，边缘有粗锯齿，两面均散生短毛，侧脉 3~5 条，在背面突起；叶柄长 1~3cm。穗状花序顶生，长 11~29cm；花单生于苞腋内，一半嵌生于花序轴的凹穴中，螺旋状着生；苞片边缘膜质，有纤毛，顶端有芒尖；花萼管状，膜质、透明、无毛，长约 6mm；花冠深蓝紫色，长 0.7~1.2cm，内面上部有毛，顶端 5 裂，裂片平展；雄蕊 2 枚，花丝短，花药 2 裂；花柱伸出，柱头头状；子房无毛。果内藏于膜质的花萼内，成熟后 2 瓣裂，每瓣有 1 种子。花期 8 月；果期 9~12 月。

【生境】生于低山、丘陵、旷野或村边、路旁。

【分布】香港、广东、海南、广西、云南、福建。东南亚也有分布。

【采集加工】夏、秋采收，将全草晒干。

【性味归经】味微苦，性寒。

【功能主治】清热解毒，利水通淋。治尿路感染，尿路结石，风湿筋骨痛，喉炎，急性结膜炎。外用治痈疖肿毒。

【用法用量】15~60g，水煎服。外用适量捣烂外敷。

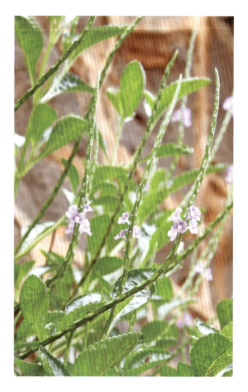

4.149.32　马鞭草

VERBENAE HERBA

【别名】铁马鞭、马鞭子、透骨草、蛤蟆棵

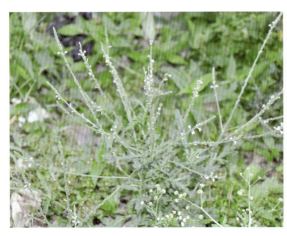
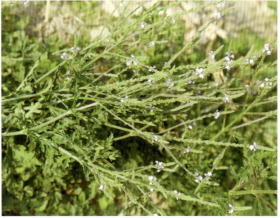

【基原】来源于马鞭草科 Verbenaceae 马鞭草属 *Verbena* 马鞭草 *Verbena officinalis* L. 的全草入药。

【形态特征】多年生草本，高 30~120cm。茎四方形，近基部可为圆形，节和棱上有硬毛。叶片卵圆形至倒卵形或长圆状披针形，长 2~8cm，宽 1~5cm，基生叶的边缘通常有粗锯齿和缺刻，茎生叶多数 3 深裂，裂片边缘有不整齐锯齿，两面均有硬毛，背面脉上尤多。穗状花序顶生和腋生，细弱，结果时长达 25cm；花小，无柄，最初密集，结果时疏离；苞片稍短于花萼，具硬毛；花萼长约 2mm，有硬毛，有 5 脉，脉间凹穴处质薄而色淡；花冠淡紫至蓝色，长 4~8mm，外面有微毛，裂片 5 枚；雄蕊 4 枚，着生于花冠管的中部，花丝短；子房无毛。果长圆形，长约 2mm，外果皮薄，成熟时 4 瓣裂。花期 6~8 月，果期 7~10 月。

【生境】生于山脚、路旁及村边荒地上。

【分布】香港、广东、海南、福建、江西、浙江、江苏、安徽、湖北、湖南、陕西、甘肃、山西、广西、贵州、云南、四川、新疆、西藏。全世界的温带至热带地区均有分布。

【采集加工】6~8 月花开时采收，除去杂质，晒干。

【药材性状】本品全长 30~80cm 或过之。茎呈方柱形，四面均有纵沟，多分枝，绿褐色或灰绿色，粗糙；质硬而脆，易折断，断面纤维状，有髓或中空。叶对生，皱缩，多破碎，绿褐色，展平后叶片 3 深裂，边缘有锯齿。穗状花序细长，10~25cm，有多数黄棕色的花。无臭，味苦。以色绿者为佳。

【性味归经】味苦，性凉。归肝、脾经。

【功能主治】清热解毒，截疟杀虫，利尿消肿，通经散瘀。治疟疾，血吸虫病，丝虫病，感冒发热，急性胃肠炎，细菌性痢疾，肝炎，肝硬化腹水，肾炎水肿，尿路感染，阴囊肿痛，月经不调，血瘀经闭，牙周炎，白喉，咽喉肿痛。外用治跌打损伤，疔疮肿毒。

【用法用量】15~30g，水煎服。外用适量鲜品捣烂敷患处。

【附方】① 治疟疾：a. 鲜马鞭草 60g（干草减半），水煎浓缩至 300ml，于疟发前 4 小时、2 小时各服1次,连服5~7天。对间日疟疗效较恶性疟为佳。b. 马鞭草1份,黄荆条2份,上药晒干,研成粉末。每日2次,每次9~15g,可连服1周。c. 马鞭草注射液:成人3ml,儿童酌减,发作前2小时肌内注射。

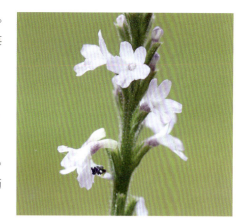

② 治痢疾:鲜马鞭草60g,土牛膝15g,水煎服,每日1剂。孕妇慎用。

③ 治急性胃肠炎:鲜马鞭草60g,鲜鱼腥草30g。洗净,捣烂,加冷开水适量,搅匀后,绞取药汁,服药水,每日2次。

④ 治丝虫病:马鞭草18g,紫苏叶15g,青蒿12g,加水150ml,浓缩至80ml。早、晚2次饭前服,小儿酌减。7~10天为1疗程。

⑤ 治牙周炎、牙髓炎、牙槽脓肿:马鞭草30g,水煎服,每天1剂。

⑥ 治急性肝炎:马鞭草45g,水煎,分3次服。

⑦ 治白喉:马鞭草(全草)30g,加水2000ml,煎熬,浓缩至300ml。成人每服150ml,每日2次;8~10岁每服100ml,每日2次;8岁以下每服30ml,每日3~4次。均为连服3~5日。

⑧ 治急性及慢性盆腔炎:马鞭草、鱼腥草、一枝黄花各15g,水煎服。

⑨ 治疗疮疖肿:鲜马鞭草60g,水煎服。再用鲜马鞭草适量,洗净,加白糖少许,共捣烂敷患处,1日2次。

⑩ 治感冒发热:马鞭草9~15g,水煎服,每日3次。

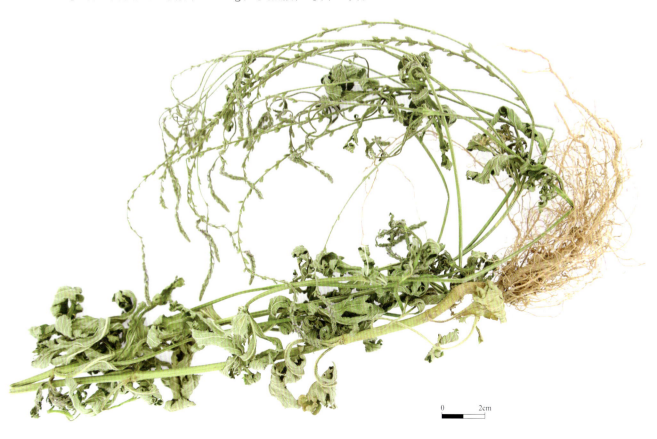

参考文献

[1] 中华人民共和国药典：一部 [S]. 北京：中国医药科技出版社，2020.

[2] 中国药用植物：1～30 册 [M]. 北京：化学工业出版社，2015-2020.

[3] 谢宗万，等. 全国中草药汇编：上册 [M]. 北京：人民卫生出版社，1975.

[4] 谢宗万，等. 全国中草药汇编：下册 [M]. 北京：人民卫生出版社，1975.

[5]《广东中药志》编辑委员会. 广东中药志：第一卷 [M]. 广州：广东科技出版社，1994.

[6]《广东中药志》编辑委员会. 广东中药志：第二卷 [M]. 广州：广东科技出版社，1994.

[7] 叶华谷，等. 华南药用植物 [M]. 武汉：华中科技大学出版社，2013.

[8] 湖南中医药研究所. 湖南药物志：第一辑 [M]. 长沙：湖南人民出版社，1962.

[9] 湖南中医药研究所. 湖南药物志：第二辑 [M]. 长沙：湖南人民出版社，1962.

[10] 湖南中医药研究所. 湖南药物志：第三辑 [M]. 长沙：湖南人民出版社，1962.

[11] 吴征镒，等. 云南中药资源名录 [M]. 北京：科学出版社，1993.

[12] 中国药材公司. 中国中药资源志要 [M]. 北京：科学出版社，1994.

[13] 方鼎，等. 广西药用植物名录 [M]. 南宁：广西人民出版社，1986.

[14] 国家中医药管理局中华本草编委会. 中华本草：蒙药卷 [M]. 上海：上海科学技术出版社，2005.

[15] 国家中医药管理局中华本草编委会. 中华本草：维吾尔药卷 [M]. 上海：上海科学技术出版社，2005.

[16] 易思荣，等. 重庆市药用植物名录 [M]. 重庆：重庆出版社，2009.

[17] 中国药材公司. 中国中药资源 [M]. 北京：科学出版社，1995.

[18] 中国药材公司. 中国中药资源志要 [M]. 北京：科学出版社，1994.

[19] 梁国鲁，易思荣. 金佛山野生药用植物资源 [M]. 北京：中国科学技术出版社，2013.

[20] 陈绍成，谭君，戴传云. 长江三峡天然药用植物志 [M]. 重庆：重庆大学出版社，2016.

[21] 万德光，彭成，赵军宇. 四川道地中药材志 [M]. 成都：四川科技出版社，2005.

[22] 李永和，等. 新疆药用植物野外识别手册 [M]. 乌鲁木齐：新疆人民出版社，2014.

[23] 朱有昌. 东北药用植物 [M]. 哈尔滨：黑龙江科学技术出版社，1989.

[24] 中国科学院中国植物志编辑委员会. 中国植物志 1-80（126 册）卷 [M]. 北京：科学出版社，1959-2004.

中文名索引

A

艾纳香　156
艾叶　126

B

巴戟天　039
白苞蒿　134
白鹤灵芝草　543
白鹤藤　422
白花丹　351
白花灯笼　575
白花地胆头　190
白花苦灯笼　075
白花蛇舌草　028
白接骨　529
白马骨　071
白舌紫菀　140
白术　146
白棠子树　555
白英　414
白子菜　221
百眼藤　041
败酱　110
斑种草　386
半边莲　379
北刘寄奴　480
北水苦荬　486
柄花茜草　067
薄叶新耳草　050

C

菜豆树　520
苍耳子　303
苍术　144
茶荬蒾　107
长果婆婆纳　488
长蒴母草　462
长叶车前　355

长圆叶艾纳香　166
长柱沙参　363
车前子　353
赪桐　579
齿鳞草　500
翅果菊　243
翅茎风毛菊　245
重瓣臭茉莉　581
臭黄荆　588
臭鸡矢藤　055
臭灵丹草　238
臭茉莉　582
臭牡丹　569
川藏沙参　361
穿心莲　527
刺齿泥花草　465
刺天茄　413
粗管马先蒿　472
粗糠树　388
粗毛耳草　031
粗叶耳草　034
粗叶木　037

D

打碗花　426
大驳骨　537
大车前　356
大丁草　210
大果飞蛾藤　444
大花金钱豹　366
大蓟　175
大青　573
大头艾纳香　162
大尾摇　390
大吴风草　207
大叶白纸扇　044
大叶过路黄　341
大叶石龙尾　460

大叶紫珠　562
单花红丝线　399
单色蝴蝶草　483
淡红忍冬　084
当药　327
党参　373
稻槎菜　239
灯笼果　409
地胆草　188
地骨皮　402
地黄　475
点地梅　331
丁公藤　432
东南长蒴苣苔　508
豆腐柴　589
毒根斑鸠菊　293
独脚金　481
杜虹花　557
短柄忍冬　091
短柄紫珠　553
短小蛇根草　053
短序荚蒾　099
盾果草　393
多花麻花头　262
多花茜草　069
多茎鼠麹草　218

E

鹅不食草　172
鳄嘴花　531
耳草　021
二色补血草　349

F

飞蛾藤　443
风箱树　006
蜂斗菜　242
芙蓉菊　180

附地菜　395
腹水草　494

G

甘松　108
钩藤　076
狗骨柴　011
狗舌草　286
枸杞子　400
光白英　411
广东大青　576
广东玉叶金花　045
广东紫珠　561
广西过路黄　332
广州耳草　022
广州蛇根草　051
鬼针草　152
过江藤　587

H

孩儿草　545
旱田草　467
盒果藤　442
鹤虱　167
黑草　453
黑果枸杞　404
黑毛雪兔子　250
红花　170
红丝线　539
红紫珠　564
洪连　458
喉毛花　309
厚壳树　389
厚藤　438
厚叶蛛毛苣苔　510
狐臭柴　590
胡麻草　455
蝴蝶戏珠花　106
虎刺　010
花叶滇苦菜　272
华麻花头　260
华南龙胆　318
华西忍冬　095

华蟹甲　268
华泽兰　199
华紫珠　554
黄鹌菜　305
黄瓜菜　240
黄花蒿　123
黄花合头菊　279
黄花矾松　347
黄毛耳草　024
黄秦艽　328
灰毛大青　571

J

鸡蛋参　369
鸡肉参　516
鸡矢藤　057
鸡仔木　073
荚蒾　101
假杜鹃　530
假钩藤　081
假桂乌口树　074
假马鞭　591
假马齿苋　451
见霜黄　158
剑叶耳草　023
江南山梗菜　381
接骨草　096
接骨木　097
金草　020
金沸草　232
金纽扣　275
金钱草　335
金挖草　169
金银花　089
金鱼草　450
金盏银盘　150
锦灯笼　406
九节　061
九头狮子草　541
桔梗　376
菊花　183
菊苣　174

菊三七　223
苣荬菜　271
卷丝苣苔　507
绢毛苣　274
爵床　535

K

咖啡　008
孔雀草　282
苦苣菜　273
苦蘵　407
宽叶鼠麴草　214
款冬花　290
魁蒿　138

L

拉拉藤　014
来江藤　452
兰香草　565
蓝花参　378
蓝猪耳　484
狼把草　155
老鼠簕　524
老鸦糊　559
篱栏网　440
丽江风毛菊　253
莲叶点地梅　330
疗齿草　469
列当　501
灵香草　339
凌霄花　513
流苏子　009
琉璃草　387
六耳铃　160
六棱菊　236
六月雪　070
龙船花　035
龙胆　319
龙葵　417
龙珠　419
漏卢　277
卤地菊　302
鹿角草　213

罗氏马先蒿　473
罗星草　307
裸花紫珠　563
落地梅　344

M

麻叶蟛蜞菊　301
麻叶千里光　257
马鞭草　592
马兰　234
马蹄金　431
马缨丹　585
蚂蝗七　506
脉耳草　025
脉花党参　372
曼陀罗　396
蔓九节　063
芒毛苣苔　502
毛大丁草　211
毛地黄　456
毛果婆婆纳　489
毛花忍冬　094
毛鸡屎藤　059
毛盔马先蒿　474
毛蓝雪花　346
毛麝香　446
蒙古莸　567
墨旱莲　186
母草　466
牡蒿　133
木蝴蝶　518
木香　247
木紫珠　551

N

南板蓝根　547
南方荚蒾　102
南沙参　364
泥胡菜　227
泥花草　464
拟斗叶马先蒿　471
牛白藤　030
牛蒡子　121

牛耳朵　505
牛膝菊　208
糯米条　083

P

泡桐　470
佩兰　201
蟛蜞菊　299
枇杷叶紫珠　560
婆婆纳　491
婆婆针　148
蒲公英　283

Q

七爪龙　437
奇蒿　125
千里光　258
千头艾纳香　161
茜草　065
羌塘雪兔子　255
茄　416
茄叶斑鸠菊　297
秦艽　311
青蒿　131
球花毛麝香　448
球菊　196
球穗马蓝　549

R

日本菟丝子　430
柔毛艾纳香　164
肉苁蓉　497

S

三对节　583
三花莸　568
三角叶风毛菊　249
三叶鬼针草　154
伞房花耳草　026
沙苁蓉　499
山石榴　004
山银花　085
珊瑚树　104
少花龙葵　410

蛇根草　052
胜红蓟　117
湿生狗舌草　287
石沙参　362
鼠麹草　215
水飞蓟　267
水红木　100
水锦树　082
水苦荬　492
水母雪兔子　254
水茄　418
水团花　002
水杨梅　003
四川蛇根草　054
四方麻　493
四叶拉拉藤　015
四子马蓝　550
松叶耳草　032

T

台北艾纳香　157
唐古特忍冬　093
桃叶金钱豹　368
藤菊　179
天蓝龙胆　310
天山雪莲花　251
天仙子　397
通泉草　468
铜锤玉带草　385
土党参　367
土丁桂　434
土木香　230
兔儿伞　280
菟丝子　428

W

弯管花　007
万寿菊　281
蕹菜　435
乌檀　048
五岭龙胆　316
五月艾　132
五爪金龙　436

X

锡金蒲公英 285
豨莶草 263
细叶婆婆纳 490
细叶鼠麹草 217
虾蟆花 526
狭叶母草 463
狭叶栀子 019
下田菊 115
纤花耳草 033
咸虾花 295
线萼山梗菜 383
线叶蓟 177
香港大沙叶 060
香果树 013
降龙草 509
向日葵 225
小驳骨 533
小车前 358
小蓟 178
小酸浆 408
小叶猪殃殃 016
小一点红 192
心萼薯 420
星宿菜 342
星状雪兔子 256
莕菜 323
杏叶沙参 360

许树 577
续断 113
玄参 478
旋花 427
旋蒴苣苔 503

Y

鸭嘴花 532
烟管头草 168
延叶珍珠菜 337
羊耳菊 228
羊角藤 043
羊乳 370
野艾蒿 136
野甘草 477
野菰 495
野胡麻 457
野菊 181
野马追 205
野茄 412
夜香牛 292
一点红 194
一年蓬 197
一枝黄花 269
茵陈 128
银背藤 424
硬骨凌霄 521
鱼眼菊 185

羽叶点地梅 345
玉叶金花 046
圆苞杜根藤 534
月光花 425

Z

藏波罗花 517
泽兰 203
泽珍珠菜 333
展枝沙参 359
獐牙菜 325
芝麻 522
栀子 017
直立婆婆纳 487
肿柄菊 288
皱叶忍冬 092
珠光香青 119
蛛毛苣苔 511
梓树 515
紫背三七 219
紫草 391
紫丹 394
紫萼蝴蝶草 485
紫苏草 459
紫菀 142
紫珠 552

拉丁名索引

A

Abelia chinensis R. Br.　083
Acanthus ilicifolius L.　524
Acanthus mollis L.　526
Adenophora divaricata Franch. et Sav.　359
Adenophora hunanensis Nannf.　360
Adenophora liliifolioides Pax et Hoffm.　361
Adenophora polyantha Nakai　362
Adenophora stenanthina（Ledeb.）Kitag.　363
Adenophora stricta Miq.　364
Adenophora tetraphylla（Thunb.）Fisch.　364
Adenosma glutinosum（L.）Druce　446
Adenosma indianum（Lour.）Merr.　448
Adenostemma lavenia（L.）O. Kuntze　115
Adina pilulifera（Lam.）Franch. ex Drake　002
Adina rubella Hance　003
Aeginetia indica L.　495
Aeschynanthus acuminatus Wall. ex A. DC.　502
Ageratum conyzoides L.　117
Anaphalis margaritacea（L.）Benth. et Hook. f.　119
Andrographis paniculata（Burm. f.）Nees　527
Androsace henryi Oliv.　330
Androsace umbellata（Lour.）Merr.　331
Aniseia biflora（L.）Choisy　420
Antirrhinum majus L.　450
Arctium lappa L.　121
Argyreia acuta Lour.　422
Argyreia obtusifolia Lour.　424
Artemisia annua L.　123
Artemisia anomala S. Moore　125
Artemisia argyi Lévl. et Vant.　126
Artemisia capillaris Thunb.　128
Artemisia carvifolia Buch.-Ham. ex Roxb.　131
Artemisia indica Willd.　132
Artemisia japonica Thunb.　133
Artemisia lactiflora Wall. ex DC.　134
Artemisia lavandulaefolia DC.　136
Artemisia princeps Pamp.　138
Artemisia scoparia Waldst. et Kit.　128
Aster baccharoides Steetz.　140
Aster tataricus L. f.　142
Asystasiella neesiana（Wall.）Lindau　529
Atractylodes lancea（Thunb.）DC.　144
Atractylodes macrocephala Koidz.　146

B

Bacopa monnieri（L.）Wettst.　451
Barleria cristata L.　530
Bidens bipinnata L.　148
Bidens biternata（Lour.）Merr. et Sherff　150
Bidens pilosa L.　152
Bidens pilosa L. var. radiata Sch.-Bip.　154
Bidens tripartita L.　155
Blumea balsamifera（L.）DC.　156
Blumea formosana Kitam.　157
Blumea lacera（Burm. f.）DC.　158
Blumea laciniata（Roxb.）DC.　160
Blumea lanceolaria（Roxb.）Druce　161
Blumea megacephala（Randeria）Chang et Tseng　162
Blumea mollis（D. Don）Merr.　164
Blumea oblongifolia Kitam.　166
Boea hygrometrica（Bunge）R. Br.　503
Bothriospermum chinense Bge.　386
Brandisia hancei Hook. f.　452
Buchnera cruciata Buch.-Ham.　453

C

Callicarpa arborea Roxb.　551
Callicarpa bodinieri Lévl.　552
Callicarpa brevipes（Benth.）Hance　553
Callicarpa cathayana H. T. Chang　554
Callicarpa dichotoma（Lour.）K. Koch　555
Callicarpa formosana Rolfe　557
Callicarpa giraldii Hesse ex Rehd.　559
Callicarpa kochiana Makino　560
Callicarpa kwangtungensis Chun　561

Callicarpa macrophylla Vahl 562
Callicarpa nudiflora Hook. et Arn. 563
Callicarpa rubella Lindl. 564
Calonyction aculeatum（L.）House 425
Calystegia hederacea Wall. ex Roxb. 426
Calystegia sepium（L.）R. Br. 427
Campanumoea javanica Blume 366
Campanumoea javanica Blume subsp. aponica（Makino）Hong 367
Campanumoea lancifolia（Roxb.）Merr. 368
Campsis grandiflora（Thunb.）Schum. 513
Canscora melastomacea Hand.-Mazz. 307
Carpesium abrotanoides L. 167
Carpesium cernuum L. 168
Carpesium divaricatum Sieb.& Zucc. 169
Carthamus tinctorius L. 170
Caryopteris incana（Thunb.）Miq. 565
Caryopteris mongholica Bunge 567
Caryopteris terniflora Maxim. 568
Catalpa ovata G. Don 515
Catunaregam spinosa（Thunb.）Tirveng. 004
Centipeda minima（L.）A. Br. et Aschers 172
Centranthera cochinchinensis（Lour.）Merr. 455
Cephalanthus tetrandrus（Roxb.）Ridsd et Badh. F. 006
Ceratostigma griffithii Clarke 346
Chassalia curviflora Thwaites 007
Chirita eburnea Hance 505
Chirita fimbrisepala Hand.-Mazz. 506
Cichorium intybus L. 174
Cirsium japonicum Fisch. ex DC. 175
Cirsium lineare（Thunb.）Sch.-Bip. 177
Cirsium setosum（Willd.）MB. 178
Cissampelopsis volubilis（Blume）Miq. 179
Cistanche deserticola Y. C. Ma 497
Cistanche sinensis G. Beck 499
Cistanche tubulosa（Schenk）Wight 497
Clerodendrum bungei Steud. 569
Clerodendrum canescens Wall. 571
Clerodendrum cyrtophyllum Turcz. 573
Clerodendrum fortunatum L. 575
Clerodendrum inerme（L.）Gaertn. 577
Clerodendrum japonicum（Thunb.）Sweet 579

Clerodendrum kwangtungense Hand.-Mazz. 576
Clerodendrum philippinum Schauer 581
Clerodendrum philippinum Schauer. var. simplex Wu et R. C. Fang 582
Clerodendrum serratum（L.）Moon 583
Clinacanthus nutans（Burm. f.）Lindau 531
Codonopsis convolvulacea Kurz. 369
Codonopsis lanceolata（Sieb. et Zucc.）Trautv. 370
Codonopsis nervosa（Chipp）Nannf. 372
Codonopsis pilosula（Franch.）Nannf. 373
Codonopsis tangshen Oliv. 373
Coffea arabica L. 008
Comastoma pulmonarium（Turcz.）Toyokuni 309
Coptosapelta diffusa（Champ. ex Benth.）Van Steenis 009
Corallodiscus kingianus（Craib）Burtt 507
Crepidiastrum denticulata（Houtt.）Nakai 240
Crossostephium chinense（L.）Makino 180
Cuscuta australis R.Br. 428
Cuscuta chinensis Lam. 428
Cuscuta japonica Choisy 430
Cynoglossum zeylanicum（Vahl）Thunb. ex Lehm. 387

D

Damnacanthus indicus Gaertn. f. 010
Datura stramonium L. 396
Dendranthema indicum（L.）Des Moul. 181
Dendranthema morifolium（Ramat.）Tzvel. 183
Dichondra micrantha Urban 431
Dichrocephala auriculata（Thunb.）Druce 185
Didymocarpus hancei Hemsl. 508
Digitalis purpurea L. 456
Diplospora dubia（Lindl.）Masam. 011
Dipsacus asperoides C. Y. Cheng et T. M. Ai 113
Dodartia orientalis L. 457

E

Eclipta prostrata（L.）L. 186
Ehretia macrophylla Wall. 388
Ehretia thyrsiflora（Sieb. et Zucc.）Nakai 389
Elephantopus scaber L. 188

Elephantopus tomentosus L. 190
Emilia prenanthoidea DC. 192
Emilia sonchifolia（L.）DC. 194
Emmenopterys henryi Oliver 013
Epaltes australis Less. 196
Erigeron annuus（L.）Pers. 197
Erycibe obtusifolia Benth. 432
Erycibe schmidtii Craib 432
Eupatorium chinense L. 199
Eupatorium fortunei Turcz. 201
Eupatorium japonicum Thunb. 203
Eupatorium lindleyanum DC. 205
Evolvulus alsinoides（L.）L. 434

F

Farfugium japonicum（L. f.）Kitam. 207

G

Galinsoga parviflora Cav. 208
Galium aparine L. var. *echinospermum*
　（Wallr.）Cuf. 014
Galium bungei（Blume）Steud. 015
Galium trifidum L. 016
Gardenia jasminoides Ellis 017
Gardenia stenophylla Merr. 019
Gentiana caelestis（Marq.）H. Smith 310
Gentiana crassicaulis Duthie ex Burk. 311
Gentiana dahurica Fisch. 311
Gentiana davidii Franch. 316
Gentiana loureirii Griseb. 318
Gentiana macrophylla Pall. 311
Gentiana manshurica Kitag. 319
Gentiana rigescens Franch. 319
Gentiana scabra Bunge 319
Gentiana straminea Maxim. 311
Gentiana triflora Pall. 319
Gerbera anandria（L.）Sch.-Bip. 210
Gerbera piloselloides（L.）Cass. 211
Glossocardia bidens（Retz.）Veldkamp 213
Gnaphalium adnatum（Wall. ex DC.）
　Kitam. 214
Gnaphalium affine D. Don. 215
Gnaphalium japonicum Thunb. 217
Gnaphalium polycaulon Pers. 218
Gynura bicolor（Roxb. ex Willd.）DC. 219

Gynura divaricata（L.）DC. 221
Gynura japonica（Thunb.）Juel. 223

H

Hedyotis acutangula Champ. ex Benth. 020
Hedyotis auricularia L. 021
Hedyotis cantoniensis How ex Ko 022
Hedyotis caudatifolia Merr. et Metcalf 023
Hedyotis chrysotricha（Palib.）Merr. 024
Hedyotis corymbosa（L.）Lam. 026
Hedyotis costata（Roxb.）Kurz. 025
Hedyotis diffusa Willd. 028
Hedyotis hedyotidea（DC.）Merr. 030
Hedyotis mellii Tutch. 031
Hedyotis pinifolia Wall. ex G. Don 032
Hedyotis tenelliflora Bl. 033
Hedyotis verticillata（L.）Lam. 034
Helianthus annuus L. 225
Heliotropium indicum L. 390
Hemiboea subcapitata Clarke 509
Hemistepta lyrata（Bunge）Bunge 227
Hyoscyamus niger L. 397

I

Incarvillea mairei（Lévl.）Grierson 516
Incarvillea younghusbandii Sprague 517
Inula cappa（Buch.-Ham.）DC. 228
Inula helenium L. 230
Inula japonica Thunb. 232
Inula linariifolia Turcz. 232
Ipomoea aquatica Forsk. 435
Ipomoea cairica（L.）Sweet 436
Ipomoea digitata L. 437
Ipomoea pes-caprae（L.）Sweet 438
Ixora chinensis Lam. 035

J

Justicia adhatoda L. 532
Justicia championii T. Anderson 534
Justicia gendarussa Burm. f. 533
Justicia procumbens L. 535
Justicia ventricosa Wall. 537

K

Kalimeris indica（L.）Sch.-Bip. 234

L

Laggera alata (D.Don) Sch.-Bip. 236
Laggera pterodonta (DC.) Benth. 238
Lagotis brevituba Maxim. 458
Lantana camara L. 585
Lapsana apogonoides Maxim. 239
Lasianthus chinensis Benth. 037
Lathraea japonica Miq. 500
Limnophila aromatica (Lam.) Merr. 459
Limnophila rugosa (Roth) Merr. 460
Limonium aureum (L.) Hill. 347
Limonium bicolor (Bunge) O. Kuntze 349
Lindernia anagallis (Burm. f.) Pennell 462
Lindernia angustifolia (Benth.) Wettst. 463
Lindernia antipoda (L.) Alston 464
Lindernia ciliata (Colsm.) Pennell 465
Lindernia crustacea (L.) F. Muell 466
Lindernia ruellioides (Colsm.) Pennell 467
Lithospermum erythrorhizon Sieb. et Zucc. 391
Lobelia chinensis Lour. 379
Lobelia davidii Franch. 381
Lobelia melliana E. Wimm. 383
Lonicera acuminata Wall. 084
Lonicera confusa (Sweet) DC. 085
Lonicera hypoglauca Miq. 085
Lonicera japonica Thunb. 089
Lonicera macranthoides Hand.-Mazz. 085
Lonicera pampaninii Lévl. 091
Lonicera rhytidophylla Hand.-Mazz. 092
Lonicera tangutica Maxim. 093
Lonicera trichosantha Bur. et Franch. 094
Lonicera webbiana Wall. ex DC. 095
Lycianthes lysimachioides (Wall.) Bitter 399
Lycium barbarum L. 400
Lycium barbarum L. 402
Lycium chinense Mill. 402
Lycium ruthenicum Murr. 404
Lysimachia alfredii Hance 332
Lysimachia candida Lindl. 333
Lysimachia christinae Hance 335
Lysimachia decurrens Forst. F. 337
Lysimachia foenum-graecum Hance 339
Lysimachia fordiana Oliv. 341
Lysimachia fortunei Maxim. 342
Lysimachia paridiformis Franch. 344

M

Mazus japonicus (Thunb.) O.Kuntze 468
Merremia hederacea (Burm. f.) Hall. f. 440
Morinda officinalis How 039
Morinda parvifolia Bartl. et DC. 041
Morinda umbellata L. 043
Mussaenda esquirolii Lévl. 044
Mussaenda kwangtungensis Li 045
Mussaenda pubescens W.T. Ait. 046

N

Nardostachys jatamansi DC. 108
Nauclea officinalis (Pirre ex Pitard) Merr. et Chun 048
Neanotis hirsuta (L. f.) W. H. Lewis 050
Nymphoides peltatum (Gmel.) O. Kuntze 323

O

Odontites serotina (Lam.) Dum. 469
Operculina turpethum (L.) S. Manso 442
Ophiorrhiza cantonensis Hance 051
Ophiorrhiza japonica Bl. 052
Ophiorrhiza pumila Champ. ex Benth. 053
Ophiorrhiza sichuanensis Lo 054
Orobanche coerulescens Steph. 501
Oroxylum indicum (L.) Kurz. 518

P

Paederia foetida L. 055
Paederia scandens (Lour.) Merr. 057
Paederia scandens (Lour.) Merr. var. tomentosa (Bl.) Hand.-Mazz. 059
Paraboea crassifolia (Hemsl.) Burtt 510
Paraboea sinensis (Oliv.) Burtt 511
Patrinia scabiosaefolia Fisch. ex Trev. 110
Patrinia villosa (Thunb.) Juss. 110
Paulownia fortunei (Seem.) Hemsl. 470
Pavetta hongkongensis Bremek. 060
Pedicularis cyathophylloides Limpr. 471
Pedicularis latituba Bonati 472
Pedicularis roylei Maxim. 473
Pedicularis trichoglossa Hook. f. 474
Peristrophe bivalvis (L.) Merr. 539

Peristrophe japonica（Thunb.）Bremek. 541
Petasites japonicus（Sieb. & Zucc.）Maxim. 242
Phyla nodiflora（L.）Greene 587
Physalis alkekengi L. var. *franchetii*（Mast.）Makino 406
Physalis angulata L. 407
Physalis minima L. 408
Physalis peruviana L. 409
Plantago asiatica L. 353
Plantago depressa Willd. 353
Plantago lanceolata L. 355
Plantago major L. 356
Plantago minuta Pall. 358
Platycodon grandiflorus（Jacq.）A. DC. 376
Plumbago zeylanica L. 351
Pomatosace filicula Maxim. 345
Porana racemosa Wall. 443
Porana sinensis Hemsl. 444
Pratia nummularia（Lam.）A. Br. et Aschers. 385
Premna ligustroides Hemsl. 588
Premna microphylla Turcz. 589
Premna puberula Pamp. 590
Psychotria asiatica Wall. 061
Psychotria serpens L. 063
Pterocypsela indica（L.）Shih 243

R

Radermachera sinica（Hance）Hemsl. 520
Rehmannia glutinosa Libosch. ex Fisch. & C. A. Mey. 475
Rhinacanthus nasutus（L.）Kurz 543
Rubia cordifolia L. 065
Rubia podantha Diels 067
Rubia wallichiana Decne. 069
Rungia pectinata（L.）Nees 545

S

Sambucus chinensis Lindl. 096
Sambucus williamsii Hance 097
Saussurea cauloptera Hand.-Mazz. 245
Saussurea costus（Falc.）Lipech. 247
Saussurea deltoidea（DC.）Sch.-Bip. 249
Saussurea hypsipeta Diels 250
Saussurea involucrata（Kar. et Kir.）Sch.-Bip. 251
Saussurea likiangensis Franch. 253
Saussurea medusa Maxim. 254
Saussurea stella Maxim. 256
Saussurea wellbyi Hemsl. 255
Scoparia dulcis L. 477
Scrophularia ningpoensis Hemsl. 478
Senecio cannabifolius Less. 257
Senecio scandens Buch.-Ham. ex D. Don 258
Serissa japonica（Thunb.）Thunb. 070
Serissa serissoides（DC.）Druce 071
Serratula chinensis S. Moore 260
Serratula polycephala Iljin 262
Sesamum indicum L. 522
Siegesbeckia glabrescens Makino 263
Siegesbeckia orientalis L. 263
Siegesbeckia pubescens Makino 263
Silybum marianum（L.）Gaertn. 267
Sinacalia tangutica（Maxim.）B. Nord. 268
Sinoadina racemosa（Sieb. et Zucc.）Ridsd. 073
Siphonostegia chinensis Benth. 480
Solanum americanum Miller 410
Solanum boreali-sinense C. Y. Wu et S. C. Huang 411
Solanum coagulans Forsk. 412
Solanum indicum L. 413
Solanum lyratum Thunb. 414
Solanum melongena L. 416
Solanum nigrum L. 417
Solanum torvum Sw. 418
Solidago decurrens Lour. 269
Sonchus arvensis L. 271
Sonchus asper（L.）Hill. 272
Sonchus oleraceus L. 273
Soroseris glomerata（Decne.）Stebbins 274
Spilanthes paniculata Wall. ex DC. 275
Stachytarpheta jamaicensis（L.）Vahl 591
Stemmacantha uniflora（L.）Dittrich 277
Striga asiatica（L.）O. Kuntze 481
Strobilanthes cusia（Nees）Kuntze 547
Strobilanthes dimorphortrichus Hance 549
Strobilanthes tetraspermus（Champ. ex Benth.）Druce 550

Swertia bimaculata（Sieb. et Zucc.）Hook. f. et Thoms. ex C. B. Clarke　325
Swertia pseudochinensis Hara　327
Syncalathium chrysocephalum（Shih）Shih　279
Syneilesis aconitifolia（Bunge）Maxim.　280

T

Tagetes erecta L.　281
Tagetes patula L.　282
Taraxacum mongolicum Hand.-Mazz.　283
Taraxacum sikkimense Hand.-Mazz.　285
Tarenna attenuata（Voigt）Hutchins　074
Tarenna mollissima（Hook. et Arn.）Rob.　075
Tecomaria capensis（Thunb.）Lindl.　521
Tephroseris kirilowii（Turcz. ex DC.）Holub　286
Tephroseris palustris（L.）Four.　287
Thyrocarpus sampsonii Hance　393
Tithonia diversifolia A. Gray　288
Torenia concolor Lindl.　483
Torenia fournieri Linden. ex Fourn.　484
Torenia violacea（Azaola）Pennell　485
Tournefortia montana Lour.　394
Trigonotis peduncularis（Trev.）Benth. ex Baker et Moore　395
Tubocapsicum anomalum（Franch. et Sav.）Makino　419
Tussilago farfara L.　290

U

Uncaria hirsuta Havil.　076
Uncaria macrophylla Wall.　076
Uncaria rhynchophylla（Miq.）Miq. ex Havil.　076
Uncaria rhynchophylloides How　081
Uncaria sessilifructus Roxb.　076
Uncaria sinensis（Oliv.）Havil.　076

V

Veratrilla baillonii Franch.　328
Verbena officinalis L.　592
Vernonia cinerea（L.）Less.　292
Vernonia cumingiana Benth.　293
Vernonia patula（Dryand.）Merr.　295

Vernonia solanifolia Benth.　297
Veronica anagallis-aquatica L.　486
Veronica arvensis L.　487
Veronica ciliata Fisch.　488
Veronica eriogyne H. Winkl　489
Veronica linariifolia Pall. ex Link　490
Veronica polita Fries　491
Veronica undulata Wall.　492
Veronicastrum caulopterum（Hance）Yamazaki　493
Veronicastrum stenostachyum（Hemsl.）Yamazaki subsp. *plukenetii*（Yamazaki）Hong　494
Viburnum brachybotryum Hemsl.　099
Viburnum cylindricum Buch.-Ham. ex D. Don.　100
Viburnum dilatatum Thunb.　101
Viburnum fordiae Hance　102
Viburnum odoratissimum Ker.-Gawl.　104
Viburnum plicatum Thunb. var. *tomentosum*（Thunb.）Miq.　106
Viburnum setigerum Hance　107

W

Wahlenbergia marginata（Thunb.）A. DC.　378
Wedelia chinensis（Osbeck.）Merr.　299
Wedelia prostrata（Hook. et. Arn.）Hemsl.　302
Wedelia urticifolia DC.　301
Wendlandia uvariifolia Hance　082

X

Xanthium sibiricum Patrin. ex Widder　303

Y

Youngia japonica（L.）DC.　305